■ 辽宁省职业教育改革发展示范学校重点专业
——护理专业项目化校本教材系列

病原生物学与免疫学基础

总主编　姚文山　李　冬
主　编　王　丹　马天延
副主编　孙　建　崔红艳　王术华　孟　磊
编　者　（按姓氏笔画排序）
马天延（盘锦职业技术学院）
王　丹（盘锦职业技术学院）
王术华（盘锦职业技术学院）
王冰洋（盘锦市森林公安局）
孙　建（盘锦市中心医院）
李　冰（赤峰学院）
单作刚（盘锦市疾病预防控制中心）
孟　磊（盘锦职业技术学院）
崔红艳（盘锦职业技术学院）

人民卫生出版社

图书在版编目（CIP）数据

病原生物学与免疫学基础 / 王丹，马天延主编. —北京：人民卫生出版社，2018

ISBN 978-7-117-26870-7

Ⅰ. ①病… Ⅱ. ①王… ②马… Ⅲ. ①病原微生物—高等职业教育—教材 ②医学—免疫学—高等职业教育—教材 Ⅳ. ① R37 ② R392

中国版本图书馆 CIP 数据核字（2018）第 114753 号

病原生物学与免疫学基础

主　　编：王　丹　马天延
出版发行：人民卫生出版社（中继线 010-59780011）
地　　址：北京市朝阳区潘家园南里 19 号
邮　　编：100021
E - mail：pmph @ pmph.com
购书热线：010-59787592　010-59787584　010-65264830
印　　刷：北京盛通数码印刷有限公司
经　　销：新华书店
开　　本：787 × 1092　1/16　　印张：19　　插页：12
字　　数：474 千字
版　　次：2018 年 10 月第 1 版　2024 年 1 月第 1 版第 3 次印刷
标准书号：ISBN 978-7-117-26870-7
定　　价：55.00 元
打击盗版举报电话：010-59787491　E-mail：WQ @ pmph.com
（凡属印装质量问题请与本社市场营销中心联系退换）

前 言

随着生物技术水平的不断提高，病原生物和免疫学得到了飞速的发展。社会的发展迅速，人们对健康的需求、对卫生服务的需要越来越高，同时，随着科学技术的进步和医疗卫生服务改革的不断深入，人们对护理人才的数量、质量和结构都提出了更高的要求。为使护理教育更好地适应我国卫生改革与发展的需要，满足人们对卫生服务的需求，我们依据《三年制高等职业教育护理专业领域技能型紧缺人才培养指导方案》制订了本教材的项目化教学编写原则，即遵循能力本位原则、就业导向原则、学生主体原则、与时俱进原则。基于上述原则，我们设计了课前案例引导、课堂讨论、知识链接项目等，通过这些项目力求提高学生的自主学习能力及学习兴趣，开阔其视野以便将来更好地为临床服务。本教材内容生动活泼、通俗易懂、重点明确，既突出专业特色，又便于掌握，实用性较强。

本教材对知识进行整合，设置了四个项目、二十六个任务。参编教师均具有较丰富的教学和临床经验。但由于时间短，任务急，书中难免存在不足之处，恳请广大师生、专家批评指正。

编　者

2018年7月

目 录

项目一　医学微生物特点的分析

任务一　细菌形态与结构的分析

【学习目标】

能力目标:能用显微镜观察细菌结构;能进行革兰氏染色,并镜检。

知识目标:掌握微生物特点、分类;细菌的形态及结构功能。

了解微生物发展简史。

素质目标:具有高度责任心,良好的团队合作意识。

案例引导

案例一:病人男,6岁,反复发热半年,入院检查T 39.5℃,WBC 12.6×10^9/L,3次常规血培养未见细菌生长。既往发病时,T 38.7~39.5℃,每次在小诊所经青霉素、地塞米松治疗3~5天后,体温恢复正常,但停药后间隔10~14天再次复发,如此反复治疗达半年。病人首次患病前,有脚趾外伤化脓感染史,已治愈。入院后抽血采用高渗培养基培养,7天后显示:L型细菌,药敏试验:青霉素耐药,红霉素敏感。诊断为L型细菌败血症,给予红霉素和阿米卡星联合用药治疗10天后,体温正常,复查血培养无细菌生长。

问题:①根据教学网络平台提供视频,对青霉素、红霉素的杀菌机制进行分析。②根据教学网络平台提供微课,对青霉素为何对人体细胞无杀伤作用进行分析。

微生物的分布极为广泛,能引起人类疾病的微生物称为医学微生物。学习医学微生物学的目的,在于了解病原微生物的生物学特性与致病性,认识人体对病原微生物的免疫作用、感染与免疫的相互关系,掌握传染病及与微生物有关的其他疾病的诊断方法、预防和治疗的基本原则,能运用医学微生物学的基础理论、基本知识和基本技能,为今后学习基础医学和临床医学打下基础。

一、微生物学的概念、分类及与人类的关系

微生物是广泛存在于自然界中的一群肉眼看不见,必须借助光学显微镜或电子显微镜放大数百倍、数千倍甚至数万倍才能观察到的微小生物的总称。它们具有个体微小、结构简单、繁殖迅速、容易变异及适应环境能力强等特点。

微生物种类繁多,至少有十万种以上。按其结构、化学组成及生活习性等差异可分成三大类。

1. 真核细胞型微生物　细胞核的分化程度较高,有核膜、核仁和染色体;胞质内有完整的细胞器(如内质网、核糖体及线粒体等),如真菌。

2. 原核细胞型微生物　细胞核分化程度低,仅有原始核质,没有核膜与核仁;细胞器不

很完善。这类微生物种类众多,有细菌、螺旋体、支原体、立克次体、衣原体和放线菌。

3. 非细胞型微生物 没有典型的细胞结构,亦无产生能量的酶系统,只能在活细胞内生长繁殖。病毒属于此类型微生物。

微生物在自然界中的分布极为广泛,空气、土壤、江河、湖泊、海洋等都有数量不等、种类不一的微生物存在。在人类、动物和植物的体表及其与外界相通的腔道中也有多种微生物存在。绝大多数微生物对人类和动、植物的生存是有益而必需的。自然界中氮、碳、硫等多种元素循环靠微生物的代谢活动来进行。例如空气中的大量氮气只有依靠微生物的作用才能被植物吸收,土壤中的微生物能将动、植物蛋白质转化为无机含氮化合物,以供植物生长的需要,而植物又为人类和动物所利用。因此,没有微生物,植物就不能新陈代谢,而人类和动物也将无法生存。

【课堂互动】人离开细菌能生活吗?

在农业方面,人类广泛利用一些微生物的特性,开辟了以菌造肥、以菌催长、以菌防病、以菌治病等农业增产新途径。在工业方面,微生物在食品、制革、纺织、石油、化工等领域的应用也越来越广泛。尤其是在医药工业方面,几乎所有的抗生素都是微生物的代谢产物,另外还可利用微生物来制造维生素、辅酶等药物。

即使是寄生在人类和动物腔道中的许多微生物,在正常情况下也是无害的,而且有的还具有拮抗外来菌的侵袭和定居,以及提供人类必需的营养物质(如多种维生素和氨基酸等)的作用。有一小部分微生物能引起人类或动、植物的病害,这些具有致病性的微生物称为病原微生物。有些微生物在正常情况下不致病,而在特定条件下可引起疾病,称为条件性病原微生物。

二、医学微生物学及其发展简史

医学微生物学是微生物学的一个分支,亦是医学的一门基础学科。它主要研究与人类疾病有关的病原微生物的形态、结构、代谢活动、遗传和变异、致病机制、机体的抗感染免疫、实验室诊断及特异性预防等。学习医学微生物学的目的,在于了解病原微生物的生物学特性与致病性;认识人体对病原微生物的免疫作用,感染与免疫的相互关系及其规律;了解感染性疾病的实验室诊断方法及预防原则。掌握医学微生物学的基础理论、基本知识和基本技能,可为学习基础医学及临床医学的有关学科打下基础,并有助于控制和消灭传染性疾病。

医学微生物学是人类在长期对传染性疾病病原性质的认识和疾病防治过程中总结出来的一门科学。了解医学微生物学的过去、现在与未来,将有助于总结规律,寻找正确的研究方向和防治方法,进一步发展医学微生物学。

(一)微生物学的经验时期

古代人类虽未观察到微生物,但早已将微生物学知识用于工农业生产和疾病防治中:公元前两千多年的夏禹时代,就有仪狄酿酒的记载,北魏(386~534年)《齐民要术》一书中详细记载了制醋的方法。民间常用的盐腌、糖渍、烟熏、风干等保存食物的方法,实际上正是通过抑制微生物的生长而防止食物的腐烂变质。

在预防医学方面,我国自古就有将水煮沸后饮用的习惯。明代李时珍在《本草纲目》中指出,将病人的衣服蒸过后再穿就不会被传染上疾病,说明已有消毒的记载。大量古书中记载，我国在明代隆庆年间（1567~1572 年）就已广泛应用人痘来预防天花，并先后传至俄国、朝鲜、日本、土耳其、英国等国家，这是我国对预防医学的一大贡献。

（二）实验微生物学时期

首先观察到微生物的是荷兰人列文虎克。他于 1676 年用自磨镜片制造了世界上第一架显微镜（放大 40~270 倍），并从雨水、池塘水等标本中第一次观察和描述了各种形态的微生物，为微生物的存在提供了有力证据，亦为微生物形态学的建立奠定了基础。

巴斯德创用了加温处理以防酒类变质的消毒法，即至今仍沿用于酒类和乳类的巴氏消毒法。在巴斯德的影响下，英国外科医生李斯德利用苯酚喷洒手术室和煮沸手术用具，为防腐、消毒以及无菌操作打下了基础。

微生物学的另一奠基人是德国学者郭霍。他创用了固体培养基，可将细菌从环境或病人的排泄物等标本中分离成单一菌落，以便对各种细菌分别研究。同时又创用了染色方法和实验性动物感染，为发现各种传染病的病原体提供了有利条件。在 19 世纪的最后 20 年中，大多数细菌性传染病的病原体由郭霍和在他带动下的一大批学者发现并分离培养成功。

俄国学者伊凡诺夫斯基于 1892 年发现了第一种病毒即烟草花叶病病毒。1897 年 Loeffler 和 Frosch 发现动物口蹄疫病毒。1901 年美国学者 Walter-Reed 首先分离出对人类致病的黄热病毒。1915 年英国学者 Twort 发现了细菌病毒（噬菌体）。以后相继分离出人类和动、植物的许多病毒。

（三）现代微生物学时期

近几十年来，由于生物化学、遗传学、细胞生物学、分子生物学等学科的发展，以及电子显微镜、气相色谱技术、液相色谱技术、免疫学技术、单克隆抗体技术、分子生物学技术的进步，促进了医学微生物学的发展。人们得以从分子水平上探讨病原微生物的基因结构与功能、致病的物质基础及诊断方法，使人们对病原微生物的活动规律有了更深刻的认识。

虽然人类在医学微生物学领域及控制传染病方面已取得巨大成就，但至今仍有一些传染病的病原体尚未被完全认识，某些疾病还缺乏有效的防治方法。因此，医学微生物学今后要加强对病原微生物的生物学性状和致病性研究，建立特异的快速、早期诊断方法；研制新疫苗和改进原有疫苗，以提高防治效果。要加强感染免疫的研究，寻找或人工合成能调动和提高机体防御功能的非特异性和特异性物质。要加强基因工程学的研究，除制备供诊断、预防、治疗及研究用的制剂外，并能对一些与微生物感染有关的遗传性疾病采用基因疗法，以彻底治愈这类病症。要继续加强与免疫学、生物化学、遗传学、细胞生物学、组织学、病理学等学科的联系和协作，采用先进技术，尤其是分子生物学技术。只有这样，才能加快医学微生物学的发展，为早日控制和消灭危害人类健康的各种传染病作出贡献。

【课堂互动】细菌在哪里？与人类有何关系？细菌属于原核细胞型微生物吗？

三、细菌的大小与形态

（一）细菌的大小

细菌个体微小，需用显微镜放大数百乃至上千倍才能看到。通常以微米（μm）作为测量单位。细菌种类不同，大小差异很大。多数球菌的直径约为 1.0μm，中等大小的杆菌长 2.0~3.0μm，宽 0.3~0.5μm。

(二)细菌的形态

细菌按其基本形态可分为球菌、杆菌和螺形菌。球菌根据其分裂方向和分裂后排列方式的不同可分为:双球菌、链球菌、葡萄球菌、四联球菌和八叠球菌等。杆菌的种类很多,其长短粗细差别很大。螺形菌根据其弯曲数目不同可分为弧菌和螺菌(图 1-1)。

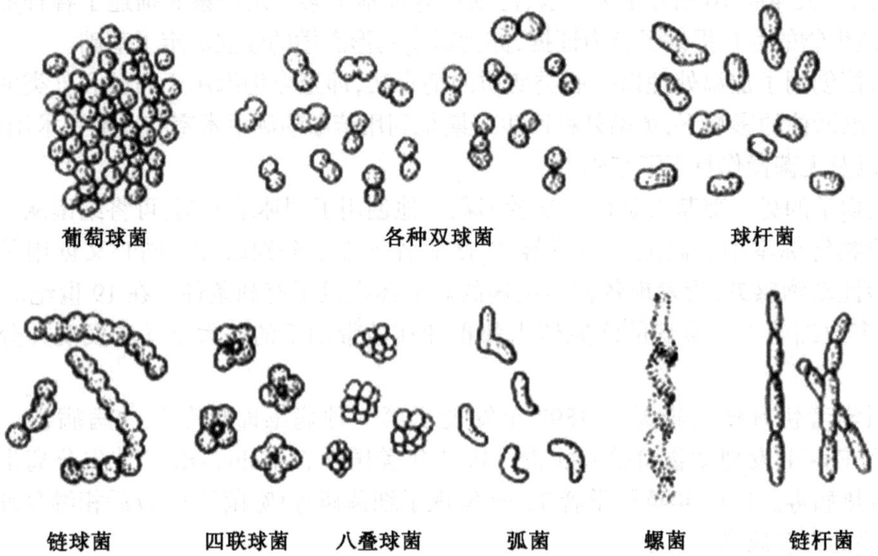

图 1-1 细菌的基本形态

四、细菌的结构

细菌的结构包括所有细菌都具有的基本结构和某些细菌所特有的特殊结构。基本结构由外向内依次为细胞壁、细胞膜、细胞质和核质,特殊结构包括荚膜、鞭毛、菌毛和芽胞(文末彩图 1-2)。

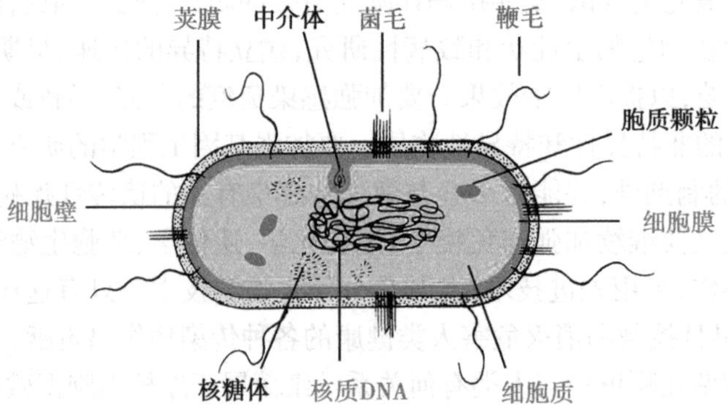

彩图 1-2 细菌结构模式图

(一)细菌的基本结构

1. 细胞壁 细胞壁是包被于细菌细胞膜外的一层坚韧而富有弹性的复杂结构,其厚度为 15~30nm。光学显微镜下不易看到,经膜壁分离,特殊染色才可见。细菌细胞壁化学组成比较复杂,经革兰氏染色可将细菌分为革兰氏阳性(G^+)菌和革兰氏阴性(G^-)菌。两类细菌细胞壁组成有很大差异。

【课堂互动】革兰氏阳性菌与革兰氏阴性菌细胞壁有何区别?

(1) G^+ 菌细胞壁的组成:G^+ 菌细胞壁由肽聚糖和穿插于其内的磷壁酸组成。

1)肽聚糖:是构成细菌细胞壁的共有成分,为原核生物细胞所特有。G^+ 菌细胞壁内肽聚糖含量高,层数多(可达 15~50 层),质地致密坚韧,是具有高机械强度的网格状结构。肽聚糖由三部分组成。①聚糖骨架:由 N- 乙酰葡萄糖胺和 N- 乙酰胞壁酸交替排列,经 β-1,4 糖苷键连接而成。②四肽侧链:不同种类细菌的四肽侧链不尽相同,如金黄色葡萄球菌由 L- 丙氨酸、D- 谷氨酸、L- 赖氨酸、D- 丙氨酸依次组成,连接在聚糖骨架的胞壁酸分子上。③五肽交联桥:由 5 个甘氨酸组成,将两个相邻的四肽侧链连在一起,一端与四肽侧链的第三位氨基酸相连,另一端与相邻四肽侧链的第四位氨基酸相连,从而构成了坚韧的三维网格状结构。G^+ 菌一般对青霉素、溶菌酶敏感。溶菌酶能破坏肽聚糖中 N- 乙酰葡萄糖胺与 N- 乙酰胞壁酸之间的 β-1,4 糖苷键。在细胞壁合成的过程中,青霉素能抑制五肽交联桥与四肽侧链末端的 D- 丙氨酸之间的连接,从而破坏肽聚糖骨架,干扰细胞壁的合成导致细菌死亡。人与动物无细胞壁和肽聚糖结构,故这类药物可以选择性地作用于细菌,而对人和动物无毒性作用(图 1-3)。

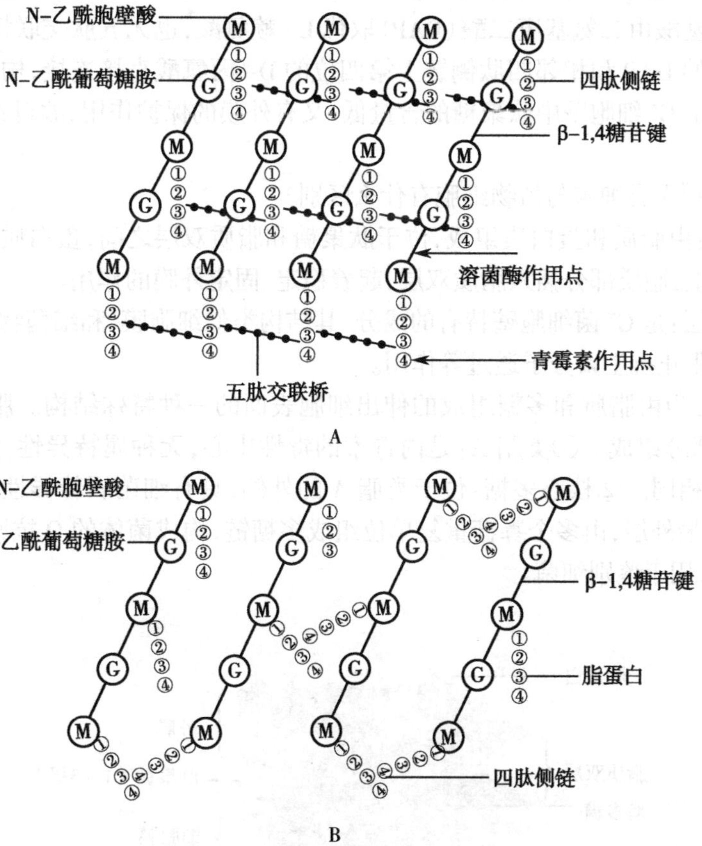

图 1-3 细菌细胞壁肽聚糖结构

2)磷壁酸:是 G^+ 菌细胞壁中的特有成分,根据其结合部位不同可分为壁磷壁酸和膜磷壁酸。壁磷壁酸结合在聚糖骨架的 N- 乙酰胞壁酸分子上,横贯肽聚糖层延伸至细胞壁外;

膜磷壁酸结合在细胞膜的磷脂上，横贯肽聚糖层延伸至细胞壁外(文末彩图 1–4)。

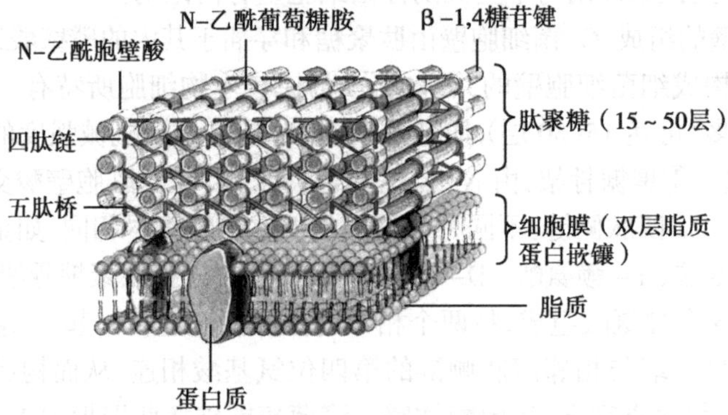

彩图 1–4 G$^+$ 菌细胞壁结构模式图

(2) G$^-$ 菌细胞壁的组成：G$^-$ 菌细胞壁组成比较复杂，由肽聚糖和外膜组成。外膜又包括脂蛋白、脂质双层、脂多糖等成分(文末彩图 1–5)。

1) 肽聚糖：G$^-$ 菌胞壁内的肽聚糖含量较少(仅 1~3 层)，结构疏松，不含磷壁酸。其结构除聚糖骨架和 G$^+$ 菌相同外，其他成分有较大差异(图 1–3)。如大肠埃希菌的肽聚糖中四肽侧链第三位氨基酸由二氨基庚二酸(DAP)取代 L– 赖氨酸，也无五肽交联桥结构，直接由四肽侧链第三位的 DAP 和相邻四肽侧链上第四位的 D– 丙氨酸直接连接，构成了疏松的二维平面结构。由于 G$^-$ 细胞壁中肽聚糖的含量低，又有外膜的保护作用，故对青霉素、溶菌酶不敏感。

【课堂互动】人类细胞与植物细胞有什么区别?

2) 脂蛋白：由脂质和蛋白质组成，位于肽聚糖和脂质双层之间，蛋白质部分结合在肽聚糖的四肽侧链上，脂质部分插入脂质双层，起着稳定、固定外膜的作用。

3) 脂质双层：是 G$^-$ 菌细胞壁特有的成分，其结构类似细胞膜，和细菌物质交换有关。脂质双层还具有阻止抗生素分子透过等作用。

4) 脂多糖：为由脂质和多糖组成的伸出细胞表面的一种特殊结构。脂多糖是 G$^-$ 菌的内毒素，由三部分组成。①类脂 A：是内毒素的毒性中心，无种属特异性，由内毒素引起的毒性作用大致相同。②核心多糖：位于类脂 A 的外侧，具有细菌属特异性。③特异性多糖(O 抗原)：位于最外层，由多个寡糖重复单位组成多糖链，构成菌体的 O 抗原，决定了细菌种和型特异性，可用于鉴别细菌。

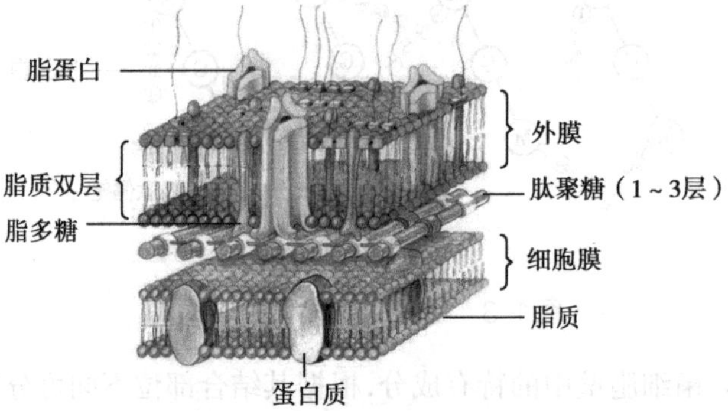

彩图 1–5 G$^-$ 菌细胞壁结构模式图

(3) 细胞壁的功能：细胞壁坚韧而富有弹性，其主要功能有：①维持细菌固有形态，抵抗低渗环境；②参与细菌内外物质交换；③决定了菌体的抗原性；④与细菌致病性有关，如 G^- 菌细胞壁上的脂多糖具有内毒素作用。

知识链接

青霉素可抑制细菌合成肽聚糖，溶菌酶可溶解破坏肽聚糖，使菌体失去了细胞壁的保护作用，在低渗环境中，水渗入细胞内，使菌体膨胀裂解。所以，青霉素和溶菌酶对革兰氏阳性菌有杀伤作用。而革兰氏阴性菌细胞壁含肽聚糖少，且有外膜层的保护作用，因此对青霉素和溶菌酶不敏感。

【课堂互动】青霉素、红霉素可杀哪种细菌？为什么？为何对人体细胞无杀伤作用？

(4) 细胞壁缺陷型细菌：在某些因素如溶菌酶、青霉素等的影响下，细胞壁受损而在高渗环境下仍可存活的细菌称为 L 型细菌（因在 Lister 研究院首先发现，故用其第一个字母“L”命名）。L 型细菌由于细胞壁缺损不能维持其固有的形态，故其形态不规则，大小不一，可呈球形、长丝状等（文末彩图 1-6）。革兰氏染色均呈阴性。L 型细菌缺乏细胞壁的保护，在低渗环境中很易胀裂死亡，在高渗、低琼脂、含血清的培养基中可缓慢生长，2~7 天后可形成“油煎蛋”样、颗粒状或丝状菌落。临床上由于抗菌药物使用不当，可使病人体内细菌发生 L 型变异。某些 L 型细菌仍有致病力，可引起肾盂肾炎、骨髓炎、心内膜炎等疾病。因此，临床遇到有明显细菌感染症状而常规培养为阴性者，应考虑 L 型细菌感染的可能，宜做 L 型细菌的专门检验。

【课堂互动】L 型细菌可引起感染吗？

2. 细胞膜 细胞膜是位于细胞壁内侧，紧密包绕着细胞质的一层弹性半渗透性生物膜（文末彩图 1-7）。细胞膜的主要功能有：①具有选择性通透作用，参与细菌内外物质交换；②细胞膜上有丰富的酶类（呼吸酶、胞外水解酶和合成酶等），与细菌呼吸，能量产生、储存和利用以及某些菌体成分的合成有关；③形成中介体，中介体是细胞膜内陷、折叠形成的囊状结构，扩大了细胞膜的表面积，增加了膜上酶的含量，与细菌的呼吸和分裂等有关。

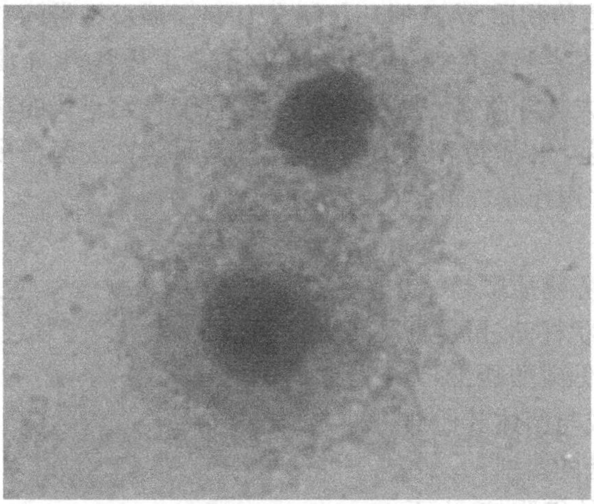

彩图 1-6 L 型细菌

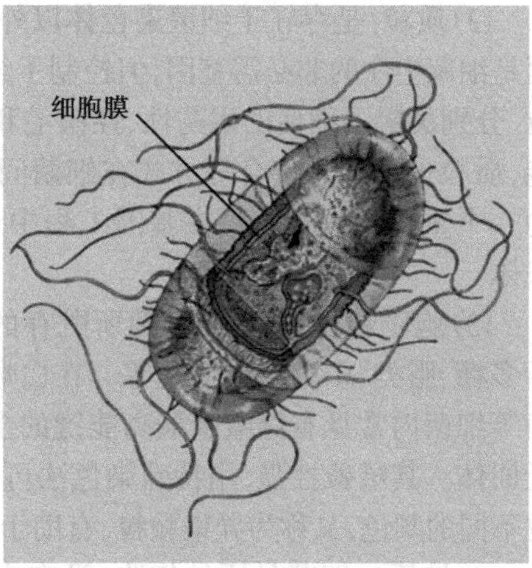

彩图 1-7 细胞膜

知识链接

L 型细菌的检查

1. 材料

(1)L 型固体培养基：牛肉浸液 800ml、蛋白胨 20g、氯化钠 50g、无菌羊血浆 200ml、琼脂 8g，pH 7.4，常规高压灭菌，其中无菌血浆在倾注平板时加入。

(2)氨苄西林药物纸片(含药量 40μg/ 片)。

(3)革兰氏染色液、细胞壁染色液。

(4)金黄色葡萄球菌肉汤培养物。

2. 方法

(1)于 L 型培养基内均匀涂布 0.05ml 金黄色葡萄球菌肉汤培养物。取氨苄西林纸片 1 片贴于平板中央，置 37℃培养箱培养。

(2)经 20 天后，观察药物纸片周围肉眼刚能看见的油煎蛋样细小菌落(即 L 型菌落)。

(3)取 L 型菌落和原菌落涂片，分别做革兰氏染色和细胞壁染色，油镜观察。

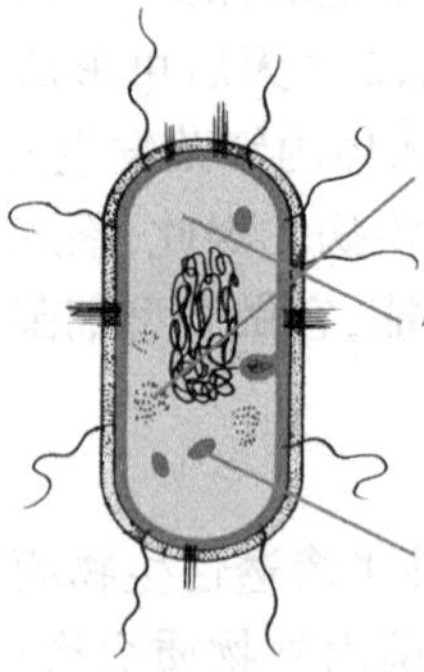

彩图 1-8 细胞质

3. 细胞质 细胞质是由细胞膜包裹的溶胶状物质，其基本成分是水、蛋白质、脂类、核酸及少量的糖和无机盐，是细菌进行新陈代谢的主要场所(文末彩图 1-8)。胞质内 RNA 含量高，使细菌具有很强的嗜碱性，易被碱性染料着色。细胞质内还有一些重要的结构。

(1)核糖体：由 RNA 和蛋白质组成，又称为核蛋白体。每个细菌胞质内有数万个核糖体，其沉降系数为 70S，由 30S 和 50S 两个亚基组成。当 mRNA 将其连成多聚核糖体时，就成为蛋白质的合成场所。链霉素能与 30S 小亚基结合，红霉素能与 50S 大亚基结合，干扰菌体蛋白质的合成而导致细菌死亡。但真核细胞核糖体沉降系数为 80S，由 40S 和 60S 组成，链霉素和红霉素等药物可以选择性地作用于细菌而对人体细胞无影响。

(2)质粒：是存在于细菌染色体以外的遗传物质，为双股环状闭合 DNA。质粒携带的基因是细菌生命的非必需基因，但控制了细菌某些特定的遗传性状，如 R 质粒、F 质粒、Col 质粒，分别决定了细菌的耐药性、性菌毛和产大肠杆菌素。质粒具有自我复制、传给子代的功能，质粒也可通过接合等方式在细菌间传递。R 质粒在细菌间的转移，是耐药性细菌增多的一个重要原因。质粒在基因工程中最常用作基因的运载体。

(3)胞质颗粒：多数为细菌所贮存的营养物质颗粒，包括多糖、脂类、多聚偏磷酸盐等。在白喉棒状杆菌、鼠疫杆菌等细菌内常见有储藏磷酸高能键的多聚偏磷酸盐，称为迂回体。其嗜碱性强，用特殊染色法可染成与菌体其他部位不同的颜色，又称为异染颗粒，有助于细菌的鉴别。

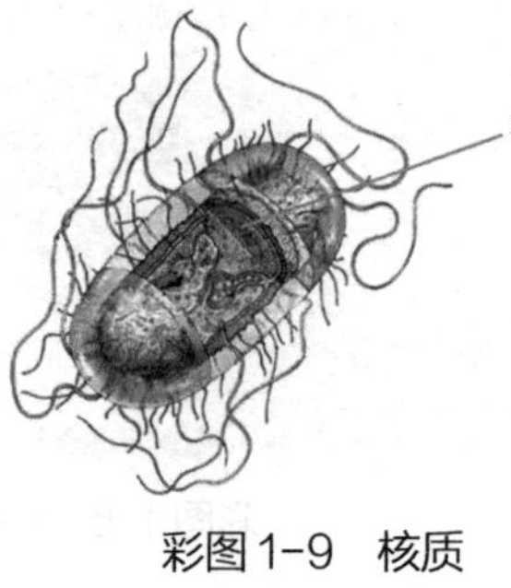

彩图 1-9 核质

4. 核质 细菌是原核细胞，没有完整的细胞核，也无核膜、核仁等，故称核质或拟核(文末彩图 1-9)。核质是细菌的遗传物质，由闭环双链 DNA 反复卷曲盘绕成松散的网状结构，控制细菌的各种遗传性状。核质 DNA 如出现突变、缺失或损伤，细菌的性状可出现变异或导致细菌死亡。

（二）细菌的特殊结构

1. 荚膜　某些细菌在生长繁殖时，分泌到细胞壁外的一层黏液状物质。当其厚度大于 200nm 时，光学显微镜下可见，称为荚膜（文末彩图 1-10）。其厚度小于 200nm 时，光学显微镜下不可见，称之为微荚膜。用普通染色法染色时夹膜不易着色，镜下仅可见菌体周围有一层透明圈。荚膜易在人和动物体内或营养丰富的培养基中形成，其化学成分随菌种不同而有差异，大多数荚膜为多糖，也有一些为多肽或透明质酸等。

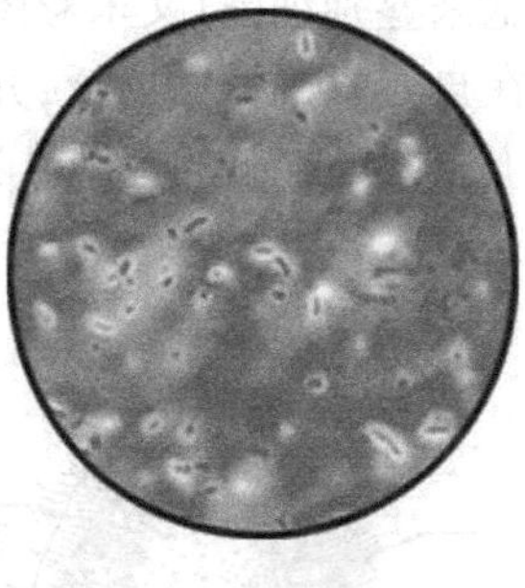
彩图 1-10　细菌的荚膜

荚膜与细菌的感染和致病性有关，具有抗吞噬细胞吞噬的作用，并能保护细菌免受补体、溶菌酶及抗菌药物等杀菌分子的损害，荚膜多糖也可使细菌相连黏附在组织细胞表面形成生物膜；荚膜成分具有抗原性，可作为细菌鉴别和分型的依据；荚膜中贮留大量水分，可保护细菌免受干燥，在不良环境中维持菌体代谢。

【**课堂互动**】有荚膜的细菌致病力强，这种说法对吗？

2. 鞭毛　鞭毛是某些细菌的菌体上附着的细长呈波浪状弯曲的丝状物。根据鞭毛的数目、位置等，可将鞭毛菌分为单毛菌、双毛菌、丛毛菌、周毛菌等（文末彩图 1-11）。鞭毛是细菌的运动器官，化学成分主要是蛋白质，具有抗原性，通常称为 H 抗原，对细菌的鉴别、分型有一定意义（图 1-12）。某些细菌的鞭毛还与其致病性有关，如霍乱弧菌及空肠弯曲菌等借鞭毛的运动穿透小肠黏膜表面的黏液层，使菌体黏附于肠黏膜上皮细胞而导致病变。

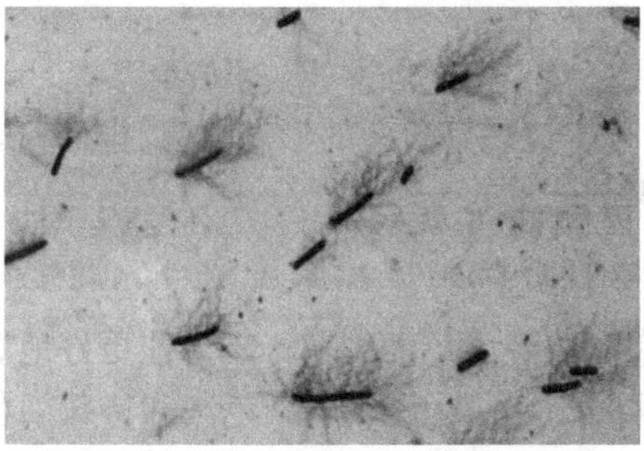
彩图 1-11　伤寒杆菌的鞭毛

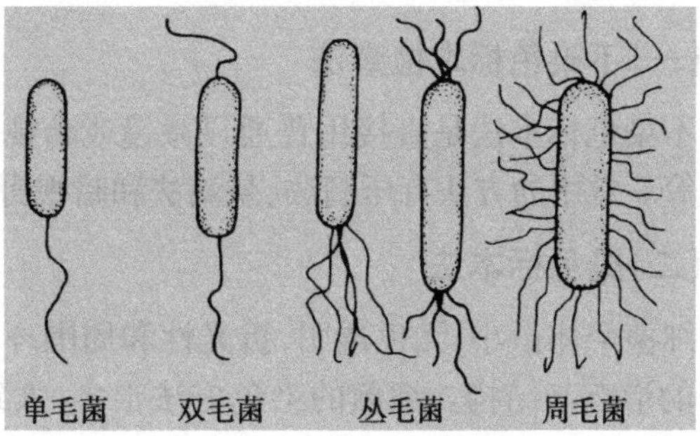

图 1-12　细菌鞭毛模式图

【**课堂互动**】借助鞭毛可以将细菌进行分类，这种说法对吗？

3. 菌毛　菌毛是某些菌体上比鞭毛细、短而直的蛋白丝状物。光学显微镜下不可见，只有在电子显微镜下才能观察到（图 1-13）。菌毛有普通菌毛和性菌毛两种。普通菌毛数目多，可达数百根，具有黏附于黏膜表面的作用，菌毛的黏附是某些细菌入侵人体引起感染的第一步，和细菌致病性有关；性菌毛比普通菌毛长而粗，每个菌体上仅有 1~4 根，为中空管状，具有性菌毛的细菌为雄性菌（F^+ 菌），无性菌毛的细菌为雌性菌（F^- 菌），性菌毛参与细菌遗传物质的传递。

【**课堂互动**】菌毛能运动，这种说法对吗？

4. 芽胞　芽胞是某些细菌在一定环境条件下，胞质脱水浓缩，在菌体内形成的圆形或椭圆形小体。芽胞带有完整的核质、酶系统和合成菌体的结构，能保持细菌的全部生命活性，如遇适宜的环境条件，芽胞可发芽形成新的菌体，但芽胞不是细菌的繁殖方式，而是细菌在不良外界环境中的休眠形式。芽胞的大小、形状和在菌体内的位置随菌种而异，故可利用芽胞来鉴别细菌(文末彩图 1-14)。芽胞对高温、干燥、化学消毒剂和辐射等有较强的抵抗力，在自然界中分布广泛，并可存活几年至数十年，一旦进入机体后可转化为繁殖体，因此临床上以杀灭细菌的芽胞作为灭菌的标准。

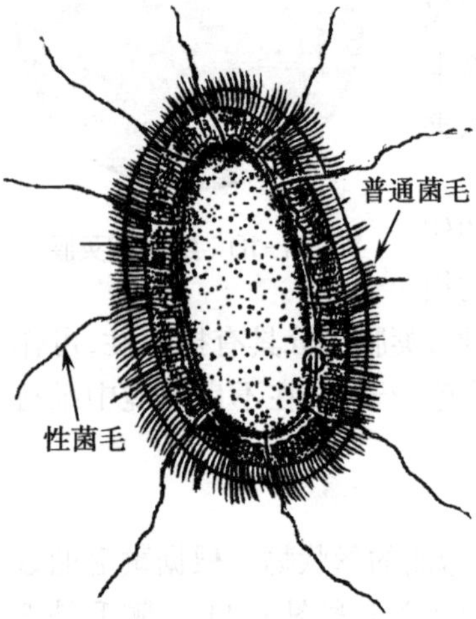

图 1-13 细菌菌毛模式图

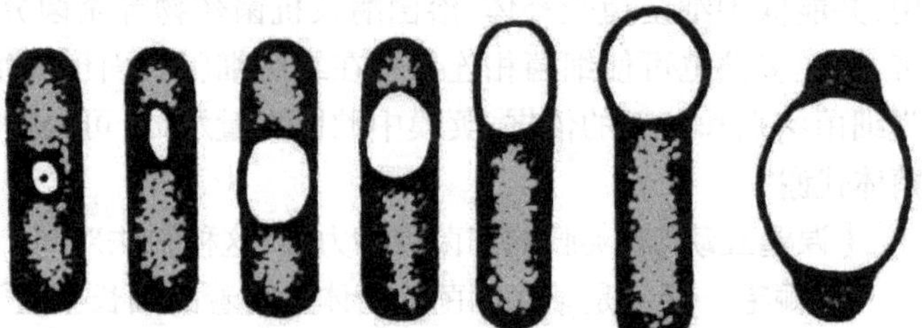
彩图 1-14 芽胞的形状和位置模式图

【课堂互动】芽胞抵抗力差，这种说法对吗？

五、细菌的形态检查法

(一)不染色标本检查法

不染色标本法是直接用普通显微镜或暗视野显微镜观察活菌的形态轮廓、排列和运动情况等。常用的方法有压滴法、悬滴法和暗视野显微镜法。

(二)染色标本法

细菌个体微小，无色透明，折光性和周围环境相似，经染色的细菌标本方能更好地观察细菌的形态与结构。细菌的染色方法很多，大致可分为单染色法、复染色法和特殊染色法三类。

1. 单染色法 仅用一种染料进行染色，如亚甲蓝染色法。用于观察细菌的形态、大小与排列，但不能显示细菌的结构和染色特性。

2. 复染色法 用两种或两种以上染料进行先后染色，既能观察细菌的大小、形态与排列，还能鉴别细菌不同的染色特性。常用的方法有革兰氏染色法和抗酸染色法。

(1)革兰氏染色法：革兰氏染色法是细菌学中最常用的染色方法，为丹麦细菌学家革兰(Christian Gram)发明。

1)方法：细菌涂片标本经固定后，先用结晶紫(或甲紫)初染，再加碘液媒染，此时各种细菌均被染成深紫色，然后用 95% 乙醇脱色，其中有的细菌脱去紫色，有的仍保持紫色，最后用复红复染。

2)结果：通过革兰氏染色法可将细菌分为两类：不被乙醇脱色而保持紫色者为 G^+ 菌，被乙醇脱色后染成红色者为 G^- 菌（文末彩图 1-15）。

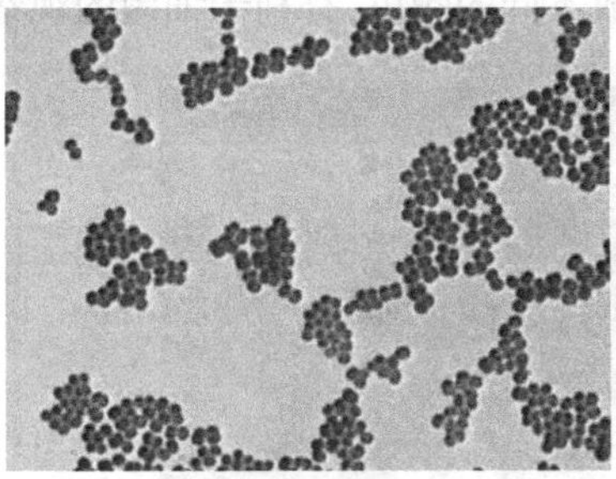

A. 阳性结果

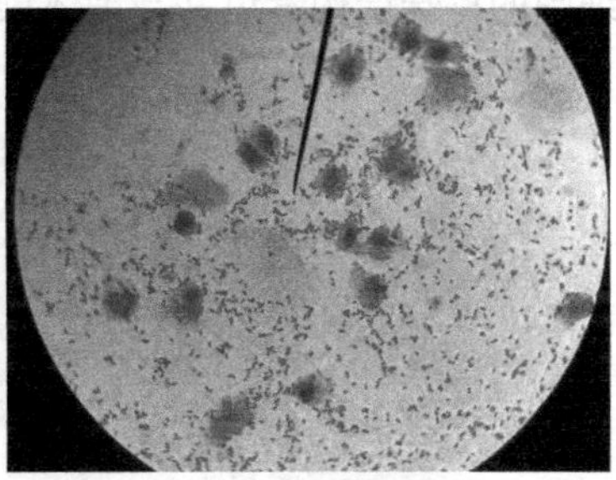

B. 阴性结果

彩图 1-15　革兰氏染色结果

知识链接

革兰氏染色法

1. 涂片制作　取一张干净玻片，加一接种环生理盐水，再用灼烧过的接种环蘸取适量细菌，在生理盐水上均匀涂布大小约 1cm×1cm 的涂片，室温下干燥，将干燥过的涂片迅速通过火焰 3 次，固定细菌。

2. 革兰氏染色

(1) 初染：加结晶紫 2~3 滴，染色 1 分钟后水洗、甩干。

(2) 媒染：滴加碘液 2~3 滴，染色 1 分钟后水洗、甩干。

(3) 脱色：滴加 95% 乙醇数滴，轻轻晃动玻片，至无紫色脱下为止，水洗、甩干。

(4) 复染：滴加石炭酸复红 2~3 滴，染色 30 秒，水洗，用吸水纸吸干。

3. 干燥后，用油镜观察。

3）解释：革兰氏染色原理有多种解释：① G^+ 菌细胞壁结构致密，肽聚糖层厚，脂类含量低，乙醇不易渗入脱色，而 G^- 菌细胞壁结构疏松，肽聚糖层薄，含大量脂质，乙醇溶解脂质后易渗入细胞脱色。② G^+ 菌含有大量核糖核酸镁盐，可与碘、结晶紫牢固结合，使已着色的细菌不被脱色，G^- 菌含核糖核酸镁盐很少，易被脱色。③ G^+ 菌等电点低于 G^- 菌，在同一 pH 环境中，G^+ 菌所带负电荷比 G^- 菌多，与带正电荷的碱性染料离子结合牢固，不易脱色。

4）意义：革兰氏染色法对鉴别细菌、指导临床选择药物、分析细菌的致病性等都具有极其重要的实际意义。

(2) 抗酸染色法：本法可鉴别抗酸菌与非抗酸细菌。染色方法是将固定的标本经石炭酸复红加温染色，再用盐酸酒精脱色，最后用亚甲蓝复染（文末彩图 1-16）。抗酸细菌，如结核分枝杆菌、麻风分枝杆菌等含有分枝菌酸，不易被脱色而染成红色，非抗酸细菌则染成蓝色。

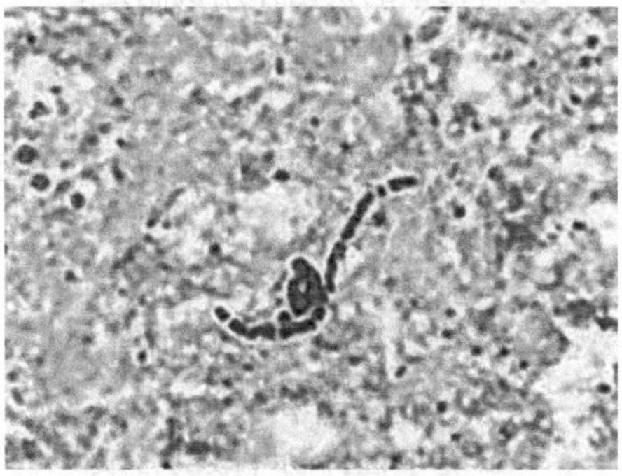

彩图 1-16　抗酸染色

3. 特殊染色法　细菌的特殊结构如鞭毛、荚膜、芽胞及细胞壁、异染颗粒等，用上述染色不易着色，需用特殊的方法才能着色（文末彩图 1-17）。这些染色可使细菌的特殊结构着色并与菌体染成不同的颜色，有利于细菌的观察和鉴别。

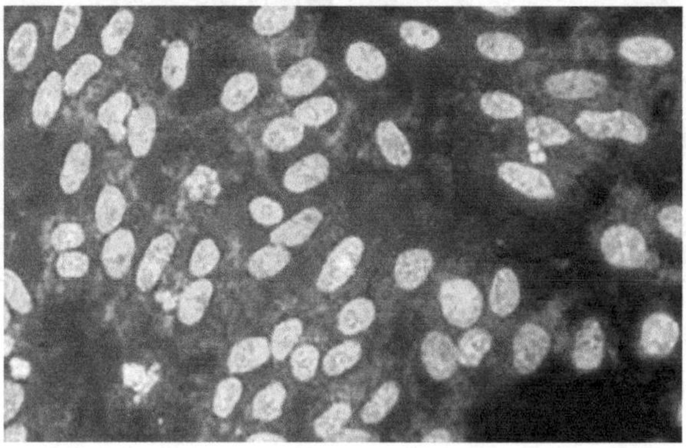

彩图 1-17 DNA 荧光染色

项目能力检测

A1 型选择题

1. 细菌大小的测量单位是（ ）
   A. 毫米　B. 微米　C. 微毫米
   D. 厘米　E. 纳米
2. 细菌缺乏下列哪个基本结构在一定条件下仍可存活（ ）
   A. 细胞壁　B. 细胞膜　C. 细胞质
   D. 核质　E. 鞭毛
3. 革兰氏阳性菌细胞壁的特殊成分是（ ）
   A. 肽聚糖　B. 磷壁酸　C. 胆固醇
   D. 脂多糖　E. 脂质双层
4. 革兰氏阴性菌细胞壁与致病有关的组分是（ ）
   A. 外膜　B. 脂多糖　C. 脂蛋白
   D. 核心多糖　E. 脂质双层
5. 青霉素的抗菌作用机制是（ ）
   A. 干扰细菌蛋白质的合成
   B. 抑制细菌的核酸代谢
   C. 干扰肽聚糖四肽侧链与五肽交联桥的连接
   D. 破坏细胞膜
   E. 影响中介体的生成
6. 溶菌酶杀菌的作用机制是（ ）
   A. 裂解肽聚糖骨架　B. 与核糖体亚基结合
   C. 竞争性抑制叶酸的合成　D. 破坏细胞膜
   E. 影响中介体的生成

7. 细菌的革兰氏染色性不同是由于（ ）
A. 细胞核结构的不同 B. 细胞壁结构的不同 C. 细胞膜结构的不同
D. 中介体的有无 E. 细胞质的不同

8. 具有抗吞噬作用的细菌结构是（ ）
A. 鞭毛 B. 菌毛 C. 荚膜
D. 芽胞 E. 细胞膜

9. 有关鞭毛的描述，正确的是（ ）
A. 是细菌的运动器官
B. 某些细菌的鞭毛与其致病性有关
C. 具有抗原性可用于细菌的鉴别
D. 以上都对
E. 以上都不对

10. 有关芽胞的描述，正确的是（ ）
A. 是菌体维持生命的特殊形式
B. 芽胞一旦污染环境可造成消毒灭菌困难
C. 一般在体外形成
D. 以上都对
E. 以上都不对

11. 关于质粒的描述，错误的是（ ）
A. 是细菌生命活动不可缺少的基因
B. 为细菌染色体以外的遗传物质
C. 具有自我复制传给后代的特点
D. 可自行丢失
E. 控制某些生物学性状

12. 关于 L 型细菌的特性描述，错误的是（ ）
A. 高度多态性 B. 革兰氏染色阳性 C. 革兰氏染色阴性
D. 有一定致病力 E. 在低渗琼脂培养基上可生长

13. 关于荚膜的功能描述，错误的是（ ）
A. 抗吞噬作用 B. 有助于细菌的分型作用 C. 抗干燥作用
D. 抗黏附作用 E. 必要时可为细菌提供水分

14. 关于菌毛的说法，错误的是（ ）
A. 有普通菌毛和性菌毛之分 B. 是细菌的运动器官
C. 普通菌毛与细菌黏附有关 D. 性菌毛可传递遗传物质
E. 性菌毛一般 1–4 根

15. 有关原核细胞型微生物的说法，错误的是（ ）
A. 无核质 B. 无核膜、核仁 C. 缺乏细胞器
D. 可具备细胞壁 E. 细菌是原核细胞型微生物

16. 不属于细菌基本结构的是（ ）
A. 细胞壁 B. 细胞膜 C. 中介体
D. 核质 E. 细胞质

参考答案

1. B 2. A 3. B 4. B 5. C 6. A 7. B 8. C 9. D 10. D 11. A 12. E 13. D 14. B 15. A 16. C

（王 丹）

任务二 细菌的生长繁殖与培养条件的分析

【学习目标】

能力目标：能培养细菌。

知识目标：掌握细菌生长繁殖条件、特点；人工培养细菌的方法。细菌代谢产物及意义。熟悉人工培养细菌的意义。

素质目标：严格执行无菌操作。

案例引导

案例二：病人男，13岁，半个月前不慎被汽油烧伤，烧伤总面积达35%，创面主要集中于双下肢，入院后行双下肢切除加自体皮移植术，全身用阿米卡星和苯唑西林钠治疗，术后自体皮存活良好。3天前小腿尚未愈合的深Ⅱ度创面出现绿色脓性分泌物，并伴有特殊的腥臭味，查体：T 39.5℃，WBC 15×10^9/L，分泌物培养结果显示为铜绿假单胞菌，药敏试验：头孢他啶敏感。诊断：铜绿假单胞菌感染。即行床边隔离，并给予头孢他啶静脉滴注。

问题：①根据教学网络平台提供视频对为何创面分泌物呈绿色进行分析。②根据教学网络平台提供微课，解释烧伤病人易发生细菌感染的原因。

炎热的夏季，一夜之间食物就可以腐败变质，少量的细菌感染甚至能给机体带来严重的后果，这是细菌生长繁殖的结果。细菌是一大类能独立生活的单细胞微生物，那么它究竟是如何进行繁殖的？它在生长的过程中会产生哪些在医学实践中具有重要意义的代谢产物？人们又是如何用人工的方法来“饲养”细菌呢？了解细菌生长繁殖与培养的特点，将对掌握细菌性疾病的诊断、治疗及预防具有重要意义。

一、细菌的生长繁殖

（一）细菌生长繁殖的条件

细菌的生长繁殖与环境条件密切相关，条件适宜时，细菌的生长繁殖及代谢旺盛，改变条件可使细菌生命活动受到抑制或使细菌死亡。不同种类的细菌，生长繁殖所需要的条件不完全相同，但基本条件可归纳为以下几个方面。

1. 充足的营养物质 营养物质是构成菌体成分的原料，也是细菌生命活动所需能量的来源。对细菌进行人工培养时，必须供给其生长所必需的各种成分，一般包括水、碳源、氮源、无机盐和生长因子等。

（1）水：细菌所需营养物质必须先溶于水，营养物质的吸收与代谢均需有水才能进行。

（2）碳源：是指含有碳元素的营养物质，各种含碳的无机、有机化合物，如 CO_2、碳酸盐、糖、脂肪等都能被细菌吸收利用，作为合成菌体的必需原料，同时也作为细菌代谢的主要能量来源。

(3)氮源：是指含有氮元素的营养物质，主要用于合成菌体的结构蛋白、功能蛋白与核酸。蛋白质及氨基酸是最易被利用的有机氮源。

(4)无机盐：细菌需要的无机盐有钾、钠、钙、镁、铁、锌、硫、磷等，除参与构成菌体成分外，更重要的是调节菌体渗透压、维持酶活性等。

(5)生长因子：个别细菌还需要生长因子。生长因子是某些细菌生长繁殖所必需而又不能自身合成的一类有机化合物，主要是B族维生素、嘌呤、嘧啶、泛酸、生物素等。还有少数细菌如流感嗜血杆菌需要血液中的X、V因子，作为构成细菌代谢过程中所需酶的辅基。

2. 适宜的酸碱度 大多数病原菌生长繁殖所需的最适pH为7.2~7.6，个别细菌如霍乱弧菌在pH 8.4~9.2时生长最好，结核分枝杆菌在pH 6.5~6.8时最适宜。许多细菌在代谢过程中能分解糖产酸，使培养基pH下降，不利于细菌生长，故在细菌传代培养时，应定期转种。

【课堂互动】为什么病原菌适宜生长的温度与人的体温一致？

3. 合适的温度 绝大多数病原菌的最适生长温度为37℃，与人的体温一致。因此实验室中常用37℃恒温箱培养细菌。个别细菌如鼠疫杆菌在28~30℃的条件下生长最好。

4. 必要的气体环境 和细菌生长繁殖有关的气体是氧气和二氧化碳。根据细菌对氧的需要情况，可将细菌分为：

(1)专性需氧菌：此类细菌具备完善的呼吸酶系统，需要分子氧作为受氢体以完成需氧呼吸，在无氧的环境下不能生长，如结核分枝杆菌。

(2)微需氧菌：在低氧压(5%~6%)下生长最好，氧压大于10%对其有抑制作用，如空肠弯曲菌、幽门螺杆菌。

(3)兼性厌氧菌：在有氧和无氧环境中均能生长，但在有氧时生长较好，大多数病原菌属于兼性厌氧菌。

(4)专性厌氧菌：此类细菌缺乏完善的呼吸酶系统，只能在无氧环境中进行发酵，在游离氧存在时，细菌不能生长甚至死亡，如破伤风梭菌。

5. 渗透压 一般培养基的渗透压对大多数细菌是安全的，但少数嗜盐菌需要在高浓度的NaCl环境中才能生长良好，如副溶血性弧菌。

【课堂互动】为何病原菌总是设法进入人体？

(二)细菌生长繁殖的规律

1. 细菌的繁殖方式和速度 细菌是以简单的二分裂方式进行无性繁殖。在适宜的环境条件下，多数细菌繁殖速度很快。繁殖一代所需时间称为代时，多数细菌代时需20~30分钟，个别细菌如结核分枝杆菌分裂较慢，代时需18~20小时。

【课堂互动】一个细菌24小时可以繁殖到多少个？

2. 细菌群体生长繁殖的规律 细菌繁殖速度极快，但由于环境中营养物质的消耗，代谢废物的积累以及pH的改变等，细菌不可能始终保持高速度的无限繁殖。将细菌接种于适宜的培养基中，在适宜的温度下培养，细菌的生长过程具有一定规律性。以培养时间为横坐标，活菌数的对数为纵坐标，可绘出一条反映细菌增殖规律的曲线，称为生长曲线(图1-18)。

生长曲线可分为四个时期。

(1)迟缓期：为最初培养的1~4小时。此期为细菌适应新环境的阶段，并未开始繁殖，但菌体增大、代谢活跃，为细菌的分裂繁殖准备充足的酶和能量等。

(2)对数期：细菌培养8~18小时后，生长繁殖迅速，活菌数以几何级数恒定快速增长，细菌数目呈对数直线上升，此期细菌大小形态、染色性、生物活性等都较典型，对抗生素的作用比较敏感，研究细菌的性状最好选用此期细菌。

【课堂互动】为什么研究细菌的性状最好选用对数期细菌？

(3)稳定期：对数期后，由于培养基中营养物质消耗，毒性产物积聚以及pH下降等，使细菌的繁殖速度逐渐减慢，繁殖数与死亡数趋于平衡，活菌数保持相对稳定，此期细菌形态和生理可发生改变，细菌的代谢产物如外毒素、抗生素及细菌的芽胞多在此期产生。

(4)衰退期：细菌繁殖速度从减慢至停止，死菌数越来越多，并超过活菌数，此期细菌形态显著改变，菌体变形、肿胀、出现形态的衰退型，甚至菌体自溶，不易辨认，因此不宜用此期进行细菌鉴定。

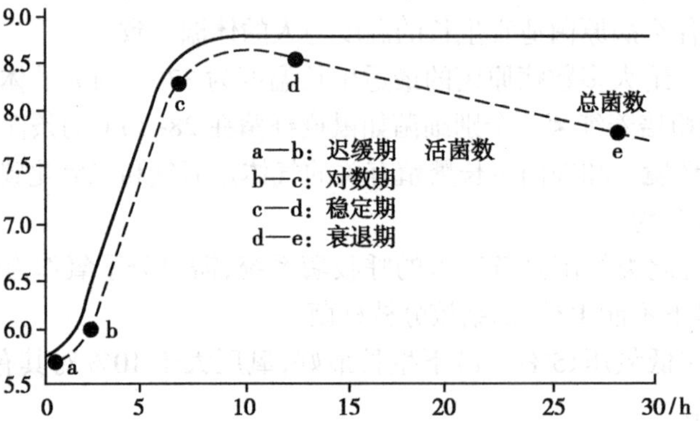

图1-18 细菌的生长曲线

(三)细菌的代谢产物及意义

细菌的生长繁殖实际上是进行物质的分解与合成的新陈代谢过程。通过分解代谢将复杂的营养物质降解为简单的化合物，为合成菌体成分提供原料的同时获得能量；通过合成代谢将简单的小分子化合物合成为复杂的菌体成分和酶等，同时消耗能量。两种代谢过程均可产生多种代谢产物，其中有一些在医学上有重要的意义。

1. 与致病性有关的代谢产物

(1)毒素：病原菌在代谢过程中合成的对机体有毒性作用的物质，称为毒素。包括外毒素和内毒素两种。

(2)侵袭性酶：某些细菌还能产生具有损伤机体组织、促进细菌扩散的侵袭性酶，是细菌重要的致病物质，如化脓性链球菌产生的透明质酸酶、链激酶、链道酶等。

(3)热原质：是大多数G^-菌和少数G^+菌合成的多糖，极微量注入机体可致发热反应，称为热原质。热原质耐热，不被高压蒸汽灭菌法所破坏。玻璃器皿须用250℃高温干烤才能破坏热原质。液体中的热原质需用离子交换剂和特殊石棉滤板等方法除去，蒸馏法效果更好，但有一定的局限性。因此在制备和使用生物制品、注射液、抗生素等过程中应严格进行无菌操作，防止细菌污染，确保无热原质存在。

2. 与治疗有关的代谢产物

(1)抗生素：抗生素是某些微生物在代谢过程中产生的一类能抑制或杀灭其他微生物的物质。大多数抗生素是由放线菌和真菌产生的，如青霉素、链霉素等。由细菌产生的抗生素很少,仅有多黏菌素、杆菌肽等。

【课堂互动】你吃过哪些抗生素?

(2)维生素:某些细菌能合成自身所需要的维生素,并能分泌到菌体外供人体吸收利用。如大肠埃希菌能合成维生素 B 和维生素 K 等。因此如果发生肠道内菌群严重失调时,机体还会出现维生素缺乏症,此时应适量补充维生素 B 和维生素 K 等。

3. 与鉴别有关的代谢产物

(1)色素:有些细菌在代谢过程中能产生色素。细菌色素有两类。

1)水溶性色素:溶于水,如铜绿假单胞菌产生的色素可使培养基或脓汁呈绿色。

2)脂溶性色素:不溶于水,如金黄色葡萄球菌产生的金黄色色素,使菌落呈现金黄色。

(2)细菌素:某些细菌可产生仅对近缘关系的细菌具有抗菌作用的蛋白质,称细菌素。细菌素的产生受质粒控制,如大肠埃希菌的 Co1 质粒控制大肠杆菌素的产生。细菌素种类很多,但由于细菌素抗菌谱很窄,故无治疗意义,多用于细菌的分型鉴定和流行病学检查。

(3)糖和蛋白质的分解产物:细菌可分解发酵多种单糖产生能量和酸、酮、醛、醇、气体等产物。不同种类的细菌分解能力和代谢产物不同,利用糖发酵试验检测细菌对糖的分解产物,可以鉴别细菌。如大肠埃希菌可分解葡萄糖和乳糖产酸产气,而伤寒沙门菌仅分解葡萄糖产酸不产气,不分解乳糖。

蛋白质先经细菌分泌的蛋白水解酶分解为短肽或氨基酸后,才能被细菌吸收利用。不同种类的细菌分解蛋白质的能力不同,借此可用于鉴别细菌。如大肠埃希菌含有色氨酸酶,能分解色氨酸产生靛基质,和对二甲基氨基苯甲醛相遇可形成玫瑰红色,为靛基质试验阳性;而产气杆菌无色氨酸酶,靛基质试验阴性。肖氏沙门菌能分解含硫氨基酸产生硫化氢,硫化氢遇培养基中的硫酸亚铁,可形成黑色的硫化亚铁沉淀,硫化氢试验阳性;痢疾志贺菌不能分解含硫氨基酸,硫化氢试验阴性。

通过检查细菌的分解代谢产物,以鉴别细菌种类的生物化学方法,称为生化反应。常用于鉴别肠道杆菌的生化反应有吲哚试验(I)、甲基红试验(M)、VP 试验(V)、枸橼酸利用试验(C),合称 IMViC 试验,多用于水的细菌学检查。大肠埃希菌在饮用水中若超过一定数量,则表示水受粪便污染,产气肠杆菌也广泛存在于自然界,检查水时要将二者区分开,大肠埃希菌的 IMViC 结果为 ++--,而产气肠杆菌的结果为 --++。

二、细菌的人工培养

人工培养细菌是根据细菌的生理需求和繁殖规律,用人工方法提供给细菌所需的各种条件来培养细菌。这对细菌感染性疾病的诊治以及生物制品的研制等具有重要意义。

(一)培养基

1. 培养基的种类 培养基是人工配制的适合细菌生长繁殖的营养物质,经灭菌后使用。

根据培养基用途不同可将培养基分为以下几种:基础培养基、营养培养基、选择培养基、鉴别培养基、厌氧培养基等。

根据培养基物理性状不同可将其分为液体、半固体和固体培养基三大类。液体培养基常用于细菌的增菌培养和细菌的鉴定;在液体培养基中加入 0.3%~0.5% 的琼脂即制成半固体培养基,常用于保存菌种及细菌动力观察;若加入 2%~3% 的琼脂即制成固体培养基,常用于分离细菌和保存菌种。

2. 细菌在培养基上的生长现象

(1)细菌在液体培养基上的生长现象:细菌在液体培养基中可呈3种生长状态。

1)混浊生长:大多数细菌在液体培养基中生长后呈均匀混浊状态,如葡萄球菌。

2)沉淀生长:少数呈链状生长的细菌或粗糙型细菌在液体培养基底部形成沉淀,培养液较清,如链球菌。

3)菌膜生长:专性需氧性细菌在液体培养基表面形成菌膜,如枯草杆菌。临床用的澄清透明的注射液如果发现上述任何一种现象,均表明已被细菌污染,禁止使用。

(2)细菌在半固体培养基上的生长现象:半固体培养基琼脂含量少而较软,常用于细菌动力观察。

1)有鞭毛的细菌可沿着穿刺线向四周扩散,呈羽毛状或云雾状混浊生长。

2)无鞭毛的细菌在半固体培养基上只能沿穿刺线呈明显的线状生长,周围培养基基本透明澄清。

(3)细菌在固体培养基上的生长现象:细菌在固体培养基上可形成菌落或菌苔。把细菌划线接种到固体培养基表面,一般经37℃、18~24小时培养,单个细菌就可以生长繁殖成肉眼可见的细菌集团,称为菌落。不同的细菌形成的菌落大小、形状、颜色、透明度、表面光滑或粗糙、边缘整齐及溶血情况各有差异,其特征可以作为细菌鉴别的重要依据。菌落一般分为三种类型:

1)光滑型菌落:表面光滑、湿润、边缘整齐。

2)粗糙型菌落:表面粗糙、干燥、边缘不整齐。

3)黏液型菌落:表面光滑、湿润,多为有荚膜细菌或含丰富黏液层细菌产生。

将一个菌落挑取移种到另一个培养基中,生长出来的细菌为纯种,称为纯培养,用于细菌的鉴定。许多菌落融合在一起形成菌苔。

(二)人工培养细菌的意义

1. 在医学中的应用

(1)病原菌的细菌学研究:在进行病原菌的细菌学研究时,必须首先经纯培养得到纯种细菌,才能作为研究的材料。

(2)感染性疾病的病原学诊断和治疗:从病人标本中分离并鉴定出病原菌是诊断感染性疾病的最可靠指标,病原菌的药敏试验对临床选择有效的抗生素治疗具有指导意义。

知识链接

分离培养

1. 右手以持笔式拿接种环,灼烧接种环,冷却后用接种环挑取一环菌液标本。

2. 左手持琼脂平板培养基,将培养板于手掌内用拇指、食指和中指固定,置酒精灯上方附近,打开培养板盖,开口30°~45°。

3. 右手将接种环伸入开口内,先在培养板远端涂布一个菌苔,然后快速大幅度左右来回做密而不重复的曲线,此为第1区划线。

4 将接种环烧灼灭菌,待冷,再于第2区划线,且在划线时注意与上一区域的划线交接1~3次。同法划线第3区,可根据细菌量的不同,决定分区数目。

5. 做好标记,置37℃培养箱18~24小时后,观察培养结果。

(3)生物制品的制备:人工分离培养所得的纯细菌及其代谢产物,可制成疫苗、类毒素、诊断用标准菌液,或经类毒素纯细菌免疫动物后制备抗毒素及诊断血清,用于传染性疾病的诊断、预防及治疗。

2. 其他方面的应用　利用细菌的培养和发酵,可提纯精制出抗生素、维生素、醇类、酱油、味精等产品,还可用于石油脱蜡、污水处理、制造菌肥等。利用细菌繁殖快、易培养的特点,可将细菌作为基因受体细胞,如将人或动物细胞中编码胰岛素的基因重组到质粒上,再导入大肠埃希菌,就能从大肠埃希菌的培养液中获得大量基因工程胰岛素。

项目能力检测

A1 型选择题

1. 细菌的生长方式是(　　)
A. 有丝分裂　B. 二分裂　C. 孢子生殖
D. 复制　E. 有性繁殖

2. 单个细菌在固体培养基上的生长现象是(　　)
A. 菌落　B. 菌膜　C. 菌丝
D. 菌团　E. 沉淀

3. 在细菌生长过程中,生物学性状最典型是在(　　)
A. 迟缓期　B. 对数期　C. 稳定期
D. 衰亡期　E. 准备期

4. 下列能抑制或杀死细菌,治疗用的物质是(　　)
A. 维生素　B. 内毒素　C. 抗生素
D. 干扰素　E. 外毒素

5. 半固体培养基中琼脂浓度为(　　)
A. 11%~20%　B. 6%~10%　C. 0.3%~0.5%
D. 2%~3%　E. 20%~30%

6. 液体培养基的主要用途是(　　)
A. 分离菌落　B. 鉴别菌种　C. 观察细菌的运动能力
D. 增菌　E. 观察不同实验细菌反应

参考答案

1. B　2. A　3. B　4. C　5. C　6. D

(李　冰)

任务三　细菌的分布与消毒灭菌方法的分析

【学习目标】

能力目标:能正确选择消毒灭菌方法。

知识目标：掌握消毒灭菌方法。

熟悉细菌在自然界及人体的分布。

素质目标：具有高度责任心，坚持无菌操作。

案例引导

案例三：病人女，48岁。因患牙周炎前来治疗，给予5%葡萄糖液500ml加盐酸林可霉素1.8g静脉滴注，每天1次。用药过程中无不适感觉，牙痛症状缓解。用药6天后，病人出现腹痛、水样腹泻，大便每日4~6次，纤维结肠镜见黏膜发红、水肿，表面有斑块状假膜。诊断：假膜性肠炎。立即停用林可霉素，纠正水电解质失衡，改用万古霉素口服，每6小时125~500mg，疗程5~10天。

问题：①根据教学网络平台提供视频对病人出现假膜性肠炎的原因分析。②根据教学网络平台提供微课对病人进行健康宣教，防止菌群失调。

自然界广泛存在着大量的细菌，它们与外界环境及宿主一起构成相对平衡的生态体系。大多数细菌对人体是无害的，但有些细菌侵入人体或因某些原因导致人体内微生态平衡失调时，可以引起疾病。到底人体的哪些部位是有菌的？什么情况下无害的细菌也会致病呢？如何正确使用消毒灭菌方法使有菌物品、有菌环境变成无菌的呢？

一、细菌的分布

（一）细菌在自然界的分布

1. 土壤中的细菌 土壤具有细菌生存的良好条件，距地面10~20cm的土壤中有机物含量丰富，细菌数量多，而且种类繁多。绝大多数为非致病的自营菌和腐生菌，在自然界的物质循环中起着重要作用，是动植物与人类赖以生存的必要条件之一。土壤中的致病菌较少，主要来自人与动物的排泄物、尸体及垃圾等。有芽胞细菌在土壤中可存活几年甚至几十年，如破伤风梭菌等。

2. 水中的细菌 水是细菌及其他微生物生存的天然环境，水中的细菌主要来源于土壤、人畜粪便、垃圾等，其种类和数量因水源不同而有较大差异，一般是地表水比地下水含菌量大，静态水比流动水含菌量大。水源的污染常可引起消化道传染病的传播与流行。故加强人畜粪便管理、保护水源和严格控制生活饮用水及食品的细菌学检测，是预防消化道传染病的重要环节。

【课堂互动】什么地方没有细菌？

3. 空气中的细菌 空气中的细菌主要来自土壤、尘埃和高声说话、喷嚏及咳嗽产生的飞沫。特别是在人口密集的公共场所及空气不流通的场所，空气中的细菌种类和数量明显增多。空气中常见的病原菌主要有溶血性链球菌、结核分枝杆菌等，还可存在脑膜炎奈瑟菌以及其他病原微生物，如流感病毒、麻疹病毒等。此外，空气中存在的非致病菌，常可造成医药制剂、生物制品及培养基的污染。重视病房、手术室、制剂室及实验室等场所的空气消毒，对于防止呼吸道传染病的流行、医院内感染等均有重要意义。

【课堂互动】自然界中的细菌哪里最多？我们生活的环境哪里病原菌是最多的？

（二）细菌在正常人体的分布

1. 正常菌群的概念和分布 正常人体的体表以及与外界相通的腔道黏膜上存在不同种

类和数量的细菌(表 1-1),这些细菌通常对人体无害甚至有益,称为正常菌群。

表 1-1 人体常见正常菌群

部位	主要菌群
皮肤	葡萄球菌、类白喉棒状杆菌、铜绿假单胞菌、丙酸杆菌、白假丝酵母菌、非致病性分枝杆菌
口腔	葡萄球菌、甲型和丙型链球菌、肺炎链球菌、奈瑟菌、乳杆菌、类白喉棒状杆菌、放线菌、螺旋体、白假丝酵母菌、梭菌
鼻咽腔	葡萄球菌、类白喉棒状杆菌、肺炎链球菌、奈瑟菌、类杆菌
外耳道	葡萄球菌、类白喉棒状杆菌、铜绿假单胞菌、非致病性分枝杆菌
眼结膜	葡萄球菌、干燥棒状杆菌、奈瑟菌
胃	一般无菌
肠道	大肠埃希菌、产气肠杆菌、变形杆菌、铜绿假单胞菌、葡萄球菌、肠球菌、类杆菌、产气荚膜梭菌、破伤风梭菌、双歧杆菌、乳杆菌、白假丝酵母菌
尿道	葡萄球菌、类白喉棒状杆菌、非致病性分枝杆菌
阴道	乳杆菌、大肠埃希菌、类白喉棒状杆菌、白假丝酵母菌

2. 正常菌群的生理意义 正常情况下,人体和正常菌群之间,以及正常菌群中各种细菌之间相互依赖、相互制约,对保持微生态平衡起着重要作用。正常菌群的生理意义有:

(1)生物拮抗作用:皮肤黏膜表面的正常菌群通过营养竞争、产生有害的代谢产物、竞争黏附等方式拮抗病原菌使之不能定居。如大肠杆菌可以产生大肠菌素,具有抑制痢疾志贺菌生长的作用;口腔唾液链球菌可以产生过氧化氢,以抑制脑膜炎奈瑟菌的生长。

(2)营养作用:正常菌群参与机体的物质代谢、营养转化、合成和吸收。如大肠埃希菌能合成维生素 B 和维生素 K 等,乳杆菌和双歧杆菌等可合成烟酸、叶酸、维生素 B 等供人体利用,还可促进机体对维生素 D 和钙、铁的吸收。

【课堂互动】什么是益生菌?

(3)免疫作用:正常菌群可以促进机体的免疫系统发育和成熟,既限制了正常菌群本身对宿主的危害,又能抑制或杀灭具有交叉抗原的病原菌。

(4)抗衰老作用:正常菌群中的双歧杆菌、乳杆菌等能产生过氧化物歧化酶以歧化自由基,保护细胞免受其损害,从而发挥抗衰老作用。

(5)抗肿瘤作用:研究表明,双歧杆菌和乳杆菌均有一定的抑制肿瘤作用。

【课堂互动】我们皮肤上的正常菌群对我们的健康有益,这种说法对吗?

3. 条件致病菌 通常情况下,正常菌群和人类形成共生关系,对机体是有益无害的。但在某些情况下,正常菌群与宿主之间或正常菌群内各菌种之间的微生态平衡被破坏,此时正常菌群也可引起机体发病,这些正常情况下不致病,而在特殊条件下引起疾病的细菌,称为条件致病菌或机会致病菌。常见的致病条件有:

(1)正常菌群的寄居部位发生改变:如大肠埃希菌从原寄居的肠道进入泌尿道,或手术时通过切口进入腹腔，可引发尿道炎、腹膜炎等。

(2)机体免疫功能低下：应用大剂量皮质激素、抗肿瘤药物或放射治疗以及AIDS晚期等，可造成病人免疫功能降低。从而使一些正常菌群在原寄居部位能穿透黏膜等屏障，引起局部组织或全身性感染，严重者可因败血症而死亡。

(3)菌群失调：是由于某种原因使正常菌群的种类、数量和比例发生较大幅度的改变，导致微生态的平衡被打破。由于严重菌群失调而使宿主产生的一系列临床症状称菌群失调症。如长期大量使用广谱抗生素、激素等治疗感染性疾病的过程中，大多数敏感菌群被抑制或杀灭，而原处于劣势的某些条件致病菌或耐药菌趁机大量繁殖而致病。由于菌群失调症往往是在抗菌药物治疗原有感染性疾病过程中而诱发的另一种新感染，故临床上又称二重感染。引起二重感染的常见菌有金黄色葡萄球菌、白假丝酵母菌和一些革兰氏阴性杆菌。临床表现为肠炎、鹅口疮、肺炎、尿路感染或败血症等。若发生二重感染，应立即停用原来的抗生素，通过药敏试验选用合适的敏感药物。同时，亦可使用有关的微生态制剂，协助调整菌群，以恢复正常菌群的生态平衡。

【课堂互动】正常菌群偶尔也会致病，这种说法对吗？

二、消毒灭菌

细菌的生命活动与环境有着密切的关系。适宜的环境促进细菌生长繁殖，不适宜的环境抑制细菌生长，甚至杀灭细菌。在医学实践中，常采用多种物理、化学或生物学方法来抑制或杀灭外界环境及物品或器械中的病原微生物，以达到控制或消除感染的目的。医学上常用以下术语来表示对微生物的杀灭程度。

1. 消毒 杀灭物体上病原微生物的方法，但不一定能杀死芽胞和非病原微生物。用以消毒的化学药品称为消毒剂。

2. 灭菌 杀灭物体上所有微生物(包括病原微生物、非病原微生物以及细菌芽胞)的方法。

3. 无菌 不含活菌的意思，多是灭菌的结果。防止微生物进入机体或物体的操作方法，称为无菌操作。进行外科手术、医疗基本操作及微生物学实验等过程中，均需进行严格的无菌操作。

4. 防腐 防止或抑制微生物生长繁殖的方法。用于防腐的化学药品称为防腐剂。许多化学药品在高浓度时为消毒剂，低浓度时为防腐剂。

5. 卫生清理 将微生物污染了的无生命表面还原为安全水平的处理过程，如病人衣物换洗，用具、房间的卫生处理等。

(一)物理消毒灭菌法

用以消毒灭菌的物理方法主要有热力、紫外线、电离辐射、滤过除菌等。

1. 热力杀菌法 热力杀菌法可分为干热杀菌和湿热杀菌两类。在同一温度下湿热的杀菌效果比干热好。因为湿热比干热穿透力强，湿热中细菌易吸收水分使蛋白质凝固，热蒸汽接触被灭菌物品时变为液态可放出大量潜热，能迅速提高杀菌物品的温度。

(1)湿热杀菌法：常用的湿热消毒灭菌法有煮沸法、流通蒸汽法、巴氏消毒法、高压蒸汽灭菌法，其中高压蒸汽灭菌法是最常用、最有效的灭菌方法。

(2)干热杀菌法：常用的有焚烧法、烧灼法和干烤法，见表1-2。

表 1-2 常用热力杀菌法

种类		方法	用途
湿热法	煮沸法	100℃ 5min 可杀死细菌的繁殖体，一般消毒以煮沸 10min 为宜。如需要杀死芽胞则要煮沸 1~3h	用于一般外科器械、注射器、胶管和食具等的消毒
	流通蒸汽法	反复多次流通蒸汽，杀死细菌所有繁殖体和芽胞	适用于不耐热（<100℃）的培养基的灭菌
	巴氏消毒法	加热 61.1~62.8℃半小时，或 71.7℃经 15~30s，可杀死病原菌或一般杂菌，而不严重破坏物品质量	常用于牛奶和酒类的消毒
	高压蒸汽灭菌法	1.05kg/cm^2 的压力下，温度达 121.3℃，维持 15~30min，可杀死包括细菌芽胞在内的所有微生物	用于耐高温和不怕潮湿物品的灭菌，如普通培养基、手术器械、敷料等
干热法	焚烧法	用火焚烧，很彻底的灭菌方法	适用于废弃的污染物品和有传染性的动物尸体等
	烧灼法	直接在火焰上烧灼	用于接种环（针）和试管口或瓶口的灭菌
	干烤法	加热 160~170℃，维持 2h 即可杀灭包括芽胞在内的一切微生物	用于玻璃器皿、瓷器或需干燥的注射器等

2. 紫外线与电离辐射杀菌法

(1)紫外线：紫外线的杀菌波长范围为 200~300nm，其中 265~266nm 波长的紫外线杀菌力最强，原因是此波长范围内的紫外线易被细菌 DNA 吸收。紫外线杀菌机制是破坏细菌 DNA 的构型，使同一股 DNA 上相邻的嘧啶通过共价键结合成二聚体，从而干扰 DNA 的正常碱基配对，导致细菌死亡或变异。但紫外线穿透力较弱，玻璃、纸张、尘埃、水蒸气等均能阻挡紫外线穿过，故紫外线只适用于空气和物体表面的消毒。

【课堂互动】为了节省时间，我们可以打开紫外灯给病房消毒的同时铺床吗？

(2)电离辐射：具有较高的能量与穿透力，因而对细菌产生极强的致死效应。其中最常用的杀菌射线包括高速电子、X 射线、γ 射线等。主要用于不耐热的塑料注射器、吸管、导管等的灭菌。

知识链接

空气中细菌的检查

1. 取普通琼脂培养板数只，启开皿盖后放于教室或室外任意地点，暴露于空气中 10 分钟后盖好皿盖。

2. 注明地点、日期，置 37℃孵育 24 小时后取出观察，计数菌落种类和数量。

3. 滤过除菌法 滤过除菌法是用机械阻留方法除去液体或空气中的细菌。利用具有微细小孔的滤菌器的筛滤和吸附作用，使带菌液体或空气通过滤菌器后成为无菌液体或空气。该法常用于不耐热的血清、抗毒素、抗生素及药液等的除菌。常用的滤菌器有蔡氏、玻璃、薄膜滤菌器等。现在医院的手术室、烧伤病房以及无菌制剂室,已逐步采用高效滤菌器以除去空气中直径小于 0.3 μm 的微粒,从而保持室内的无菌环境。

(二)化学消毒灭菌法

许多化学药物能影响细菌的化学组成、物理结构和生理活动,从而发挥防腐、消毒的作用。将这些化学药物称为消毒剂或防腐剂。

化学消毒剂的杀菌机制主要有以下几种:①使菌体蛋白质变性或凝固,如重金属盐类、氧化剂、酸、碱、醇类、酚类等;②干扰细菌的酶系统和代谢,导致细菌生长代谢障碍而死亡,如氧化剂、重金属盐类等;③损伤细菌细胞壁或改变细胞膜的通透性,使细菌破裂、溶解,如表面活性剂、酚类等。

1. 常用消毒剂的种类、浓度及用途 见表 1-3。

表 1-3 常用消毒剂的种类、作用机制与用途

种类	常用浓度	用途	作用机制
酚类	3%~5% 苯酚 2% 来苏儿 0.01%~0.05% 氯己定	地面、器具表面、皮肤、排泄物的消毒	蛋白质变性,损伤细胞膜,灭活酶类
醇类	70%~75% 乙醇	皮肤、体温计消毒	蛋白质变性凝固、干扰代谢
重金属盐类	1% 硝酸银	新生儿滴眼	氧化作用,蛋白质变性与沉淀,灭活酶类
	2% 汞溴红	皮肤黏膜、小创伤消毒	
	0.1% 硫柳汞	皮肤消毒、手术部位消毒	
	0.05%~0.1% 升汞	非金属器皿的消毒	
	1%~5% 蛋白银	眼部及尿道黏膜消毒	
氧化剂	0.1% 高锰酸钾	皮肤、尿道、蔬菜、水果消毒	氧化作用,蛋白质沉淀
	3% 过氧化氢	创口、皮肤黏膜消毒	
	0.2%~0.5% 氯胺	饮水及游泳池消毒	
	10%~20% 漂白粉	地面、厕所与排泄物消毒	
	2.0%~2.5% 碘酒	皮肤消毒	
表面活性剂	0.05%~0.1% 苯扎溴铵	外科手术洗手,皮肤黏膜消毒,浸泡手术器械	损伤细胞膜,灭活氧化酶活性,蛋白质沉淀
	0.05%~0.1% 度米芬	皮肤创伤冲洗,金属器械、塑料、橡皮类消毒	
染料	2%~4% 甲紫	浅表创伤消毒	抑制细菌繁殖,干扰氧化过程
烷化剂	10% 甲醛	物体表面消毒,空气消毒	菌体蛋白质及核酸烷基化
	50mg/L 环氧乙烷	手术器械、敷料等消毒	
	2% 戊二醛	精密仪器、内镜等消毒	
酸碱类	5~10ml/m^3 醋酸加等量水蒸发	空气消毒	破坏细胞膜和细胞壁,蛋白质凝固
	生石灰(按 1∶4~1∶8 配成糊状)	地面、排泄物消毒	

2. 影响化学消毒剂作用效果的因素 消毒剂的作用效果受多种因素的影响，主要因素有以下几种：

(1)消毒剂的性质、浓度和作用时间：不同种类的消毒剂，对微生物的作用大小各异，如表面活性剂对革兰氏阳性菌的杀菌效果比对革兰氏阴性菌强。一般情况下，消毒剂浓度越高，作用时间越长，杀菌效果越好。但醇类例外，70%~75% 乙醇杀菌力最强。

(2)温度与酸碱度：消毒剂的杀菌过程基本上是一种化学过程，化学反应速度随温度的升高而加快，因此在一定范围内温度越高消毒效果越好。酸碱度也影响消毒剂的作用效果，如酚类在酸性溶液中效果最好。

(3)细菌的性质：各种细菌的化学组成及结构不同，同种细菌菌龄及是否形成芽胞的不同，致使消毒剂消毒效果也不同。如结核分枝杆菌对酸、碱比其他细菌有较强的抵抗力，细菌芽胞比繁殖体对消毒剂抵抗力强，幼龄菌比老龄菌对消毒剂敏感。

(4)环境中有机物质的存在：细菌与血液、脓液和痰液等有机物质混在一起时，这些有机物对细菌有保护作用，并与消毒剂发生化学反应，从而影响消毒效果。临床上用消毒剂消毒皮肤与器械时，必须洗净后再消毒。对于痰、呕吐物、粪便的消毒，宜选择受有机物影响较小的含氯石灰、生石灰及酚类化合物为宜。

知识链接

常用化学消毒剂的杀菌试验

1. 材料 葡萄球菌、大肠杆菌肉汤培养物，普通琼脂平板，2% 来苏儿、2% 碘酒、1% 甲紫、0.5% 过氧乙酸、0.1% 苯扎溴铵，无菌滤纸片(直径 6mm)，无菌镊子、无菌棉签。

2. 方法

(1)用无菌棉签蘸取葡萄球菌和大肠杆菌菌液，分别密涂于 2 个琼脂板表面。

(2)用镊子夹取无菌滤纸片各 2 张，分别浸于 2% 来苏儿、2% 碘酒、1% 甲紫、0.5% 过氧乙酸、0.1% 苯扎溴铵消毒剂内。取出时将纸片在试管壁上接触，去除多余的药液，分别贴在已涂有细菌的平板表面，使纸片之间间隔一定距离并大致相等。

(3)做好标记，将平板置于 37℃孵育 24 小时，观察纸片周围有无抑菌圈，并比较其大小。

项目能力检测

A1 型选择题

1. 杀灭包括芽胞在内的微生物的方法是(　　)

A. 消毒　　B. 灭菌　　C. 防腐
D. 无菌　　E. 卫生清理

2. 人和动物血清应该如何灭菌(　　)

A. 滤过除菌　　B. 间歇灭菌　　C. 低热灭菌
D. 高压蒸汽灭菌　　E. 干热杀菌

3. 将牛乳加热至62℃、30分钟的目的是( )

A. 防腐 B. 消毒 C. 灭菌

D. 保鲜 E. 无菌操作

4. 实验室能用干烤法灭菌的物品是( )

A. 玻璃器皿 B. 接种环 C. 滤菌器

D. 胶皮手套 E. 营养培养基

5. 湿热灭菌法中效果最好的是( )

A. 高压蒸汽灭菌法 B. 流通蒸汽灭菌法 C. 间歇灭菌法

D. 巴氏消毒法 E. 干烤法

6. 酒精消毒最适宜的浓度是( )

A. 100% B. 95% C. 75%

D. 50% E. 25%

7. 杀灭细菌芽胞最常用而有效的方法是( )

A. 紫外线照射 B. 干烤灭菌法 C. 间歇灭菌法

D. 高压蒸汽灭菌法 E. 滤过除菌法

8. 关于煮沸法的描述,错误的是( )

A. 常用于食具的消毒

B. 煮沸100℃5分钟可杀死细菌的繁殖体和芽胞

C. 可用于一般手术器械、注射器、针头的消毒

D. 但不足以杀死所有芽胞

E. 水中加入1%~2%碳酸氢钠,可提高沸点到105℃

9. 紫外线杀菌原理是( )

A. 使菌体蛋白变性凝固 B. 破坏DNA构型 C. 与细菌核蛋白结合

D. 影响细胞膜的通透性 E. 破坏细胞质

10. 消毒剂作用原理是( )

A. 损伤细菌细胞膜

B. 使菌体蛋白变性

C. 使菌体蛋白凝固,干扰细菌的酶系统和代谢

D. 以上均对

E. 以上都不对

11. 判断消毒灭菌是否彻底的主要依据是( )

A. 鞭毛蛋白变性

B. 菌体DNA变性

C. 芽胞被完全消灭

D. 繁殖体被完全消灭

E. 以上均不是

参考答案

1. B 2. A 3. B 4. A 5. A 6. C 7. D 8. B 9. B 10. D 11. C

(王 丹)

任务四　细菌的遗传与变异特点的分析

【学习目标】

能力目标:能列举细菌变异的现象。

知识目标:掌握细菌变异的现象;细菌变异在医学上的意义。

素质目标:具有高度责任心,良好的团队合作意识。

案例引导

案例四:男婴,1岁,咳嗽、气喘1周,输液应用抗生素1个月不见效。查体:面青、烦躁、咳嗽,喉中有痰鸣,T 37.8℃,食纳差、吐奶,人工喂养。双肺呼吸音粗,右肺中下叶可闻及湿啰音,心率92次/min,律齐,腹稍胀,余未见异常。X线胸片示双肺纹理粗乱,右肺内带可见片状阴影。血液里提取的病菌经培养后发现,该细菌已对常见多种抗生素产生耐药性,只对极个别抗生素敏感,是一名典型的耐药患儿。

问题:根据教学网络平台提供视频思考,细菌的变异在医学上有何意义?

细菌和其他生物一样,具有遗传性和变异性。细菌的子代与亲代生物学性状表现相同称为遗传,遗传使细菌种属性状相对稳定;而子代与亲代生物学性状表现差异称为变异,变异使细菌产生变种和新种,促进了细菌的进化。细菌的变异分两种类型。①遗传型变异:为遗传物质结构改变导致的性状改变,可稳定遗传给子代。②非遗传型变异:由于外界环境的作用引起的变异,其遗传物质的结构未改变,故不能遗传。本课主要介绍遗传型变异。细菌的耐药性变异是临床感染面临的一个重要问题,那么这些变异的机制是什么呢?

一、细菌变异的现象

(一)形态结构的变异

细菌在生长过程中,受某些环境因素影响,如培养过久,温度或酸碱度不适宜,营养缺乏或有某化学药物存在等,可使细菌失去原来典型特征,发生形态结构变异。许多细菌在青霉素、溶菌酶等作用下,由于细胞壁合成受阻,成为细胞壁缺陷细菌,也称细菌L型,革兰氏染色多为阴性,呈球形、长丝形或多形态性。有特殊结构的细菌有时能失去荚膜、失去鞭毛或失去形成芽胞的能力。有鞭毛的伤寒沙门菌变异后可失去鞭毛,称为H-O变异(H表示有鞭毛细菌的菌落特征,即H菌落;O表示无鞭毛细菌的菌落特征,即O菌落)。变异的肺炎链球菌失去荚膜,同时毒力也会降低。

【**课堂互动**】L型变异是表型变异吗?是毒力变异吗?

(二)菌落的变异

菌落变异常见于肠道杆菌,菌落由光滑型(S型)变为粗糙型(R型),称为S-R变异。变异时不仅菌落特征发生变化,且细菌多种性状也发生变化。如生化特性、抗原性及毒力等也同时发生改变。

【课堂互动】细菌的形态结构、菌落变异后致病性有何变化?

(三)毒力的变异

细菌的毒力变异表现为毒力的增强或减弱。白喉棒状杆菌被 β 棒状噬菌体感染后成为溶原性细菌,获得产生白喉毒素的能力,由无毒菌株变异成有毒菌株并能引起白喉。法国学者卡尔梅特(Calmette)和介朗(Guérin)将有毒力的牛型分枝杆菌接种在含有甘油、胆汁和马铃薯的培养基上,经过 13 年传 230 代,获得一株毒力减弱但仍保持抗原性的变异株,即卡介苗(BCG)。

(四)耐药性的变异

指细菌对某种抗生素由敏感变成不敏感或具有耐受性的变异,称为耐药性变异。自抗生素广泛应用以来,耐药菌株不断增多。金黄色葡萄球菌耐青霉素菌株,已由 1946 年的 14% 上升至目前的 80% 以上。耐甲氧西林菌株也达 70% 以上。有些细菌还对多种抗生素耐药,称多重耐药性。痢疾志贺菌、结核分枝杆菌等的耐药也比较突出,如痢疾志贺菌,不仅能形成耐链霉素菌株,甚至变异成离开链霉素不能生长繁殖的赖链霉素株。细菌耐药性变异给临床治疗细菌感染带来很大的困难,也是目前医学上的重要课题。

【课堂互动】耐药性变异是好事,对吗?

二、细菌变异的物质基础

细菌遗传性变异与细菌遗传物质的改变相关,与细菌遗传变异有关的物质主要是DNA,包括细菌染色体、质粒和转位因子等。

(一)染色体

细菌染色体为双股环状 DNA 长链,附着在横膈中介体或细胞膜上,无组蛋白包绕(文末彩图 1-19)。在细菌体内高度卷曲盘绕成丝团状。以大肠埃希菌为例,染色体 DNA 分子量约为 3×10^{9}D,有 4000~5000 个基因,编码 2000 多种酶及其他结构蛋白。细菌染色体上的基因与真核细胞不同,无内含子,转录后形成的 mRNA 不必再剪切、拼接,直接翻译成蛋白质。

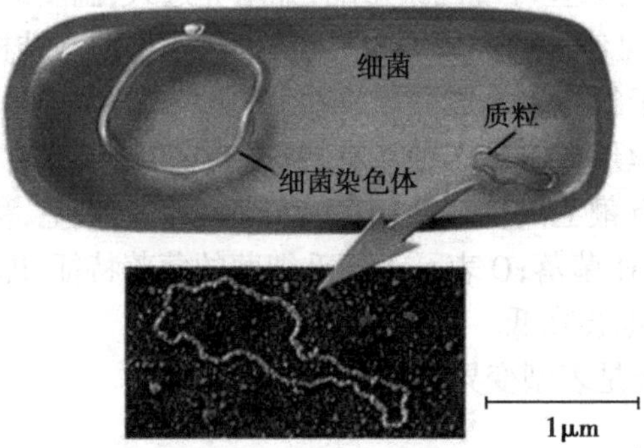

彩图 1-19 细菌的染色体

(二)质粒

质粒是细菌染色体外的环状闭合的双链 DNA 分子(见图 1-19)。大质粒可含数百个基因，占染色体的 1%~10%，小质粒仅含 20~30 个基因，约占染色体的 0.5%。

1. 质粒的重要特征

(1)质粒能自我复制：一个质粒就是一个复制子，在细菌体内可复制出拷贝。根据复制规律，质粒可分为：

1)紧密型质粒：其复制往往与染色体复制同步，复制拷贝数仅 1~2 个。

2)松弛型质粒：与染色体复制不相关，可随时复制，复制的拷贝数较多。

(2)质粒能自行丢失与消除：质粒对细菌生命活动来说，并非是不可缺少的。质粒可自行从细菌体内丢失或经人工处理如高温、紫外线照射、吖啶橙作用等而消除。质粒丢失，质粒所赋予细菌的性状随之消失，但细菌仍存活。

(3)质粒能在细菌间转移：质粒可通过接合、转化或转导等多种方式在细菌间转移。

(4)质粒相容性与不相容性：几种质粒能稳定地共存于同一宿主细菌内的现象称相容性。有些质粒不能共存于同一宿主细菌体内，则称不相容性。

(5)质粒控制细菌特定性状：质粒 DNA 基因组编码的产物赋予细菌某些性状，如致育性、耐药性、致病性及某些生化反应特性等。

2. 重要的质粒

(1)致育质粒或 F 质粒：决定细菌致育性，编码性菌毛，F^+ 菌有性菌毛，为雄性菌，F^- 无性菌毛，为雌性菌。

(2)耐药质粒或 R 质粒：决定细菌对抗菌药物或重金属盐类的耐药性。

(3)毒力质粒或 Vi 质粒：决定细菌与致病性相关的毒力因子，如致病性大肠埃希菌的 ST 质粒编码耐热肠毒素，LT 质粒编码不耐热肠毒素。

(4)细菌素质粒：决定细菌产生细菌素，如大肠埃希菌的 Col 质粒编码大肠杆菌细菌素。

(5)代谢质粒：决定细菌代谢酶的产生，如沙门菌发酵乳糖的酶，通常由质粒编码；另又发现了编码产生脲酶及枸橼酸盐利用酶的质粒。

(三)噬菌体

噬菌体是侵袭细菌的病毒，其遗传物质可赋予宿主菌某些生物学性状。噬菌体体积微小，需要用电子显微镜观察。噬菌体由核酸和蛋白质组成，必须在活菌体内寄生，有严格的宿主特异性。大多数噬菌体呈蝌蚪形，有头部和尾部之分，尾部末端有尾板、尾刺和尾丝，与吸附宿主有关(图 1-20)。

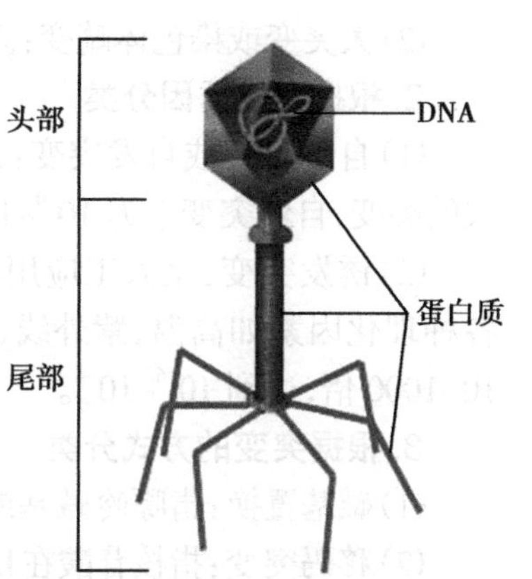

图 1-20 噬菌体结构

噬菌体感染细菌有两种结果，一是噬菌体增殖，细菌被裂解，子代噬菌体再感染其他敏感细菌，称为溶菌性周期，这类噬菌体被称为毒性噬菌体；二是噬菌体核酸与细菌染色体整合，成为前噬菌体，随细菌染色体复制而复制，并随细菌分裂而分配至子代细菌的染色体中，称为溶原性周期。这类噬菌体称为温和噬菌体或溶原性噬菌体，它可偶尔自发地或在某些理化或生物因素的诱导下，整合的前噬菌体脱离宿主菌染色体，进入溶菌性周期导致细菌裂解，并产生新的成熟噬菌体。可见，温和噬菌体可有溶原性周期和溶菌性周期，而毒性噬菌体只有一个溶菌性周期(文末彩图 1-21)。

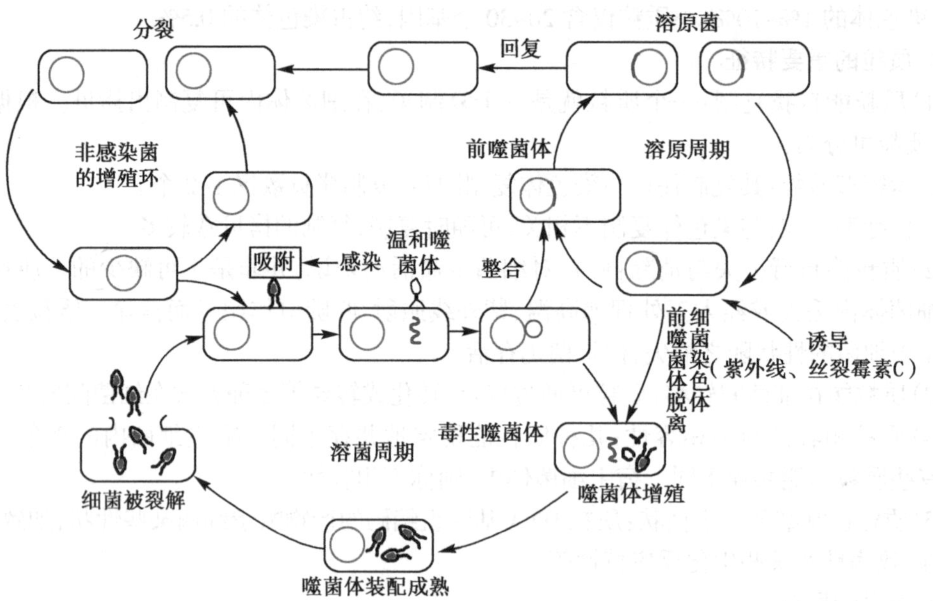

彩图1-21 噬菌体的溶原周期与溶菌周期

三、细菌变异的机制

细菌遗传性变异是由基因结构改变而引起的,并能稳定遗传,其改变机制包括基因突变和基因转移与重组。

(一)突变

突变是细菌遗传物质的结构发生突然而稳定的改变,导致细菌性状的遗传性变异。

1. 根据突变范围分类

(1)小突变或点突变:仅涉及1个或几个碱基的改变。

(2)大突变或染色体畸变:涉及大段DNA发生改变。

2. 根据突变诱因分类

(1)自然突变或自发突变:是细菌在生长繁殖过程中DNA分子本身自然出现的变化导致的突变,自然突变率为10^{-9}~10^{-6}。

(2)诱发突变:是人工应用各种诱变剂引起的基因突变。诱变剂指能引起基因突变的各种理化因素如高温、紫外线、辐射、亚硝酸盐等,诱变剂可促使DNA改变,将突变率提高10~1000倍,达到10^{-6}~10^{-4}。

3. 根据突变的方式分类

(1)碱基置换:指嘌呤碱基或嘧啶碱基之间的替代交换。

(2)移码突变:指核苷酸在DNA中的插入或丢失,可导致三联密码子表达意义发生错误。

突变是随机的,虽然发生突变的细菌是个别菌,但环境条件若有利于突变菌而不利于其他菌时,可将突变菌选择出来。研究发现,耐药突变菌是在细菌未接触药物前就已经产生,在含抗生素药物的培养基中,敏感菌均被抑制,耐药突变菌可生长繁殖形成菌落。

(二)突变基因的转移与重组

遗传物质由一个细菌(供体菌)转入另一细菌(受体菌)体内的过程,称基因转移。转移的基因与受体菌基因组整合在一起称为重组，并使受体菌获得新的性状。其方式有：

1. 转化　是指供体菌裂解后游离出的DNA片段被受体菌直接摄取，并获得新的性状。例如ⅡR型无荚膜无毒力的肺炎链球菌摄取ⅢS型有荚膜、有毒力但已死亡的肺炎链球菌的DNA，可转化成有荚膜、有毒力，能导致小鼠死亡的肺炎链球菌（文末彩图1-22）。

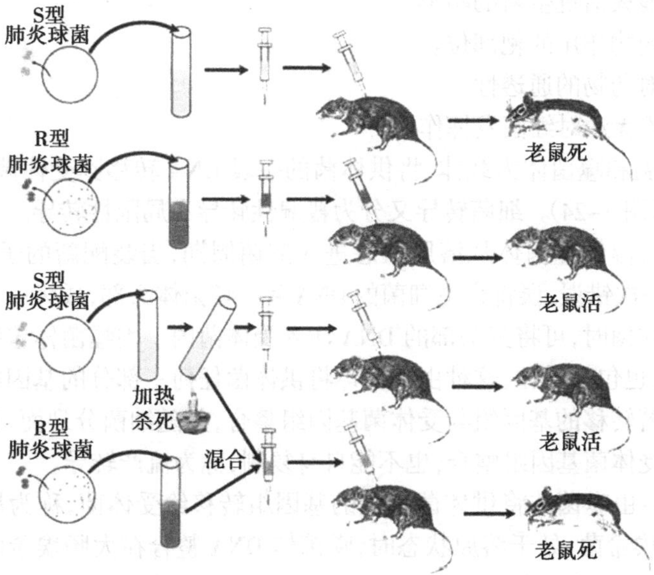

彩图1-22　细菌的转化实验

在转化过程中，转移的DNA片段称为转化因子，一般含10~20个基因。受体菌只有当表面出现能吸附DNA的受体，处于感受态时，才能摄取转化因子。感受态一般在细菌对数生长期的后期，仅保持数分钟至3~4小时，Ca^{2+}和Mg^{2+}能提高其摄取DNA片段的能力。

2. 接合　是细菌通过性菌毛相互连接沟通，将遗传物质（主要是质粒）从供体菌转移给受体菌，从而使受体菌获得新的性状。能通过接合方式转移的质粒称为接合性质粒，主要包括F质粒、R质粒、Col质粒、Vi质粒等。接合不是细菌本身固有的功能，而是由某些质粒决定的，如F质粒和R质粒。

（1）F质粒的接合：带有F质粒的细菌（F^+）有性菌毛，为雄性菌，能提供质粒，为供体菌。无F质粒的细菌（F^-）无性菌毛，为雌性菌，能接受质粒，为受体菌。两菌之间完成接合，即F^+菌的性菌毛末端与F^-菌表面受体结合，性菌毛逐渐缩短使两菌靠近并形成通道，F^+菌体内的质粒通过滚环式复制，质粒的一条DNA链进入F^-菌，随后两个菌细胞各自都能形成完整的质粒，这样F^-菌获得了质粒，而F^+菌也未失去质粒，F质粒进入受体菌，则受体菌长出性菌毛，成为F^+菌（文末彩图1-23）。

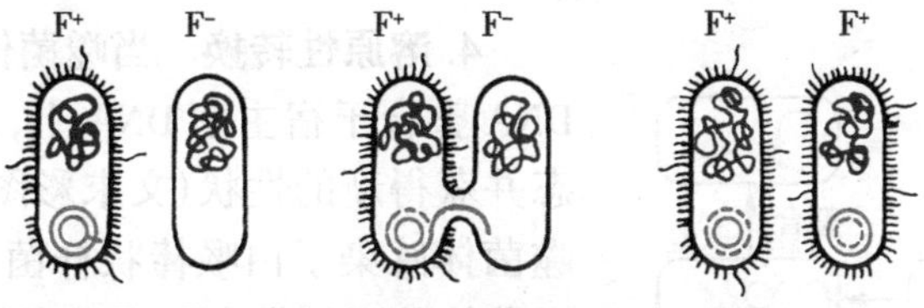

彩图1-23　细菌的接合

(2) R 质粒的接合：R 质粒由耐药传递因子（resistance transfer factor，RTF）和耐药决定因子（r）两部分组成，RTF 的功能与 F 质粒相似，可编码性菌毛，r 决定因子能编码针对抗菌药物的耐药性，可由 1 个或几个耐药转座子相邻连接，后者可导致细菌的多重耐药性。

R 质粒决定耐药的机制是：

1）使细菌产生能灭活抗生素的酶类。

2）使细菌改变药物作用的靶部位。

3）使细菌改变对药物的通透性。

以上都使抗生素无法对细菌发挥作用。

3. 转导 是以温和噬菌体为载体，将供体菌的一段 DNA 转移到受体菌内，使受体菌获得新的性状（文末彩图 1-24）。细菌转导又分为普遍性转导和局限性转导。

(1) 普遍性转导：温和噬菌体从溶原状态进入溶菌周期，当装配新的子代噬菌体时，有 10^{-7}~10^{-5} 概率发生一次错误，误将宿主细菌的 DNA 装入噬菌体头部，成为一个转导噬菌体。转导噬菌体感染受体菌时，可将其头部的 DNA 注入受体菌内。因噬菌体包装的是供体菌染色体的任何一部分，也包括质粒，这种由噬菌体将供体菌任何一部分的基因组转移给受体菌称为普遍性转导。若转移的基因组与受体菌基因组整合，并随细菌分裂而复制传代，称为完全转导。若未能与受体菌基因组整合，也不能自身复制，称为流产转导。

(2) 局限性转导：由噬菌体将供体菌特定的基因组转移给受体菌，称为局限性转导。例如噬菌体进入大肠埃希菌，处于溶原状态时，噬菌体 DNA 整合在大肠埃希菌染色体特定位置，即在半乳糖基因（gal）和生物素基因（bio）之间。当溶原状态结束，噬菌体 DNA 从细菌染色体上分离时，将有 10^{-6} 的概率发生偏差，即带上相邻的细菌染色体的半乳糖基因或生物素基因，这样的转导只局限于供体菌特定的基因。

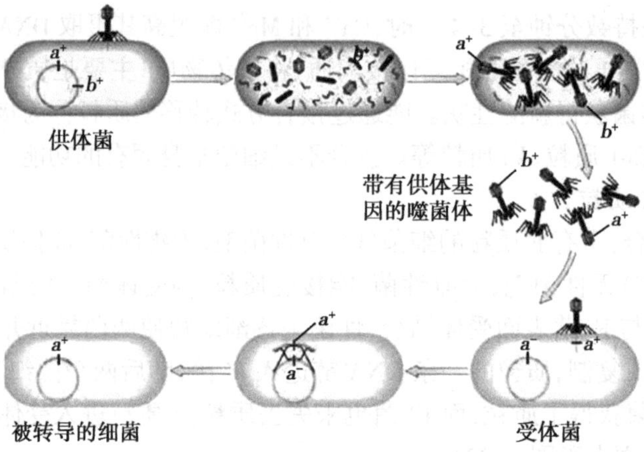

彩图 1-24 转导

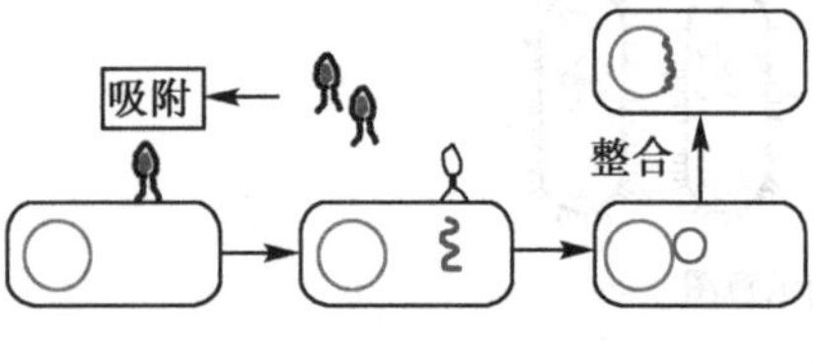

彩图 1-25 溶原性转换

4. 溶原性转换 当噬菌体感染细菌时，噬菌体 DNA 整合于宿主菌 DNA 上，使宿主菌成为溶原状态并获得新的性状（文末彩图 1-25）。例如 β 棒状噬菌体感染了白喉棒状杆菌，处于溶原状态，由于噬菌体基因组带有编码毒素的基因，使无毒的白喉棒状杆菌获得产生白喉毒素的能力，成为有毒力的白喉棒状杆菌。

【课堂互动】转基因是什么？

四、细菌遗传变异的实际意义

（一）在疾病诊断、治疗、预防中的应用

细菌变异比较普遍，变异的细菌往往失去典型特征，发生形态、结构、染色性、抗原性、生化反应等诸多方面的改变，常给细菌鉴定工作带来困难。如大多数金黄色葡萄球菌由于变异，产生的色素实际上是灰白色素。结核分枝杆菌由于抗菌药物等因素作用，往往失去细长杆状形态，而变异成为球形、短杆状、串珠状等多形态。因此进行细菌病原学检查，鉴定细菌时，既要掌握细菌的典型特征，也要熟悉细菌的变异现象和规律，才能正确诊断细菌感染性疾病。

细菌的耐药性变异是临床细菌性感染面临的重要问题之一，临床上发现耐药菌株日益增多，更有多重耐药菌株出现。为确保抗细菌感染的治疗效果，用药前应分离病原菌进行药敏试验，以选择敏感的药物进行治疗。要合理使用抗生素，不能滥用，避免为耐药菌株提供进一步发展的机会。

人类将毒力减弱而保持抗原性的细菌制成减毒活疫苗，已成功地用于某些传染病的预防。Calmette 和 Guerin 培养的毒力减弱而抗原性稳定的 BCG，多半个世纪以来一直用于结核病的预防。此外，布鲁斯菌和鼠疫耶尔森菌的减毒活疫苗皆有效地应用于布氏菌病和鼠疫的预防。减毒活疫苗除可获自用人工方法诱导细菌发生毒力变异的菌株外，也可从自然界中筛选毒力减弱但抗原性保持良好的变异株。

（二）在测定致癌物质方面的应用

细菌的基因突变可由诱变剂引起。凡能诱导细菌突变的物质也可能诱发人体细胞的突变，这些物质有可能是致癌物质。Ames 试验就是根据细菌的致突变试验检测致癌物质的原理设计的。采用几株鼠伤寒沙门菌组氨酸营养缺陷型（his^-）细菌作为试验菌，该菌不能在缺乏组氨酸的培养基上生长，若待测的某种化学物质能诱导该菌发生回复型突变，而成为能自行合成组氨酸的 his^+ 菌，则该菌能在缺乏组氨酸的培养基上生长繁殖，形成菌落。计数培养基上的菌落数，凡能提高突变率，诱导菌落生长较多者，即有致癌的可能性。

（三）在基因工程方面的应用

基因工程又称 DNA 重组技术，是根据细菌可以通过基因的转移和重组，从而获得新性状这一原理发展起来的。它是把来源于某一组织细胞或细菌细胞的特定的基因，即目的基因，通过载体如质粒或噬菌体，转移到受体菌即工程菌内，并使之表达。通过工程菌的大量繁殖，即可获得目的基因编码的产品。目前通过基因工程技术已能大量生产胰岛素、干扰素、多种生长素、乙肝疫苗等生物制品。随着研究的不断深入，基因工程在生命科学和医学领域中必将得到广泛应用。

项目能力检测

A1 型选择题

1. 能与宿主菌染色体整合的噬菌体基因组称为（　　）

A. 毒性噬菌体　　B. 温和噬菌体　　C. 前噬菌体
D. 溶原性噬菌体　　E. 溶原性细菌

2. 转导与溶原性转换的共同点是(　　)
A. 以温和噬菌体为媒介
B. 转移的遗传物质为供体菌的 DNA
C. 有关的噬菌体均为缺陷型
D. 可由雌性菌变成雄性菌
E. 可由雄性菌变成雌性菌

3. 有关质粒的叙述,不正确的是(　　)
A. 是细菌核质以外的遗传物质
B. 是细菌必备的结构
C. 是双股环状 DNA
D. 可独立存在于菌体内
E. 可自我复制

4. 流产转导是指噬菌体携带的外源性 DNA 片段(　　)
A. 未能进入受体菌而被核酶降解
B. 进入受体菌后未能与染色体 DNA 重组
C. 虽与受体菌染色体重组,但未能表达其性状
D. 进入受体菌后形成能自主复制的环状结构
E. 进入受体菌会发生变异

5. 整合有前噬菌体的细菌获得新的遗传性状的过程,称为(　　)
A. 转导　　B. 转化　　C. 接合
D. 溶原性转换　　E. 突变

6. 卡介苗的获得是通过(　　)
A. 抗原变异　　B. 毒力变异　　C. 耐药性变异
D. 结构变异　　E. 形态变异

7. 有关 L 型细菌的特性描述,错误的是(　　)
A. 抗原性改变　　B. 呈高度多形性　　C. 革兰染色均为阴性
D. 对青霉素不敏感　　E. 在高渗环境中可存活

8. 与细菌间直接传递 DNA 有关的是(　　)
A. 鞭毛　　B. 中介体　　C. 核糖体
D. 性菌毛　　E. 荚膜

9. 受体菌直接摄取供体菌游离 DNA 片段而获得新的遗传性状,称为(　　)
A. 接合　　B. 转换　　C. 转化
D. 转导　　E. 变异

参考答案

1. C　2. A　3. B　4. C　5. B　6. B　7. A　8. D　9. C

(崔红艳)

任务五　细菌致病性与感染的分析

【学习目标】

能力目标：能正确选择消毒灭菌方法。

知识目标：掌握消毒灭菌方法。

熟悉细菌在自然界及人体的分布。

素质目标：具有高度责任心，坚持无菌操作。

案例引导

案例五：病人女，39 岁，以子宫肌瘤入院准备手术。术前一天及当天早晨常规清洁灌肠 1 次。在硬膜外麻醉下行子宫肌瘤切除术，术后给予阿莫西林 / 舒巴坦、替硝唑抗感染。术后一天出现腹痛、腹泻(5~6 次 /12h)，黏液脓血便伴里急后重，恶心但无呕吐，体温 39.6℃。急查大便常规，每高倍视野脓细胞 3+、红细胞 3+、吞噬细胞 1~3 个；WBC 17.9×10^9/L，中性粒细胞 85%。初步诊断为细菌性痢疾。用左氧氟沙星 0.3g 静脉滴注抗感染；蒙脱石散 1 包口服，3 次 /d；补液等对症治疗，3 天无效。请肛肠科会诊，见直肠黏膜充血水肿并有大量白色假膜黏附，在肛镜下取假膜做培养，培养出假白喉棒状杆菌，并与灌肠液培养结果一致。后应用足量敏感抗菌药物治疗 4 天，痊愈出院。

问题：根据教学网络平台提供视频对病人肠道感染原因进行分析。

一、细菌的致病性

细菌能引起疾病的性能称为致病性。细菌能否引起疾病，与细菌的致病因素、机体的防御功能及外界环境等密切相关。

细菌的致病性是针对特定的宿主而言的，有的细菌仅对人致病，有的仅对动物致病，有的则对人和动物均有致病性。不同病原菌对机体可引起不同的病理过程和不同的疾病。同种细菌的不同型或株，其致病能力也各不相同。

（一）细菌的毒力

毒力是指病原菌致病能力的强弱程度。毒力是量的概念，常用半数致死量(LD_{50})或半数感染量(ID_{50})表示。即在规定时间内，通过指定的感染途径，能使一定体重或年龄的某种动物半数死亡或感染需要的最小细菌数或毒素量。构成细菌毒力的物质基础是侵袭力和毒素。

1. 侵袭力　指病原菌突破宿主皮肤、黏膜等生理屏障，侵入机体，在体内定植、繁殖和扩散的能力。侵袭力体现出病原菌在机体内的生存能力，它与细菌的荚膜、黏附素及侵袭性物质等有关。

(1)荚膜：荚膜具有抗吞噬和阻挠杀菌物质的作用，使致病菌能在宿主体内大量繁殖，产生病变。例如将无荚膜的肺炎链球菌注射于小鼠腹腔，细菌易被小鼠吞噬细胞吞噬、杀灭；但若接种有荚膜的菌株，则细菌大量繁殖，小鼠常于注射后 24 小时内死亡。

【课堂互动】有荚膜的细菌毒力强吗？

(2) 黏附素：黏附是指病原菌附着于宿主呼吸道、消化道和泌尿生殖道黏膜细胞的功能，通过黏附以免被气管上皮细胞的纤毛摆动、肠蠕动、尿液及分泌液冲刷清洗等作用所排出，然后才能在局部定植、繁殖，造成感染。细菌黏附宿主靶细胞是由细菌细胞表面的蛋白质，即黏附素介导的。黏附素是细菌细胞表面的蛋白质，一类由细菌菌毛分泌，另一类由非菌毛产生，为细菌的其他表面组分。

(3) 侵蚀性物质：侵袭性物质是指由致病菌产生的，一般对机体无毒性，但可协助细菌定植、繁殖和扩散的一类物质。如志贺菌、肠侵袭型大肠埃希菌中 140MD 大质粒上的 inv 基因编码的侵袭素，能促使该菌入侵上皮细胞。福氏志贺菌的 virG 基因编码的侵袭蛋白，能使该菌向邻近细胞扩散。致病性葡萄球菌产生的凝固酶，能协助细菌抵抗吞噬。A 群链球菌产生的透明质酸酶、链激酶、链道酶，能降解细胞间质透明质酸、溶解纤维蛋白、液化脓液中高黏度的 DNA 等，有助于细菌在组织中扩散。

2. 毒素 是细菌合成的对机体组织细胞有损害作用的物质。按其来源、性质和作用等不同，可分内毒素、外毒素两大类。

(1) 外毒素：是由革兰氏阳性菌和部分革兰氏阴性菌产生并释放到菌体外的毒性蛋白质。也有的存在于菌体内，待菌细胞破裂后释放出来。多数外毒素由 A、B 两个亚单位组成。A 亚单位是毒素活性成分，B 亚单位能与易感细胞表面相应受体特异性结合，并介导 A 亚单位进入靶细胞，进而发挥毒性作用。

外毒素具有一般蛋白质的理化特性。绝大多数不耐热，60~80℃ 30 分钟可被破坏。但也有例外，如葡萄球菌肠毒素可耐受 100℃ 30 分钟。外毒素抗原性强，经 0.3%~0.4% 甲醛处理能脱毒而成为类毒素，注射于机体能诱导机体产生抗毒素。类毒素和抗毒素制品在防治某些传染病方面有重要作用。

外毒素毒性极强，例如 1mg 肉毒毒素可杀死 2 亿只小鼠。外毒素对组织细胞具有选择性毒性作用，各自引起特殊临床病变。据此，可分为神经毒素、细胞毒素、肠毒素三类（表 1-4）。

表 1-4 外毒素的种类和作用机制

类型	产生细菌	外毒素	所致疾病	作用机制	症状和体征
神经毒素	破伤风梭菌	痉挛毒素	破伤风	阻断运动神经抑制性冲动传递	骨骼肌强直性痉挛
	肉毒梭菌	肉毒毒素	肉毒中毒	抑制胆碱能运动神经释放乙酰胆碱	肌肉松弛性麻痹
细胞毒素	白喉棒状杆菌	白喉毒素	白喉	抑制细胞蛋白质合成	肾上腺出血、心肌损伤、外周神经麻痹
	葡萄球菌	毒性休克综合征毒素 1	毒性休克综合征	增强对内毒素作用的敏感性	发热、皮疹、休克
	A 群链球菌	致热外毒素	猩红热	破坏毛细血管内皮细胞	猩红热皮疹
肠毒素	霍乱弧菌	肠毒素	霍乱	激活肠黏膜腺苷环化酶，增高细胞内 cAMP 水平	肠液分泌亢进，剧烈腹泻和呕吐
	肠产毒型大肠埃希菌	肠毒素	腹泻	不耐热肠毒素同霍乱肠毒素；耐热肠毒素使细胞内 cGMP 水平增高	肠液分泌亢进，剧烈腹泻和呕吐

(2)内毒素:是革兰氏阴性菌细胞壁中的脂多糖(LPS)成分,只有细胞死亡裂解后才释放出来。各种细菌内毒素的成分基本相同,都是由脂类 A、非特异性的核心多糖和最外层的寡糖重复单位组成。

内毒素耐热,加热到 160℃、2~4 小时才被破坏,或用强酸、强碱、强氧化剂及煮沸 30 分钟才被灭活。其不能用甲醛脱毒为类毒素,内毒素刺激机体产生的抗体,中和作用较差。

不同革兰氏阴性菌的脂多糖结构类型一致,主要毒性组分脂质 A 的结构也基本相似,因此,各种革兰氏阴性菌产生的内毒素,对机体的毒性效应基本相同。主要表现有:

1)发热反应:人对内毒素非常敏感,极微量内毒素注入人体就能引起体温升高,维持约 4 小时后恢复正常。细菌内毒素,属于细菌热原质,致热机制为内毒素作用于宿主吞噬细胞,使其释放 IL-I、IL-6 及 TNF-α 等具有内源性致热原作用的细胞因子,它们再作用于下丘脑体温调节中枢导致体温上升。

2)白细胞反应:内毒素作用于中性粒细胞,最初使其黏附于小血管壁,血液循环中的白细胞数明显下降;1~2 小时后,内毒素诱生的中性粒细胞释放因子,又能刺激骨髓释放中性粒细胞,使血液循环中白细胞数明显上升;但伤寒内毒素例外,白细胞始终减少,机制不明。

3)内毒素血症与内毒素休克:在细菌感染中,若有大量内毒素释放进入血液,可发生内毒素血症,内毒素可以作用于巨噬细胞、中性粒细胞、血小板、补体系统、凝血系统,诱导释放 TNF-α、IL-1、组胺和激肽等生物活性物质,使小血管收缩紊乱,表现为微循环衰竭、缺氧、低血压,严重时发生内毒素休克。

4)弥散性血管内凝血:是在内毒素休克的基础上,通过启动凝血的连锁反应,在小血管内形成大量微血栓,接着内毒素又启动凝血系统,小血管壁坏死、出血,病人常因重要内脏出血而导致严重后果。

外毒素与内毒素的主要性状比较见表 1-5。

表 1-5 外毒素与内毒素区别

区别要点	外毒素	内毒素
来源	G^+ 菌和部分 G^- 菌	G^- 菌
存在部位	在细菌细胞内合成并分泌至菌体外,少数菌裂解后释出	细胞壁成分,菌体裂解后出
化学成分	蛋白质	脂多糖
稳定性	不稳定,60~80℃ 30min 被破坏	稳定,160℃ 2~4h 才被破坏
免疫原性	强,刺激机体产生抗毒素,经甲醛处理可脱毒形成类毒素	弱,能刺激机体产生抗体,保护作用弱,经甲醛处理不能形成类毒素
毒性作用	强,对组织器官有选择性毒害作用,引起特殊症状	较弱,各菌的毒性作用大致相同,引起发热、白细胞反应、微循环障碍、休克、DIC 等

(二)细菌的侵入数量

感染的发生,除致病菌必须具有一定的毒力物质外,还需有足够的数量。菌量的多少,一方面与致病菌毒力强弱有关,另一方面取决于宿主免疫力的高低。一般是细菌毒力越强,引起感染所需的菌量愈小;反之,则菌量愈大。例如毒力强大的鼠疫耶尔森菌,在无特异性免疫力的机体中,有数个菌侵入就可发生感染;而毒力弱的某些引起食物中毒的沙门菌,常需摄入数亿个菌才引起急性胃肠炎。

(三)细菌侵入途径

有了一定的毒力物质和足够数量的致病菌,若侵入易感机体的部位不适宜,不能引起感染。例如伤寒沙门菌必须经口进入,脑膜炎奈瑟菌应通过呼吸道吸入,破伤风梭菌的芽胞进入深部创伤,在厌氧环境中才能发芽等。也有一些致病菌的合适侵入部位不止一个,例如结核分枝杆菌,经呼吸道、消化道、皮肤创伤等部位侵入都可以造成感染。各种致病菌都有其特定的侵入部位,这与致病菌需要特定的生长繁殖的微环境有关。

二、感染的来源与类型

(一)感染的来源

感染来源于宿主体外的称为外源性感染;来自病人自身体内或体表的称为内源性感染。

1. 外源性感染

(1)病人:大多数感染是通过人与人之间传播的。病人在疾病潜伏期一直到病后一段恢复期内,都有可能将致病菌传播给他人。对病人及早作出诊断并采取防治措施,是控制和消灭传染病的根本措施之一。

(2)带菌者:有些健康人携带有某种致病菌但不产生临床症状,也有些传染病病人恢复后在一段时间内仍继续排菌。这些健康带菌者和恢复期带菌者是很重要的传染源,因其不出现临床症状,不易被人察觉,故危害性甚于病人。脑膜炎奈瑟菌、白喉棒状杆菌常有健康带菌者,伤寒沙门菌、志贺菌等可有恢复期带菌者。

(3)病畜和带菌动物:有些细菌是人畜共患病的致病菌,因而病畜或带菌动物的致病菌也可传播给人类。例如鼠疫耶尔森菌、炭疽芽胞杆菌、布鲁杆菌、牛分枝杆菌,以及引起食物中毒的沙门菌等。

2. 内源性感染 这类感染的致病菌大多是体内的正常菌群,少数是以隐伏状态存在于体内的致病菌。正常菌群在特定条件下成为条件致病菌后再致病。

(二)感染的类型

病原菌侵入机体与宿主免疫系统相互作用,两者作用力量的对比及其变化,决定着感染的发生、发展与结局,因而有不同的临床感染类型。

1. 隐性感染 当宿主的抗感染免疫力强,或侵入的病菌数量不多、毒力较弱,感染后对机体损害较轻,不出现或仅出现不明显的临床症状,称为隐性感染或亚临床感染。隐性感染后,机体常可获得特异性免疫力。结核、白喉、伤寒等常有隐性感染。

2. 显性感染 指机体抗感染免疫力较弱,或侵入病原菌毒力较强,数量较多,感染后对机体损害明显,导致一系列临床症状的出现。

(1)根据病情缓急分类

1)急性感染:发病急,病程短,一般数日至数周,病愈后,病原菌从宿主体内消失,如霍乱、化脓性脑膜炎等。

2)慢性感染:病程缓慢进行,常持续数月至数年,多见于胞内寄生菌的感染,如结核、麻风等。

(2)按感染部位分类

1)局部感染:致病菌引起的感染仅局限于一定部位,引起局部病变,例如化脓性球菌所致的疖、痈等。

2)全身感染:感染后病原菌或其毒性产物向全身扩散,引起全身症状的一种感染类型,常见的全身感染有5种。①毒血症:病原菌侵入机体后只在局部生长繁殖,不进入血液循环,但其产生的外毒素入血,经血液扩散并侵害易感的组织细胞,引起特殊的中毒症状。常见病原菌有白喉棒状杆菌、破伤风梭菌等。②内毒素血症:革兰氏阴性菌感染时,由于细菌在血液中或在感染病灶中大量崩解死亡,释放的内毒素进入血液循环,引起全身相应症状。革兰氏阴性菌引起的严重感染,常发生内毒素血症。③菌血症:病原菌由局部侵入血流,但未在血流中生长繁殖,只是一过性地经血流到达适宜部位后繁殖致病。例如伤寒沙门菌感染早期,常通过菌血症向全身扩散。④败血症:病原菌侵入血流,在其中大量繁殖并产生毒性产物,引起全身严重症状,如炭疽芽胞杆菌、铜绿假单胞菌等的感染常可引起败血症。⑤脓毒血症:指化脓性病菌在引起败血症的同时,又在其他组织或器官中产生新的化脓性病灶,如金黄色葡萄球菌引起的脓毒血症,常导致多发性肝脓肿、肾脓肿和皮下脓肿等。

【课堂互动】毒血症患者血液里有细菌吗？菌血症、败血症呢？

3. 带菌状态 有时病原菌在隐性或显性感染后,并未被完全消除,而继续在体内存留一段时间,并不断被排出体外,称为带菌状态。处于带菌状态的人称为带菌者。如白喉、伤寒等传染病,病后常出现带菌状态。由于带菌者经常或间歇排出病原菌,是重要的传染源。

三、医院感染

(一)概述

医院感染指住院病人在医院内获得的感染,包括在住院期间发生的感染和在医院内获得出院后发生的感染,但不包括入院前已开始或入院时已处于潜伏期的感染。医院工作人员在医院内获得的感染也属医院感染。

医院内经常有各种病人聚集,医院环境容易被病原微生物污染,从而为疾病的传播提供外部条件,促进医院感染的发生。医院感染不仅给病人增加痛苦,也增加了个人和国家的经济负担。因此,防止医院感染是刻不容缓的任务。

(二)医院感染的来源与途径

医院感染可分为内源性感染和外源性感染。

1. 内源性感染 又称自身感染,是指各种原因引起的病人在医院内遭受自身固有病原体侵袭而发生的医院感染。病原体通常为寄居在病人体内的正常菌群,当个体的免疫功能受损或抵抗力下降时则会成为条件致病菌发生感染。

2. 外源性感染 又称交叉感染,是指各种原因引起的病人在医院内遭受非自身固有的病原体侵袭而发生的感染。病原体来自病人身体以外的个体或环境等。包括从他人或接触被污染过的物品、环境而引起的间接感染。

(三)医院感染的病原体

引起医院感染的细菌种类众多。以金黄色葡萄球菌和大肠埃希菌多见,其他如化脓溶血性链球菌、肺炎链球菌、铜绿假单胞菌、克雷伯菌、结核分枝杆菌、鼠伤寒沙门菌、其他肠道致病菌以及新发现的嗜肺军团菌、艰难梭菌等。细菌以外的各类微生物中，以肠道、呼吸道感染的病毒和真菌为主。

上述各种致病微生物主要来自传染性疾病的病人和带菌者。带菌者或无症状的感染者是最危险的传染源；医院工作人员及探视者中的带菌者或无症状感染者，也可成为医院感染的来源。此外，条件致病菌也是医院内感染不可忽视的病原体。一般应注意以下几个方面。

1. 长期接受抗菌药物治疗的病人粪便是条件致病菌的重要来源。由于应用抗菌药物，使肠道内的正常菌群发生紊乱，使耐药性的条件致病菌得到大量繁殖。

2. 住院病人的病床，由于往往是兼用于治疗、休息、饮食、更衣，甚至排便等住院生活所必需的多种用途，所以病床周围包括病人衬衣、寝具等容易被粪便中的细菌严重污染，或随着清理病床而使细菌与灰尘一起污染整个病室。

3. 导尿用留置插管和蓄尿瓶、蓄尿瓶存放处、便器冲洗处等，也是条件致病菌存在和孳生的重要场所。

4. 超声波清洗器和电动吸尘器造成的空气污染，也应引起重视。所以，医院内的吸尘器应装有滤过除菌装置。

（四）医院感染的预防与控制

医院感染和法定传染病在预防措施上是不同的。法定传染病的预防重点在于强制隔离病人和带菌者，有一定的特异性预防办法。但医院感染的传染源是多种多样的，将这些传染源完全隔离是办不到的。这是因为医院感染主要是由条件致病菌引起，它们的传染源或污染源多来自住院病人的粪便和尿液。并且医务人员本身也能成为细菌或病毒的携带者。再加上特异预防办法对这类感染也无能为力。所以，预防医院感染的基本方针应放在切断感染途径这个环节，即要从医院布局的设计、隔离消毒措施、无菌操作程序、工作人员培训及体检、家属探视制度等方面着手。首先必须掌握各种感染性疾病的特有感染途径，采取恰当的灭菌、消毒方法。此外，须建立和健全预防医院感染的组织制度，采取综合措施以加强对医护人员进行预防医院感染知识的教育和监督。

项目能力检测

A1 型选择题

1. 能使细菌在体内直接扩散的因素是（　　）

A. 外毒素　　B. 透明质酸酶　　C. 荚膜

D. 内毒素　　E. 类毒素

2. 具有黏附作用的细菌表面结构是（　　）

A. 普通菌毛　　B. 性菌毛　　C. 荚膜

D. 芽胞　　E. 鞭毛

3. 具有抗吞噬作用的细菌表面结构是（　　）

A. 普通菌毛　　B. 性菌毛　　C. 荚膜

D. 芽胞　　E. 鞭毛

4. 感染来自自身体内的正常菌群称为(　　)
A. 内源性感染　B. 外源性感染　C. 隐性感染
D. 显性感染　E. 致死性感染
5. 感染来自于病人或带菌者称为(　　)
A. 内源性感染　B. 外源性感染　C. 隐性感染
D. 显性感染　E. 致死性感染
6. 感染后不出现症状称为(　　)
A. 内源性感染　B. 外源性感染　C. 隐性感染
D. 显性感染　E. 致死性感染
7. 细菌致病性强弱主要取决于细菌的(　　)
A. 基本结构　B. 特殊结构　C. 分解代谢产物
D. 侵袭力和毒素　E. 细胞壁的结构
8. 类毒素是指(　　)
A. 抗毒素经甲醛处理后的物质
B. 细菌素经甲醛处理后的物质
C. 外毒素经甲醛处理后脱毒而保持抗原性的物质
D. 内毒素经甲醛处理后脱毒而保持抗原性的物质
E. 细菌经甲醛处理后的产物
9. 化脓性球菌侵入血流后在其中大量繁殖,又到其他脏器引起化脓性病灶,称为(　　)
A. 菌血症　B. 毒血症　C. 败血症
D. 脓毒血症　E. 内毒素血症
10. 细菌不侵入血流,只有毒素侵入血流引起全身症状称为(　　)
A. 毒血症　B. 菌血症　C. 败血症
D. 脓毒血症　E. 内毒素血症
11. 细菌由局部侵入血流,但不在血中繁殖,经血播散至远部组织称为(　　)
A. 毒血症　B. 菌血症　C. 败血症
D. 脓毒血症　E. 内毒素血症
12. 下列关于带菌者的描述,正确的是(　　)
A. 体内带有正常菌群
B. 体内带有条件致病菌
C. 携带某病原菌但无临床症状,又不断向体外排菌者
D. 感染后,临床症状明显,传染他人
E. 病原菌潜伏在体内,不向体外排菌
13. 传染病最危险的传染源是(　　)
A. 病人　B. 带菌者　C. 病人家属
D. 患病动物　E. 食具

参考答案

1. B　2. A　3. C　4. A　5. B　6. C　7. D　8. C　9. D　10. A　11. B　12. C　13. B

(孙　建)

任务六 病毒特点的分析

【学习目标】

能力目标:能对病人进行病毒感染的健康宣教。

知识目标:掌握病毒的大小、结构及病毒感染的途径和类型。

熟悉病毒的致病机制

素质目标:严格执行无菌操作,具有高度责任心。

案例引导

案例六:提到病毒,大家应该能够脱口而出很多种相近的传染病,如历史上有名的天花及至今仍在流行的麻疹、流行性感冒,近些年来新发流行的病毒性肝炎、艾滋病、出血热、登革热等。据统计,能够引起人类疾病的病毒至少有50多种。它们随着人类历史的发展而变化、延续着。近年来出现的动物病毒感染人而致病甚至死亡的报道,如SARS冠状病毒、禽流感病毒、H1N1甲型(A)流感病毒、疯牛病病原体等,让人们不得不更加关注病毒的致病性及传播特点。

问题:①根据教学网络平台提供视频分析2004年禽流感病毒流行给人们带来何种心理问题,医护人员应如何认识?②根据教学网络平台提供微课对病人进行健康宣教。

病毒所引起的疾病早在公元前2~公元前3世纪就有记载,如天花。但直到19世纪末20世纪初细菌滤器和电子显微镜的发明之后才得以发现和证实。20世纪的下半叶是发现病毒的黄金时代,大多数能够感染动物、植物或细菌的病毒在这数十年间被发现。尤其是近三十年新的病毒不断被发现,由此引发的病毒性疾病越来越引起人们的关注。目前已知的微生物引起的传染病中,病毒引起的约占75%,如病毒性肝炎、流行性感冒、艾滋病、狂犬病、疱疹等,有的病毒还与肿瘤、自身免疫性疾病、老年痴呆等密切相关。病毒感染性疾病传染性强、流行广泛、并发症复杂、死亡率高,而且很少有特效药物,严重危害人类健康。近年来,世界各地又出现了新的病毒性感染,包括埃博拉出血热、禽流感、严重急性呼吸综合征(SARS)等。因此病毒学日益显示出它在微生物学及医学方面的重要地位。

一、病毒的基本形状

病毒是一类体积微小,结构简单,只含一种类型核酸(DNA或RNA),专在活细胞内寄生,以复制方式增殖的非细胞型微生物。人类最早认识病毒是在1892年,俄国的伊万诺夫斯基发现引起植物烟草花叶病的病原体可以通过细菌滤器。1898荷兰学者贝杰林克提出virus(病毒)一词。随着电子显微镜的发明和现代生物学的发展,人们不但可以看见病毒颗粒,而且对病毒的基因也有了深入研究,对病毒的本质有了更深刻的认识。

【课堂互动】你知道狂犬病毒是什么形状的吗?

(一)病毒的形态与结构

1. 病毒的大小与形态 完整的具有感染能力的成熟病毒颗粒称为病毒体或病毒粒子。病毒的大小是指病毒体的大小,一般用纳米(1nm=1/1000 μm)作为测量单位(图1–26)。

各种病毒的大小相差很大，但一般都介于20~250nm，其中绝大多数病毒体大小在100nm左右。较大的病毒如痘病毒为300nm×200nm×100nm，在普通光学显微镜下勉强可以看出其轮廓；小的病毒如微小DNA病毒和微小RNA病毒直径仅为20nm左右。病毒的形态是千变万化的，但多数病毒体形态呈球状或近似球状，少数为杆状、丝状或子弹状，痘病毒呈砖块状，细菌病毒（噬菌体）则大多呈蝌蚪状（文末彩图1-27）。

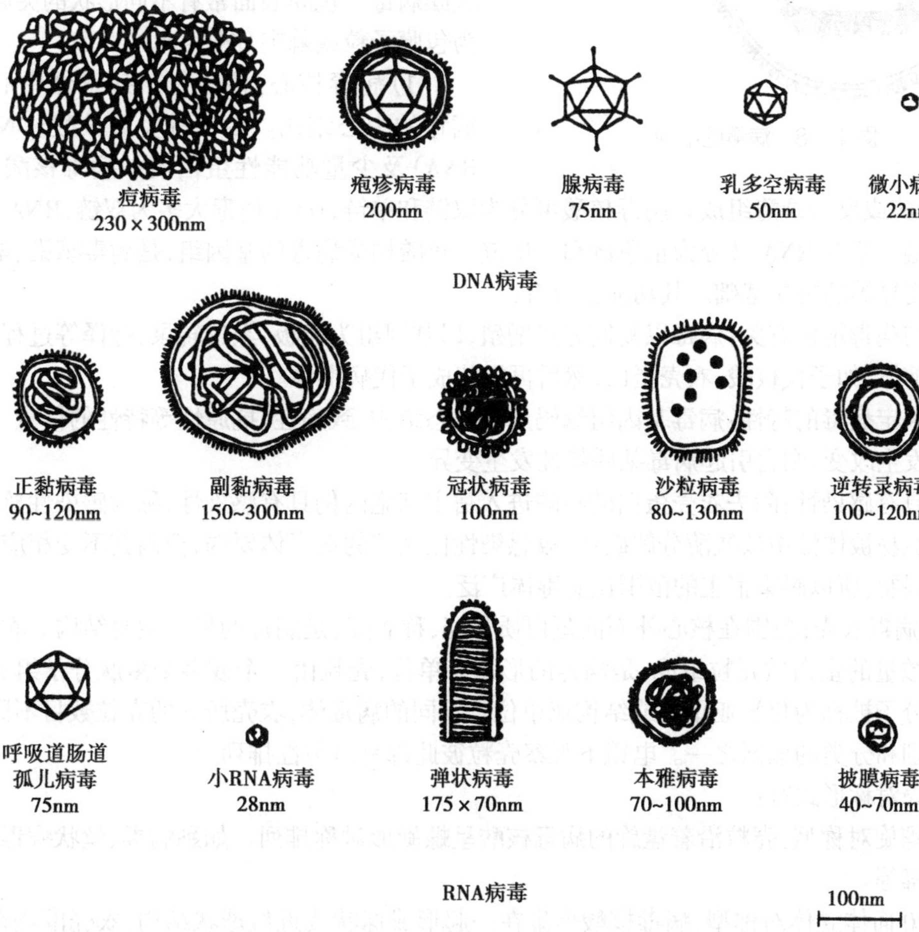

图1-26 病毒的大小

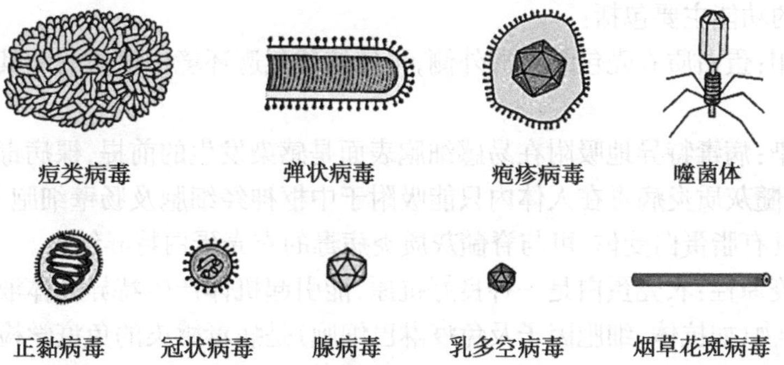

彩图1-27 病毒形态

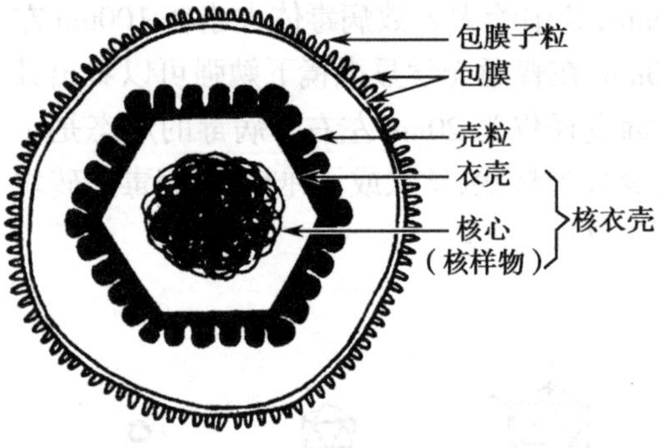

图1-28 病毒的结构

2. 病毒的结构与化学组成 病毒无细胞结构，其基本结构包括核心和衣壳，二者合称为核衣壳。有些病毒在衣壳外还有包膜结构，人和动物病毒多数具有包膜。仅由核衣壳构成的病毒，称为裸病毒，带有包膜的病毒称为包膜病毒。包膜表面常有不同形状的突起，称为包膜子粒或棘突（图1-28）。

(1) 病毒核心：核心位于病毒体中心，是病毒的中心结构。由一种类型核酸（DNA或RNA）及少量功能性蛋白质如病毒核酸多聚酶、转录酶或反转录酶组成。病毒核酸可分为双链和单链，DNA病毒大多为双链，RNA病毒多为单链。单链RNA又分为正单链和负单链。核酸构成病毒的基因组，是病毒感染、增殖、遗传和变异等的物质基础。其功能主要有：

1) 与病毒增殖有关：病毒以复制方式增殖，以基因组为模板，经过转录、翻译等过程合成病毒的前体，如子代核酸、衣壳蛋白，然后再组装成子代病毒体。

2) 决定病毒的特性：病毒基因组编码病毒形态结构、致病性、抗原性等特性的信息，若基因密码发生改变，则会引起病毒某些特性发生变异。

3) 具有感染性：除去衣壳蛋白的核酸进入宿主细胞内仍具有感染性，称为感染性核酸。由于核酸易被体液中核酸酶分解破坏，故感染性比完整的病毒体要弱，但因其不受相应病毒受体的限制，所以感染宿主的范围比病毒体广泛。

(2) 病毒衣壳：包围在核心外面的蛋白质外壳，称衣壳，是病毒的另一主要结构。衣壳是由一定数量的蛋白质壳粒组成，是病毒的形态亚单位，壳粒由一个或多个多肽分子组成，这些多肽分子被称为化学亚单位或结构亚单位。不同的病毒体，衣壳所含的壳粒数目不同，可作为鉴别和分类的依据之一。电镜下观察壳粒彼此都呈对称性排列。

衣壳对称形式有：

1) 螺旋对称型：壳粒沿着盘旋的病毒核酸呈螺旋形对称排列。如黏病毒、丝状病毒及子弹状病毒等。

2) 20面体立体对称型：病毒核酸聚集在一起形成球状或近似球状结构，衣壳围绕在外，壳粒排列成20面体立体对称形式。大多数球状病毒呈这种对称型。

3) 复合对称型：既有立体对称又有螺旋对称，仅见于痘病毒和噬菌体。

病毒衣壳的功能主要包括：

1) 保护作用：蛋白质衣壳包绕核酸外侧，可使核酸免遭环境中核酸酶和其他理化因素的破坏。

2) 参与感染：病毒特异地吸附在易感细胞表面是感染发生的前提，裸病毒靠衣壳吸附于细胞表面，如脊髓灰质炎病毒在人体内只能吸附于中枢神经细胞及肠壁细胞上，是因为这些细胞的膜表面具有脂蛋白受体，可与脊髓灰质炎病毒的衣壳蛋白特异结合。

3) 具有免疫原性：衣壳蛋白是一种良好抗原，能引起机体产生特异性体液免疫和细胞免疫，免疫应答产物（如抗体、细胞因子及免疫淋巴细胞）是病毒感染的免疫学检测指标。

(3) 包膜：是病毒在成熟的过程中以出芽方式穿过宿主细胞核膜、胞质膜及空泡膜等，在核衣壳外获得的宿主细胞的膜成分，主要含有脂类、蛋白质、多糖。有些包膜表面还有刺突，成分是蛋白质，多由病毒基因组编码产生。

包膜的主要功能有：

1）维护病毒体结构的完整性：包膜脂类的主要成分为磷脂、胆固醇和中性脂肪，能加固病毒体的结构。

2）参与感染：包膜中的脂类与宿主细胞膜的脂类成分同源，易于亲和及融合，因而起到辅助病毒感染的作用。

3）具有免疫原性：包膜含有的脂蛋白或糖蛋白，具有免疫原性，可作为病毒分类的依据。此外，因包膜主要成分是脂类，故对脂溶剂敏感，乙醚因能破坏包膜而灭活病毒，故常用来鉴定病毒有无包膜；包膜脂蛋白也是引起机体发热和中毒症状的主要原因。

（二）病毒的增殖

病毒缺乏增殖所需的酶系统，只能在易感的活细胞内进行增殖。病毒增殖的方式是以其基因为模板，先合成互补的核酸或信使核糖核酸，再以后者为模板，合成与原来相同的基因。这种以病毒核酸分子为模板进行复制的方式称为自我复制。

1. 复制周期　从病毒进入宿主细胞开始，经过基因组复制，最后释放出来，称为一个复制周期。人和动物病毒的复制周期主要包括吸附、穿入、脱壳、生物合成及组装成熟和释放等步骤（文末彩图 1-29）。

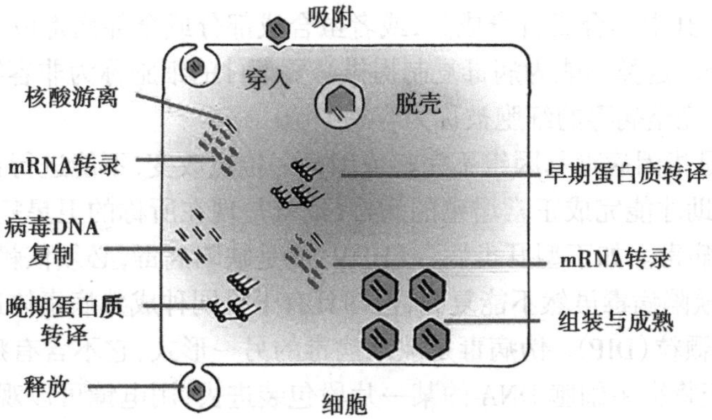

彩图 1-29　病毒复制示意图

(1) 吸附：病毒必须首先吸附在易感细胞上，然后才能穿入易感细胞内。吸附分两个阶段：

1）病毒与细胞的静电结合，这种结合是非特异的，是可逆的。

2）宿主细胞表面受体与病毒表面结构成分的特异结合，是决定病毒感染的真正开始，吸附是特异的，是不可逆的。病毒体表面位点与易感细胞上受体的特异性决定病毒嗜组织性的特征，如脊髓灰质炎病毒在体外能感染人和猴的肾细胞而不感染兔和小鼠的细胞。病毒体吸附细胞的过程可在几分钟到几十分钟内完成。

(2) 穿入：病毒体吸附在易感细胞膜后，主要是通过吞饮或融合方式穿入细胞内。

1）吞饮：即病毒与细胞表面结合后内凹入细胞，细胞膜内陷形式类似吞噬泡，病毒原封不动地进入细胞质内。无包膜的病毒多以吞饮形式进入易感细胞内。

2）融合：是指病毒包膜与细胞膜融合，将病毒的核衣壳释放至细胞质内。有包膜的病毒,如正黏病毒、副黏病毒、疱疹病毒等都以融合的形式穿入细胞。

(3)脱壳:病毒体必须脱去蛋白质衣壳后,核酸才能发挥作用。多数病毒穿入细胞后,随即由细胞溶酶体作用,使衣壳蛋白质水解,释放出核酸。但痘病毒特殊,分为两步脱壳,先由溶酶体酶脱去外壳蛋白质,病毒核心(含内层衣壳和核酸)释放于细胞质中。然后再经病毒编码产生一种脱壳酶,脱去内层衣壳释放出核酸。

(4)生物合成:病毒基因组一旦从衣壳中释放,就进入病毒复制的生物合成阶段,即病毒利用宿主细胞提供的低分子物质合成大量病毒核酸和结构蛋白。

蛋白质的合成包括转录和翻译两个步骤,转录是以病毒核酸为模板形成 mRNA 的过程;翻译是以特异的 mRNA 为模板合成蛋白质的过程。病毒蛋白质的翻译在宿主细胞的核蛋白体上进行,合成蛋白质的所需原料由宿主细胞提供。

(5)组装、成熟和释放:病毒核酸与蛋白质合成后,病毒的种类不同在宿主细胞组装的部位及方式也不同。除痘病毒外,DNA 病毒均在细胞核内组装;RNA 病毒与痘病毒则在细胞质内组装。有包膜病毒还需在核衣壳外加一层包膜。包膜中的蛋白质是由病毒编码合成的,脂质及糖类来自于宿主的细胞质膜,个别病毒如疱疹病毒则来自细胞核膜。

2. 异常增殖 病毒在宿主细胞内复制时并非所有的病毒成分都能组装成完整的病毒体,而常有异常增殖类型。

(1)顿挫感染:病毒进入宿主细胞后,如细胞不能为病毒增殖提供所需要的酶、能量及必要的成分,则病毒在其中不合成自身成分,或者虽合成部分或全部病毒成分,但不能组装和释放,称为顿挫感染。这类不能为病毒复制提供必要条件的细胞称为非容纳细胞,而能为病毒提供条件,可产生完整病毒的细胞被称为容纳细胞。

(2)缺陷病毒:是指因病毒基因组不完整或因某一位点改变,不能进行正常增殖,常常需要另一种病毒的帮助才能完成正常增殖的病毒,也就是现在所称的卫星病毒。具有辅助作用的病毒称为辅助病毒。如丁型肝炎病毒(HDV)就是缺陷病毒,必须依赖于乙型肝炎病毒(HBV)才能复制。缺陷病毒虽然不能复制,但却具有干扰同种成熟病毒体进入细胞的作用,又称其为缺陷干扰颗粒(DIP)。伪病毒是缺陷病毒的另一形式,它不含有病毒基因组,而是在病毒复制时,衣壳将宿主细胞 DNA 的某一片段包装进去,用电镜可以观察到这种类病毒颗粒,但不能复制。

3. 病毒的干扰现象 两种病毒感染同一细胞时,可发生一种病毒抑制另一种病毒增殖的现象,这种现象称为病毒的干扰现象。干扰现象可发生在不同种病毒之间,也可发生在同种、同型、同株病毒之间,甚至灭活病毒也能干扰活病毒。

发生干扰的主要机制是:

(1)一种病毒诱导细胞产生的干扰素(IFN)抑制另一种病毒的增殖。

(2)病毒吸附时与宿主细胞表面受体结合而改变了宿主细胞代谢途径,阻止了另一种病毒的吸附和穿入等复制过程。

(3)DIP 所引起的干扰。在预防接种病毒疫苗时,应避免由于疫苗病毒间的干扰或野毒株的干扰而影响疫苗的免疫效果。

(三)病毒的变异

病毒的变异与其他微生物一样,可自然发生,亦可人工诱导。当病毒基因组发生改变或基因组重组时，病毒则表现为变异。外界环境发生一定改变（如宿主种类和细胞变化）或理化因素作用（如温度、紫外线等）可增加病毒的突变率。病毒的变异可表现在多方面，在医学实践中重要的有以下 4 种：

1. 抗原性变异 在自然界中，有些病毒易发生抗原性变异，如甲型流感病毒的血凝素和神经氨酸酶均较容易发生变异，每一次大的变异都引起一次流感的大流行；而有些病毒如麻疹病毒和腮腺炎病毒等，迄今为止未发现有明显变异。

2. 毒力变异 指的是病毒对宿主致病性的变化，从强毒株变为无毒株；或从无毒株变为强毒株。在自然条件下或用人工方法将某种病毒通过一定的动物体或组织培养后，可使毒力下降，如从自然感染动物新分离出的狂犬病病毒（野毒株），对人和犬的致病力强，经过在家兔体内连续传代后，其对人和犬的致病力减弱，不再引起人和犬发病，依据此原理来制备狂犬病疫苗。而有的病毒在人群中传播引起流行病时，致病力往往由弱变强，以致引起广泛流行。

3. 耐药性变异 是指临床上应用针对病毒酶的药物后，有时病毒经短暂抑制后又重新复制。

4. 宿主范围变异 是指由于病毒基因组改变，影响了其对宿主细胞的感染范围，能感染野生型病毒不能感染的细胞。利用此特性能制备减毒活疫苗，如狂犬疫苗。

（四）理化因素对病毒的影响

病毒受理化因素作用后失去感染性，称为灭活。灭活后的病毒仍保留其免疫原性、红细胞吸附、血凝和细胞融合等特性。

1. 物理因素

（1）温度：大多数病毒耐冷不耐热，在 0℃以下，特别是在干冰（−70℃）和液氮温度（−196℃）下，可长期保持其感染性。大多数病毒 50~60℃ 30 分钟被灭活。但有些病毒如乙型肝炎病毒耐热，加热 100℃ 10 分钟以上才被灭活。

（2）pH：大多数病毒在 pH 6~8 的范围内比较稳定，而在 pH 5.0 以下或 pH 9.0 以上迅速灭活，但不同病毒对 pH 的耐受能力有很大不同，如肠道病毒对酸有一定的耐受力。

（3）射线：γ 射线和 X 射线及紫外线都能使病毒灭活。有些病毒（如脊髓灰质炎病毒）经紫外线灭活后，若再用可见光照射，因激活酶的原因，可使灭活的病毒复活，故不能用紫外线来制备灭活病毒疫苗。

2. 化学因素 病毒对化学因素的抵抗力较一般细菌强，可能是由于病毒缺乏酶。

（1）脂溶剂：包膜病毒（如流感病毒、流行性乙型脑炎病毒等）的包膜含脂质成分，易被乙醚、氯仿、去氧胆酸盐等脂溶剂溶解。因此包膜病毒进入人体消化道后，即被胆汁破坏。在脂溶剂中，乙醚对病毒包膜的破坏作用最大，故可用乙醚灭活实验鉴别有包膜和无包膜病毒。

（2）酚类：酚及其衍生物可使蛋白变性，故可用以灭活病毒。

（3）氧化剂、卤素及其化合物：大多数病毒易被过氧乙酸、戊二醛、高锰酸钾、碘等灭活。

（4）对甘油抵抗力强：常用 50% 甘油盐水保存送检的病毒材料。

3. 抗生素和中草药 现有的抗生素对病毒无抑制作用，但可以抑制待检标本中的细菌，有利于分离病毒。近年来研究证明，有些中草药如板蓝根、大青叶、大黄、贯众等对某些病毒有抑制作用。

二、病毒的致病性

（一）病毒感染的方式与途径

病毒传播有水平传播和垂直传播两种方式。

1. 水平传播 病毒在人群中不同个体间的传播方式称为水平传播。病毒通过水平传播侵入机体的途径有：

(1)通过黏膜表面：多数病毒从呼吸道、消化道黏膜侵入机体，少数病毒可经接触引起眼结膜、生殖道黏膜感染。如流感病毒、麻疹病毒等经呼吸道感染；脊髓灰质炎病毒、甲型肝炎病毒等经消化道感染，人类免疫缺陷病毒可经泌尿生殖道感染。

(2)通过皮肤表面：有些病毒可经注射、输血、动物咬伤、昆虫叮咬或机械性损伤等方式侵入宿主体内引起感染。如乙型肝炎病毒和人类免疫缺陷病毒等经注射、输血感染；狂犬病病毒经动物咬伤感染；流行性乙型脑炎病毒经蚊叮咬感染。

2. 垂直传播 病毒通过胎盘或产道，由亲代直接传给子代的方式称为垂直传播。这种传播方式是病毒感染的特点之一，其他微生物少见。现已知有十余种病毒可经胎盘传播，其中乙型肝炎病毒、风疹病毒、巨细胞病毒及人类免疫缺陷病毒较为多见，可引起死胎、早产或先天畸形等。故护理实践中，应加强孕妇孕期（尤其妊娠前3个月）及围生期卫生保健宣传教育，以避免病毒在母婴之间传播。

【课堂互动】你知道哪些病毒可以垂直传播？

（二）病毒感染的类型

根据病毒的毒力强弱和数量多少以及机体抵抗力的大小，病毒感染可分为隐性感染和显性感染。

1. 隐性感染 当机体免疫力较强，或入侵的病毒毒力较弱，病毒进入机体不能大量复制，对组织细胞损伤不明显，或病毒不能到达靶细胞，不表现临床症状，称为隐性感染。隐性感染者可向体外播散病毒而成为传染源，在流行病学上具有重要意义。

2. 显性感染 病毒在宿主细胞内大量增殖而引起细胞破坏、死亡使机体出现临床症状即为显性感染。显性感染可为局部感染也可为全身感染。根据发病缓急及病毒持续时间又可分为急性感染和持续性感染。

(1)急性感染：一般潜伏期短，发病急，病程数日至数周，恢复后机体不再存在病毒。如流行性感冒、甲型肝炎等。

(2)持续性感染：病毒在体内持续存在数月、数年甚至终身，潜伏期长，发病慢，恢复也慢。可出现明显症状，也可不出现明显症状而长期携带病毒，成为重要的传染源。持续性感染根据疾病过程又可分为4种类型。

1)慢性感染：病毒可持续存在于血液或组织中并不断排出体外，可经输血、注射传播。病程长达数月至数十年，病毒在整个持续过程中可被检出。一般在机体免疫功能低下时发病，病人表现轻微或无临床症状，如乙型肝炎、丙型肝炎。

2)潜伏感染：急性感染或隐性感染后，病毒基因存在于一定组织或细胞内，但不增殖，在某些条件下病毒被激活，发生增殖可引起临床症状，病毒仅在临床出现间歇性急性发作时才能被检出，如水痘、带状疱疹，儿童时期初次感染水痘病毒引起水痘病愈后，病毒潜伏于脊髓后根神经节或脑神经节，以后可因机体免疫力下降，或受冷、热、药物等因素的刺激，潜伏的病毒被激活,病毒沿神经轴突到达所支配的皮肤细胞内增殖,发生带状疱疹。

3)慢发病毒感染:病毒感染后有很长的潜伏期,数月、数年,甚至数十年。一旦出现临床症状,多呈进行性加重,最终导致死亡,如艾滋病。

4)急性病毒感染的迟发并发症:急性感染一年或数年后,发生致死性病变,如麻疹病毒引起的亚急性硬化性全脑炎,该病是儿童期感染麻疹病毒后到青春期才发作,表现为中枢神经系统疾病。

(三)病毒的致病机制和免疫性

1. 病毒对宿主细胞的直接作用 不同种类的病毒与宿主细胞相互作用,可表现出不同的结果。

(1)杀细胞效应:病毒在宿主细胞内增殖造成宿主细胞破坏与死亡称杀细胞效应。多见于无包膜病毒,如脊髓灰质炎病毒、腺病毒等。这些病毒感染细胞后可产生病毒核酸编码的早期蛋白,阻断宿主细胞的核酸、蛋白质合成,从而导致细胞死亡;病毒可使宿主细胞溶酶体膜功能改变,释放溶酶体酶,可引起细胞溶解;病毒在细胞内复制成熟,并于很短时间内大量增殖,导致细胞裂解,释放出病毒。

(2)核酸整合:有些病毒的核酸可整合到宿主细胞的染色体上.导致宿主细胞遗传特性发生变化,即细胞转化。此转化作用可引起肿瘤的发生,如人类疱疹病毒(EB病毒)可能与恶性淋巴瘤及鼻咽癌的发生有关;单纯疱疹病毒Ⅱ型可能与宫颈癌有关。

(3)形成包涵体:有些病毒感染宿主细胞后,可在宿主细胞胞质内和细胞核内形成普通显微镜下可观察到的嗜酸性或嗜碱性、圆形或椭圆形或不规则的团块结构,称为包涵体。这些包涵体成分可对宿主细胞的结构和功能产生影响,也可导致宿主细胞损伤。包涵体可能是病毒在宿主细胞内增殖留下的反应痕迹,故检查包涵体可辅助诊断病毒感染。

(4)细胞膜改变:病毒在感染宿主细胞时,可发生宿主细胞膜受体被破坏、细胞膜成分发生变化等。其中以出现细胞融合及细胞表面产生新抗原更具有特征。①细胞融合:某些病毒感染人体可导致感染细胞与邻近细胞的融合,形成多核巨细胞,并借此促成病毒扩散,如麻疹病毒、副流感病毒、疱疹病毒等。②细胞膜出现新抗原:病毒在细胞内复制过程中,可以引起宿主细胞膜组分的改变,形成自身抗原,或者由病毒基因编码的抗原表达在宿主细胞膜上,构成新的抗原。两者均可诱发免疫应答,致宿主细胞损伤或破坏。

2. 病毒感染的免疫病理作用 免疫病理导致的组织损伤在病毒感染中常见。诱发免疫病理反应的抗原,除病毒外还有因病毒感染而出现的自身抗原。此外,有些病毒可以直接侵犯免疫细胞,破坏其免疫功能。

(1)体液免疫病理作用:有些病毒如狂犬病毒、单纯疱疹病毒、流感病毒等侵入细胞后,能诱发细胞表面出现新抗原,这种抗原与相应抗体结合后,在补体的参与下可引起细胞溶解,属Ⅱ型超敏反应;有些病毒如乙肝病毒感染后,病毒抗原与相应抗体结合形成免疫复合物,可长期存在于机体血液循环中,当免疫复合物沉积于肾毛细血管基底膜,激活补体,可引起Ⅲ型超敏反应,造成组织损伤,出现蛋白尿、血尿等症状,若沉积在关节滑膜部位则引起关节炎。

(2)细胞免疫病理作用:由病毒抗原致敏的T细胞,可通过直接杀伤或释放淋巴因子等作用,破坏病毒感染的靶细胞,引起Ⅳ型超敏反应。

(3)免疫耐受:当机体在胚胎期或初生期感染某些病毒,可以诱导机体对此病毒抗原产生免疫耐受性，机体既不能有效清除病毒，也不能产生有效的免疫应答杀伤靶细胞，形成无症状携带者，如乙肝病毒。

(4) 免疫抑制：许多病毒感染能引起宿主免疫功能的抑制，如风疹病毒、麻疹病毒、巨细胞病毒均可在淋巴细胞或经激活的淋巴细胞中增殖，从而导致机体免疫低下。人类免疫缺陷病毒感染 T 细胞，可使受染者形成获得性免疫缺陷状态，易并发机会致病菌感染和恶性肿瘤的发生，造成死亡。

（四）抗病毒免疫

机体抗病毒免疫由非特异性免疫和特异性免疫组成，两者协同发挥作用。

1. 非特异性免疫 是抗病毒感染的第一道防线，包括屏障结构、吞噬细胞、干扰素及 NK 细胞等，其中干扰素和 NK 细胞起主要作用。

(1) 干扰素：是由病毒或其他干扰素诱生剂刺激人或动物细胞，产生的一类糖蛋白，具有抗病毒、抗肿瘤和免疫调节等多种生物学活性。自然界多种动植物细胞均能产生干扰素。由人类细胞产生的干扰素，根据其不同的抗原性可分为 α、β、γ 三种。α 干扰素主要由人白细胞产生，β 干扰素主要由人成纤维细胞产生，α、β 干扰素属于Ⅰ型干扰素，γ 干扰素由 T 细胞产生，也称免疫干扰素，属于Ⅱ型干扰素。Ⅱ型干扰素对免疫细胞的调节作用比Ⅰ型干扰素强，抗病毒作用则Ⅰ型干扰素比Ⅱ型干扰素强。目前三种干扰素都有基因工程产品，已用于临床治疗病毒感染性疾病。

干扰素抗病毒作用不是直接作用于病毒，而是由干扰素与宿主细胞膜上特异性受体结合，通过调控宿主细胞的基因，使之合成抗病毒蛋白，抑制病毒蛋白质的合成，发挥抗病毒的作用（文末彩图 1-30）。

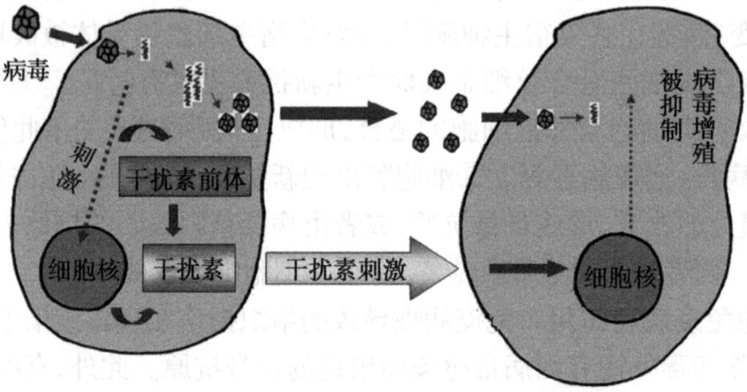

彩图 1-30 干扰素的产生及抗病毒作用原理

干扰素抗病毒作用特点主要表现在：

1) 广谱性：干扰素对所有病毒均有一定的抑制作用，没有特异性。

2) 间接性：干扰素不直接作用于病毒，而是促使宿主细胞合成抗病毒蛋白而间接发挥抗病毒作用。

3) 具有种属特异性：即一种动物产生的干扰素只能对同种动物细胞发挥抗病毒作用。因此，动物细胞产生的干扰素不能供人类使用。

(2) 巨噬细胞的杀病毒作用主要表现

1) 吞饮及灭活病毒作用。

2) 产生 IFN 及补体、白介素 -1 等因子参与免疫作用。

3)巨噬细胞的产物作用于邻近细胞,防止病毒扩散。

(3)NK细胞的杀病毒作用:NK细胞能非特异性杀伤受病毒感染的细胞,在感染早期,抗病毒特异性免疫应答未形成之前,发挥重要作用。作用方式主要是直接与靶细胞接触,通过释放穿孔素破坏靶细胞,也可通过释放TNF-α、TNF-β等细胞因子发挥抗病毒效应。

2. 特异性免疫 病毒感染过程中,病毒的各种结构蛋白均为良好的抗原,能引起机体产生特异性免疫应答,包括体液免疫和细胞免疫。前者对胞外病毒起作用,后者主要作用于胞内病毒。病毒为严格的细胞内寄生,因此机体特异性抗病毒免疫主要依赖于细胞免疫。

(1)体液免疫

1)中和抗体:针对病毒表面抗原的抗体IgG、IgM、IgA,均有中和抗体的活性。中和抗体与病毒的表面抗原结合,使病毒失去吸附和穿入的能力,但不能直接灭活病毒。中和抗体与病毒形成的免疫复合物易被巨噬细胞吞噬清除。有包膜的病毒表面抗原与中和抗体结合后,激活补体,可导致病毒的溶解。

2)血凝抑制抗体:表面含有血凝素的病毒感染后,血液中出现抑制血凝现象的抗体,主要为IgM、IgG。乙型脑炎病毒、流感病毒等血凝抑制抗体还能中和病毒的感染性,具有保护作用。

3)补体结合抗体:由病毒内部抗原或表面非中和性抗原所诱发产生,不能中和病毒的感染性,但可增强巨噬细胞的吞噬功能。检测补体结合抗体可协助诊断病毒性疾病。

(2)细胞免疫:病毒进入宿主细胞后,抗病毒免疫主要依赖细胞免疫发挥作用。免疫细胞主要有细胞毒性T细胞、迟发型超敏反应T细胞以及巨噬细胞和NK细胞。受病毒抗原作用而分化成熟的细胞毒性T细胞,能特异性的识别病毒感染细胞并使之裂解,从而阻断了病毒的复制过程,终止感染。迟发型超敏反应T细胞产生细胞因子,增强NK细胞和吞噬细胞功能,诱导局部炎症反应,有利于控制和消除病毒感染。

三、病毒感染的检查方法与防治原则

病毒感染性疾病的治疗又不同于细菌等其他微生物,早期诊断和早期治疗病毒感染十分重要。

(一)病毒感染检查

病毒感染在临床上常见,但由于病毒的严格细胞内寄生性,病程经过复杂,增殖迅速,变化快,繁杂的病毒分离鉴定和传统的血清学检查等难以作为实验室常规检查方法,不能满足临床诊断的需求。近年来出现的快速诊断及分子技术,为临床病毒学检查开创了新方法,提供了便利。

1. 标本采集与送检 标本的正确采集及迅速送检是病毒感染检查成功的关键。

(1)标本采集:应根据不同病毒感染,不同病程(病程初期或急性期的标本中病毒含量多,检出率高),采取不同部位的标本(如鼻咽分泌物、脑脊液、粪便或血液等)。用于分离病毒或检测病毒及其核酸的标本,应采集病人急性期标本。

(2)标本处理:标本采集必须严格无菌操作。对本身带有杂菌的标本(如粪便、痰液等),应使用抗生素(如青霉素、链霉素、庆大霉素、两性霉素、制霉菌素等)处理以抑制标本中的细菌或真菌等生长繁殖。

(3)冷藏速送:由于病毒在室温环境下很易被灭活,应在采集和运送标本时注意冷藏并尽快送检。送检的组织、粪便等标本，应置于含有抗生素的50%甘油盐水中低温保存送检。不能立即送检的标本，应置于–70℃保存或液氮罐内保存。

(4)血清学检查标本的采集：应在发病初期和病后2~3周各取1份血清，有利于观察双份血清中抗体效价的动态变化。

2. 病毒感染的检查方法 快速诊断主要是指不分离培养病毒，而直接观察标本中的病毒颗粒，通过免疫标记技术、核酸技术直接检测病毒成分(抗原或核酸)和IgM抗体等，绕过分离鉴定和传统血清学检查的繁琐，直接快速、早期(常数小时内)作出病原学诊断，有利于协助临床的诊治工作。

(1)形态学检查

1)电镜和免疫电镜检查：含高浓度病毒颗粒(≥10^7颗粒/ml)的样品，可直接用电子显微镜观察。含低浓度病毒的样本，可用免疫电镜技术观察。

2)光学显微镜检查：仅用于大型病毒颗粒和包涵体的检查。

(2)病毒成分的检测

1)病毒抗原的检测：可采用免疫学技术如ELISA、免疫荧光技术、放射免疫技术等方法，用已知的特异性抗体来检测未知的抗原。该方法具有操作简单、敏感性高、特异性强，快速(数小时或1天内可得结果)等优点，是行之有效的快速诊断方法。但对标本中的抗原量和所适用的抗体类型有一定的要求。

2)病毒抗体的检测：是用已知病毒检查被检血清中有无相应的抗体。一般IgM类抗体的检测有助于病毒性疾病的早期诊断，尤其证实孕妇感染时的风疹病毒和针对EB病毒早期抗原的抗体。但标本采集的时间对这一方法的检测结果影响很大。IgG类抗体的检测需测定急性期和恢复期双份血清，恢复期抗体效价比急性期高4倍或4倍以上有诊断意义。临床上多用ELISA法，其具有特异、敏感、安全、方便、快捷等优点。

3)病毒核酸的检测：随着越来越多的病毒基因被成功克隆和测序，已制备出多种病毒基因作为探针或做成基因芯片，根据核酸杂交原理检测标本中是否含有相应的病毒核酸。

(二)病毒感染的防治原则

疫苗的使用在病毒感染的预防中有着重要作用，尤其是近几年来基因工程中亚单位疫苗、核酸(DNA、RNA)疫苗的开发。对于抗病毒治疗，应采用针对病毒和机体两方面的综合措施，一方面选用抗病毒复制药物，另一方面需调节机体免疫应答，促进机体整体功能的协调。

1. 病毒感染预防 病毒感染的特异性预防是应用获得性免疫原理，以某病毒抗原刺激机体，或给予抗某种病毒特异性产物(如抗体、细胞因子等)，使机体主动产生或被动获得抗某种病毒的特异性免疫。从而达到预防病毒感染性疾病的目的。

(1)人工主动免疫常用生物制品

1)灭活疫苗：常用的有乙型脑炎、狂犬病、甲型肝炎、流感等灭活疫苗。

2)活疫苗亦称减毒活疫苗：常用的有脊髓灰质炎、流感、麻疹、腮腺炎、风疹、乙型脑炎、甲型肝炎等减毒活疫苗。

3)重组载体疫苗：痘苗病毒是常用的载体，已被用于甲型肝炎病毒、乙型肝炎病毒、麻疹病毒、单纯疱疹病毒等重组载体疫苗的研究。

4)亚单位疫苗：有化学提取或人工合成疫苗及基因工程疫苗又称重组疫苗，如重组乙肝疫苗:rHBsAg。

(2)人工被动免疫常用生物制品:常用的人工被动免疫制剂有免疫血清、胎盘球蛋白、丙种球蛋白及细胞免疫有关的转移因子等。

1)免疫球蛋白:从正常人血浆中提取的血清丙种球蛋白,主要用于对某些病毒性疾病(如麻疹、甲型肝炎等)的紧急预防。近年已应用含高效价抗-HBs的乙肝病毒免疫球蛋白来预防乙型肝炎,取得了一定疗效。

2)细胞免疫制剂:目前临床用于治疗的细胞因子包括 α、β、γ 干扰素(IFN-α、β、γ)、白细胞介素、肿瘤坏死因子(TNF)、集落刺激因子(CSF)、淋巴因子激活的杀伤细胞(LAK 细胞)等,用于某些病毒性疾病和肿瘤的治疗。

2. 病毒感染的治疗

(1)抗病毒的化学制剂:病毒只有进入宿主细胞才能进行复制增殖,故抗病毒药物的设计原则可分别从病毒感染细胞的吸附、穿入、脱衣壳,病毒核酸复制及装配与释放等不同环节着手:对抑制病毒基因复制、转录及翻译药物的设计,是开发抗病毒药物的热点,并取得不少进展。

1)核苷类物:是最早用于抗病毒治疗的药物。碘苷(IDL,商品名:疱疹净),于1959年由Prusoff合成,用于治疗疱疹病毒引起的眼角膜炎获得成功,被誉为抗病毒发展史上的里程碑。这类药物包括五环鸟苷、阿糖腺苷、齐多夫定、利巴韦林等。

2)蛋白酶抑制剂:抑制病毒复制周期中晚期蛋白酶活性,影响病毒结构蛋白的合成。如英迪纳瓦和瑞托纳瓦是1996年批准的新一代蛋白酶抑制剂,用于HIV感染的治疗。

3)其他抗病毒药物:①金刚烷胺和甲基金刚烷胺。金刚烷胺为合成胺类,甲基金刚烷胺是其衍生物,二者能阻止病毒脱壳,主要用于治疗甲型流感。②甲酸磷霉素。无机焦磷酸盐的有机类似物,抑制多种疱疹病毒,对HBV和反转录病毒有作用。选择性抑制病毒DNA聚合酶和反转录酶,而对宿主细胞无影响。

(2)干扰素和干扰素诱生剂

1)干扰素:具有广谱抗病毒作用,毒性小,主要用于甲、乙、丙型肝炎,人类疱疹病毒、乳头瘤病毒、鼻病毒等感染的治疗。

2)干扰素诱生剂:用于机体后可诱生干扰素。

(3)中草药的抗病毒作用:板蓝根、黄芪、大青叶、贯众、甘草、螃蜞菊、大蒜提取物等对呼吸道病毒、肠道病毒、虫媒病毒、肝炎病毒具有一定抑制作用,可用于病毒的防治。

项目能力检测

A1 型选择题

1. 病毒大小的测量单位为(　　)

A. 厘米　　B. 毫米　　C. 微米

D. 纳米　　E. 分米

2. 病毒体感染细胞最关键的物质是(　　)

A. 核衣壳　　B. 核酸　　C. 衣壳

D. 刺突　　E. 包膜

3. 下列哪一项不是病毒体的特征（ ）

A. 非细胞结构　　B. 只含有一种类型的核酸　　C. 可以在活细胞内增殖

D. 对抗生素敏感　　E. 对干扰素敏感

4. 关于病毒核酸的描述，错误的是（ ）

A. 可控制病毒的遗传和变异

B. 可决定病毒的感染性

C. RNA 可携带遗传信息

D. 每个病毒只有一种类型核酸

E. 决定病毒包膜所有成分组成

5. 病毒在宿主细胞内的复制周期过程，正确的描述是（ ）

A. 吸附、穿入、脱壳、生物合成、组装、成熟及释放

B. 吸附、脱壳、穿入、生物合成、组装、成熟及释放

C. 脱壳、吸附、穿入、生物合成、组装、成熟及释放

D. 穿入、吸附、脱壳、生物合成、组装、成熟及释放

E. 穿入、吸附、生物合成、脱壳、组装、成熟及释放

参考答案

1. D　2. B　3. D　4. E　5. A

（马天延）

项目二 人体免疫功能的分析

任务一 抗原特点的分析

【学习目标】

能力目标：能对免疫功能进行分析。

知识目标：掌握免疫的功能；抗原的特性

熟悉医学上重要的抗原。

素质目标：不把情绪带到工作中来，与病人沟通讲究技巧。

案例引导

案例七：病人女，26岁，因摔伤致左眼晶状体破裂，眼晶状体蛋白入血，在县城进行紧急处理，送往省城医院，医生建议摘除左眼球，否则右眼也将失明。病人不能接受事实，痛苦不已。

问题：①根据教学网络平台提供视频分析眼晶状体蛋白入血会导致眼睛失明原理。②根据教学网络平台提供微课思考还有哪些物质与眼晶状体蛋白属一类物质？

人经常受到来自外界不良异物的刺激和干扰，自身也在不断产生大量的"垃圾"，生活在这样"险象环生"的内环境中，机体免疫系统的存在、免疫功能的发挥，保证了机体在复杂多变的内外环境中保持生理平衡状态，维持自身健康。如果免疫系统出现问题，免疫功能发挥异常，可能会导致机体损伤。

免疫学是研究机体免疫系统的组织结构和生理功能的科学。免疫系统的重要生理功能就是对"自己"和"非己"抗原的识别及应答。免疫系统在免疫功能正常的条件下，对"非己"抗原产生排异效应，发挥免疫保护作用，如抗感染免疫和抗肿瘤免疫。但在免疫功能失调的情况下，免疫应答可造成机体组织损伤，产生过敏性疾病。如打破对自身抗原的耐受，则可对自身抗原产生免疫应答，出现自身免疫现象，或造成组织损伤，就发生了自身免疫性疾病。因此免疫系统以它识别和区分"自己"和"非己"抗原分子的能力，起着排异和维持自身耐受的作用。运用免疫学理论和方法对相关疾病进行预防、诊断和治疗的研究也是当代免疫学研究中的重要领域。免疫系统是机体的一个重要的功能系统，担负着免疫防御、免疫监视与免疫自稳的功能。人类应用免疫学方法预防传染病的历史，可以追溯到16世纪中国医学家用人痘苗预防天花的伟大实践。

一、免疫概述

（一）免疫的概念及功能

1. 免疫的概念 免疫是一门既古老又年轻的学科。免疫的研究起源于抗感染的研究，古代人们发现，某些传染病病愈后机体就会获得一定的对这种传染病抵抗能力，就把这种能力称之为免疫(即免除瘟疫)，这就是免疫的经典概念。随着免疫学的建立和免疫研究的深入，人们发现一些现象(如输血反应、超敏反应、移植排斥反应等)用传统的免疫学概念无法解释，逐渐认识到机体除对病原生物外，对其他非己异物(如动物血清、异体组织细胞等)也可发生类似抗感染的免疫反应。这样就形成了现代免疫的概念。免疫是指机体的免疫系统识别自身与异己物质，并通过免疫应答排除抗原性异物，以维持机体生理平衡的功能。免疫通常情况下是有利的，但是在某些情况下免疫系统的不适当应答会导致过敏性疾病，严重感染及自身免疫性疾病等，均会对机体造成伤害。

知识链接

抗原

可被机体识别和清除的各种异物称之为抗原，机体内发挥免疫功能的各种组织细胞结构，称之为免疫系统。免疫系统针对抗原发生的各种生理的或病理的过程，则称之为免疫应答。

2. 免疫的功能 根据识别和清除抗原种类的不同，免疫表现为三大功能(表 2-1)。

【课堂互动】免疫对机体是好还是坏呢?

(1) 免疫防御功能：是机体识别和清除病原微生物及其毒性生物分子的功能，即为机体的抗感染免疫。正常情况下，可阻止病原微生物侵入机体，抑制其在体内的繁殖、扩散，从体内清除病原生物及其毒性代谢产物，保护机体免受感染。若该功能过低或有缺陷，可发生免疫缺陷病，表现为反复感染；而免疫防御功能过强，则会造成自身组织损伤或生理功能紊乱，称为超敏反应。

(2) 免疫耐受功能：对自身正常组织细胞不产生免疫应答，不导致自身免疫性疾病。若该功能紊乱或失调，机体会把自身正常成分视为异物而发生免疫应答，引起自身免疫性疾病。

(3) 免疫监视功能：是机体识别和清除体内突变细胞的功能。若该功能失调，体内突变细胞无限增殖而发生肿瘤。

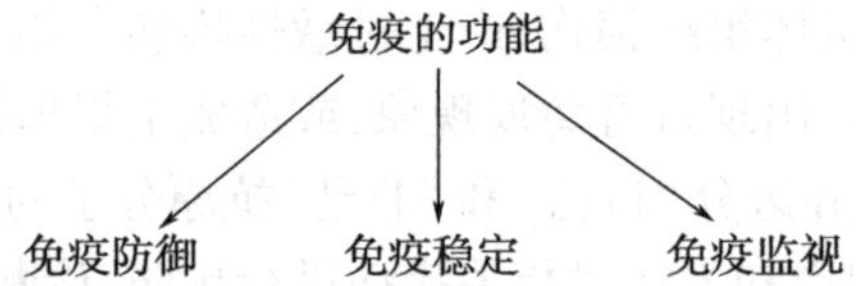

表 2-1 免疫的三大功能及表现

	生理性作用(有益)	病理性作用(有害)
免疫防御	清除病原微生物及其他异物	①过敏反应(过高)；②免疫缺陷病(低)
免疫自稳	清除损伤、变性及衰老细胞，维持自身生理平衡	自身免疫性疾病(过高)
免疫监视	清除突变细胞和病毒感染细胞	①瘤(过低)；②病毒持续感染(过低)

【课堂互动】寒流来了，大多数同学都生病了，只有小明没有生病，请问他免疫力强吗？

（二）免疫学发展简史

随着免疫学的不断发展，免疫学产生了许多分支学科，如基础免疫学、移植免疫学、生殖免疫学、肿瘤免疫学、临床免疫学等。免疫学的发展已经历了两千多年的时间，大致可分为经验免疫学时期、免疫学形成与发展时期、现代免疫学时期。

1. 经验免疫学时期　免疫学起源于中国，我国早在11世纪的宋代已有吸入痘痂粉预防天花的传说，到明代我国史书中就有正式接种"人痘"预防天花的记载。我国古代医师在医治天花的长期临床实践中，发现康复后的天花病人及护理者，或穿过沾染病人痘痂衣服的人不再患天花，于是就大胆创用了将天花痂粉吹入正常人鼻孔的方法来预防天花，这是世界上最早的原始疫苗。之后，借助丝绸之路，这种接种"人痘"预防天花的方法被传播到世界各地。但是这种经验性的人痘苗虽然有一定免疫效果，却不十分可靠，而且还有人工感染的危险，所以未能为人们普遍接受。在发现天花病毒之前，应用"人痘"预防天花，可视为人类认识机体免疫力的开端，也是中医学对人类的伟大贡献。

公元18世纪后叶，英国乡村医生Jenner发现牛会得牛痘，挤奶女工给得牛痘的牛挤奶时，自己也会被传染上牛痘，但当她们再去护理天花病人时，却不得天花。于是，Jenner设想，是不是得过牛痘就不得天花了呢？他于1796年9月17日给一个8岁的小男孩右臂划痕接种牛痘痘液，2天后，小男孩感到有些不适，但很快就好了，6周以后，Jenner在小男孩的手臂上注射天花痘液，结果，小男孩只是接种部位红肿，并未患天花。以后，又继续实验，证实了接种牛痘苗预防天花的作用。1798年，Jenner公布了他的研究论文："接种牛痘的理由和效果探讨"，引起了轰动。由于接种牛痘安全有效，这种方法很快传播到世界各地。1979年10月26日，世界卫生组织宣布"天花已经在全世界被消灭"，这被誉为人类在对抗传染病的历史上最杰出的战役。这是世界上第一例成功的疫苗，为人类最终战胜天花做出了不朽的贡献。但此时（19世纪前）微生物学尚未发展起来，人们只是从经验中得知接种人痘或牛痘可预防天花，尚不认识天花和牛痘的病原体，对获得性免疫的机制全然不知。所以这种孤立的成功并未得到理论上的升华。此后1个世纪内，免疫学一直停留在这种原始的经验状态。

2. 免疫学形成与发展时期　微生物学的发展为免疫学的形成奠定了基础。这个时期免疫学的研究主要以实验研究为基础开展，是免疫学系统形成，最终成为一门独立学科的阶段。这个时期主要研究工作和成就有以下几个方面。

（1）抗传染免疫的研究

1）病原菌的发现：德国细菌学家郭霍于1881年发明了琼脂固体培养基，彻底解决了分离培养纯菌种的这一重大技术问题，使得19世纪末20世纪初成为细菌学研究的黄金时代，对人致病的绝大多数细菌被发现，为抗传染免疫的研究奠定了基础。

2）减毒疫苗的研究：法国科学家巴斯德应用不同的方法制成了多种减毒活疫苗，用于动物和人传染病的预防，疫苗的发展起到了承前启后的作用；应用陈旧培养物制成了鸡霍乱减毒活疫苗（1880年）；通过高温（41~43℃），培养制备出了炭疽减毒活疫苗（1881年）；经兔脑内连续传代制成了狂犬病减毒活疫苗（1884年）。

3）抗毒素的发现和应用：德国学者贝林和日本学者北里于1890年发现了白喉和破伤风抗毒素。动物实验中发现转输抗毒素血清能保护其他动物免除相应毒素的致病作用。1891年贝林在德国柏林医院用白喉抗毒素成功治愈了1名患白喉的小女孩，开创了人工被动免疫疗法。

4）血清学的建立：1896年奥地利学者格鲁伯和英国学者道汉姆建立了凝集反应；1897年奥地利学者克罗斯建立了沉淀反应；1898年比利时学者博德特建立了补体结合试验；这些试验随之在临床传染病诊断及检验中得到应用。

(2)抗原、抗体及其相互作用的研究

1）抗原、抗体的发现：19世纪80年代发现许多细菌及蛋白质注射动物后，在动物的血清和体液中出现有针对这些物质的反应物，从而将这些反应物称为“抗体”，将注射物称为“抗原”，并发现它们之间的反应具有特异性。

2）抗原结构及其特异性的研究：奥地利科学家兰兹泰纳从1914年开始用半抗原－载体研究了抗原的特异性。他于1900年发现了人类ABO血型。

3）抗体结构及其功能的研究：从1907年之后，许多研究人员已开始发现抗体的活性与血清球蛋白有关。1939年Tiselius和Kabat将经抗原沉淀去除抗体前后的动物免疫血清，及沉淀分离出来的抗体经电泳鉴定，确定抗体属于 γ－球蛋白。此后，有人进一步证明抗体主要存在于 γ－球蛋白中。1959年英国的Porter用木瓜蛋白酶水解法获得了具有抗体活性的片段和可结晶的片段，1961年美国的Edelman用化学还原法证明抗体是由4条肽链经二硫键连接组成的，其中2条链长两条链短。1962年Porter提出了抗体分子(IgG)结构模式图。1964年WTO专门委员会将抗体命名为Ig(immunoglobulin)。从20世纪60年代后半期到70年代前半期对Ig分子进行了氨基酸序列分析，揭示出Ig分子肽链存在可变区、超变区和稳定区，提出了同源功能区的概念。这些研究从分子水平阐明了抗体的结构与功能之间的关系。此外，Marrack(1934~1938年)在假设抗原是多价和抗体至少两价的基础上，提出了“格子”学说，合理地解释了体外抗原抗体反应作用机制及反应现象。

(3)对免疫应答复杂性的认识

1）超敏反应：Jenner(1798年)发现第二次接种牛痘苗的人，在接种的皮肤部位可出现超敏反应现象。1890年Koch在对结核杆菌感染的豚鼠研究中发现了迟发型超敏反应现象，并以他的名字命名为Koch现象。1902年由Richet和Portier用海葵浸液给犬静脉注射，对速发型超敏反应现象做了详细的研究。当相隔数周第二次注射相同剂量的海葵浸液后，犬出现了急性休克死亡现象，称之为无保护作用。Otto(1907年)证实将速发型超敏反应动物的血清给正常动物注射，能转移超敏反应性。1921年Prausnitz和Küstner将引起速发型超敏反应的抗体称为反应素。Zinsser(1925年)首先提出了速发型和迟发型超敏反应的两型概念。Chase和Landsteiner(1942年)对Koch现象进行了深入研究。用致敏豚鼠血清给正常动物注射之后做结核菌素试验。没有出现反应，当转输淋巴细胞后，结核菌素反应出现阳性。由此证实了两型的区别，逐步形成了现代细胞免疫的概念。1958年Medawar证实移植排斥反应的机制与迟发型超敏反应类似。1963年Gell和Coombs根据反应机制及临床表现提出了超敏反应的四型分型方法。1966年石板(Ishizaka)首先从豚草超敏病人血清中分离出了IgE，从而揭示了反应素的本质。

2）自身免疫性疾病：Donath和Landsteiner(1904年)首先从阵发性寒冷血红蛋白尿病人中发现了抗自身红细胞抗体。Domeshek(1938年)再次发现自身溶血性贫血时提出自身免疫现象可能极为普遍。自Coons(1942年)建立荧光抗体检测技术后，自身抗体可引起人类疾病被逐渐认识。

3) 免疫耐受：1945 年 Owen 发现天然免疫耐受现象：一对异卵双生小牛的体内存在两种不同血型的红细胞，互不排斥。这是一个十分重要的发现，向人们提出了在胚胎期接受异体抗原，为什么不发生免疫应答而产生免疫耐受这样一个免疫学上的重大问题。针对这一现象，澳大利亚学者 Burnet 和 Finner(1949 年) 从生物学角度推测，自身识别并不是由遗传决定的，而是在动物体胚胎阶段由免疫系统学会的。在免疫系统成熟之前接受外来抗原刺激将会导致成年机体出现免疫耐受。根据这一假说，英国学者 Medawar 及其同事(1953 年) 将同种异型脾细胞注入小鼠胚胎，待其出生长大之后接受供体品系小鼠的移植皮肤，不发生排斥，从而证实了 Burnet 的推测。自此，免疫学的研究方向开始发生根本转变，人们开始注意研究免疫生物学问题，标志着免疫学的发展开始走向成熟阶段。

(4) 免疫学理论的成熟

1) 体液和细胞免疫学派的统一：俄国的动物学家 Metchnikoff(1884 年) 在发现和研究白细胞吞噬现象的基础上，提出了以吞噬细胞为中心的细胞免疫学说。19 世纪 80 年代抗体、补体和抗毒素的发现，以德国学者 Ehrlich 为代表提出了体液免疫学说。1903 年 Wright 和 Douglas 发现补体能促进白细胞的吞噬作用。Neufeld 和 Rimpau(1904~1905 年) 证明抗体也能增强白细胞的吞噬作用。Lurie(1942 年) 证明来自免疫动物的巨噬细胞，在无抗体存在的情况下，吞噬和杀灭结核杆菌的能力高于正常巨噬细胞。

2) 抗体产生理论的成熟：Ehrlich(1898~1900 年) 首先提出了抗体产生的侧链学说。他也是受体学说的首创者。1930 年生物化学家等提出了模板学说或指令学说，认为细胞以抗原为模板产生相应抗体。1955 年丹麦科学家提出了自然选择学说。认为动物体内预先存在着少量具有各种特异性的抗体，抗原进入机体选择相应的抗体结合，形成复合物，再转移到抗体形成细胞上刺激产生特异性抗体。Burnet 于 1957 年系统提出了克隆选择学说。Burnet 的学说不仅发展了 Ehrlich 的侧链学说，而且修正了 Jerne 的自然选择学说。不仅阐明了抗体产生的生物学机制，而且对许多重要的免疫生物学现象，如抗原识别、抗原受体的多样性、免疫应答的特异性、免疫记忆、抗体亲和力成熟、自身耐受、自身免疫等一系列问题都给予了解释。以后的事实证明这个学说是正确的，从而奠定了现代免疫学的理论基础，推动了免疫学的全面发展。Jerne(1974 年) 提出了免疫网络学说，强调免疫系统各细胞克隆之间存在着相互联系、相互制约的网络关系。

(5) 免疫系统发现和研究进展：1898 年 Pfeiffer 和 Marx 就认为抗体主要是由脾脏、淋巴腺和骨髓产生的。1948 年 Fagraeus 证明抗体是抗原刺激后，由淋巴细胞转化成浆细胞产生的。从 Burnet 提出克隆选择学说到 20 世纪 70 年代，是免疫系统发现和研究，免疫学系统形成，并最终成为独立学科的极重要的发展阶段。

1) 中枢免疫器官及其功能的发现与研究：1956 年 Gliek 发现切除雏鸡的腔上囊，导致初次和再次抗体应答严重受损，而细胞免疫应答不受影响，提出腔上囊是抗体产生细胞的中心，并将这类淋巴细胞称为 B(bursa 的第一个字母) 细胞。1961 年 Miller 等发现小鼠新生期切除胸腺，不引起细胞免疫应答，而且抗体的产生亦严重受损，他们把这类淋巴细胞称为 T(thymus 的第一个字母) 细胞。发现切除雏鸡腔上囊，不仅浆细胞严重缺少 (Warner 和 Szenberg，1962 年)，而且所有外周淋巴组织缺乏生发中心 (Cooper，1969 年)。切除新生小鼠或大鼠的胸腺，脾和淋巴结的 T 细胞区消失 (Cleveland，1968 年)。1968 年 Miller 和 Mitchell 证实骨髓与腔上囊功能相当，产生 B 细胞。

2) 免疫应答机制的研究：1966 年 Claman 用亚致死量 X 线照射小鼠，再用同系小鼠的骨髓和胸腺细胞重建，然后用绵羊红细胞免疫，证明抗体的产生需要T、B细胞的协作。1968年Mosier和Coppleson体外细胞培养实验发现，对SRBC抗体的产生不仅需要脾脏中T、B细胞，还需要巨噬细胞的参与。因巨噬细胞对X线照射相对不敏感，体内实验不能消除其作用，故Claman的实验中存在巨噬细胞。1970年Mitchson发现小鼠对半抗原－蛋白载体应答的脾细胞中，一类淋巴细胞识别半抗原决定簇，另一类淋巴细胞识别载体决定簇，两类细胞必须协同作用才能产生抗体。同年，Miller证实T细胞识别载体决定簇，虽不产生抗体，但能协助B细胞产生抗体。1974年Zinkernagel和Doherty证实小鼠效应Tc细胞杀伤病毒感染的靶细胞，不仅需要特异性识别抗原，而且同时需要识别MHC-Ⅰ类分子，当靶细胞上的MHC-Ⅰ类分子与自身一致或部分相同时才能杀伤靶细胞。随后证实Th细胞与B细胞（Katzd等，1975年）巨噬细胞（Farr等，1977年）间的相互作用也受MHC限制，但均受MHC-Ⅱ类分子的限制。这些发现基本阐明了T细胞与B细胞、巨噬细胞在免疫应答中的相互作用机制及它们的相关作用。

3）标记技术的发展：包括免疫荧光技术、放射免疫技术、酶免疫技术、金免疫技术，这些免疫标记技术具有高度的特异性和敏感性，可做定性、定量和定位测定，已被广泛用于临床疾病的诊断和检测以及免疫学研究。1971年第一次国际免疫学会议一致同意将免疫学与微生物学分开，独立成为一门学科。

3. 现代免疫学时期 现代免疫学时期是从1975年Köhler和Milstein建立单克隆抗体技术开始的。与此同时，分子生物学技术也有了前所未有的进展，应用这些技术及其他实验技术可以从基因、分子、细胞、整体水平对免疫学问题进行不同层次的系统研究，极大地推动了免疫学的发展，也促进了医学和生命科学的进步，使免疫学的学科地位越显重要，已成为生命科学和医学中的领头学科之一。

（1）推动现代免疫学发展的生物学技术：免疫学是一门实验科学，通过实验观测免疫现象、揭示发生机制及规律，免疫学的深入研究依赖于现代生物科学技术的发展。

1）单克隆抗体技术：应用这一技术生产的单克隆抗体，为免疫学的研究和临床应用提供了强有力的工具。单克隆抗体在免疫学研究中最有意义的应用是用于鉴定免疫细胞膜表面大分子，如分化抗原、组织相容性抗原、受体分子等。这是过去研究可望而不可及的事情。在临床被广泛用于疾病的诊断和治疗。

2）分子生物学技术：1974~1976年基因工程技术或称DNA重组技术、分子克隆技术问世。1980年Gordon等用显微注射法给小鼠胚胎注射克隆化单纯疱疹病毒胸苷激酶的DNA，实现了动物的遗传转化，建立了转基因技术。1987年Thomas等建立了基因打靶或称基因剔除技术。1985年Mullin建立了CR技术，它是一种模拟天然DNA复制过程，体外扩增目的DNA（或RNA）片段的新技术，又称为无细胞分子克隆技术。可用于目的DNA或RNA片段的检测及基因重组片段、探针和引物的制作，也可用于DNA测序、基因定位和多态性分析及基因组文库的构建。该技术在免疫学研究和检测中也被广泛应用。近年发展起来的生物芯片技术是一项高效率、高通量的生物样品检测技术，是大规模获取生物信息的重要手段，为人类基因组学从理论研究向实用研究过渡及生命科学从分子水平研究向细胞乃至整体水平研究的回归架起了桥梁。

3）其他生物技术：①各种试验动物模型的建立；②各种细胞培养系统的建立和应用；③各种免疫生化分析技术。

（2）天然免疫研究进展：近10年来人们对天然免疫的研究也越来越深入，对天然免疫在机体防御、自身免疫功能稳定及调节方面作用机制的认识更加深刻，尤其是对天然免疫细胞识别自我和非我机制的研究取得了重大突破。

1）模式识别的研究进展：单核吞噬细胞等具有吞噬功能，但是它们如何天然识别病原体及衰老死亡、变性的细胞，长期以来却知之甚少。近年来对单核吞噬细胞识别病原体和凋亡细胞模式识别受体的研究取得了令人瞩目的进展，发现它们通过识别病原体和凋亡细胞特有的共同成分，发挥吞噬、清除作用，这种不可替代的独特功能在免疫应答中起着极重要的作用。

2）NK 细胞的研究：NK 细胞是 20 世纪 70 年代初被发现的不同于 T、B 细胞的另一类淋巴细胞，具有天然杀伤靶细胞的作用，但如何识别靶细胞的机制一直未明。1990 年 Ljunggren 和 Kärre 发现正常表达 MHC-Ⅰ类分子的细胞，不能被 NK 细胞杀伤，而丢失或降低表达 MHC-Ⅰ类分子的病毒感染的细胞或转化的肿瘤细胞则变得敏感。此后对 NK 细胞受体的研究进入崭新阶段。随后发现 NK 细胞主要依靠两类受体家族识别靶细胞，调节天然杀伤作用，一类是 C-型凝集素样受体超家族，另一类是免疫球蛋白超家族。这两个超家族受体，有的通过识别靶细胞上的相应配体对杀靶有抑制作用，称为抑制性受体，有的通过识别配体对杀靶有活化作用，称为活化受体。对它们的深入研究必将对 NK 细胞天然杀靶的识别机制更加了解。

3）对细胞凋亡、细胞内信号转导机制的研究也是目前免疫学研究的热点。对黏膜免疫系统的研究也备受重视。

⑶免疫分子研究进展：有人把 20 世纪 80 年代称为分子免疫学时代，这个时期的分子免疫学得到飞速发展，取得了巨大成就。

1）CD 抗原的研究进展：1982~2000 年已先后举行过 7 次人类白细胞分化抗原的国际协作组会议。第一次会议确定的人 CD 抗原序号是 CD1~15 到最后一次会议的命名已达 CD1~247。促进了对免疫细胞分化发育、相互作用、迁徙及生物学功能的研究。

2）细胞因子的研究进展：自 1979 年获得第一种细胞因子干扰素 cDNA 克隆以来，白细胞介素、集落刺激因子、干扰素、肿瘤坏死因子等都已建立了 cDNA 克隆。对细胞因子及其受体的基因分析、分子结构、生物学功能及它们相互作用、信号转导机制的研究已成为免疫学研究的热门课题。细胞因子是细胞间信息传递的载体，这些研究也将会加深对细胞间相互作用关系的了解。目前许多细胞因子已用于临床疾病的治疗。

3）MHC 的研究进展：国际主要组织相容性抗原研讨会自 1964 年到 2001 年已召开了 13 届会议，1975 年召开的第六届会议确定以 HLA 复合体代表人类 MHC，并确认 HLA 复合体上有 A、B、C、D 四个基因座，鉴定的抗原有 53 种。到 2004 年已发现经典的Ⅰ、Ⅱ类复等位基因有 1820 个，抗原有 164 个。MHC 一直是免疫学研究的重点之一，尤其是 20 世纪 90 年代初启动的人类基因组计划，对 MHC 基因结构的阐明，及其编码分子的表达、结构、功能的研究起到了极大的推动作用，已知功能性基因座近 130 个。这些问题的阐明是解决许多免疫学重大问题的一把钥匙，如免疫识别、免疫耐受、抗原提呈、个体应答差异、移植免疫、肿瘤免疫、疫苗制备等。不仅有重要的理论意义，而且具有重大的临床应用价值。

4）体系统的研究进展：补体是天然免疫中的一个极重要的防御系统。在近 20 年来，补体系统的研究也取得了明显的进步，近 40 种补体成分、亚单位、调节蛋白、受体等的基因被成功克隆、测序、染色体定位，对它们的分子结构及其生物学作用的研究也逐步深入。近年对补体活化的凝集素途径的研究也令人瞩目。对补体系统在免疫中的重要作用有了新的认识。

5)核酸疫苗和基因工程制剂的研究发展和应用:核酸疫苗是继减毒和灭活疫苗、亚单位和重组疫苗之后的第三代疫苗,于1990年由Wolff等创建。核酸疫苗的应用研究已在动物中广泛开展,有的已在进行临床试验。有望用于人类传染病的预防,肿瘤及某些自身免疫性疾病、超敏反应的治疗和预防,是一条新的途径。基因工程制备的疫苗、细胞因子、抗体等有广泛应用。

(4)21世纪的免疫学:1990年启动了人类基因组计划,2003年4月人类基因组序列图绘制成功,人类基因组计划全部完成。生命科学的研究开始转入后基因组学时代,即蛋白组研究时代,其研究结果将会极大地推动免疫学的发展。

21世纪免疫学的研究近期可能会注重以下几个方面的研究:

1)基因表达调控、顺序及其表达产物功能的研究。

2)更重视整体水平免疫机制的研究。

3)防治及诊断疾病方面的研究。

4)免疫系统及功能的生物进化方面的研究。

免疫学已成为生命科学的领头学科之一,由从事免疫学研究获得诺贝尔医学奖的科学家名单中也可看出免疫学的重要性。

免疫学的许多重大问题尚待深入探讨,许多领域的研究尚待开展。

二、抗原的概念与分类

(一)抗原的概念

在免疫学发展的早期,人们应用细菌或其外毒素给动物注射,经一定时期后,体外实验证明,在其血清中存在一种能使细菌发生特异性凝集反应的物质,称之为凝集素。或能特异性中和外毒素毒性的物质,称之为抗毒素。其后将血清中这种具有特异性反应的物质统称为抗体。而将能刺激机体的物质统称为抗原。

随着现代免疫学的发展,已经证明,当抗原分子进入机体后,能触发免疫细胞一系列复杂的生物学过程,称之为免疫应答。既能诱导正免疫应答,也能诱导负免疫应答。因此,目前认为抗原(Ag)是指能刺激机体产生特异性免疫应答,并能与相应应答产物(抗体或致敏淋巴细胞)特异性结合,发生免疫效应的物质。

根据现代抗原的概念,抗原必须具备两种特性,即免疫原性和免疫反应性。

1. 免疫原性 抗原的免疫原性是指抗原刺激机体免疫系统,使之产生抗体或效应(致敏)T细胞,诱导免疫应答的性能。它涉及抗原分子与免疫细胞间的相互作用,即它必须经过抗原提呈细胞的加工、处理和提呈作用,以及能被T细胞和B细胞的抗原识别受体所识别。因此抗原的免疫原性与抗原分子的化学性质相关,更与机体的免疫应答特性相关。

2. 免疫反应性 抗原的免疫反应性是指抗原分子能与免疫应答产物,即抗体或效应T细胞发生特异反应的特性,故亦称之为抗原的免疫反应性。它只涉及抗原分子与抗体分子或T细胞的抗原受体分子(TCR)间的相互作用,即分子与分子间的相互作用。只是抗原分子表面的有限部位能与抗体分子结合,称此部位为抗原决定簇或表位。因此,抗原的抗原性主要取决于抗原分子的化学性质。如抗原为蛋白质分子,其抗原性取决于其氨基酸序列或其空间构型。

(二)抗原的分类

自然界中抗原物质的种类繁多,亦有多种分类方法,但均很难囊括所有的抗原。目前常用的分类方法如下:

1. 根据性能分类

(1)完全抗原:是指两种性能都具备的抗原物质,如微生物和异种蛋白质等。

(2)半抗原:是指只有免疫反应性而无免疫原性的简单小分子抗原物质,如某些多糖、类脂和药物等。半抗原单独作用时无免疫原性,但与蛋白质载体结合形成半抗原-载体复合物时,即可获得免疫原性而成为完全抗原。这种复合物不但刺激机体产生针对半抗原的抗体,也可刺激机体产生针对蛋白质载体的抗体。

【课堂互动】半抗原能变成完全抗原吗?

2. 根据抗原与机体的亲缘关系分类 可分为异种抗原、同种异型抗原和自身抗原三类。

(1)异种抗原:来自于另一物种的抗原物质为异种抗原。如病原微生物及代谢产物,对人而言就是抗原,人血对其他动物而言也是抗原。

(2)同种异型抗原:来自同一种属不同个体的抗原性物质为同种异型抗原。如人类不同个体之间的血型抗原(ABO 血型抗原,Rh 血型抗原)和组织相容性抗原。若输血者和受血者 ABO 血型不符,可引起输血反应;白细胞抗原不匹配,可引起移植排斥反应。

(3)自身抗原:能引起自身免疫应答的自身组织细胞成分称为自身抗原。

3. 根据抗原刺激 B 淋巴细胞产生抗体是否需要 T 细胞辅助分类

(1)胸腺依赖性抗原(TD-Ag):即这类抗原物质在激活 B 淋巴细胞产生抗体时需要 T 淋巴细胞的辅助,绝大多数蛋白质抗原(如细菌、细胞、血清蛋白等)属于此类。此抗原刺激机体产生的抗体以 IgG 为主,同时还可引起细胞免疫应答,可产生免疫记忆。

(2)胸腺非依赖性抗原(TI-Ag):这类抗原不需 T 细胞的协助,能直接刺激 B 淋巴细胞产生抗体,如细菌的脂多糖、荚膜多糖、集合鞭毛素等抗原。此抗原刺激机体产生的抗体以 IgM 为主,不引起细胞免疫应答,也不产生免疫记忆。

4. 根据抗原的来源不同分类 可分为天然抗原(如微生物)、人工结合抗原(如半抗原-载体复合物)及人工合成抗原(如高分子氨基酸聚合物)。

三、决定抗原免疫原性的条件

某种物质是否具有免疫原性,一方面取决于物质本身的性质,另一方面取决于机体对该种物质的应答条件。抗原的免疫原性主要取决于以下条件:

(一)抗原因素

1. 异物性 异物性是指抗原与自身组织成分的差异程度。免疫学中的异物是指凡是在胚胎期未与免疫细胞接触过的物质。正常情况下,自身组织或细胞对机体本身无免疫原性。异物根据来源的不同,可分为三种。

(1)异种物质:微生物及其代谢产物、动物血清蛋白和组织细胞等均为良好的抗原,可刺激机体产生免疫应答。通常种属关系越远,免疫原性越强。如鸭血清蛋白对鸡是弱抗原,而对家兔则是强抗原。

(2)同种异体物质:同种属不同个体之间,由于遗传基因不同,其相同的组织或细胞表面的化学结构也有差异。如人类红细胞血型抗原、组织相容性抗原系统等。

(3) 自身物质:因外伤、感染、电离辐射或药物等作用,自身组织结构发生改变或与免疫系统隔绝的自身物质(隐蔽的自身抗原)释放,可被免疫系统视为“非己”抗原,刺激机体产生免疫应答。

2. 理化特性

(1) 大分子物质:具有免疫原性的物质通常为大分子物质,相对分子量一般在10.0kD以上,分子量越大,免疫原性越强。大分子物质免疫原性强的主要原因是:①抗原相对分子量越大,表面特殊化学基团就越多,因而就越能有效地刺激免疫细胞,产生免疫应答;②大分子抗原物质化学组成复杂、结构稳定,不易被破坏和清除,在体内存留时间长,能使淋巴细胞得到持久刺激,有利于免疫应答的发生。

(2) 结构与化学组成:大分子物质并不一定均具有良好的免疫原性,如明胶的相对分子量近100kD,但由于其主要成分为直链氨基酸,在体内易被降解,故免疫原性很弱,如在明胶分子中加入少量酪氨酸、谷氨酸等芳香族氨基酸的蛋白质,则能显著增强其免疫原性。此外,大分子上活性基团的位置与间距若易被相应的淋巴细胞识别,具有易接近性,则免疫原性增强。反之,则免疫原性减弱。

在蛋白质分子中也发现,含有芳香族氨基酸的蛋白质较不含芳香族氨基酸的蛋白质的抗原性强。多数大分子蛋白质均具有良好的免疫原性。多糖、糖蛋白、脂蛋白、糖脂等也具有免疫原性。细菌的荚膜多糖、脂多糖及人类ABO血型抗原的免疫原性取决于其单糖的数目和类型,通常结构复杂者免疫原性强,反之则较弱。上述情况说明,物质的免疫原性除与相对分子量有关外,还与其化学组成和结构密切相关。

(二)机体因素

决定某一物质是否含有免疫原性,除与上述抗原因素有关外,还受机体的遗传、年龄、生理状态、个体差异等诸多因素的影响。

(三)免疫途径

抗原物质可因进入机体的方式和途径不同而产生不同的免疫效果。人工免疫时,多数抗原须经非消化途径(如皮下注射、皮内注射、肌内注射和喷雾吸入等)进入机体才能产生良好的免疫效果,口服则易被消化、降解而丧失其免疫原性。而有些抗原物质如刺激肠黏膜相关淋巴组织产生分泌型IgA的抗原物质,在经过适当处理后口服才能产生免疫效果。

免疫佐剂也会影响免疫效果。用作免疫佐剂的物质有:①微生物及其产物,常用的微生物有分枝杆菌、短小棒状杆菌、百日咳杆菌以及革兰阴性杆菌的提取物脂多糖,自分枝杆菌的提取物质胞壁酰二肽等。②多聚核苷酸,如多聚肌苷酸、胞苷酸,多聚腺苷酸等。③弗氏佐剂,这是目前最常用于动物实验的佐剂,它是将抗原水溶液与油剂(石蜡油或植物油)等量混合,再加乳化剂制成油包水抗原乳剂,称之为不完全弗氏佐剂。如在不完全佐剂中加入分枝杆菌则称为完全弗氏佐剂。④无机物,如明矾及氢化铝等。

佐剂的作用机制尚不完全清楚:①它可能增加抗原的表面面积,易为巨噬细胞所吞噬;②延长抗原在体内的存留期,增加与免疫细胞接触的机遇;③诱发抗原注射部位及其局部淋巴结的炎症反应,有利于刺激免疫细胞的增殖作用。

抗原性物质的免疫原性的强弱还与其物理状态有关,颗粒性抗原的免疫原性比可溶性抗原的强。因此,对一些抗原性弱的物质,可采用使其聚合或吸附在一些大分子颗粒表面的方式,增强其免疫原性。

四、抗原的特异性与交叉反应

（一）抗原的特异性

1. 抗原特异性及其抗原决定簇的概念

⑴特异性概念：特异性是指物质间相互结合的对应性。抗原的特异性是由抗原物质表面的特殊化学基团，即抗原决定簇所决定的。抗原的特异性既表现在免疫原性上，也表现在免疫反应性上。前者是指抗原只能激活与它具有相应受体的淋巴细胞系，使之产生免疫应答；后者是指抗原只能与其相应的抗体或效应淋巴细胞特异性结合而产生免疫反应。如用伤寒沙门菌免疫机体，只能刺激具有相应受体的淋巴细胞产生针对伤寒沙门菌的抗体；这种特异性抗体也只能与伤寒沙门菌结合发生反应，而不能与痢疾志贺菌或其他病原菌等抗原性物质发生反应。特异性是免疫应答中最重要的特点，也是免疫学诊断和免疫学防治的理论依据。

⑵抗原决定簇：抗原决定簇是免疫应答和免疫反应具有特异性的物质基础。抗原决定簇是指存在于抗原分子表面能决定抗原特异性的特殊化学基团，又称抗原表位。蛋白质抗原的一个抗原决定簇可由5~7个氨基酸残基组成，一个抗原分子可具有一种或多种不同的抗原决定簇。一种抗原决定簇只能诱导机体产生一种相应的抗体或效应T细胞。

2. 抗原决定簇对抗原特异性的影响　抗原决定簇的性质、数量和空间构象决定了抗原的特异性。抗原以其特有的抗原决定簇与相应的淋巴细胞表面受体结合，激活淋巴细胞产生免疫应答，也以此与相应抗体发生特异性结合产生免疫反应。如用连有不同化学基团的苯胺衍生物制备成复合抗原，将其分别免疫动物得到相应抗体后与上述抗原进行反应，结果证明各种复合抗原均只能与相应抗体发生特异性结合，说明化学基团（抗原决定簇）的结构决定了抗原抗体反应的特异性（图2–1）。

（二）共同抗原和交叉反应

免疫学中将存在于两种不同抗原分子间的相同或相似的抗原决定簇称为共有决定簇或共同抗原（图2–1）。

出现在亲缘关系很近的生物之间的共同抗原称为类属抗原。出现于不同种属之间的共同抗原称为异嗜性抗原。天然抗原分子结构复杂，具有多种抗原决定簇，可刺激机体产生多种特异性抗体，每种抗体只能与相应的抗原决定簇结合。如果甲、乙两种不同的抗原物质表面含有某种相同的抗原决定簇，那么由这两种抗原物质刺激机体产生的抗体（抗血清），不但能分别与刺激它们产生的甲、乙两种抗原特异性结合，而且能与对方抗原（乙或甲抗原）发生反应。这种抗原或抗体除与相应的抗体或抗原发生特异性结合反应外，还能与含某种（些）相同抗体的特种血清或含某种（些）相同抗原决定簇的异种抗原结合的反应称为交叉反应（图2–2）。

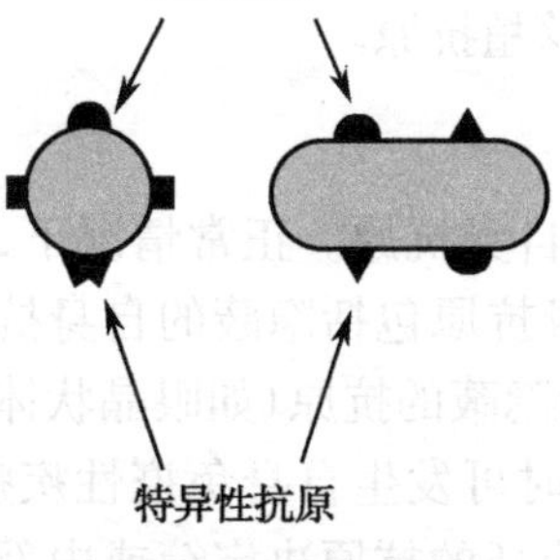

图2–1　抗原决定簇

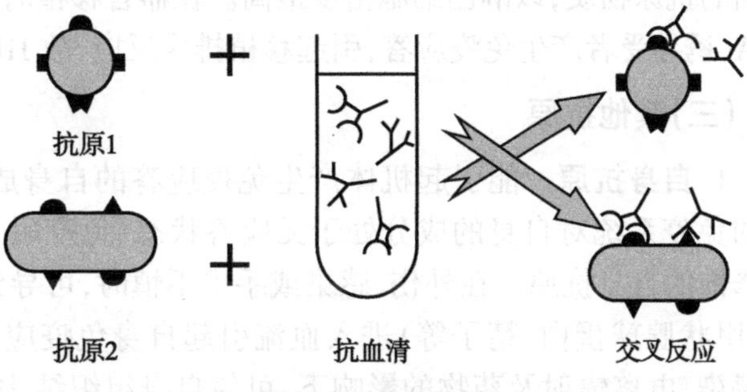

图2–2　交叉反应

五、医学上重要的抗原物质

（一）异种抗原

来自异种动物、微生物、植物等的抗原称为异种抗原，主要包括：

1. 病原微生物 细菌、病毒等病原微生物及人体寄生虫等病原微生物都是异种抗原，均由蛋白质、多糖、类脂、核酸等多种成分组成，含有多种抗原决定簇，为多种抗原的复合体。如细菌含有鞭毛抗原、荚膜抗原及菌体抗原等。

2. 病原微生物的代谢产物 病原微生物的某些代谢产物也是良好的抗原。如细菌外毒素化学成分为蛋白质，有很强的免疫原性，能刺激机体产生相应的抗体即抗毒素。外毒素经0.3%~0.4% 甲醛脱毒后，使其失去毒性而保留免疫原性，称为类毒素。类毒素可作为人工自动免疫制剂，注入机体后，可使其产生相应的抗体（即抗毒素），在预防由外毒素引起的相应疾病中起重要作用。常用的类毒素有破伤风类毒素和白喉类毒素。

3. 动物免疫血清 动物免疫血清是用类毒素免疫动物（通常为马）所制备的含有相应抗毒素的动物血清。这种免疫血清对人体具有二重性：一方面可向机体提供特异性抗体（抗毒素），中和相应细菌产生的相应外毒素，起到防治疾病的作用；另一方面，对人体来说，它又是具有免疫原性的异种蛋白，能够刺激机体产生抗体，可使机体产生超敏反应。临床常用的动物免疫血清有破伤风抗毒素、白喉抗毒素等，使用前应做皮试以防产生超敏反应。

4. 其他与医学有关的异种抗原 某些药物如青霉素、磺胺以及油漆、染料、塑料等化学物质作为半抗原，进入机体与蛋白质结合成为完全抗原，可刺激机体发生超敏反应。植物花粉、某些中药也是重要的抗原，可引起超敏反应。

（二）同种异型抗原

在同一种属不同个体间，由于基因型不同，其组织、细胞存在着的不同抗原，称为同种异型抗原。

1. 红细胞血型抗原 是指人类红细胞膜上的多种血型物质，其中以 ABO 和 Rh 血型抗原系统最为重要。ABO 血型不符的血液互相输血会引起溶血反应。临床输血前应严格执行三查八对，以防止错误输血引起严重的输血反应。Rh 血型抗原是指人类红细胞膜上含有与恒河猴红细胞相同的抗原。红细胞膜上具有 Rh 抗原者称为 Rh 阳性血型，无 Rh 抗原者称为 Rh 阴性血型。我国汉族人群 99% 为 Rh 阳性血型。人类血清中不存在抗 Rh 的天然抗体，只有在免疫情况下 Rh 抗体才能产生。当 Rh 阴性母亲连续两次怀孕为 Rh 阳性胎儿时，第二次所生胎儿有患新生儿溶血症的可能。

2. 人类白细胞抗原 人类白细胞抗原（HLA）是存在于白细胞、血小板和所有有核细胞表面的抗原物质，以淋巴细胞密度最高。在器官移植时，因供者移植物上存在着受者没有的 HLA，诱导受者产生免疫应答，引起移植排斥反应，故 HLA 又称移植抗原。

（三）其他抗原

1. 自身抗原 能引起机体产生免疫应答的自身成分称为自身抗原。正常情况下，自身的免疫系统对自身的成分处于无应答状态（免疫耐受）。自身抗原包括隐蔽的自身抗原和修饰的自身抗原。在外伤、感染或手术不慎时，可导致自身的隐蔽的抗原（如眼晶状体蛋白、甲状腺球蛋白、精子等）进入血流引起自身免疫应答，严重时可发生自身免疫性疾病；在感染、电离辐射及药物的影响下，可使自身组织结构改变形成新的抗原决定簇或内部的抗原决定簇暴露,形成修饰的自身抗原,刺激机体产生免疫应答,严重时发生自身免疫性疾病。

2. 异嗜性抗原　异嗜性抗原是一类存在于不同种属动物、植物和微生物之间的共同抗原,如溶血性链球菌的多糖和蛋白质抗原与人的心肌、心瓣膜或肾小球基底膜之间有共同抗原存在,人体感染该菌并产生抗体后,可与自身肾小球基底膜、心瓣膜和心肌发生交叉反应,导致肾小球肾炎风湿病或心肌炎的发生。

3. 肿瘤抗原　肿瘤抗原是细胞在癌变过程中产生的具有免疫原性的大分子物质的总称。肿瘤抗原可分为肿瘤特异性抗原和肿瘤相关抗原两大类。

(1)肿瘤特异性抗原:是指只存在于某种肿瘤细胞表面而不存在于相应正常细胞或其他肿瘤细胞表面的抗原。人类黑色素瘤、结肠癌和乳腺癌已检测到有肿瘤特异性抗原的存在。

(2)肿瘤相关抗原:此抗原非肿瘤细胞所特有,正常细胞也可有微量表达,只是在细胞癌变时含量明显增高,因无严格肿瘤特异性,故称为肿瘤相关抗原。肿瘤相关抗原的典型代表为胚胎抗原,该抗原系在胚胎发育阶段由胚胎细胞产生的正常成分,在胚胎发育后期减少,出生后逐渐消失或残留极微量,当细胞癌变时此类抗原重新生成。此抗原对自身无免疫原性,故机体对此抗原不产生免疫应答。目前,人们研究最为深入的肿瘤相关抗原有三种:①甲胎蛋白(AFP):是胎儿肝细胞合成的一种糖蛋白,成年人中几乎检测不到,但当肝细胞癌变时会大量表达。因此,高含量的AFP检出对临床原发性肝癌的诊断具有重要的意义。②癌胚抗原(CEA):是一种疏松地与细胞膜结合的抗原,容易脱落,如肠癌细胞产生的癌胚抗原。CEA有助于结肠癌的早期诊断。③病毒诱导的肿瘤抗原:研究表明,人类某些肿瘤与病毒感染密切相关。如鼻咽癌、Burkitt淋巴瘤与EB病毒感染有关,宫颈癌与人乳头瘤病毒感染有关,乙肝病毒感染与肝细胞性肝癌有关。在这些肿瘤细胞中可检测出相应的病毒基因和抗原,在病人血清中能检测到高滴度的相关病毒抗体。

4. 超抗原

(1)超抗原的概念:超抗原是一类由细菌外毒素和逆转录病毒蛋白构成的抗原性物质。它们能与多数T细胞结合并为T细胞活化提供信号。而上述的普通抗原只能与少数对应T细胞结合并使之活化。因此,称这种能与多数T细胞结合的抗原为超抗原。

(2)超抗原的生物学意义

1)超抗原与T细胞的耐受诱导:实验证明,在胸腺内分化发育中的T细胞如与超抗原结合,可诱发程序性细胞死亡,导致克隆排除。

2)超抗原与疾病葡萄球菌感染所产生的外毒素:主要是可溶性蛋白分子。近年来的研究证明葡萄球菌外毒素对靶细胞并无直接毒性作用,而是通过活化多数T细胞所释放的大量细胞因子产生的生物学效应引起毒性休克综合征等临床症状。

项目能力检测

A1 型选择题

1. 交叉反应是由于两种不同的抗原分子中具有(　　)

A. 不同的抗原决定簇　　B. 共同抗原决定簇　　C. 构象决定簇

D. 功能性决定簇　　E. 连续性决定簇

2. 存在于不同种属之间的共同抗原称为（　　）

A. 异种抗原　　B. 交叉抗原　　C. 异嗜性抗原

D. 超抗原　　E. 同种抗原

3. 动物来源的破伤风抗毒素对人而言是（　　）

A. 半抗原　　B. 抗体　　C. 既是抗原又是抗体

D. 超抗原　　E. 同种抗原

4. 仅有反应原性而无免疫原性的物质是（　　）

A. 超抗原　　B. 半抗原　　C. 完全抗原

D. 异嗜性抗原　　E. 异种抗原

5. 属于同种异型抗原的是（　　）

A. ABO 血型抗原　　B. 肺炎球菌荚膜多糖　　C. 类脂

D. 眼晶状体蛋白　　E. 精子

6. 抗原的特异性取决于（　　）

A. 抗原的大小

B. 抗原的物理性状

C. 抗原结构的复杂性

D. 抗原表面的特殊化学基团

E. 抗原的来源

7. 半抗原（　　）

A. 是大分子物质

B. 只有与载体结合后才能和相应抗体结合

C. 只有免疫原性

D. 只有反应原性

E. 不能和抗体结合

8. 异物是指（　　）

A. 异种物质

B. 同种异体物质

C. 结构发生改变的自身物质

D. 以上都对，即胚胎期未与机体免疫细胞接触过的物质

E. 以上都不对

9. 对人体没有免疫原性的物质是（　　）

A. 自身释放的晶状体蛋白

B. 自身移植的皮肤

C. 异体移植的皮肤

D. 动物的免疫血清

E. 精子

10. 兄弟姐妹间进行器官移植引起排斥反应的物质是（　　）

A. 异种抗原　　B. 同种异型抗原　　C. 自身抗原

D. 异嗜性抗原　　E. 类属抗原

11. 能诱导免疫应答的物质是（　　）

A. 半抗原　B. 药物　C. 自身皮肤
D. 花粉　E. 水

12. 下列哪种自身物质注入自身体内后可引起免疫应答(　　)
A. 红细胞　B. 血浆　C. 淋巴细胞
D. 精液　E. 血小板

13. 甲、乙两种物质都能与某一抗体发生结合反应,这两种物质相互称为(　　)
A. 半抗原　B. 完全抗原　C. 共同抗原
D. TD-Ag　E. TI-Ag

14. 下列物质中不属于抗原的是(　　)
A. 毒素　B. 微生物　C. 植物花粉
D. 生理盐水　E. 类毒素

15. 将外毒素转变为类毒素(　　)
A. 可增强毒素的免疫原性　B. 可降低毒素的免疫原性　C. 可增强毒素的毒性
D. 可减弱毒素的毒性　E. 可增强吞噬细胞的吞噬活性

参考答案

1. B　2. C　3. C　4. B　5. A　6. D　7. D　8. D　9. B　10. B　11. D　12. D　13. C　14. D　15. D

(王　丹)

任务二　免疫球蛋白与抗体的分析

【学习目标】

能力目标:能测定 ABO 血型。
知识目标:掌握抗体分类、功能。
熟悉抗体水解片段。
素质目标:培养严谨的工作态度、良好的团队合作意识

案例引导

案例八:病人男,16 岁,1 周前右足不慎被铁钉扎伤,当时疼痛、血流不多,而后伤口红肿,未经任何治疗。近 2 日来病人乏力、头痛、头晕,两侧咬肌酸胀,爱打呵欠,烦躁不安。入院查体:体温 36.8℃,脉搏 88 次 /min,呼吸 22 次 /min。神志清楚,表情紧张,张口困难,苦笑面容,面色潮红,大汗淋漓,颈部强直,呼吸频率和幅度均增加。诊断为破伤风。给予破伤风抗毒素 4 万 U 静脉滴注 1 天,2 万 U 静脉滴注 5 天。伤口彻底清创,过氧化氢消毒处理后,病人病情稳定、逐渐好转。

问题:根据教学网络平台提供微课对破伤风抗毒素治疗破伤风的机制进行分析。

抗体(Ab)是 B 细胞接受抗原刺激后产生增殖分化为浆细胞所产生的球蛋白,主要存在于血清等体液中,通过与相应抗原特异性结合,发挥体液免疫功能,是一种介导体液免疫的重要效

应分子。早在19世纪后期，Berhring就发现用白喉类毒素或破伤风毒素免疫动物后可产生具有中和毒素的物质，称为抗毒素，随后引入抗体一词泛指抗毒素类物质。1937年Tiselius和Kabat用电泳的方法将血清蛋白分为白蛋白、α_1、α_2、β及γ球蛋白等成分，并发现抗体活性主要存γ区。所以，在相当长的一段时间内，抗体又被称为γ球蛋白或丙种球蛋白。1968年和1972年世界卫生组织和国际免疫学会联合会的专门委员会先后决定，将具有抗体活性或化学结构与抗体相似的蛋白统一命名为免疫球蛋白(Ig)。免疫球蛋白分为分泌型(sIg)和膜型(mIg)，膜型免疫球蛋白(mIgM和mIgD)是B细胞的表面标志，参与组成B细胞特异性抗原识别受体。

一、免疫球蛋白及其基本结构

(一)免疫球蛋白分子的基本结构

Porter等对血清IgG抗体的研究证明，Ig分子的基本结构是由四肽链组成的。即由2条相同的分子量较小的肽链(称为轻链)和2条相同的分子量较大的肽链(称为重链)组成的。轻链与重链是由二硫键连接形成一个四肽链分子称为Ig分子的单体，是构成免疫球蛋白分子的基本结构。Ig单体中4条肽链两端游离的氨基或羧基的方向是一致的，分别命名为氨基端(N端)和羧基端(C端)(文末彩图2-3)。

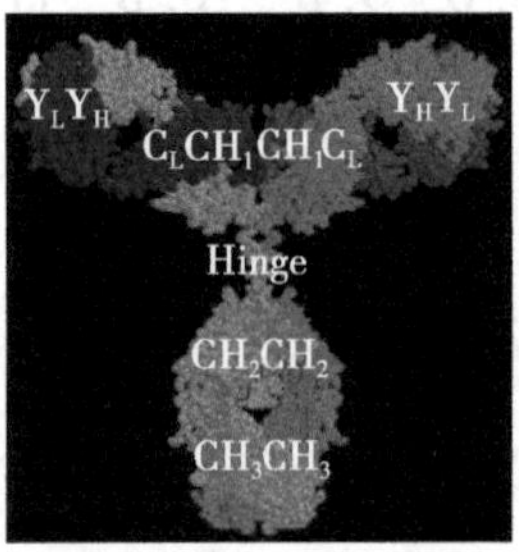

A

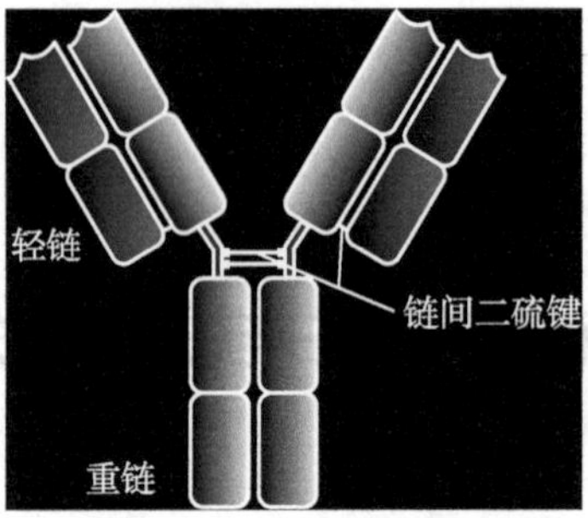

B

彩图2-3 免疫球蛋白分子的基本结构示意图

1. 轻链和重链 由于骨髓瘤蛋白(M蛋白)是均一性球蛋白分子，并证明本周蛋白是Ig分子的L链，很容易从病人血液和尿液中分离纯化这种蛋白，并可对来自不同病人的标本进行比较分析，从而为Ig分子氨基酸序列分析提供了良好的材料。

(1)轻链(L链)：轻链大约由214个氨基酸残基组成，通常不含碳水化合物，分子量约为24kD。每条轻链含有2个由链内二硫键所组成的环肽。L链共有两型：kappa(κ)与lambda(λ)，同一个天然Ig分子上L链的型总是相同的。正常人血清中的κ∶λ约为2∶1。

(2)重链(H链)：重链大小约为轻链的2倍，含450~550个氨基酸残基，分子量约为55kD或75kD。每条H链含有4~5个链内二硫键所组成的环肽。不同的H链由于氨基酸组成的排列顺序、二硫键的数目和位置、所含的种类和数量不同，其抗原性也不相同，根据H链抗原性的差异可将其分为5类：μ链、γ链、α链、δ链和ε链，不同H链与L链(κ或λ链)组成完整Ig的分子分别称之为IgM、IgG、IgA、IgD和IgE。γ、α和δ链上含有4个环肽，μ和ε链含有5个环肽。

2. 可变区和恒定区 通过对不同骨髓蛋白或本周蛋白H链或L链的氨基酸序列比较分析，发现其氨基端氨基酸序列变化很大，称此区为可变区(V)，而羧基末端则相对稳定，变化很小，称此区为恒定区。

(1) 可变区（V 区）：位于 L 链靠近 N 端的 1/2（含 108~111 个氨基酸残基）和 H 链靠近 N 端的 1/5 或 1/4（约含 118 个氨基酸残基）。每个 V 区中均有一个由链内二硫键连接形成的肽环，每个肽环含 67~75 个氨基酸残基。V 区氨基酸的组成和排列随抗体结合抗原的特异性不同有较大的变异。由于 V 区中氨基酸的种类为排列顺序千变万化，故可形成许多种具有不同结合抗原特异性的抗体（图 2-4）。

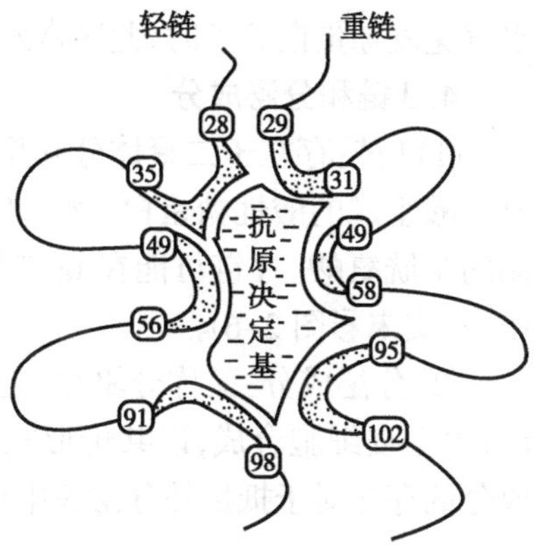

图 2-4 可变区与抗原结合

L 链和 H 链的 V 区分别称为 V_L 和 V_H。在 V_L 和 V_H 中某些局部区域的氨基酸组成和排列顺序具有更高的变体程度，这些区域称为高变区（HVR）。在 V 区中非 HVR 部位的氨基酸组面和排列相对比较保守，称为骨架区（FR）。V_L 中的高变区有三个，通常分别位于第 24~34、50~65、95~102 位氨基酸。V_L 和 V_H 的这三个 HVR 分别称为 HVR1、HVR2 和 HVR3。经 X 线结晶衍射的研究分析证明，高变区确实为抗体与抗原结合的位置，因而称为决定簇互补区（CDR）。V_L 和 V_H 的 HVR1、HVR2 和 HVR3 又可分别称为 CDR1、CDR2 和 CDR3，一般的 CDR3 具有更高的高变程度。高变区也是 Ig 分子独特型决定簇主要存在的部位。在大多数情况下 H 链在与抗原结合中起更重要的作用。

【课堂互动】免疫球蛋白分成五类的依据是什么？

(2) 恒定区（C 区）：位于 L 链靠近 C 端的 1/2（约含 105 个氨基酸残基）和 H 链靠近 C 端的 3/4 区域或 4/5 区域（约从 119 位氨基酸至 C 末端）。H 链每个功能区约含 110 多个氨基酸残基，含有一个由二硫键连接的 50~60 个氨基酸残基组成的肽环。这个区域氨基酸的组成和排列在同一种属动物 Ig 同型 L 链和同一类 H 链中都比较恒定，如人抗白喉外毒素 IgG 与人抗破伤风外毒素的抗毒素 IgG，它们的 V 区不相同，只能与相应的抗原发生特异性的结合，但其 C 区的结构是相同的，即具有相同的抗原性，应用马抗人 IgG 第二体（或称抗抗体）均能与这两种抗不同外毒素的抗体（IgG）发生结合反应。这是制备第二抗体，应用荧光、酶、同位素等标记抗体的重要基础。

3. 铰链区 铰链区不是一个独立的功能区，但它与其客观存在功能区有关。铰链区位于 CH_1 和 CH_2 之间（图 2-5）。不同 H 链铰链区含氨基酸数目不等，α_1、α_2、γ_1、γ_2 和 γ_4 链的铰链区较短，只有 10 多个氨基酸残基；γ_3 和 δ 链的铰链区较长，含 60 多个氨基酸残基，其中 γ_3 铰链区含有 14 个半胱氨酸残基。铰链区包括 H 链间二硫键，该区富含脯氨酸，不形成 α- 螺旋，易发生伸展及一定程度的转动，当 V_L、V_H 与抗原结合时此区发生扭曲，使抗体分子上两个抗原结合点更好地与两个抗原决定簇发生互补。由于 CH_2 和 CH_3 构型变化，显示出活化补体、结合组织细胞等生物学活性。铰链区对木瓜蛋白酶、胃蛋白酶敏感，当用这些蛋白酶

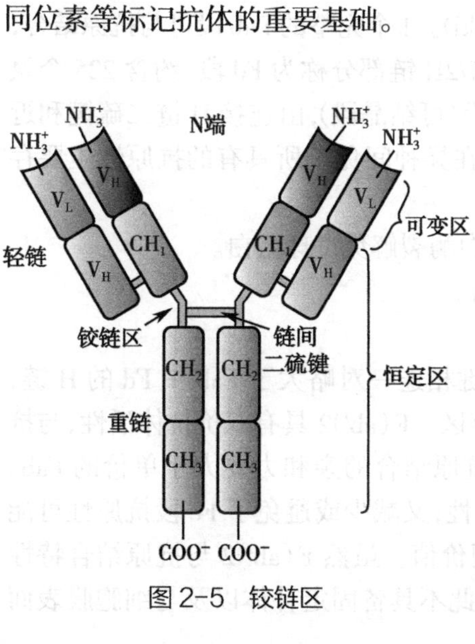

图 2-5 铰链区

水解免疫球蛋白分子时，此区常发生裂解。IgM 和 IgE 缺乏铰链区。

4. J 链和分泌成分

(1) J 链：存在于二聚体分泌型 IgA 和五聚体 IgM 中。J 链分子量约为 15kD，为由 124 个氨基酸组成的酸性糖蛋白，含有 8 个半胱氨酸残基，通过二硫键连接到 μ 链或 α 链的羧基端的半胱氨酸。J 链可能在 Ig 二聚体、五聚体或多聚体的组成及在体内转运中具有一定的作用（文末彩图 2-6）。

(2) 分泌成分：又称分泌片，是分泌型 IgA 上的一个辅助成分，分子量约为 75kD，为糖蛋白，由上皮细胞合成，以共价形式结合到 Ig 分子，并一起被分泌到黏膜表面（图 2-6）。分泌成分的存在对于抵抗外分泌液中蛋白水解酶的降解具有重要作用。

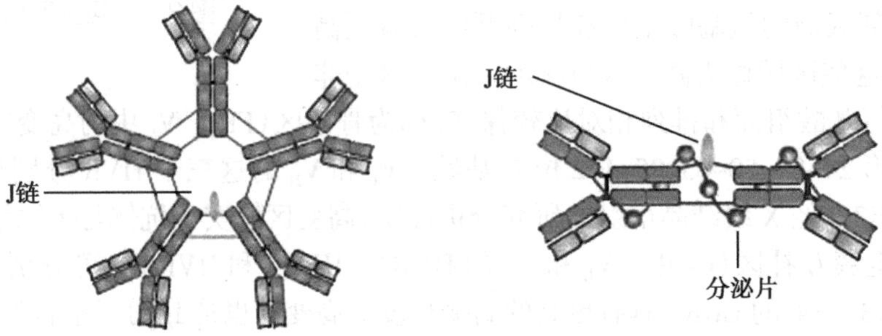

彩图 2-6 J 链和分泌片

(二) 免疫球蛋白的酶解片段

在一定条件下，Ig 分子上某些部位易被蛋白水解酶水解为各种片段，常见的 Ig 蛋白水解酶有木瓜蛋白酶和胃蛋白酶，下面以 IgG 为例介绍上述两种酶对 Ig 的水解作用（图 2-7）。

1. 木瓜蛋白酶的水解片段 Porter 等最早用木瓜蛋白酶水解兔 IgG，从而获知了 Ig 四肽链的基本结构和功能。

(1) 裂解部位：IgG 铰链区 H 链链间二硫键近 N 端侧切断。

(2) 裂解片段：共裂解为 3 个片段。① 2 个 Fab 段（抗原结合段），每个 Fab 段由 1 条完整的 L 链和 1 条约为 1/2 的 H 链组成，Fab 段分子量为 54kD。1 个完整的 Fab 段可与抗原结合，表现为单价，但不能形成凝集或沉淀反应。Fab 中约 1/2H 链部分称为 Fd 段，约含 225 个氨基酸残基，包括 V_H、CH_1 和部分铰链区。② 1 个 Fc 段（可结晶段），由连接 H 链二硫键和近羧基端 2 条约 1/2H 链所组成，分子量约为 50kD。Ig 在异种间免疫所具有的抗原性主要存在于 Fc 段。

2. 胃蛋白酶的水解片段 Nisonoff 等最早用胃蛋白酶裂解免疫球蛋白。

(1) 裂解部位：铰链区 H 链链间二硫键近 C 端切断。

(2) 裂解片段

1) F(ab′)2：包括一对完整的 L 链和由链间二硫键相连一对略大于 Fab 中 Fd 的 H 链，称为 Fd′，约含 235 个氨基酸残基，包括 V_H、V_{H1} 和铰链区。F(ab′)2 具有双价抗体活性，与抗原结合可发生凝集和沉淀反应。双价的 F(ab′)2 与抗原结合的亲和力要大于单价的 Fab。由于应用 F(ab′)2 时保持了结合相应抗原的生物学活性，又减少或避免了 Fc 段抗原性可能引起的副作用，因而在生物制品中有较大的实际应用价值。虽然 F(ab′)2 与抗原结合特性方面同完整的 Ig 分子一样，但由于缺乏 Ig 中部分，因此不具备固定补体以及与细胞膜表面

Fc 受体结合的功能。F(ab')2 经还原等处理后,H 链间的二硫键可发生断裂而形成两个相同的 Fab' 片段。

2) Fc' 可继续被胃蛋白酶水解成更小的片段,失去其生物学活性。

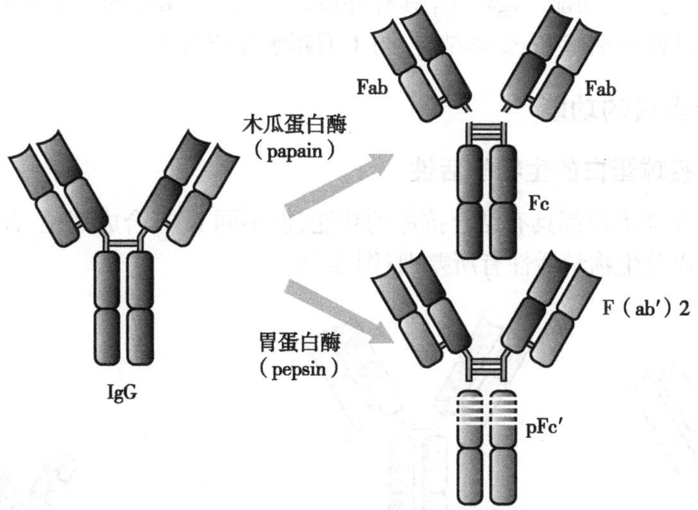

图 2-7　免疫球蛋白水解片段

(三)免疫球蛋白的功能区

Ig 分子的多肽链分子可折叠成几个由键内二硫键连接的球形结构,每个球形结构具有一定的功能,称为免疫球蛋白的功能区(文末彩图 2-8)。

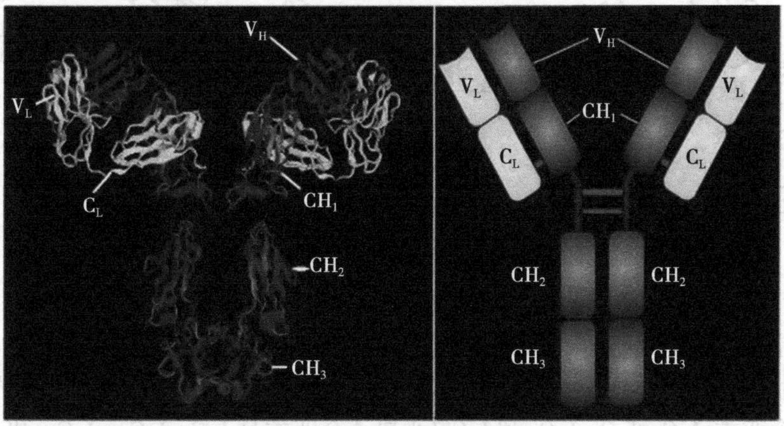

彩图 2-8　免疫球蛋白功能区

轻链有 V_L 和 C_L 两个功能区,IgG、IgA 和 IgD 的重链有 V_H、CH_1、CH_2 和 CH_3 四个功能区;IgM 和 IgE 重链有五个功能区,除 V_H、CH_1、CH_2 和 CH_3 外,还有一个 CH_4。各功能区担负着各自的功能。

1. V_L 和 V_H　是与抗原结合的部位,其中 HVR(CDR)是 V 区中与抗原决定簇(或表位)互补结合的部位。V_H 和 V_L 通过非共价相互作用,组成一个 FV 区。单位 Ig 分子具有 2 个抗原结合位点,二聚体分泌型 IgA 具有 4 个抗原结合位点,五聚体 IgM 可有 10 个抗原结合位点。

2. C_L 和 CH_1　具有部分同种异型的遗传标记。

3. IgG 的 CH_2 和 IgM 的 CH_3 IgG 的 CH_2 和 IgM 的 CH_3 具有补体 C1q 结合点，能活化补体的经典活化途径。母体 IgG 借助 CH_2 部分可通过胎盘主动传递到胎体内。

4. IgG 的 CH_3 和 IgM 的 CH_4 IgG CH_3 具有结合单核细胞、巨噬细胞、粒细胞、B 细胞和 NK 细胞 Fc 段受体的功能。$IgMCH_4$ 具有补体结合位点。IgE 的 CH_2 和 CH_3 功能区与结合肥大细胞和嗜碱性粒细胞 Fc 受体结合，与Ⅰ型超敏反应有关。

二、免疫球蛋白的功能

（一）各类免疫球蛋白的生物学活性

虽然各类免疫球蛋白都具有结合抗原的功能，但不同 Ig 其合成部位、合成时间、血清含量、分布、半衰期以及生物学活性有所差别（图 2-9）。

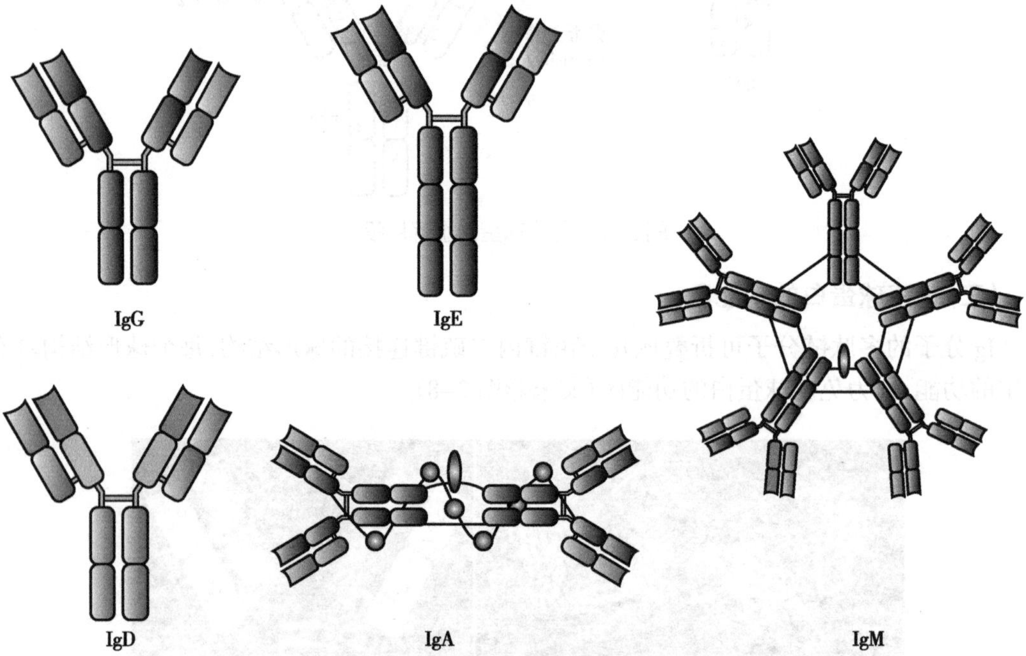

图 2-9 五类免疫球蛋白结构示意图

1. IgG 主要由脾、淋巴结中的浆细胞合成和分泌，以单体形式存在。在个体发育过程中机体合成 IgG 的时间要晚于 IgM，在出生后第 3 个月开始合成，3~5 岁接近成年人水平。IgG 是血清中主要的抗体成分，约占血清总 Ig 的 75%。根据 IgG 分子中 γ 链抗原性差异，人 IgG 有 4 个亚类：IgG_1、IgG_2、IgG_3 和 IgG_4（小鼠 4 个亚类是 IgG_1、IgG_{2A}、IgG_{2b} 和 IgG_3）。其中 IgG_3 γ_3 铰链区含有 62 个氨基酸残基，具有 4 个重复 γ_1 铰链区（15 个氨基酸残基）的串联结构，重链间二硫键数量多，10~15 个，因此易被蛋白酶裂解，半衰期也较短。不同 IgG 亚类的生物学活性有所差异。IgG 的半衰期相对较长，为 20~30 天。IgG 可通过经典途径活化补体，其固定补体的能力依次是 $IgG_3 > IgG_1 > IgG_2$，在小鼠为 $IgG_{2b} > IgG_{2a} > IgG_3$，人的 IgG_4 和小鼠的 IgG1 无固定补体的能力。IgG 是唯一能通过胎盘的 Ig，在自然被动免疫中起重要作用。此外 IgG 还具有调理吞噬、ADCC 和结合 SPA 等作用。由于 IgG 的上述特点，IgG 在机体免疫防护中起着主要作用，大多数抗菌、抗病毒、抗毒素抗体都属于 IgG 类抗体。应用对麻疹、甲型肝炎等有免疫力的产妇或正常人丙种或胎盘球蛋白可进行人工被动免疫，能有效地预防相应的传染性疾病。不少自身抗体如抗甲状腺球蛋白抗体、系统性红斑狼疮的 LE 因子(抗核抗体)及引起Ⅲ型变态反应免疫复合物中的抗体大都也属于 IgG(文末彩图 2-10)。

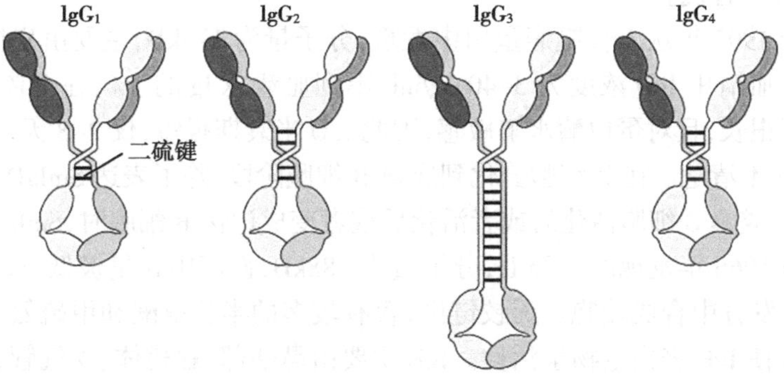

彩图 2-10　IgG

2. IgA　主要由黏膜相关淋巴样组织产生,其中大部分是由胃肠淋巴样组织所合成,少部分由呼吸道、唾液腺和生殖道黏膜组织合成。哺乳期产妇腺组织含有大量 IgA 产生细胞,这些细胞主要来自胃肠。在人类,还有少量的 IgA 来自骨髓。人出生后 4~6 个月开始合成 IgA,4~12 岁血清中含量达成人水平,血清型 IgA 占总 Ig 的 10% 左右,半衰期 5~6 天。IgA 有 IgA_1 和 IgA_2 两个亚类。IgA_1 主要存在于血清中,约占血清中 IgA 的 85%,α_1 链分子量为 56kD;IgA_2 主要存在于外分泌液中,少部分以血清型 IgA 存在,约占血清中 IgA 的 15%,α_2 链缺乏铰链区,分子量为 52kD。血清中的 IgA 除单体形式外还有由 J 链共价相连的二聚体或三聚体等形式。分泌型 IgA 是由 J 链连接的双体和分泌成分所组成,主要存在于初乳、唾液、泪液、胃肠液、支气管分泌等外分泌液中,是黏膜局部免疫的最重要因素,分泌型 IgA 通过与相应的病原微生物(如脊髓灰质炎病毒)结合,阻抑其吸附到易感细胞上,分泌型 IgA 还可中和毒素如霍乱弧菌毒素和大肠杆毒素等。新生儿易患呼吸道、胃肠道感染可能与 IgA 合成不足有关。慢性支气管炎发作与分泌型 IgA 的减少也有一定关系。产妇可通过初乳将分泌型 IgA 传递给婴儿,这也是一种重要的自然被动免疫。嗜酸性粒细胞、中性粒细胞和巨噬细胞表达 Fc αR,血清型单体 IgA 可介导调理吞噬和 ADCC 作用。此外,分泌型 IgA 具有免疫排除功能,即分泌型 IgA 结合饮食中大量的可溶性抗原以及肠道正常菌群或病原微生物所释放的热原物质,防止它们进入血液。

3. IgM　血清中 IgM 是由 5 个单体通过一个 J 链和二硫键连接成五聚体,分子量最大,为 970kD,沉降系数为 19S,称为巨球蛋白。在分子结构上 IgM 无铰链区,C μ2 可能替代了铰链区的功能。在生物进化过程中 IgM 是最早出现的免疫球蛋白,如八目鳗可产生 IgM。在个体发育过程中,无论是 B 细胞膜表面 Ig(SmIg),还是合成分泌到血清中的 Ig,IgM 都是最早出现的 Ig,在胚胎发育晚期的胎儿即有能力产生 IgM。在抗原刺激诱导体液免疫应答过程中,一般 IgM 也最先产生。IgM 占血清总 Ig 的 5%~10%。由于 IgM 在免疫应答早期产生,并在补体参与下的溶血作用比 IgG 强 500 倍以上,而且活化补体后通过 C3b、C4b 等片段发挥调理作用,因此 IgM 在机体的早期免疫防护中有重要地位。天然的血型抗体(凝集素)为 IgM,血型不符的输血,易发生严重的溶血反应。IgM 不能过胎盘,脐血中如出现针对某种病原微生物的 IgM,表示胚胎期有相应病原微生物如梅毒螺旋体、风疹或巨细胞毒等感染,称为胚胎感染或垂直感染。正常人血清中也含有少量单体 IgM。

膜表面 IgM 是 B 细胞识别抗原受体中一种主要的 SmIg。成熟 B 细胞有 SmIgD，在正常人 B 细胞库中 $SmIgM^{+}$B 细胞约占 80%。在记忆 B 细胞中 SmIgM 逐渐消失，被 SmIgG、SmIgA 或 SmIgE 所替代。

4. IgD 于 1995 年从人骨髓瘤蛋白中发现，分子量为 175kD，主要由扁桃体、脾等处的浆细胞产生，人血清中 IgD 浓度为 3~40μg/ml，不到血清总 Ig 的 1%，在个体发育中合成较晚。IgD 铰链区很长，且对蛋白酶水解敏感，因此 IgD 半衰期很短，仅 2~8 天。血清中 IgD 确切的免疫功能尚不清楚。在 B 细胞分化到成熟 B 细胞阶段，除了表达 SmIgD，抗原刺激后表现为免疫耐受。成熟 B 细胞活化后或者活化后或者变成记忆 B 细胞时，SmIgD 逐渐消失。

5. IgE 是 1966 年发现的一类 Ig，分子量为 188kD，血清中含量极低，仅占血清总 Ig 的 0.002%，在个体发育中合成较晚。无铰链区，含有较多的半胱氨酸和甲硫氨酸。对热敏感，56℃、30 分钟可使 IgE 丧失生物学活性。IgE 主要由鼻咽部、扁桃体、支气管、胃肠等黏膜固有层的浆细胞产生，这些部位常是变应原入侵和Ⅰ型变态反应发生的场所。IgE 为亲细胞抗体，可与嗜碱性粒细胞、肥大细胞膜高亲和力结合。变应原再次进入机体与已固定在嗜碱性粒细胞、肥大细胞上 IgE 结合，可引起Ⅰ型变态反应。寄生虫感染或过敏反应发作时，局部的外分泌液和血清中 IgE 水平都明显升高。

（二）免疫球蛋白分子的功能

Ig 是体液免疫应答中发挥免疫功能最主要的免疫分子，免疫球蛋白所具有的功能是由其分子中不同功能区的特点所决定的。

1. 特异性结合抗原 Ig 最显著的生物学特点是能够特异性地与相应的抗原结合，如细菌、病毒、寄生虫、某些药物或侵入机体的其他异物。Ig 的这种特异性结合抗原特性是由其 V 区（尤其是 V 区中的高变区）的空间构成所决定的。Ig 的抗原结合点由 L 链和 H 链超变区组成，与相应抗原上的表位互补，借助静电力、氢键以及范德华力等与次级键相结合，这种结合是可逆的，并受到 pH、温度和电解浓度的影响。在某些情况下，由于不同抗原分子上有相同的抗原决定簇，或有相似的抗原决定簇，一种抗体可与两种以上的抗原发生反应，此称为交叉反应。

抗体分子可有单体、双体和五聚体，因此结合抗原决定簇的数目（结合价）也不相同。Fab 段为单价，不能产生凝集反应和沉淀反应。F(ab')2 和单体 Ig（如 IgG、IgD、IgE）为双价。双体分泌型 IgA 有 4 价。五聚体 IgM 理论上应为 10 价，但实际上由于立体构型的空间位阻，一般只有 5 个结合点可结合抗原。

B 细胞表面 Ig（SmIg）是特异性识别抗原的受体，成熟 B 细胞主要表达 SmIgM 和 SmIgD，同一 B 细胞克隆表达不同类 SmIg，其识别抗原的特异性是相同的。

2. 活化补体

（1）IgM、IgG_1、IgG_2 和 IgG_3 可通过经典途径活化补体。当抗体与相应抗原结合后，IgG 的 CH_2 和 IgM 的 CH_3 暴露出结合 C1q 的补体结合点，开始活化补体。由于 C1q6 个亚单位中一般需要 2 个 C 端的球与补体结合点结合后才能依次活化 C1r 和 C1s，因此 IgG 活化补体需要一定的浓度，以保证两个相邻的 IgG 单体同时与 1 个 C1q 分子的两个亚单位结合。而 IgM 含有 10 个 Fab 段，所以 IgM 激活补体的能力更强。人类天然的抗 A 和抗 B 血型抗体为 IgM，故血型不符合引起的输血反应发生快而且严重。

（2）凝聚的 IgA、IgG_4 和 IgE 等可通过替代途径活化补体。

3. 结合 Fc 受体　不同细胞表面具有不同 Ig 的 Fc 受体，当 Ig 与相应抗原结合后，由于构型的改变，其 Fc 段可与具有相应受体的细胞结合。IgE 抗体由于其 Fc 段结构特点，可在游离情况下与有相应受体的细胞（如嗜碱性粒细胞、肥大细胞）结合，称为亲细胞抗体。抗体与 Fc 受体结合可发挥不同的生物学作用。

（1）介导Ⅰ型变态反应：变应原刺激机体产生的 IgE 可与嗜碱性粒细胞、肥大细胞表面 IgE 高亲和力受体细胞脱颗粒，释放组胺，与细胞 Fc 受体结合。当相同的变应原再次进入机体时，可与已固定在细胞膜上的 IgE 结合，刺激细胞脱颗粒，释放组胺，合成由细胞脂质来源的介质如白三烯、前列腺素、血小板活化因子等，引起Ⅰ型变态反应。

（2）调理吞噬作用：调理作用是指抗体、补体 C3b、C4b 等调理素促进吞噬细菌等颗粒性抗原（图 2-11）。由于补体对热不稳定，因此又称热不稳定调理素。抗体又称热稳定调理素。补体与抗体同时发挥调理吞噬作用，称为联合调理作用。中性粒细胞、单核细胞和巨噬细胞具有高亲和力或低亲和力的 CD64 和 CD32，IgG 尤其是人 IgG_1 和 IgG_3 亚类对于调理吞噬起主要作用。嗜酸性粒细胞具有亲和力 CD32，IgE 与相应抗原结合后可促进嗜酸性粒细胞的吞噬作用。抗体的调理机制一般认为是：①抗体在抗原颗粒和吞噬细胞之间"搭桥"，从而加强了吞噬细胞的吞噬作用；②抗体与相应颗粒性抗原结合后，改变抗原表面电荷，降低吞噬细胞与抗原之间的静电斥力；③抗体可中和某些细菌表面的抗吞噬物质如肺炎双球菌的荚膜，使吞噬细胞易于吞噬；④吞噬细胞 FcR 结合抗原抗体复合物，吞噬细胞可被活化。

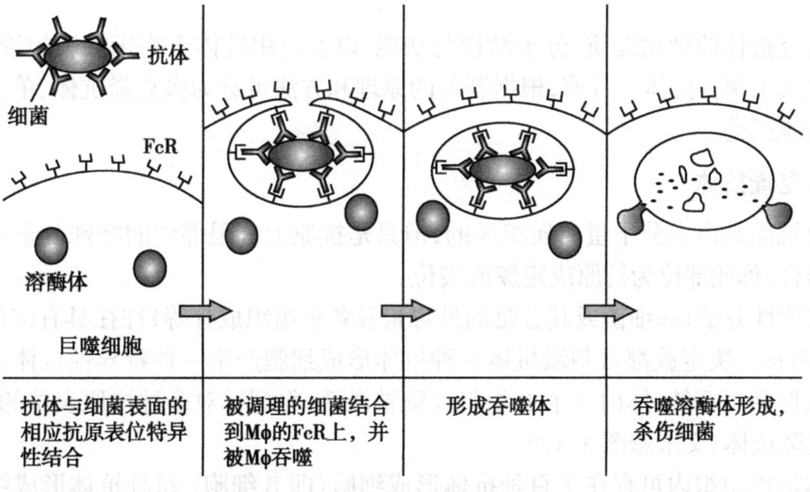

图 2-11　抗体介导的调理作用

（3）发挥抗体依赖的细胞介导的细胞毒作用：当 IgG 抗体与带有相应抗原的靶细胞结合后，可与中性粒细胞、单核细胞、巨噬细胞、NK 细胞等效应细胞结合，发挥抗体依赖的细胞介导的细胞毒作用（ADCC）（文末彩图 2-12）。目前已知 NK 细胞发挥 ADCC 效应主要是通过其膜表面低亲和力 D16 所介导的，IgG 不仅起到连接靶细胞和效应细胞的作用，同时还刺激 NK 细胞合成和分泌肿瘤坏死因子和 γ- 干扰素等细胞因子，并释放颗粒，溶解靶细胞。嗜酸性粒细胞可脱颗粒释放碱性蛋白等，在杀伤寄生虫如蠕虫中发挥重要作用。

此外，人 IgGFc 段能非特异地与葡萄球菌 A 蛋白（SPA）结合，应用 SPA 可纯化 IgG 等抗体，或代替第二抗体用于标记技术。

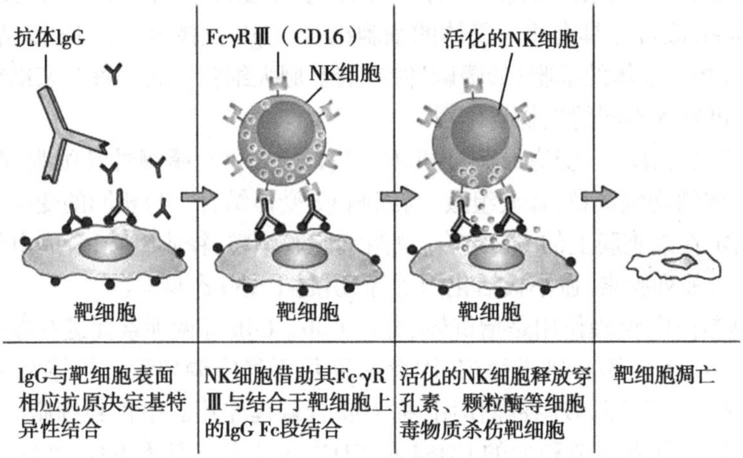

彩图 2-12 ADCC 作用

(4)通过胎盘:在人类,IgG 是唯一可通过胎盘从母体转移给胎儿的 Ig。IgG 能选择性地与胎盘母体一侧的滋养层细胞结合,转移到滋养层细胞的吞饮泡内,并主动外排到胎儿血液循环中。IgG 的这种功能与 IgGFc 片段结构有关,如切除 Fc 段后所剩余的 Fab 并不能通过胎盘。IgG 通过胎盘的作用是一种重要的自然被动免疫,对于新生儿抗感染有重要作用。

三、抗体的制备

为了研究抗体的理化性质、分子结构与功能,以及应用抗体于临床疾病的诊断、治疗和预防都需要人工制备抗体。目前,根据制备的原理和方法可分为多克隆抗体、单克隆抗体及基因工程抗体三类。

(一)多克隆抗体

大多数抗原是由大分子蛋白质组成的,但只是抗原上有限部位的特殊分子结构能与其相应抗体结合,称此部位为抗原决定簇或表位。

天然抗原性分子(如细菌或其分泌的外毒素及各种组织成分等)往往具有多种不同的抗原决定簇,而每一决定簇都可刺激机体一种抗体形成细胞产生一种特异性抗体。以该抗原物质刺激机体免疫系统,体内多个 B 细胞克隆被激活,得到针对多种抗原表位的混合抗体,称之为多克隆抗体(文末彩图 2-13)。

在机体淋巴组织内可存在千百种抗体形成细胞(即 B 细胞),每种抗体形成细胞只识别其相应的抗原决定簇,当受抗原刺激后可增殖分化为一种细胞群,这种由单一细胞增殖形成的细胞群体可称之为细胞克隆。同一克隆的细胞可合成和分泌在理化性质、分子结构、遗传标记及生物学特性等方面都是完全相同的均一性抗体,亦可称之为单克隆抗体。

在早期,传统的抗体制备方法是将一种天然抗原经各种途径免疫动物,由于抗原性物质具有多种抗原决定簇,故可刺激产生多种抗体形成细胞克隆,合成和分泌抗各种决定簇抗体,分泌到血清或体液中,故在其血清中实际上是含多种抗体的混合物,称这种用体内免疫法所获得的免疫血清为多克隆抗体,也是第一代抗体。由于这种抗体是不均一的,无论是对抗体分子结构与功能的研究或是临床应用都受到很大限制,因此如何能获得均一性抗体成为关注的焦点。

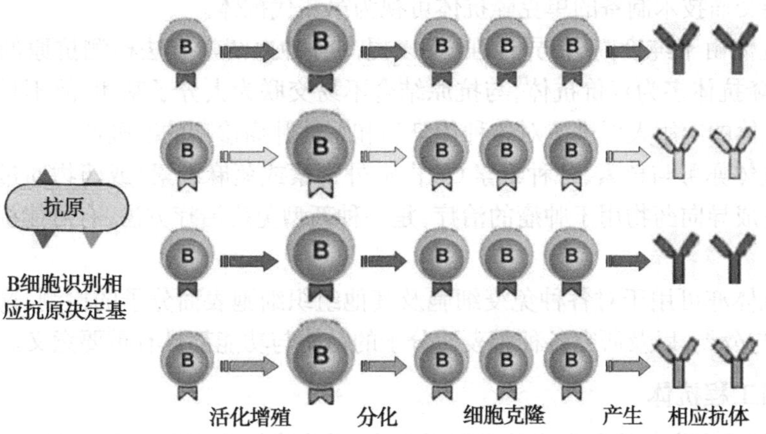

彩图 2-13　多克隆抗体的产生机制

(二)单克隆抗体

由一个 B 细胞克隆产生的抗体称之为单克隆抗体(文末彩图 2-14)。体内免疫法很难获得单克隆抗体。如能将所需要的抗体形成细胞选出,并能在体外进行培养即可获得已知特异的单克隆抗体。1975 年德国学者 Kohler 和英国学者 Milstein 将小鼠骨髓瘤细胞和经绵羊红细胞(SRBC)免疫的小鼠脾细胞在体外进行两种细胞融合,结果发现部分形成的杂交细胞既能继续在体外培养条件下生长繁殖又能分泌抗 SRBC 抗体,称这种杂交细胞系为杂交瘤。这种杂交瘤细胞既具有骨髓瘤细胞能大量无限生长繁殖的特性,又具有抗体形成细胞合成和分泌抗体的能力。它们是由识别一种抗原决定簇的细胞克隆所产生的均一性抗体,故称之为单克隆抗体。应用杂交瘤技术可获得几乎所有抗原的单克隆抗体,只要这种抗原能引起小鼠的抗体应答。

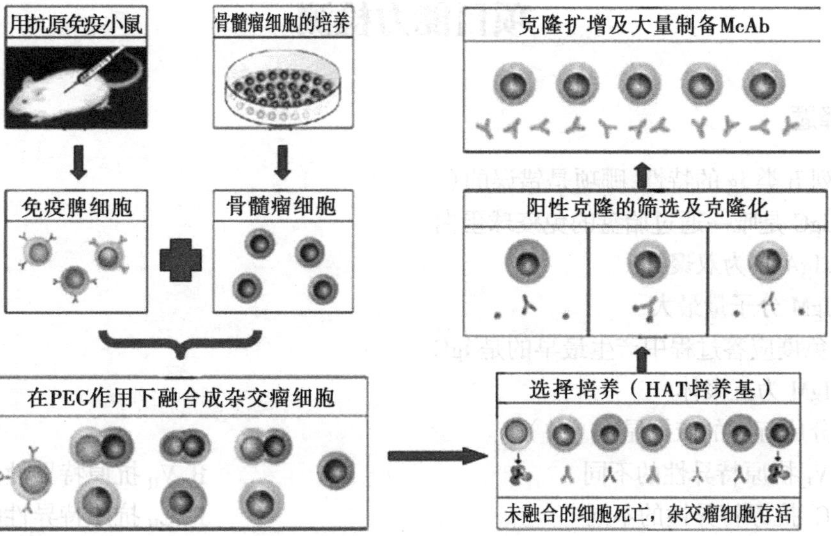

彩图 2-14　单克隆抗体制备过程

这种用杂交瘤技术制备的单克隆抗体可视为第二代抗体。

单克隆抗体由于纯度高、特异性强、可以提高各种血清学方法检测抗原的敏感性及特异性，但单克隆抗体多为双价抗体，与抗原结合不易交联为大分子基团，故不易出现沉淀反应。单克隆抗体的应用大促进了对各种传染病和恶性肿瘤诊断的准确性。

单克隆抗体亦可与核素、各种毒素（如白喉外毒素或蓖麻毒素）或药物通过化学偶联或基因重组制备成导向药物用于肿瘤的治疗，是一种新型免疫治疗方法，有可能提高对肿瘤的疗效。

单克隆抗体亦可用于对各种免疫细胞及其他组织细胞表面分子的检测，这对免疫细胞的分离、鉴定与分类，以及研究各种膜表面分子的结构与功能都具有重要意义。

（三）基因工程抗体

自 1975 年单克隆抗体杂交瘤技术问世以来，单克隆抗体在医学中被广泛地应用于痢疾的诊断及治疗。但目前绝大多数单克隆抗体是鼠源的，临床重复给药时体内产生抗鼠抗体，使临床疗效减弱或消失。因此，临床理想的单克隆抗体应是人源的，但人 - 人杂交瘤技术目前尚未突破，即使研制成功，也还存在人 - 人杂交瘤体外传代不稳定，抗体亲和力低及产量不高等问题。目前较好的解决办法只能是研制基因工程抗体，以代替鼠源单克隆抗体用于临床。

基因工程抗体兴起于 20 世纪 80 年代早期。这一技术是将对 Ig 基因结构与功能的了解与 DNA 重组技术相结合，根据研究者的意图在基因水平对 Ig 分子进行切割、拼接或修饰，甚至是人工嵌合后导入受体细胞表达，产生新型抗体，也称为第三代抗体。

基因工程抗体包括嵌合抗体、重构抗体、单链抗体、单区抗体及抗体库等。其中以嵌合抗体研究的较多，也较成熟。单链抗体及单区抗体虽具有结构简单、分子小等优点，但其临床应用的前景尚待证实。

项目能力检测

A1 型选择题

1. 下列五类 Ig 的特性，哪项是错误的（　　）
   A. IgG 是唯一通过胎盘的免疫球蛋白
   B. sIgA 多为双聚体
   C. IgM 分子量最大
   D. 免疫应答过程中产生最早的是 IgG
   E. IgM 为五聚体
2. Ig 分成五类的依据是（　　）
   A. V_L 抗原特异性的不同　　B. V_H 抗原特异性的不同
   C. C_L 抗原特异性的不同　　D. C_H 抗原特异性的不同
   E. 抗体来源不同
3. 抗原、抗体结合的部位是（　　）
   A. 重链的 C 区　　B. 重链的 V 区　　C. 重链和轻链的 V 区

D. 重链和轻链的 C 区　　E. 轻链的 C 区

4. 关于抗体和免疫球蛋白的描述，下列哪项是正确的（　　）
A. 免疫球蛋白就是抗体
B. 免疫球蛋白都是抗体，但抗体不一定都是免疫球蛋白
C. 抗体都是免疫球蛋白，但免疫球蛋白不一定是抗体
D. 免疫球蛋白与抗体不同也无关
E. 免疫球蛋白与抗体无关

5. 免疫球蛋白分子的 Fab 段的功能是（　　）
A. 通过胎盘　　B. 激活补体　　C. 结合抗原
D. 趋化作用　　E. 结合 Fc 受体

6. 血清中各类抗体的浓度依次是（　　）
A. IgG > IgA > IgM > IgD > IgE
B. IgG > IgM > IgA > IgD > IgE
C. IgA > IgD > IgE > IgM > IgG
D. IgD > IgE > IgA > IgM > IgG
E. IgD > IgA > IgE > IgM > IgG

7. 结合肥大细胞和嗜碱性粒细胞的 Ig 是（　　）
A. IgM　　B. IgG　　C. IgE
D. IgA　　E. IgD

8. 下列哪种液体中分泌型 IgA 的含量最高（　　）
A. 唾液　　B. 尿液　　C. 初乳
D. 支气管黏液　　E. 泪液

9. 半衰期最长的 Ig 是（　　）
A. IgM　　B. IgE　　C. IgG
D. IgA　　E. IgD

10. 胎儿在宫腔内感染，脐带血或新生儿外周血中何种 Ig 水平升高（　　）
A. IgM　　B. IgE　　C. IgG
D. IgA　　E. IgD

11. 免疫球蛋白的超变区位于（　　）
A. VH 和 CH　　B. VL 和 VH　　C. VH 和 CL
D. CL 和 CH　　E. CL 和 VH

12. 在局部黏膜抗感染中发挥重要作用的 Ig 是（　　）
A. IgM　　B. IgG　　C. IgE
D. sIgA　　E. IgD

13. 新生儿通过自然被动免疫从母体获得的主要 Ig 是（　　）
A. IgG 和 IgM　　B. IgD 和 sIgA　　C. sIgA 和 IgG
D. IgM 和 IgE　　E. IgD

14. 关于 IgG 的特性，下列哪项是正确的（　　）
A. 有 4 个功能区
B. 是胚胎晚期合成的主要抗体

C. 是唯一通过胎盘的抗体
D. 是天然的血型抗体
E. 是最早开始合成的抗体

15. 3~6个月婴儿易患呼吸道感染主要是因为哪类Ig不足( )
A. IgM B. IgG C. IgE
D. sIgA E. IgD

16. 免疫接种后首先产生的抗体是( )
A. IgM B. IgG C. IgE
D. IgA E. IgD

17. 关于抗体,下列哪项是错误的( )
A. 抗体都是体内产生的
B. 抗体主要存在于血液、体液、黏膜表面及其分泌液中
C. 抗体是能和相应抗原特异性结合的球蛋白
D. 抗体都是免疫球蛋白
E. 免疫球蛋白不一定具有抗体活性

18. 各种Ig单体分子共有的特性是( )
A. 与靶细胞结合后能介导ADCC作用
B. 具有两个完全相同的抗原结合部位
C. 轻链与重链以非共价键结合
D. 与抗原结合后能激活补体
E. 在体内含量相同

19. IgG分子穿过胎盘借助的部位是( )
A. V_H B. CH_1 C. CH_2
D. CH_3 E. CH_1和CH_2

20. 下列哪项不是单克隆抗体的特点( )
A. 特异性强,极少或不发生交叉反应
B. 质地均一,有效成分含量高
C. 由B细胞杂交瘤产生
D. 针对抗原分子上的多个抗原决定簇
E. 针对抗原分子上的一个抗原决定簇

21. 用木瓜蛋白酶水解IgG所获得的水解片段具有的生物学特性为( )
A. 将IgG于铰链区H链链间二硫键近C端侧切断
B. Fab段具有双价抗体活性
C. 共裂解为2个Fab段和1个Fc段
D. 能产生凝集反应或沉淀反应
E. Fab段具有三价抗体活性

22. 关于IgM的描述,下列不正确的是( )
A. IgM中和病毒的能力比IgG强
B. IgM在防止菌血症发生中起重要作用
C. IgM激活补体的能力强于IgG

D. 病人血中检出高滴度特异性 IgM 说明有近期感染
E. IgM 分子量大

23. 由五个单体构成的免疫球蛋白是( )
A. IgG B. IgE C. sIgA
D. IgM E. IgD

24. 天然 ABO 血型抗体为( )
A. sIgA B. IgM C. IgD
D. IgE E. IgG

参考答案

1. D 2. D 3. C 4. C 5. C 6. A 7. C 8. C 9. C 10. A 11. B 12. D 13. C 14. C 15. D 16. A 17. A 18. B 19. C 20. D 21. C 22. A 23. D 24. B

(王 丹)

任务三 补体特点的分析

【学习目标】

能力目标:能对补体系统疾病病人进行健康宣教。
知识目标:掌握补体的生物学活性;补体活化途径。
熟悉补体的组成、命名及主要的理化特征。
素质目标:具有高度责任心,良好的团队合作意识。

案例引导

案例九:病人女,28 岁,因眼睑、口唇部水肿,伴恶心、呕吐、腹痛就诊。查体:病变部位边界不清,压之较硬,无指压痕,皮肤色泽及温度正常,局部无疼痛及发痒等异常感觉。病人7 年前开始发病,期间反复发作,进行性加重。病人妹妹也有类似症状,较轻。临床诊断:遗传性血管性水肿。病因:该病是常染色体遗传性疾病,病人血清中 C1 酯酶抑制因子减少或功能缺损,导致 C1 过度活化,C4、C2 裂解失控生成的补体片段增多以致毛细血管通透性增加,引起水肿。

问题:①根据教学网络平台提供视频对该病的发生与补体激活途径关系的分析。②根据教学网络平台提供微课对补体片段、补体生物学作用进行分析。

早在 19 世纪末,发现在血液或体液内除 Ig 分子外,还发现另一族参与免疫效应的大分子。在新鲜免疫血清内加入相应细菌,无论进行体内或体外实验,均证明可以将细菌溶解,将这种现象称之为免疫溶菌现象。如将免疫血清加热 60℃、30 分钟则可丧失溶菌能力。进一步证明免疫血清中含有某种物质与溶菌现象有关,对热稳定的组分称为杀菌素,即补体。其后又证实了抗各种动物红细胞的抗体加入补体成分亦可引起红细胞的溶解现象。自此,建立了早期的补体概念。

补体(C)系统是存在于人和脊椎动物血清、组织液和细胞膜表面的一组经活化后具有酶活性的蛋白质，包括 30 余种可溶性蛋白和膜结核型蛋白，故称为补体系统。补体为正常血清中的单一组分，它可被抗原与抗体形成的复合物所活化，产生溶菌和溶细胞现象，而单独的抗体或补体均不能引起细胞溶解现象。补体是一个具有精密调控机制的蛋白质反应系统，在补体激活过程中，可产生多种生物活性物质，引起一系列生物学效应，参与机体的抗感染免疫，扩大体液免疫效应，调节免疫应答。在某些情况下可介导炎症反应，引起免疫病理损伤。

一、补体系统的组成与性质

（一）补体系统的组成

由于蛋白质化学和免疫化学技术的进步，自血液中分离、纯化补体成分成功，现已证明补体是由三组球蛋白大分子组成。即补体系统是由补体固有成分、补体调节蛋白和补体受体组成。

1. 补体的固有成分 补体固有成分是指存在血浆及体液中，构成补体基本组成的蛋白质成分，包括经典激活途径的 C1、C2 和 C4，其中 C1 由 3 个亚单位组成（图 2-15），命名为 C1q（文末彩图 2-16）、C1r、C1s；旁路激活途径的 B 因子、D 因子和备解素 P 因子；MBL（甘露糖结合凝集素）激活途径的 MBL、MBL 相关丝氨酸蛋白酶（MASP）；以及补体活化的共同组分 C3、C5、C6、C7、C8、C9。

2. 补体调节蛋白 是指存在于血浆中和细胞膜表面，通过调节补体激活途径中关键酶而控制补体活化强度和范围的蛋白分子，包括血浆中的 H 因子、I 因子、H 因子样蛋白(FHL)、H 因子相关蛋白（FHR）；存在于细胞膜表面的衰变加速因子（DAF）、膜辅助蛋白（MCP）等。

3. 补体受体（CR） 指存在于不同细胞膜表面、能与补体激活过程所形成的活性片段结合、介导多种生物效应的受体分子。目前已发现 CRI、CR2、CR3、CR4、CR5 及 C4aR、C5aR、C1qR、H 因子受体（HR）等。

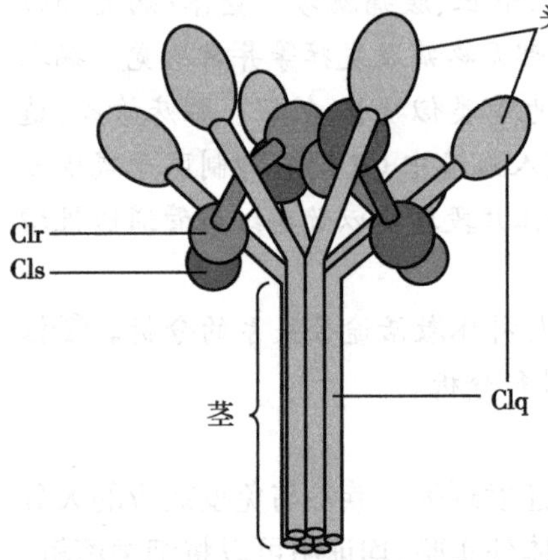

图 2-15 C1q 结构

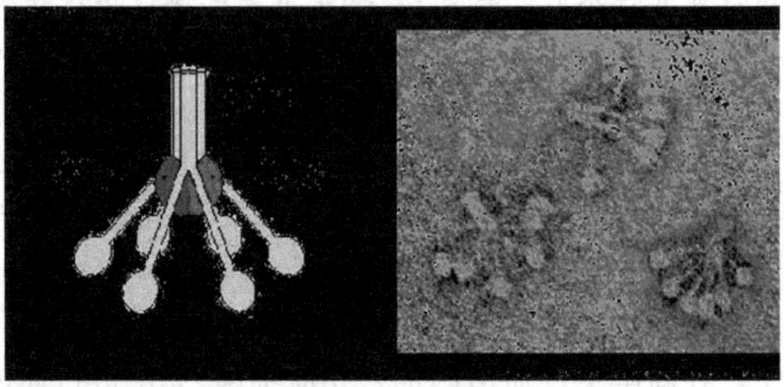

彩图 2-16 C1q 结构

（二）补体的命名

1968 年世界卫生组织（WHO）的补体命名委员会对补体进行了统一命名。把参与补体经典激活途径的固有成分按照发现的先后顺序，依次命名为 C1~C9，补体旁路途径成分分别以大写英文字母标示，如 B 因子、D 因子、H 因子、I 因子和 P 因子。补体调节蛋白则根据其功能命名，如C1抑制物、促衰变因子等。补体成分被激活时，则在数字或者代号上方加一短线表示，如：$\overline{C4b2b}$、$\overline{C3bBb}$是具有酶活性的补体成分，被灭活后在前面加上小写字母i，如：iC3b为无酶活性的补体成分；补体裂解片段则另加应为小写字母表示，如：C3a和C3b等，通常a为小片段，b为大片段。

（三）补体的理化性质

补体分子是分别由肝细胞、巨噬细胞及肠黏膜上皮细胞等多种细胞产生的。其理化性质及其在血清中的含量差异甚大。全部补体分子的化学组成均为多糖蛋白，各补体成分的分子量变动范围很大，其中C4结合蛋白的分子量最大，为55万D，D因子分子量最小仅为2.3万D。大多数补体成分的电泳迁移率属β球蛋白，少数属a球蛋白及γ球蛋白。血清中补体蛋白约占总球蛋白的10%，其中含量最高的为C3，约含1mg/ml，而D因子仅含1μg/ml，二者相差约千倍。人类某些疾病其总补含量或单一成分含量可发生变化，因而对体液中补体水平的测定，或组织内补体定位观察，对一些疾病的诊断具有一定意义。

【课堂互动】如何给补体灭活呢？

二、补体系统的激活

补体的固有成分以非活化形式存在于体液中，通过级联酶促反应而被激活，产生有生物活性的产物。已发现的补体激活途径有经典途径、旁路途径和MBL途径，它们具有共同的终末过程。

（一）经典途径

经典激活途径是指激活物与C1q结合，顺序活化C1r、C1s、C4、C2、C3，形成C3转化酶（$\overline{C4b2b}$）和C5转化酶（$\overline{C4b2b3b}$）的级联酶促反应过程。

1. 参与成分 参与补体经典激活途径的成分依次为C1、C4、C2、C3、C5~C9。C2血浆浓度很低，是补体活化级联酶促反应的限速步骤。C3血浆浓度最高，是三条补体活化途径的共同组分。C1通常以C1qrs复合物大分子的形式存在于血浆中。

2. 激活物 经典途径的激活物主要是与抗原结合的IgG、IgM分子。另外，C反应蛋白、细菌脂多糖（LPS）、髓鞘脂和某些病毒蛋白（如HIV的gp120）等也可以作为激活物。不同的IgG亚类活化C1q的能力由高到低依次为$IgG_3>IgG_1>IgG_2$，IgG_4无激活经典途径的能力。

3. 活化过程

（1）识别阶段：C1与抗原抗体复合物中免疫球蛋的补体结合点相结合至C1s（C1酯酶）形成的阶段（图2-17）。

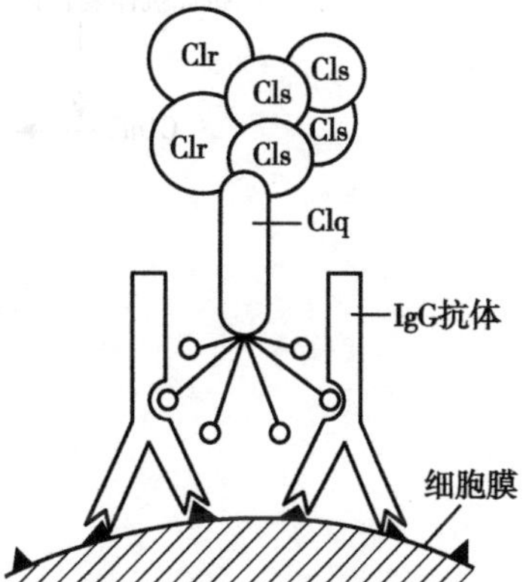

图2-17 C1q与抗体结合

C1是由1个C1q、2个C1r和2个C1s形成的C1qrs多聚体。C1q分子有6个能与免疫球蛋白分子上的补体结合点相结合的部位，只有当2个以上的结合部位与免疫球蛋白分子结合时，即C1q桥联免疫球蛋白之后，才能激活后续的补体成分。IgG为单体，只有当其与抗原结合时，才能使2个以上的IgG分子相互靠拢，并发生构型变化，暴露补体结合位点（存在于IgG的CH2结构域），提供2个以上相邻的补体结合点与C1q接触（图2-18）；IgM一般为五聚体，其与抗原结合后，发生构型改变，暴露出补体结合部位（存在于 IgM 的 CH3 结构域）之后，才能与 C1q 结合（图 2-19）。C1q 与补体结合点桥联后，其构型发生改变，导致 C1r 和 C1s 相继被活化。C1r 在 C1 大分子中起着连接 C1q 和 C1s 的作用。C1q 启动后可引起 C1r 构型的改变，活化 C1r，活化的 C1r 可使 C1s 活化。C1r 使 C1s 的肽链裂解，其中的一个片段具有丝氨酸蛋白酶活性，称为 $\overline{C1s}$，此酶活性可被 C1INH 灭活。$\overline{C1s}$ 的形成标志着识别阶段的完成。

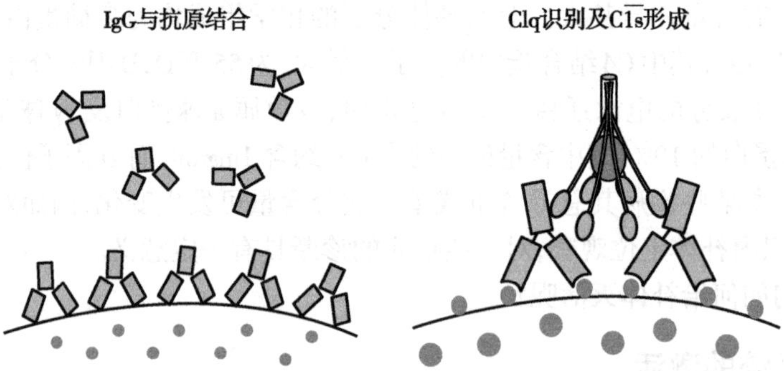

图 2-18 识别阶段 IgG

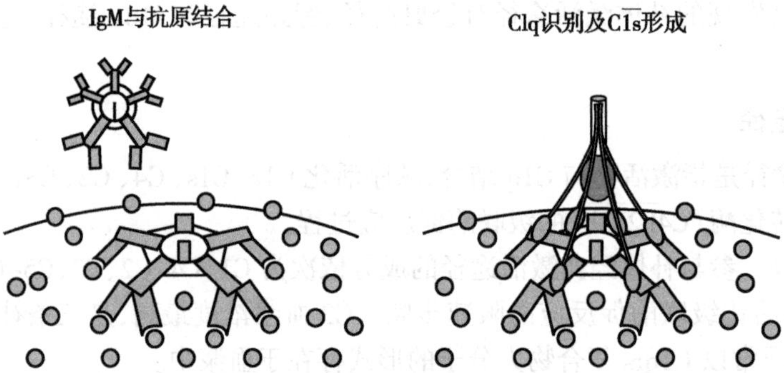

图 2-19 识别阶段 IgM

（2）活化阶段：此过程主要包括 $\overline{C1s}$ 对 C4 和 C2 的裂解及 C3 转化酶和 C5 转化酶的形成（图 2-20）。

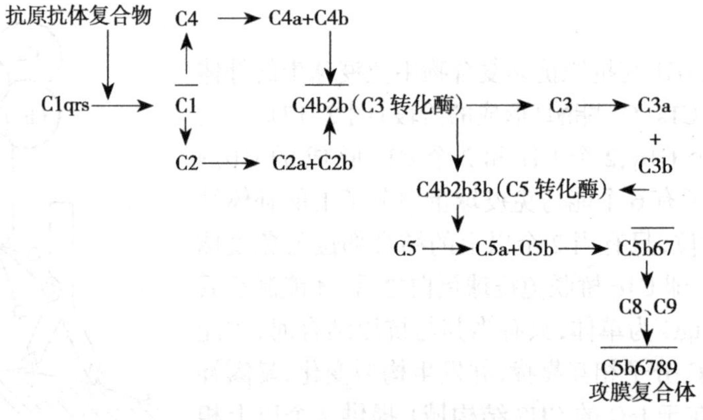

图 2-20 补体经典途径活化示意图

C4是$\overline{C1s}$的底物。在Mg^{2+}存在下，$\overline{C1s}$使C4裂解为C4a和C4b两个片段，并使被结合的C4b迅速失去结合能力。$\overline{C1s}$与C4反应之后能更好地显露出$\overline{C1s}$作用于C2的酶活性部位。

C2也是$\overline{C1s}$的底物。$\overline{C1s}$先与C4作用之后明显增强了它与C2的相互作用，C2在Mg^{2+}存在下被$\overline{C1s}$裂解为两个片段C2a和C2b。当C4b与C2b结合成$\overline{C4b2b}$即为经典途径的C3转化酶。

C3被C3转化酶裂解为C3a和C3b两个片段，新生的C3b可与$\overline{C4b2b}$中的C4b结合形成C5转化酶$\overline{C4b2b3b}$。随后进入终末过程（文末彩图2-21）。另外，C3b还可以进一步被裂解为C3c、C3dg、C3d等片段，其中的C3d可参与适应性免疫应答。

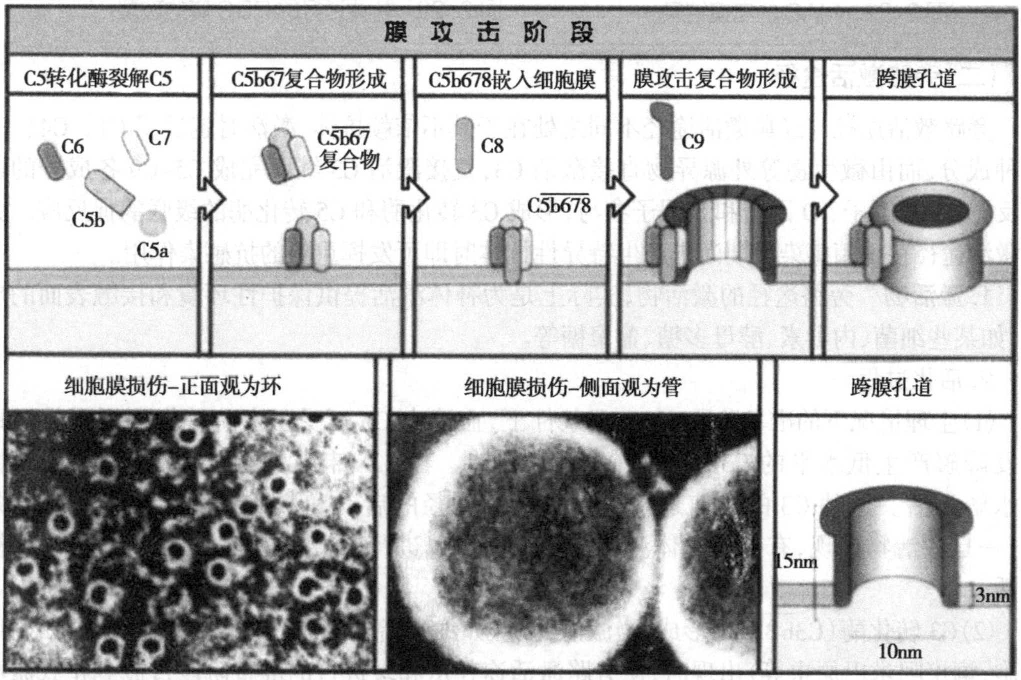

彩图2-21 补体活化末端效应

(3)膜攻击阶段：膜攻击阶段即补体活化的末端效应阶段，此阶段形成攻膜复合体(MAC)，最终导致细胞受损、细胞崩解。三种补体激活途径的终末过程完全相同。

C5转化酶裂解C5产生出C5a和C5b两个片段。C5a游离于液相中，具有过敏毒素活性和趋化活性。C5b可吸附于邻近的细胞表面，但其活性极不稳定，易于衰变成iC5b。

C5b不稳定，当其与C6结合成C5b6复合物则较为稳定，但此C5b6并无活性。C5b6与C7结合成三分子的复合物C5b67时较稳定，不易从细胞膜上解离。C5b67即可与附近的细胞膜非特异性结合，并插入细胞膜的磷脂双层结构中。C5b67的分子排列方式有利于吸附C8形成C5b678。C8是C9的结合部位，因此继而形成$\overline{C5b6789}$，即补体的攻膜复合物MAC(图2-22)，MAC可使细胞膜穿孔受损。插入细胞膜的MAC通过破坏局部磷脂双层而形成"渗漏斑"，或形成穿膜的亲水性孔道，最终导致细胞崩解(图2-23)。

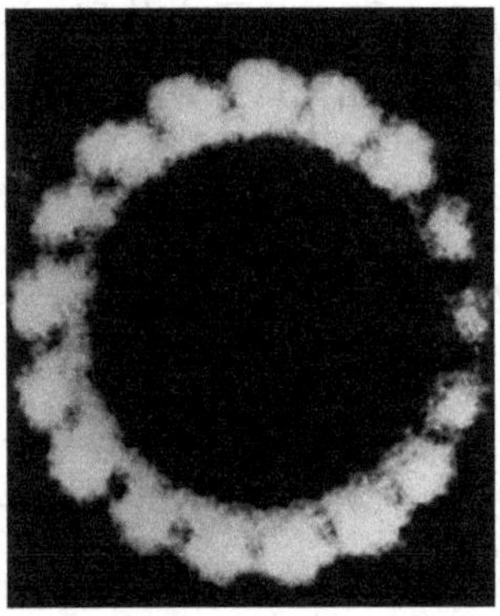

图 2-22 MAC 的电镜结果

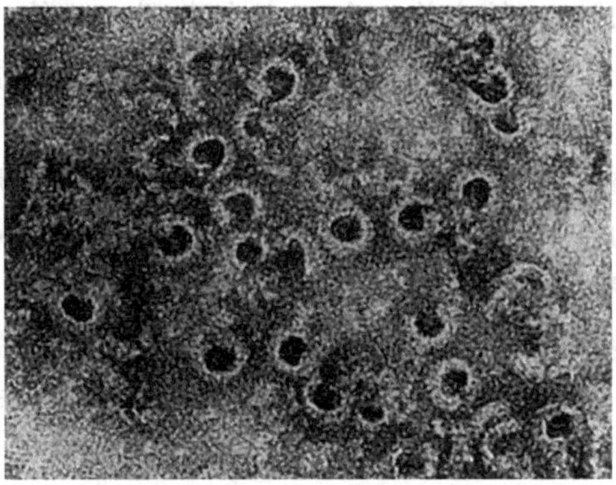

图 2-23 补体诱导的 RBC 膜的破裂

(二)旁路激活途径

旁路激活途径与经典激活途径不同之处在于其不依赖抗体,激活时越过了 C1、C4、C2 三种成分,而由微生物等外源异物直接激活 C3,直接激活 C3 继而完成 C5~C9 各成分的连锁反应,由 B 因子、D 因子和 P 因子参与,形成 C3 转化酶和 C5 转化酶的级联酶促反应。旁路激活途径在细菌感染早期尚未产生特异性抗体时即可发挥重要的抗感染作用。

1. 激活物 旁路途径的激活物,实际上是为补体激活提供保护性环境和接触表面的成分,如某些细菌、内毒素、酵母多糖、葡聚糖等。

2. 活化过程

(1)生理情况下的准备阶段:在生理条件下,血清中 C3 可受蛋白酶等作用缓慢持久地自发降解产生低水平的 C3b,称为 C3 慢速运转。若 C3b 未与固相结合,在液相中很快被水解灭活。这种 C3 的慢速运转机制为旁路途径的启动和激活提供了必要的基础条件,一旦激活物出现,有了使补体激活连锁反应得以进行的接触表面,旁路途径可很快被激活。

(2)C3 转化酶($\overline{\text{C3bBb}}$)的形成:当激活物质(如细菌脂多糖、肽聚糖,病素感染细胞,肿瘤细胞,痢疾阿米巴原虫等)出现时,使旁路激活途径从和缓进行的准备阶段过渡到正式激活的阶段。自发产生的 C3b 与血清中的 B 因子结合,生成 C3bB,血清中的 D 因子可将可将结合状态的 B 因子裂解成 Ba 和 Bb。Ba 游离于液相中,大片段的 Bb 和 C3b 结合成 $\overline{\text{C3bBb}}$ 复合物,此即旁路途径的 C3 转化酶。$\overline{\text{C3bBb}}$ 的半衰期甚短,极易迅速降解,而当其与血清中的 P 因子结合后,可形成 $\overline{\text{C3bBbP}}$,使之半衰期可延长,这样可以获得更为稳定的、活性更强的 C3 转化酶。

(3)C5 转化酶($\overline{\text{C3bBb3b}}$)的形成:$\overline{\text{C3bBb}}$(或 $\overline{\text{C3bBbP}}$)与其裂解 C3 所产生的 C3b 可进一步形成多分子复合物 $\overline{\text{C3bBb3b}}$。$\overline{\text{C3bBb3b}}$ 像经典途径中的 C5 转化酶一样,也可使 C5 裂解成 C5a 和 C5b。后续的 C6~C9 各成分与其相互作用的情况与经典途径相同。

3. 激活效应的扩大 C3 在两条激活途径中都占据着重要的地位。C3 是血清中含量最多的补体成分,这也正是适应其作用之所需。不论在经典途径还是在旁路途径,当 C3 被激活物质激活时,其裂解产物 C3b 又可在 B 因子和 D 因子的参与作用下合成新的 C3bBb。后者又进一步使 C3 裂解。由于血浆中有丰富的 C3,又有足够的 B 因子和 Mg^{2+},因此这一过程一旦被触发,就可能被激活产生显著的扩大效应。有人称此为依赖 C3Bb 的正反馈途径,或称 C3b 的正反馈途径(图 2-24)。

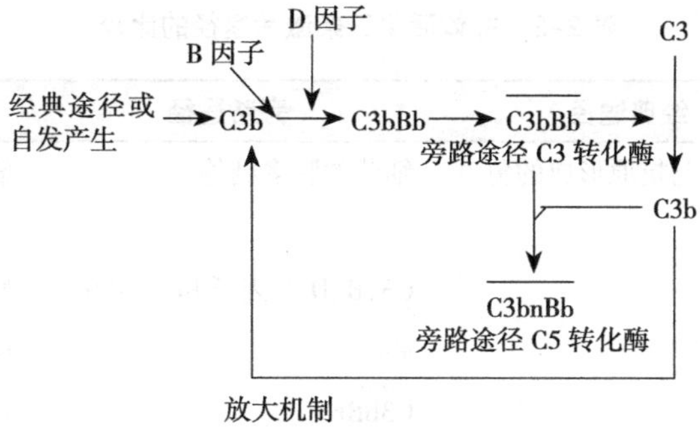

图 2-24 补体旁路途径放大机制

4. 两条激活途径的比较 补体的两条激活途径有共同之处，又有各自的特点。在补体激活过程中，两条途径都是补体各成分的连锁反应，许多成分在相继活化后被裂解成一大一小两个片段；不同的片段或片段的复合物可在靶细胞表面向前移动，如 C5b，虽亦可在原始的激活部位就地形成复合物，但仍以移动为主，在激活过程中，补体成分和（或）其裂解产物组成更大的复合物，同时又都在扩大其激活效应，这一过程可形象地比喻为“滚雪球”。

（三）MBL 途径

MBL 途径又称凝集素途径，指由血浆中甘露糖结合的凝集素（MBL）直接识别多种病原微生物表面的 N 氨基半乳糖或甘露糖，进而依次活化 MASP1、MASP2、C4、C2、C3，形成与经典途径中相同的 C3 转化酶和 C5 转化酶。

1. 激活物 MBL 途径的激活物质比较广泛，主要为多种病原微生物表面的 N 氨基半乳糖或甘露糖。

2. 活化过程 MBL 分子的结构类似于 C1q 分子。在 Ca^{2+} 存在的情况下，MBL 可与多种病原微生物表面的 N 氨基半乳糖或甘露糖结合，并发生构型改变，导致 MBL 相关的丝氨酸蛋白酶活化。MASP 有两种：MASP1 和 MASP2，活化的 MASP2 能以类似于 C1s 的方式裂解 C4 和 C2（图 2-25），生成类似经典途径的 C3 转化酶 C4b2b，进而激活后续补体成分；活化的 MASP1 能直接裂解 C3 生成 C3b，形成旁路途径 C3 转化酶 C3bBb，参加并加强旁路途径正反馈环路（见图 2-24）。因此，补体激活的 MBL 途径对经典途径和旁路途径具有交叉促进作用。$\overline{\text{C3b3B}}$ 结合 C3b 形成 MBL 途径的 C5 转化酶 $\overline{\text{C3bBb3b}}$（$\overline{\text{C3bnBb}}$），进而进入终末途径。

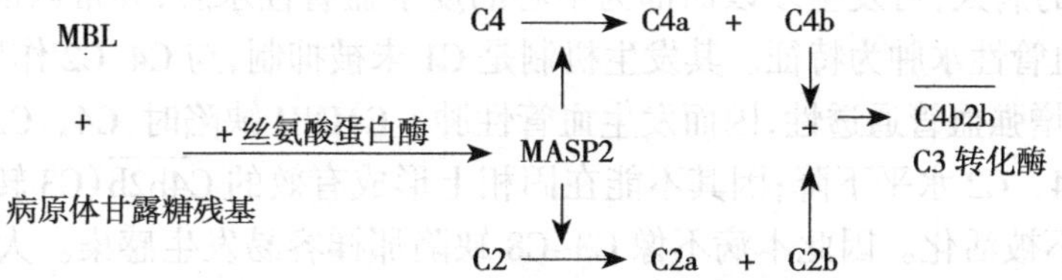

图 2-25 MBL 活化途径

（四）三条补体激活途径的比较

补体是一种相对独立的固有免疫防御机制，在种系进化过程中，三条激活途径出现的先后顺序是旁路途径、MBL 途径和经典途径。三条途径起点各异，但存在相互交叉，并具有共同的终末过程（见图 2-21）。表 2-2 列出了三条激活途径的比较。

表 2-2 补体活化三条激活途径的比较

比较项目	经典途径	旁路途径	MBL 途径
激活物	IgM、IgG 与抗原形成的免疫复合物	细菌的脂多糖等	病原体甘露糖
补体固有成分	C1~C9	C3，B、D、P 因子和 C5~C9	MBL、MASP、C2~C9
所需离子	Ca^{2+}、Mg^{2+}	Mg^{2+}	Ca^{2+}
C3 转化酶	$\overline{C4b2b}$	$\overline{C3bBb}$	$\overline{C4b2b}$
C5 转化酶	$\overline{C4b2b3b}$	$\overline{C3bBb3b}$	$\overline{C4b2b3b}$
生物学作用	在抗体形成后起作用，参与适应性免疫应答	在感染早期起作用，参与固有免疫应答	在感染早期即发生作用，参与固有免疫应答

三、补体系统的调节

机体通过一系列复杂的因素，调节补体系统的激活过程，使之反应适度。例如经 C3b 的正反馈途径即可扩大补体的生物学效应。但补体系统若过度激活，不仅无益地消耗大量补体成分，使机体抗感染能力下降；而且在激活过程中产生的大量生物活性物质，会使机体发生剧烈的炎症反应或造成组织损伤，引起病理过程。这种过度激活及其所造成的不良后果，可通过调控机制而避免。这种调控机制包括补体系统中某些成分的裂解产物易于自行衰变及多种灭活因子和抑制物的调节作用。

（一）自行衰变调节

某些补体成分的裂解产物极不稳定，易于自行衰变，成为补体激活过程中的一种自控机制。例如 $\overline{C4b2b}$ 复合物中的 C2b 自行衰变即可使 $\overline{C4b2b}$ 不再能持续激活 C3，从而限制了后续补体成分的连锁反应。C5b 亦易于自行衰变，影响到 C6~C9 与细胞膜的结合。

（二）体液中灭活物质的调节

血清中含有多种补体成分的抑制或灭活特定的补体成分。

1. C1 抑制物 C1 抑制物（C1INH）可与 C1 不可逆地结合，使后者失去酯酶活性，不再裂解 C4 和 C2，即不再形成 $\overline{C4b2b}$（C3 转化酶），从而阻断或削弱后续补体成分的反应。遗传性 C1INH 缺陷的病人，可发生多以面部为中心的皮下血管性水肿，并常以消化道或呼吸道黏膜的局限性血管性水肿为特征。其发生机制是 C1 未被抑制，与 C4、C2 作用后产生的 C2a 为补体激肽，或增强血管通透性，因而发生血管性肿。C1INH 缺陷时，C4、C2 接连不断地被活化，故体内 C4、C2 水平下降；因其不能在固相上形成有效的 $\overline{C4b2b}$（C3 转化酶），所以 C3 及其后续成分不被活化。因此本病不像 C3~C8 缺陷那样容易发生感染。大部分 C1INH 缺陷病人与遗传有关，另有约 15% 的病人无遗传史，其 C1INH 虽有抗原性但无活性。血管性水肿可用提纯的 C1INH 治疗，据称有效，亦可给予男性激素制剂以促进肝合成 C1INH，预防水肿的发生。

2. C4 结合蛋白 C4 结合蛋白能竞争性地抑制 C4b 与 C2b 结合，因此能抑制 $\overline{C4b2b}$（C3 转化酶）的形成。

3. I 因子 I 因子又称 C3b 灭活因子，能裂解 C3b，使其成为无活性的 iC3b，因而使

$\overline{C4b2b}$ 及 $\overline{C3bBb}$ 失去与 C3b 结合形成 C5 转化酶的机会。当遗传性 I 因子缺陷时，C3b 不被灭活而在血中持续存在，可对旁路途径呈正反馈作用，陆续使 C3 裂解并产生出更多的 C3b。因此血中 C3 及 B 因子的含量因消耗而降低。当发生细菌性感染时，因补体系统主要成分 C3 和 B 因子严重缺乏，削弱了抗感染作用，可因条件致病菌引发严重的甚至致命性后果。

4. H 因子　H 因子虽能灭活 C3b，但不能使 $\overline{C3bBb}$ 中的 C3b 灭活。H 因子不仅能促进 I 因子灭活 C3b 的速度，更能竞争性地抑制 B 因子与 C3b 的结合，还能使 C3b 从 $\overline{C3bBb}$ 中置换出来，从而加速 $\overline{C3bBb}$ 的灭活。由此可见，I 因子和 H 因子在旁路途径中，确实起到重要的调节作用。

5. S 蛋白　S 蛋白能干扰 $\overline{C5b67}$ 与细胞膜的结合。$\overline{C5b67}$ 虽能与 C8、C9 结合，但它若不结合到细胞膜（包括靶细胞的邻近的其他细胞）上，就不会使细胞裂解。

6. C8 结合蛋白　C8 结合蛋白（C8bp）又称为同源性限制因子。C56 与 C7 结合形成 $\overline{C567}$ 即可插入细胞膜的磷脂双层结构之中，但两者结合之前，可在体液中自由流动。因此，$\overline{C567}$ 结合的细胞膜不限于引起补体激活的异物细胞表面，也有机会结合在自身的细胞上，再与后续成分形成 C5~C9 大分子复合物，会使细胞膜穿孔受损。这样会使补体激活部位邻近的自身细胞也被殃及。C8bp 可阻止 $\overline{C5678}$ 中的 C8 与 C9 的结合，从而避危及自身细胞膜的损伤作用。C8 分子与 C8bp 之间的结合有种属特异性，即 $\overline{C5678}$ 中的 C8 与同种 C8bp 反应；据报道 C8bp 也能抑制 NK 细胞和 Tc 细胞的杀伤作用，值得注意。

四、补体的生物学意义

补体系统是人和某些动物种属，在长期的种系进化过程中获得的非特异性免疫因素之一，它也在特异性免疫中发挥效应，它的作用是多方面的。补体系统的生物学活性，大多是由补体系统激活时产生的各种活性物质（主要是裂解产物）发挥的。

（一）细胞毒及溶菌、杀菌作用

补体能溶解红细胞、白细胞及血小板等。当补体系统的膜攻击单位 C5~C9 均结合到细胞膜上，细胞会出现肿胀和超微结构的改变，细胞膜表面出现许多直径为 8~12mm 的圆形损害灶，最终导致细胞溶解。

补体还能溶解或杀伤某些革兰氏阴性菌，如霍乱弧菌、沙门菌及嗜血杆菌等，革兰氏阳性菌一般不被溶解，这可能与细胞壁的结构特殊或细胞表面缺乏补体作用的底物有关。

（二）调理作用

补体裂解产物 C3b 与细菌或其他颗粒结合，可促进吞噬细胞的吞噬，称为补体的调理作用。C3 裂解产生出的 C3b 分子，一端能与靶细胞（或免疫复合物）结合；其另一端能与细胞表面有 C3b 受体的细胞（单核细胞、巨噬细胞、中性粒细胞等）结合，在靶细胞与吞噬表面之间起到桥梁作用，从而促进吞噬。IgG 类抗体借助于吞噬细胞表面的 IgG–Fc 受体也能起到调理作用；为区别于补体的调理作用而称其为免疫（抗体）的调理作用。IgM 类抗体本身起调理作用，但在补体参与下才能间接起到调理作用。

（三）免疫黏附作用

免疫复合物激活补体之后，可通过 C3b 而黏附到表面有 C3b 受体的红细胞、血小板或某些淋巴细胞上，形成较大的聚合物，可能有助于被吞噬清除。

（四）中和及溶解病毒作用

在病毒与相应抗体形成的复合物中加入补体，则明显增强抗体对病毒的中和作用，阻止病毒对宿主细胞的吸附和穿入。

近年来发现，不依赖特异性抗体，只有补体即可溶解病毒的现象。例如RNA肿瘤病毒及C型RNA病毒均可被灵长类动物的补体所溶解。据认为，这是此类病毒包膜上的C1受体结合C1q之后造成的。

（五）炎症介质作用

炎症也是免疫防御反应的一种表现。感染局部发生炎症时，补体裂解产物可使毛细血管通透性增强，吸引白细胞到炎症局部。

1. 激肽样作用 C2a能增加血管通透性，引起炎症性充血，具有激肽样作用，故称其为补体激肽。前述C1INH先天性缺陷引起的遗传性血管神经水肿即因血中C2a水平增高所致。

2. 过敏毒素作用 C3a、C5a均有过敏毒素作用，可使肥大细胞或嗜碱性粒细胞释放组胺，引起血管扩张，增加毛细血管通透性以及使平滑肌收缩等。C3a、C5a的过敏毒素活性，可被血清中的羧肽酶B（过敏毒素灭活因子）灭活。

3. 趋化作用 C5a有趋化作用，故又称为趋化因子，能吸引具有C5a受体的吞噬细胞游走到补体被激活（即趋化因子浓度最高）的部位。

五、补体水平与疾病的关系

人血清补体含量相对稳定，只在患某些疾病时，血清补体总量或各成分含量才可能发生变动。补体遗传缺陷、功能障碍或过度活化，均可参与某些疾病的过程。

（一）遗传性补体缺损相关的疾病

几乎所有补体成分都有可能发生遗传性缺损，多为常染色体隐性遗传病，少数为常染色体显性遗传，个别为X连锁隐性遗传。遗传性补体缺陷所致疾病占原发性免疫缺陷病的2%，以参与经典途径补体组分的缺陷较常见。由于补体成分缺损，致使补体系统不能被激活，导致病人对病原体易感，同时由于体内免疫复合物的清除障碍而易患相关的自身免疫性疾病。

（二）补体与感染性疾病

补体在机体抵御病原微生物感染中起重要作用。病原微生物可通过某些补体受体入侵机体，其机制为：

1. 微生物促进补体活化后，微生物表面与C3b、iC3b、C4b等补体片段结合，通过CR1、CR2而进入细胞，使感染播散。

2. 某些微生物能够以补体受体或补体调节蛋白作为其受体而入侵细胞。例如EB病毒以CR2为受体，柯萨奇病毒和大肠杆菌以DAF为受体等。此外，微生物感染细胞后，可产生某些补体调节蛋白，从而有效抑制补体的活化及溶菌效应。

（三）补体与炎症性疾病

补体激活是炎症反应中重要的早期事件。创伤、烧伤、感染、缺血再灌注、体外循环、器官移植等均可激活补体系统，所产生的炎性因子或复合物可激活单核细胞、内皮细胞和血小板，使之释放炎症介质和细胞因子而参加炎症反应。另一方面，补体系统通过与凝血系统、激肽系统和纤溶系统间的相互作用，并与 TNF-α、PAF、IL-1、IL-6、IL-8 等细胞因子彼此协同或制约，在体内形成复杂的炎性介质网络，扩大并加剧炎性反应，从而参与多种感染和非感染性炎症疾病的病理生理过程。因此，适时恰当地抑制补体功能可能成为疾病治疗的有效途径。

（四）补体与异种器官移植

猪是异种器官移植的最理想供体。人体内存在针对猪细胞表面某种组分的天然抗体，猪 - 人之间异种移植术后，该天然抗体可与猪器官的血管内皮细胞结合，通过活化补体而造成内皮细胞损伤，引起超急性排斥反应。鉴于补体膜调节蛋白具有同源限制性，借助转基因技术使供体动物组织表达人的跨膜型补体调节蛋白（如 CD59），有可能阻断猪 - 人异种器官移植所引起的超急性排斥反应。

项目能力检测

A1 型选择题

1. 在人血清中，哪种补体成分含量最高（　　）

A. C1　　B. C4　　C. C3
D. C5　　E. C2

2. 能与免疫复合物结合的补体成分是（　　）

A. C1q　　B. C1r　　C. C1s
D. C2　　E. C4

3. 下列哪种补体成分在激活效应的放大作用中起重要作用（　　）

A. C1　　B. C2　　C. C3
D. C4　　E. C5

4. 关于补体 3 条激活途径的叙述，下列哪项是错误的（　　）

A. 3 条途径的膜攻击复合物相同
B. 旁路途径在感染后期发挥作用
C. 经典途径从 C1 激活开始
D. 旁路途径从 C3 激活开始
E. 经典途径在感染后期发挥作用

5. 经典途径中激活补体能力最强的免疫球蛋白是（　　）

A. IgM　　B. IgA　　C. IgE
D. IgD　　E. IgG

6. 在抗感染过程中，补体发挥作用依次出现的途径是（　　）

A. 经典途径—旁路途径—MBL 途径
B. 旁路途径—MBL 途径—经典途径
C. 旁路途径—经典途径—MBL 途径

D. MBL 途径—经典途径—旁路途径

E. 经典途径—MBL 途径—旁路途径

7. 关于补体旁路(替代)途径的激活,下列哪项是错误的(　　)

A. 在感染早期发挥作用

B. B、D、P 因子参与作用

C. C3 转化酶是 C3bBb3b

D. 可通过 C3b 的正反馈途径产生更多的 C3b

E. 某些细菌、内毒素、酵母多糖、葡聚糖等可作为旁路(替代)途径的激活物

8. 既有趋化作用又可激发肥大细胞释放组胺的补体裂解产物是(　　)

A. C3a　　B. C3b　　C. C567

D. C3a,C5a　　E. C4b

9. 在经典和旁路途径中均起作用的补体成分是(　　)

A. C3　　B. C4　　C. C1q

D. C1r　　E. C4b

10. 多数补体灭活温度及时间是(　　)

A. 56℃ 30 分　　B. 4℃ 2 小时　　C. -30℃ 1 天

D. 37℃ 30 分　　E. -35℃ 2 天

11. 下列关于补体的叙述,哪项是错误的(　　)

A. 存在于人和动物新鲜血清中

B. 具有酶活性

C. 其性质不稳定

D. 受抗原刺激后产生的

E. 高温可将其灭活

12. 经典激活途径中的 C3 转化酶是(　　)

A. C3bBb　　B. C4b2b　　C. C4b2b3b

D. C3bBbp　　E. C3bnBb

13. 补体活化的 MBL 途径的激活物质是(　　)

A. 抗原抗体复合物

B. 凝集的 IgA

C. 炎症期产生的蛋白与病原体结合

D. $IgG_{1\sim3}$

E. 体内自发水解的 C3

14. 补体经典途径中补体成分激活的顺序是(　　)

A. C123456789　　B. C124536789　　C. C145236789

D. C142356789　　E. C314256789

15. 补体激活旁路途径中不包括(　　)

A. C3 裂解为 C3a 和 C3b　　B. C4 裂解为 C4a 和 C4b

C. C5 裂解为 C5a 和 C5b　　D. 膜攻击复合物的形成

E. B 因子的参与

16. 参与补体系统的 3 条激活途径的成分是( )
A. C2 B. B 因子 C. C1
D. C3 E. C4
17. 不参与 C3 转化酶形成的补体组分是( )
A. C4 B. C3 C. C2
D. C5 E. B 因子
18. 构成攻膜复合物(MAC)的补体成分是( )
A. C6b~9 B. C4b2b C. C3bnBb
D. C5b~9 E. C6–9
19. 关于补体旁路激活的叙述,不正确的是( )
A. C6、C7、C8、C9 不参与
B. 不需要免疫复合物
C. P 因子参与
D. 细菌的细胞壁成分可为激活物
E. B 因子参与
20. 不参加旁路途径的物质有( )
A. C4 B. C3 C. P 因子
D. B 因子 E. C5

参考答案

1. C 2. A 3. C 4. B 5. A 6. B 7. C 8. D 9. A 10. A 11. D 12. B 13. C 14. D 15. B 16. D 17. D 18. D 19. A 20. A

(王术华)

任务四 主要组织相容性复合体的分析

【学习目标】

能力目标:能对病人进行正确健康宣教。
知识目标:掌握 HLA 分子的功能特点;HLA 与临床医学的关系。
了解 MHC 的生物学功能。
素质目标:能保护病人隐私,具有良好的团队合作意识。

案例引导

案例十:病人女,17 岁,因关节痛、乏力 1 周,加重伴发热 2 天入院。病人入院前 1 周出现双眼结膜充血、分泌物增多,曾就诊于当地医院,考虑结膜炎,给予滴眼液对症治疗后缓解。随即出现右肘、左膝、右踝关节疼痛、肿胀,全身疲乏。当地医院考虑滑膜炎,给予抗炎、外敷对症治疗,效果欠佳。此后其他关节接连出现上述症状,伴发热,无畏寒,体温波动于 37~38℃,无尿频、尿急等。到医院就诊查体见右肘关节、左膝关节和踝关节红肿,压痛明显,活动轻度受限。心、肺、腹部未见异常。尿常规提示有尿道炎,并查血 HLA-B27 为阳性。综合病人临床症状诊断为 Reiter 综合征。给予阿奇霉素 0.5g 静脉滴注、布洛芬 0.3g 口服治疗

2周,1周后症状逐渐消失。

问题:根据教学网络平台提供视频对Reiter综合征与HLA-B27的关系分析。

20世纪40年代发现,不同近交系小鼠之间进行皮肤移植,移植物的排斥由多基因决定,这些基因分布在不同的染色体上,分别称为H-1、H-2、H-3……其中定位在第17号染色体的H-2基因有两个特点,一是在组织不相容引起的移植物排斥中起主要作用;二是结构上为基因复合体。由此把小鼠的H-2称为主要组织相容性复合体,简称MHC。随后发现,各种动物特别是哺乳动物都有MHC。实际上,MHC就是脊椎动物某一染色体上编码主要组织相容性抗原、控制细胞间相互识别、调节免疫应答的一组紧密连锁的基因群。MHC是一个基因概念,也叫MHC基因或MHC基因复合体,其编码的蛋白质产物称为MHC分子或MHC抗原。人的MHC称为人白细胞抗原(HLA),它的组成、结构、分布和功能等与小鼠的H-2相似。它编码的蛋白质产物称为HLA分子或HLA抗原。

一、MHC结构及多基因特性

MHC结构非常复杂,组成MHC的各基因传统上分为Ⅰ类、Ⅱ类和Ⅲ类。由于大量非经典MHC基因的发现,近年来倾向于以两种类型加以概括:一是经典的MHC-Ⅰ类和-Ⅱ类基因,它们的产物具有抗原提呈功能,并显示极为丰富的多态性,直接参与T细胞的激活和分化,调控特异性免疫应答。此类基因是本课介绍的重点。二是免疫功能相关基因,包括经典的Ⅲ类基因,以及新近确定的多种基因,它们主要参与调控固有免疫应答,不显示或仅显示有限的多态性。

(一)经典的MHC-Ⅰ类和-Ⅱ类基因

定位于小鼠17号染色体的H-2,长约1500kb。其中Ⅰ类基因包括K、D、L3个座位,分布于复合体两侧。Ⅱ类基因由4个座位组成,包括Aβ、Aα、Eβ和Eα分别编码Aβ、Aα、Eβ和Eα四种肽链。肽链Aβ和Aα形成异二聚体,称Ⅰ-A分子;Eβ和Eα形成异二聚体,称I-E分子。在A和E前面加上字母I,表示其编码基因坐落在H-2复合体的免疫应答区即I区。

HLA基因复合体位于第6染色体上,全长3600kb,共有224个基因座位,其中128个为功能性基因(有产物表达),96个为假基因。经典的HLA-Ⅰ类基因集中在远离着丝点的一端,按序包括B、C、A3个座位,产物为HLA-Ⅰ类分子。HLA-Ⅰ类基因仅编码HLA-Ⅰ类分子的α链,其β_2微球蛋白的编码基因位于15号染色体;HLA-Ⅱ类基因编码HLA-Ⅱ类分子。HLA-Ⅱ类基因在复合体中靠近着丝点,结构比较复杂,顺序由DP、DQ、DR三个亚区组成。每个亚区又包含2个及以上的功能基因座位,分别编码α链和β链,形成DRα~DRβ(对应于小鼠的Eβ~Eα),DQα~DQβ(对应于小鼠的Aβ~Aα)和DPα~DPβ(小鼠中无对应物)3种异二聚体。需要指出的是,在群体中DR亚区实际上有5个功能性基因,1个为编码DRα的DRA座位,4个为编码DRβ的DRB座位,但是每条染色体上最多有2个功能性基因。不同的DRB参与构成不同的单体型,并表达不同的DR抗原特性。

(二)免疫功能相关基因

免疫功能相关基因包括血清补体成分编码基因(经典的Ⅲ类基因)、抗原加工提呈相关基因、非经典的Ⅰ类基因及炎症相关基因。这些基因通常不显示或仅显示有限的多态性,其基因产物在抗原提呈、固有免疫和免疫调节中发挥作用。

1. 血清补体成分编码基因　此类基因属于经典的Ⅲ类基因，位于 HLA Ⅲ类基因区。表达产物为 C4、C2 等补体成分。

2. 抗原加工提呈相关基因　相关基因座位位于 MHC 复合体Ⅱ类基因区，包括：

(1) 蛋白酶体 β 亚单位基因：包括 *PSMB8* 和 *PSMB9*。编码胞质 β 亚单位成分。蛋白酶体在抗原提呈细胞中参与对内源性抗原的降解。

(2) 抗原加工相关转化物基因：TAP 为内质网上的一个异源二聚体分子，分别由 *TAP1* 和 *TAP2* 两个基因座位编码。TAP 参与对内源性抗原的转运，使其从胞质进入内质网。

(3) HLA-DM 基因：包括 DMA 和 DMB 两个座位，其产物参与抗原提呈细胞对外源性抗原的加工提呈，帮助溶酶体中的抗原片段进入 MHC-Ⅱ类分子的抗原结合槽。

(4) HLA-DO 基因：包括 DOA 和 DOB 两个座位，分别编码 DO 分子的 α 链和 β 链。DO 分子是 DM 功能的负向调节蛋白。

(5) TAP 相关蛋白基因：其产物为 tapasin，即 TAP 相关蛋白，参与Ⅰ类分子在内质网中的装配和内源性抗原的加工提呈。

3. 非经典的Ⅰ类基因　非经典的Ⅰ类基因又称 b 型Ⅰ类基因（HLA Ⅰb），包括 *HLA-E*、*HLA-F*、*HLA-G* 等。与之相对应，经典的Ⅰ类基因也可称作 α 型Ⅰ类基因（HLA Ⅰ α）。HLA Ⅰb 中目前研究的较多的是 *HLA-E* 和 *HLA-G*。

4. 炎症相关基因　在 HLA Ⅲ类基因区靠Ⅰ类基因区，新近检出多个免疫功能相关基因，多数与炎症相关，分属以下四个家族：

(1) 肿瘤坏死因子基因家族：包括 TNF（TNF α）、LTA（TNF β）和 LTB 3 个座位。其产物参与炎症、抗病毒和抗肿瘤免疫应答。

(2) 转录调节基因或类转录因子基因家族：包括 I-KB（*IKBL*）基因，可参与转录因子 NF-κB 的活性。属于这一家族的还有 *B144* 基因和锌指基因 *ZNF* 等。

(3) MHC Ⅰ类相关基因（MIC）家族：包括 MICA 基因和 MICB 基因，其中 MICA 座位已检出 61 个等位基因，数量之多可与经典的 HLA 基因相比，这提示 MIC 分子具有重要的生物学功能。MIC 是 NK 细胞激活性受体 NKG2D 的配体，不同的 MICA 等位基因在启动 NK 杀伤活性上可能存在差异。

(4) 热休克蛋白基因家族：包括 *HSP70* 基因，其产物参与炎症和应激反应，并作为分子伴侣在内源性抗原的加工提呈中发挥作用。

二、MHC 分子的分布、结构和功能

经典的 HLA-Ⅰ类和 HLA-Ⅱ类分子在结构、组织分布和功能上各有特点。

(一) HLA-Ⅰ类分子

HLA-Ⅰ类分子表达于所有有核细胞表面，由两条分离的多肽链组成：一条是由 MHC 基因编码的 α 链（重链）(44kD)。HLA-Ⅰ类分子可分为 4 个区：

1. 肽结合区　该区由 2 个相似的各包括 90 个氨基酸残基的片段组成，分别称为 α_1 和 α_2 结构域。该功能区含有与抗原结合的部位（抗原肽结合槽），后者呈深槽状，其大小与形状适合于结合已处理的抗原片段，可容纳 8~10 个氨基酸残基。Ⅰ类分子的多态性残基也位于该区域。

2. 胞外 Ig 样区 该区又称为重链的 α_3 结构域,包括 90 个氨基酸残基,与免疫球蛋白的恒定区具有同源性。Ⅰ类分子与 CTL 细胞($CD8^+$T 淋巴细胞)表面 CD8 分子的结合部位即在 α_3 结构域。Ⅰ类分子的另一条链即 β_2-m。它由第 15 号染色体的基因编码,它不插入细胞膜而游离于细胞外。β_2-m 与 α_1、α_2、α_3 结构域的相互作用对维持Ⅰ类分子天然构型的稳定性及其分子表达具有重要意义。

3. 跨膜区 该区氨基酸残基形成螺旋状穿过浆膜的脂质双层,将 MHC 分子锚定在膜上。

4. 胞质区 该区位于胞质中,可能与细胞内外信息传递有关。

HLA-Ⅰ类分子的主要作用是识别和提呈内源性抗原,与辅助受体 CD8 分子结合,对 CTL 的识别起限制作用。

(二)HLA-Ⅱ类分子

HLA-Ⅱ类分子表达比较局限,只表达于 APC、活化的 T 细胞和胸腺上皮细胞,它由两条以非共价键连接的多肽链(α 链和 β 链)组成。两条链的基本结构相似,且均具有多态性。HLA-Ⅱ类分子可分为四个区:

1. 肽结合区 α 链与 β 链的胞外部位均可再分为 2 个各含 90 个氨基酸残基的片段,分别称为 α_1、α_2 和 β_1、β_2 结构域。α_1 和 β_1 两个结构域构成的抗原肽结合槽为一个两端开放的裂隙,可容纳 13~17 个氨基酸残基。Ⅱ类分子的多态性残基主要集中在 α_1 和 β_1 结构域,这种多态性决定了抗原肽结合槽的生化结构,也决定了与肽类结合以及与 T 细胞相互识别的特异性和亲和力。

2. Ig 样区 此区由 α_2 和 β_2 结构域组成,两者均含链内二硫键,并属于 Ig 超家族。在抗原提呈过程中,Th 细胞的 CD4 分子与Ⅱ类分子的 β_2 结构域结合。

3. 跨膜区 与Ⅰ类分子 α 链的相应区域结构相似。

4. 胞质区 与Ⅰ类分子 α 链的相应区域结构相似。

HLA-Ⅱ类分子的主要作用是识别和提呈外源性抗原,与辅助受体 CD4 结合,对 Th 细胞的识别起限制作用。

三、MHC 分子的生物学功能

MHC 最初是在研究排斥反应的过程中发现的。MHC 分子作为代表个体特异性的主要组织抗原,在排斥反应中起重要作用。自从 20 世纪 60 年代发现了 Ir 基因,70 年代发现了 CTL 细胞与靶细胞间相互作用的 MHC 限制性后,对 MHC 分子的生物学作用有了更深入的认识。MHC 分子的主要功能包括:

(一)MHC 分子作为抗原提呈分子参与适应性免疫应答

经典的 MHC-Ⅰ类和 MHC-Ⅱ类分子通过提呈抗原肽而激活 T 淋巴细胞,参与适应性免疫应答。这是 MHC 主要的生物功能。由此派生出与特异性免疫应答中和这一功能相关的一系列表现:

1. T 细胞以其 TCR 实现对抗原肽和 MHC 分子的双重识别。$CD4^+$T 淋巴细胞识别 MHC-Ⅱ类分子提呈的外源性抗原肽,$CD8^+$T 淋巴细胞识别由 MHC-Ⅰ类分子提呈的内源性抗原肽。这被称为"MHC 限制性"。

2. MHC 分子提呈的成分,可以是自身抗原,也可以是非己 MHC 分子。

3. MHC 是疾病易感性个体差异的主要决定者。HLA 的多态性主要表现在 HLA 抗原肽结合槽的差异，这就决定了不同个体对抗原不同的识别和提呈能力，造成了个体对疾病的易感性的差异。这一点在群体水平有助于增强物种的适应能力，推动生物进化。

（二）MHC 作为调节分子参与固有免疫应答

MHC 中的免疫功能相关基因参与对固有免疫应答的调控。主要表现在以下几个方面：

1. 经典的 MHC-Ⅲ类基因为补体成分编码，参与炎症反应及病原体的杀伤和免疫性疾病的发生。

2. 非经典Ⅰ类基因和 MICA 基因产物可作为配体分子，以不同的亲和力结合激活性或抑制性受体，调节 NK 细胞和部分杀伤细胞的活性。

3. 炎症相关基因参与启动和调控炎症反应，并在应激反应中发挥作用。

四、MHC 与临床医学

（一）HLA 与器官移植

长期的临床实践证明，器官移植的成败关键取决于供者和受者间的组织相容性，其中 HLA 等位基因的匹配程度尤为重要。

组织相容性程度的确定，需对供者和受者分别做 HLA 分型和进行供受者间交叉配合实验，PCR 基因分型技术的普及、计算机网络的应用、无亲缘关系个体骨髓库和脐血库的建立，皆极大提高了 HLA 相匹配供受者选择的准确性和配型效率。另外，测定血清中相容性 HLA 分子的含量，有助于检测移植物的排斥危象。

（二）HLA 分子的异常表达与临床疾病

HLA 表达异常即细胞表面 HLA 分子质与量的异常，可参与疾病发生。

1. HLA-Ⅰ类抗原表达异常 在小鼠及许多人类肿瘤或肿瘤衍生的细胞株中均已发现 MHC-Ⅰ类抗原表达缺失或密度降低。若将Ⅰ类基因转染给肿瘤细胞株，则恶变细胞可发生逆转，且浸润性与转移性消失或降低。这可能是由于 MHC-Ⅰ类抗原缺失的肿瘤细胞不能被 CTL 识别并攻击，从而导致肿瘤免疫逃逸（sneaking through）。在这个意义上，MHC-Ⅰ类分子的表达状态可以作为一种警示系统，如表达下降或缺失则预示着免疫系统或细胞可能发生恶变。

2. HLA-Ⅱ类抗原表达异常 器官特异性自身免疫性疾病的靶细胞可异常表达 HLA-Ⅱ类分子。诸如 Graves 病（甲状腺功能亢进）病人的甲状腺上皮细胞、原发性胆管肝硬化病人的胆管上皮细胞、1 型糖尿病病人的胰岛 B 细胞等均可发现 HLA-Ⅱ类分子异常表达。其机制可能是局部感染诱生 IFN-γ，进而诱导Ⅱ类分子表达。Ⅱ类分子是抗原提呈的效应分子，一旦靶细胞异常表达Ⅱ类分子，就可能以组织特异性方式把自身抗原提呈给自身反应性 T 细胞，从而启动自身免疫反应。激活的自身反应性 Th 又可分泌大量 IFN-γ，诱导更多的靶细胞表达Ⅱ类分子，加重和延续自身免疫反应，最终导致迁延不愈的自身组织损伤。

（三）HLA 与疾病关联

1. HLA 与多种疾病关联 某些带有特定 HLA 等位基因或单体型的个体易患某一疾病（阳性关联）或对某种疾病具有较强的抵抗力（阴性关联）皆称为 HLA 和疾病关联。这一关联可通过对患病人群和健康人群做 HLA 分型后用统计学方法加以判别。最典型的例子是强直性脊柱炎，病人人群中带有 HLA-B27 抗原的比率高达 58%~97%，而在健康人群中仅为

1%~80%。迄今已发现500余种疾病与HLA有关联,这些多属于病因或发病机制未知、与免疫异常有关,或有家族倾向及环境诱发因素的疾病。

在评估HLA与疾病的关联时须注意下面几点:

(1)发现HLA与某种疾病有关联,并不意味着携带某抗原就一定会患某病,HLA仅是一种遗传标志。

(2)HLA抗原在群体中的分布与民族、人种、地理环境等有关,在研究与疾病的关联时应综合分析才有参考价值。

(3)研究对象须随机选择。研究HLA与疾病的关联可能有助于某些疾病的辅助诊断、预测、分类以及预后判断,迄今已发现的与HLA关联的疾病达到500多种,以自身免疫性疾病为主,也包括一些肿瘤和传染性疾病。随着DNA水平的研究不断深入,最终可以在HLA复合体中发现某些疾病的易感基因,甚至可以测出这些基因的核苷酸序列,这将有助于阐明某些疾病的发病机制。例如,类风湿关节炎与HLA-DR4关联。

2. HLA和疾病关联的机制 同一个HLA基因座位上的等位基因,在结构上可能仅有几个核苷酸之差,却可造成对疾病易感和抵抗完全不同的结果。从基因构－效关系上进行分析,有助于阐明该疾病发生的分子免疫学基础。

关于HLA与疾病关联的机制尚未完全清楚,已提出的一些学说包括:

(1)分子模拟学说:该学说认为,由于HLA抗原本身与某种病原物质相似,机体或者不能对该病原物质产生有效的免疫应答,或者在对病原物的应答中发生交叉反应反而损害了自身组织。

(2)受体学说:HLA抗原可能作为外来病原物质的受体,两者结合导致组织损伤。

(3)免疫应答基因学说:人的HLA基因就是Ir基因,特定的Ⅱ类基因型可能导致特定的异常免疫应答,从而表现为易感某种疾病。

(4)连锁不平衡学说:特定的HLA基因可能与某病的易感基因连锁,HLA型别仅是一种检出的遗传标志。一般认为,与HLA有关联的不同病种可能有不同的机制。

(四)HLA与亲子鉴定和法医学

由于HLA复合体的高度多态性,在无关个体间HLA表型完全相同的概率极低,故HLA复合体被看做伴随个体终生的特异性遗传标志。借助HLA基因型和(或)表型检测,可用于法医学上的尸体识别。另外,HLA复合体具有高度多态性以及单体型遗传的特点,使HLA分型成为鉴定亲子关系的重要手段。

知识链接

器官移植

一般说来器官移植的适应证主要是所需移植器官的功能衰竭,导致该器官功能衰竭的原因不尽相同。

由于器官移植病人术前即存在器官功能不全,手术创伤大,术后需要常规应用免疫抑制药物治疗,术后早期容易发生感染性并发症和手术技术相关性并发症。近年来,随着手术技术和围术期治疗水平的提高,术后早期并发症发生率和死亡率已经显著下降。

排斥反应是器官移植病人需要终生警惕的问题。目前临床上常规应用免疫抑制药物进行预防。术后早期是排斥反应的高发时间，常需联合应用大剂量免疫抑制药物进行预防，随着移植术后时间的延长，排斥反应的发生风险逐渐降低，可以逐步降低免疫抑制程度。依据移植物种类不同，移植术后的免疫抑制方案也存在较大差异，其中肝脏移植术后排斥反应的发生率较低、程度也较轻，因而术后应用的免疫抑制药物剂量也最小。对于急性排斥反应，可以采取激素冲击和增加免疫抑制药物浓度等方法进行治疗，而对于慢性排斥反应，目前尚缺乏有效的逆转措施，主要以预防为主。

由于长期应用免疫抑制药物，器官移植受者容易罹患移植术后新发肿瘤、移植术后新发糖尿病、高脂血症、高尿酸血症、心脑血管疾病等并发症。移植术后病人需定期门诊随访检查，以期早期发现和治疗上述并发症。

不同器官移植预后不尽相同，肝移植及肾移植的病人预后相对较好。肾移植在器官移植中疗效最显著，病人存活率超过 97%。肝移植目前术后 1 年生存率为 80%~90%，5 年生存率达到 70%~80%，最长存活时间可达 30 多年。

项目能力检测

A1 型选择题

1. 下列哪一种疾病与 HLA-B27 抗原相关性最明显（　　）
   A. 系统性红斑狼疮　B. 类风湿关节炎　C. 重症肌无力
   D. 强直性脊柱炎　E. 风湿性心肌炎
2. 一般说，与内源性抗原提呈有关的分子是（　　）
   A. MHC-Ⅱ类分子　B. MHC-Ⅰ类分子　C. MHC-Ⅲ类分子
   D. CD1 分子　E. CD2 分子
3. 根据移植物来源，哪种肾存活率最高（　　）
   A. 父母的肾　B. 同种肾　C. 同卵双生同胞供体肾
   D. 亲属供体肾　E. 兄弟姐妹的肾
4. 对人而言，HLA 分子属于（　　）
   A. 异种抗原　B. 同种异型抗原　C. 异嗜性抗原
   D. 肿瘤相关抗原　E. 类属抗原

参考答案

1. D　2. B　3. C　4. B

（王　丹）

任务五　免疫系统的分析

【学习目标】

能力目标：能对病人进行健康宣教。

知识目标:掌握免疫器官的组成及其免疫作用;免疫细胞的亚群及功能;免疫分子的生物学活性。

素质目标:具有高度责任心,良好的团队合作意识。

案例引导

案例十一:分别破坏甲、乙、丙3组小鼠的胸腺、骨髓、骨髓和胸腺,结果甲组的仅有体液免疫功能,乙组和丙组丧失了特异性免疫功能。现给3组小鼠分别输入淋巴干细胞,发现仅有乙组恢复了细胞免疫功能,分析出现这些现象的原因。

问题:①根据教学网络平台提供视频对骨髓、胸腺的位置和作用机制分析。②根据教学网络平台提供微课分析淋巴干细胞对小鼠的作用机制。③根据教学网络平台提供视频分析干细胞移植在我国的建设和发展情况。

一、免疫器官

免疫器官是指机体执行免疫功能的器官和组织,按其功能不同分为中枢免疫器官和外周免疫器官。二者通过血液循环和淋巴循环相互联系(图2-26)。

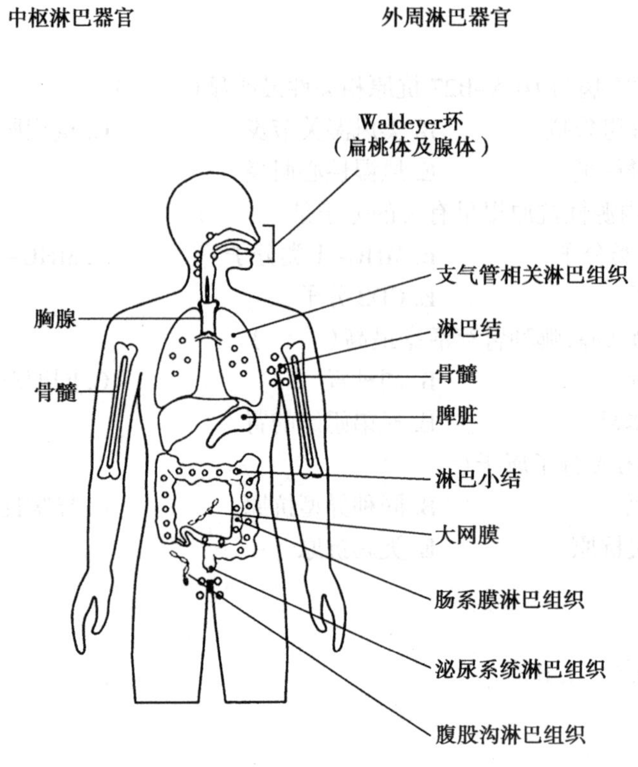

图2-26 免疫器官

(一)中枢免疫器官

中枢免疫器官是免疫细胞发生、分化、发育和成熟的场所。人和哺乳类动物(禽类除外)

的中枢免疫器官是骨髓和胸腺。

1. 骨髓 骨髓是造血器官，是各种血细胞和免疫细胞发生的场所。骨髓的多能干细胞在骨髓微环境中首先增殖、分化成为髓样干细胞和淋巴样干细胞，前者进一步分化、发育成熟为红细胞、粒细胞、血小板、单核细胞、树突状细胞；后者则成为各种淋巴细胞（T淋巴细胞、B淋巴细胞、NK细胞）的前身（文末彩图2-27）。

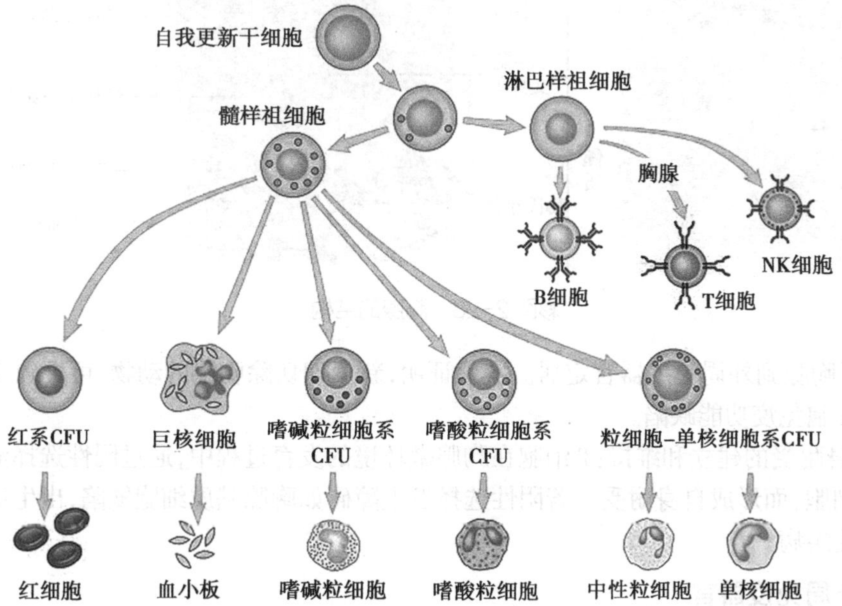

彩图2-27 免疫细胞发育

骨髓是B细胞分化成熟的场所。淋巴样干细胞在骨髓中分化发育为各种淋巴细胞的前体细胞，一部分随血流到胸腺继续发育为成熟T细胞；另一部分则在骨髓内继续分化为成熟B细胞和NK细胞。成熟的B细胞和NK细胞离开骨髓后进入外周免疫器官定居。

骨髓还是发生再次体液免疫应答的主要部位。记忆性B细胞在外周免疫器官接受抗原再次刺激后被活化，活化的记忆性B细胞经淋巴液和血液返回骨髓，在骨髓中分化成熟为浆细胞，持久地产生大量抗体，并释放至血液中，成为血清抗体的主要来源。

骨髓是人体重要的造血器官和免疫器官，当骨髓受损或其功能缺陷时，既会严重影响机体的造血功能，也会导致体液免疫和细胞免疫功能缺陷。

【课堂互动】B细胞在哪里长大？T细胞呢？

2. 胸腺 胸腺位于胸骨后，是T细胞成熟的场所。胸腺的大小和结构随年龄的不同而有差异。胸腺发生于胚胎期第5周，20周左右发育成熟，是产生最早的免疫器官。正常新生儿的胸腺重约20g，随机体发育逐渐增大，至青春期可达30~40g，以后胸腺随年龄增长而逐渐退化萎缩（文末彩图2-28）。老年人因胸腺退化导致免疫功能降低，易发生感染和肿瘤。

胸腺的主要功能：

（1）T细胞分化、发育的场所：在骨髓中淋巴样干细胞发育为始祖T细胞，后者离开骨髓经血液进入胸腺成为胸腺细胞，在胸腺素和胸腺微环境诱导下，迅速增殖分化成为许多小型胸腺细胞，经过复杂的选择性发育（阳性选择和阴性选择），绝大多数小型胸腺细胞死亡，只有少数胸腺细胞（<5%）继续分化发育成为具有免疫应答能力的成熟T细胞。发育成熟的

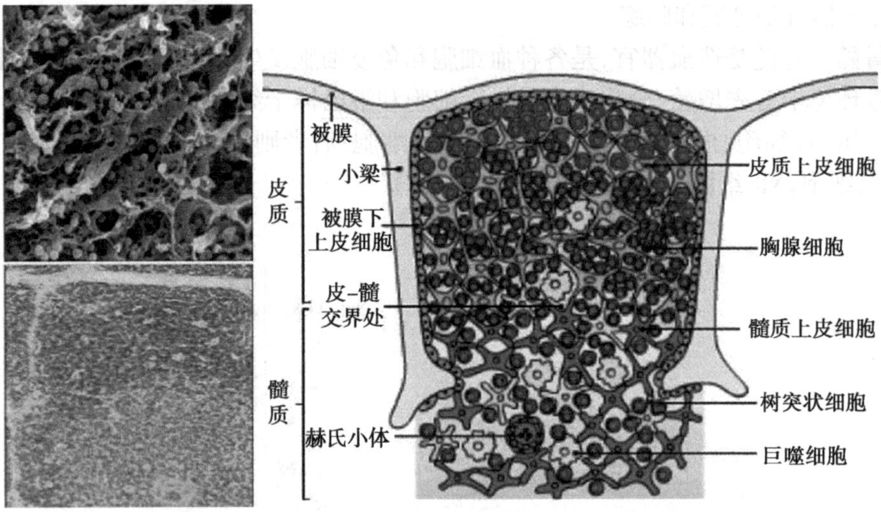

彩图 2-28 胸腺的结构

T 细胞离开胸腺到外周免疫器官定居。实验证明,新生期切除胸腺的动物,可导致 T 细胞缺乏而使其细胞免疫功能缺陷。

(2) 自身耐受的建立和维持:T 细胞在胸腺微环境的发育过程中,通过阴性选择清除自身反应性 T 细胞,而形成自身耐受。若阴性选择发生障碍如胸腺基质细胞缺陷,出生后则易患自身免疫性疾病。

(二)外周免疫器官

外周免疫器官是成熟淋巴细胞(主要为 T 细胞、B 细胞)定居的场所,也是这些淋巴细胞接受抗原刺激发生免疫应答的场所。外周免疫器官包括淋巴结、脾和黏膜相关淋巴组织等。

1. 淋巴结 淋巴结是结构最完备的外周免疫器官。正常人体全身有 500 万~600 万个淋巴结,它们沿淋巴管道遍布全身各处(文末彩图 2-29)。

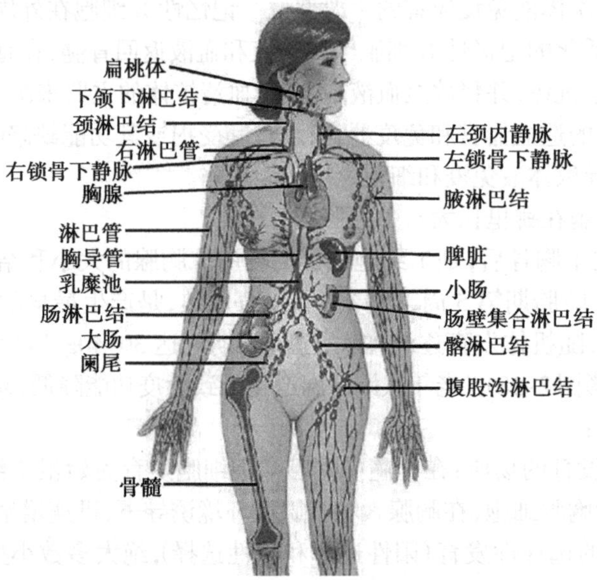

彩图 2-29 淋巴结在全身的分布

(1)淋巴结的结构:淋巴结为有被膜的淋巴组织,分皮质和髓质两部分。靠近被膜的皮质称浅皮质区,在该区内有大量B细胞与巨噬细胞、滤泡树突状细胞聚集形成的初级淋巴滤泡(或称淋巴小结)。受抗原刺激后,淋巴小结内的B细胞转化为淋巴母细胞并不断分裂而形成生发中心,称次级滤泡。然后淋巴母细胞向内转移至淋巴结中心的髓质,分化为浆细胞并产生抗体。浅皮质区的内侧为深皮质区(也称副皮质区),主要是T细胞定居的部位,又称胸腺依赖区。副皮质区还含有部分由组织迁移而来的树突状细胞。淋巴结皮质区的巨噬细胞和树突状细胞具有摄取、加工处理抗原并提呈给T、B细胞,以诱发免疫应答的作用。

淋巴结的髓质包括髓索和髓窦。髓索中主要有B细胞和浆细胞,也含部分T细胞和巨噬细胞髓窦中含有大量巨噬细胞,可清除进入淋巴液中的细菌等异物,发挥强的滤过作用(图2-30)。

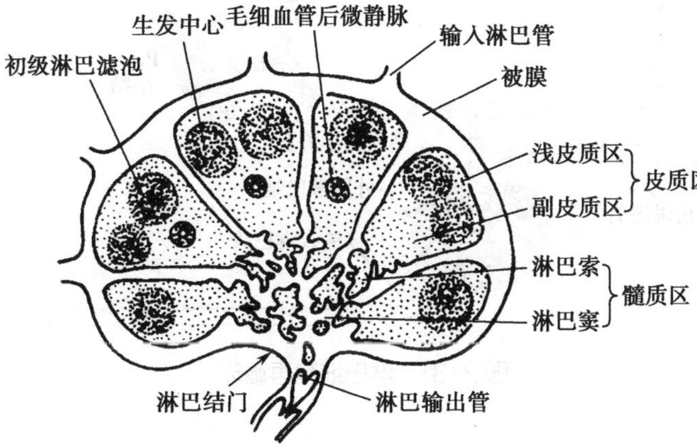

图2-30　淋巴结结构示意图

(2)淋巴结的主要功能

1)淋巴结是成熟T细胞和B细胞的主要定居部位:其中T细胞约占淋巴结内淋巴细胞总数的75%,B细胞约占25%。

2)淋巴结是免疫应答发生的场所:抗原通过淋巴液引流至局部淋巴结,在淋巴结内首先由巨噬细胞和树突状细胞对抗原进行加工、处理,然后成熟T细胞和B细胞识别由巨噬细胞和树突状细胞提呈的抗原而活化、增殖、分化。T细胞最终分化为效应T细胞来发挥免疫效应,B细胞分化为浆细胞,由浆细胞分泌抗体来发挥效应作用。

3)参与淋巴细胞再循环:淋巴细胞再循环是指淋巴细胞在血液、淋巴液和淋巴组织间的反复循环。通过再循环可使淋巴细胞在外周免疫器官和组织中合理分布,也使机体所有免疫器官和组织联系成为两个有机整体,从而更好地捕捉抗原和发挥免疫效应(图2-31)。

4)过滤淋巴液:主要通过髓窦内巨噬细胞的吞噬作用,可将淋巴液中的病原微生物、毒素、抗原性异物等清除,发挥过滤作用。

2. 脾

(1)脾的结构:脾是体内最大的免疫器官。脾实质分红髓和白髓。白髓是淋巴细胞聚集部位,沿中央小动脉周围分布的淋巴鞘是T细胞定居的区域,称为胸腺依赖区。动脉周围淋巴鞘旁侧的脾小结是B细胞定居的区域;红髓在白髓周围,分脾索和脾窦。脾索中主要含B细胞、浆细胞和巨噬细胞。脾窦内充满了血液,含大量巨噬细胞(文末彩图2-32)。

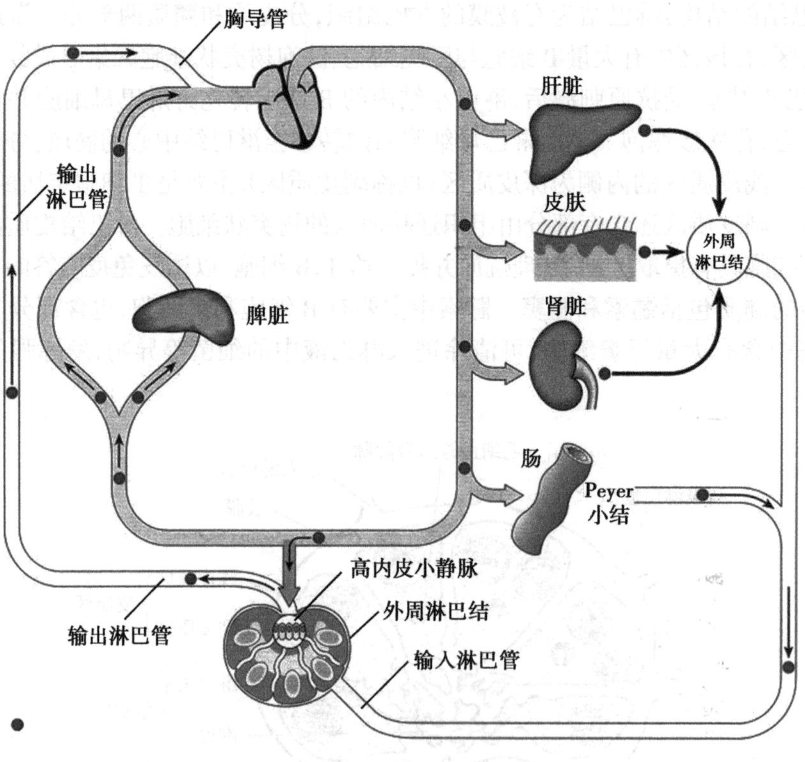

图 2-31 淋巴细胞再循环

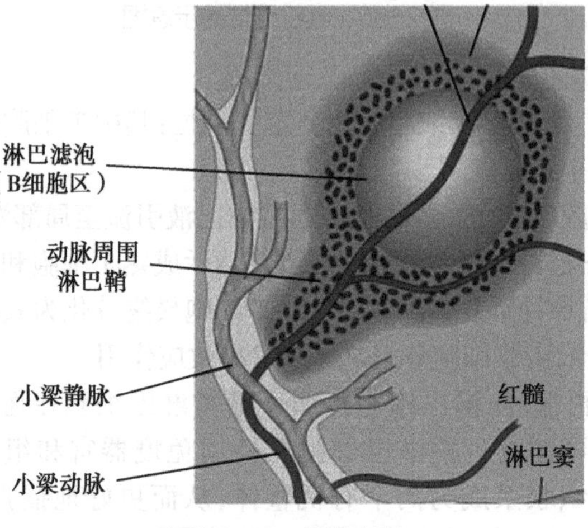

彩图 2-32 脾的结构

(2)脾的功能

1)脾是各种成熟淋巴细胞定居的场所:成熟的 B 细胞、T 细胞以及 NK 细胞分布在脾的不同部位。其中,B 细胞约占脾淋巴细胞总数的 60%,T 细胞约占 40%。

2)脾是免疫应答发生的场所:血液中的抗原性异物经血液循环进入脾脏后,可刺激 T、B 细胞活化、增殖、分化为效应 T 细胞和浆细胞,浆细胞分泌抗体,发挥免疫效应。脾是机体针对血源性抗原产生免疫应答的主要部位。

3)造血功能:脾是胚胎时期的造血器官。

4)过滤血液的作用:脾内的巨噬细胞发挥吞噬作用,可清除血中的病原体、衰老红细胞、免疫复合物等,使血液得到过滤和净化。

3. 黏膜相关淋巴组织 黏膜相关淋巴组织主要包括扁桃体、阑尾、肠集合淋巴结及分布在消化道、呼吸道和泌尿生殖道黏膜固有层和黏膜下层的弥散淋巴组织,它们和皮肤共同构成机体抗感染的第一道防线。当病原微生物等抗原性异物从黏膜局部侵入机体时,可刺激黏膜相关淋巴组织内的 B 细胞活化、增殖、分化为浆细胞,并产生分泌型 IgA(sIgA),在黏膜局部发挥特异性的抗感染作用(文末彩图 2-33)。

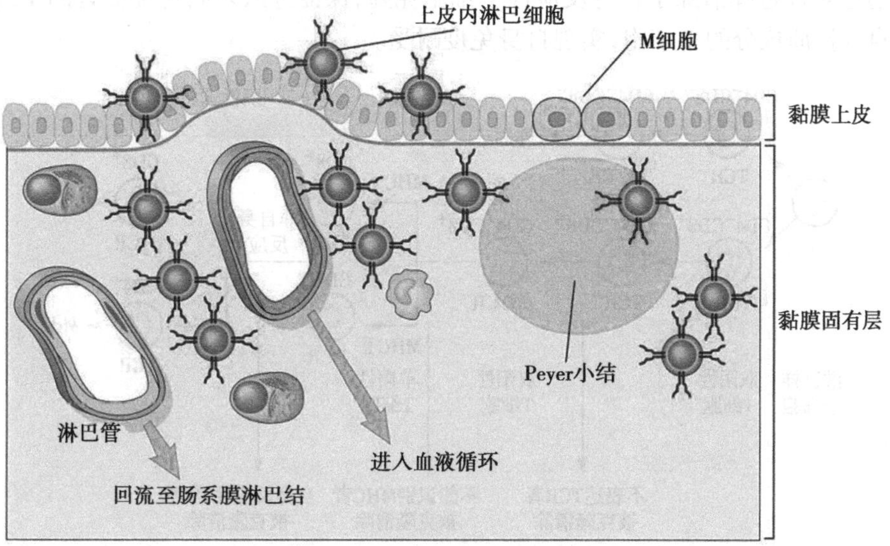

彩图 2-33 黏膜相关淋巴组织

二、免疫细胞

参与免疫应答或与免疫应答有关的细胞统称免疫细胞,各种免疫细胞均由骨髓造血干细胞分化而来,故认为来源于骨髓的细胞均可视为免疫细胞。根据免疫细胞参与的免疫应答类型分为固有免疫细胞和适应性免疫细胞。固有免疫细胞参与固有免疫应答,主要包括 NK 细胞、单核巨噬细胞、树突状细胞、粒细胞和肥大细胞等。适应性免疫细胞是指执行适应性免疫应答的细胞,主要包括 T 淋巴细胞和 B 淋巴细胞,它们能特异性识别抗原,在抗原刺激下活化、增殖和分化,介导适应性免疫应答,又称免疫活性细胞。适应性免疫细胞是构成机体免疫系统的主要细胞群,在机体免疫应答中起核心作用。

(一)淋巴细胞

1. T 淋巴细胞 T 淋巴细胞简称 T 细胞,来源于骨髓的淋巴样干细胞,在胸腺中发育成熟。成熟 T 细胞经血流分布到外周免疫器官的胸腺依赖区定居,并通过淋巴细胞再循环游走于全身,具有介导细胞免疫和调节体液免疫的作用。T 细胞在外周血中占淋巴细胞总数的 65%~80%。

(1)T 细胞的分化发育:骨髓淋巴样干细胞分化发育为始祖 T 细胞,该细胞被胸腺上皮细胞分泌的趋化因子吸引入胸腺,刚进入胸腺的始祖 T 细胞不表达 CD4 和 CD8,为 T 细胞的双阴性阶段，在胸腺微环境影响下表达 CD3、CD4 和 CD8 分子，发育成 $CD4^+$、$CD8^+$ 双阳性的前 T 细胞，前 T 细胞需要经过阳性选择和阴性选择才能发育为成熟 T 细胞（图 2-34）。

1）阳性选择是指双阳性前 T 细胞如与胸腺上皮细胞表面 MHC-Ⅱ类或 MHC-Ⅰ类分子发生有效结合时被选择而继续发育分化为 $CD4^+$ 或 $CD8^+$ 的单阳性 T 细胞，而未能有效结合的大多数双阳性前 T 细胞则发生细胞凋亡。

2）阴性选择是指 $CD4^+$ 或 $CD8^+$ 的单阳性 T 细胞如能通过表面 TCR、CD4 或 TCR、CD8 分子与胸腺巨噬细胞、树突状细胞表面的自身抗原肽 -MHC Ⅱ类或Ⅰ类分子复合物结合，则发生死亡或停止发育，而未结合的 T 细胞继续分化发育为成熟的 $CD4^+$ 或 $CD8^+$ 的单阳性 T 细胞。通过阴性选择清除了自身反应性 T 细胞克隆，保证进入外周免疫器官的 T 细胞不含有针对自身抗原成分的 T 细胞，实现自身免疫耐受。

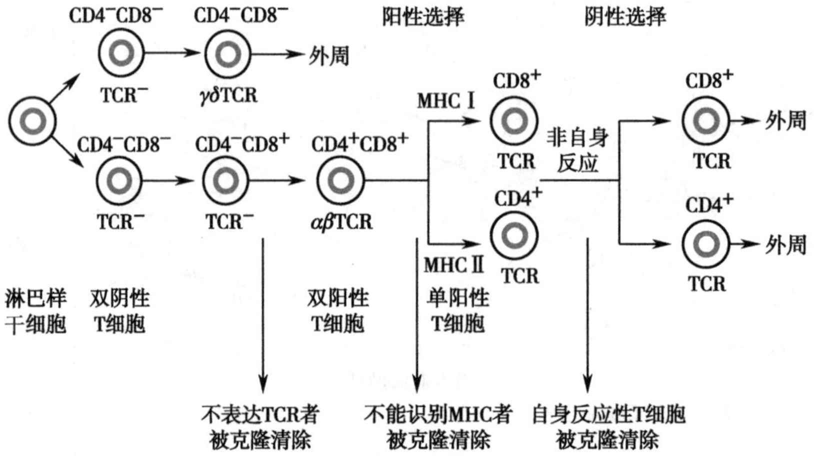

图 2-34 T 细胞在胸腺中的分化过程

（2）T 细胞的表面标志：T 细胞具有许多重要的表面标志，包括表面受体和表面抗原。它们是 T 细胞识别抗原、活化、增殖、分化及发挥效应作用的分子基础，有些表面标志是鉴定 T 细胞及 T 细胞亚群的重要标志。

1）T 细胞抗原受体：T 细胞抗原受体（TCR）是指 T 细胞表面能特异性识别和结合抗原的结构，它是所有 T 细胞表面的特征性标志，以非共价键方式与 CD3 分子结合，形成 TCR-CD3 复合体。

TCR 的结构和功能：TCR 的作用是特异性识别抗原。TCR 是由两条不同肽链构成的异二聚体，构成 TCR 的肽链有 α、β、γ、δ 四种。但大多数成熟 T 细胞的 TCR 分子是由 α、β 两条肽链组成的异二聚体（TCRαβ），少数是由 γ 和 δ 两条肽链组成（TCRγδ）。每条肽链分膜外区、跨膜区及胞质区三部分组成，其中膜外区又折叠形成一个可变区（V 区）和一个恒定区（C 区）。两条肽链的 V 区共同构成 TCR 识别抗原表位的功能单位。每个 T 细胞表面的两条肽链的 V 区不同，因此来源于胸腺的每个成熟 T 细胞只能识别一种抗原表位，具有很强的特异性，且 TCR 只能识别抗原提呈细胞或靶细胞表面的抗原肽 -MHC 分子复合物，不能直接识别抗原表面的表位。

CD3 分子的结构和功能：CD3 分子存在于所有成熟 T 细胞表面，为跨膜蛋白，其跨膜区与 TCR 的跨膜区形成盐桥而紧密结合在一起。CD3 分子具有稳定 TCR 结构和转导 TCR 识别抗原所产生的活化信号的作用。

2) CD4 和 CD8：CD4 和 CD8 分子在成熟 T 细胞上是互相排斥的，即同一 T 细胞表面只表达其中一种，据此可将 T 细胞分为两大亚群，即 $CD4^+$ 的 T 细胞和 $CD8^+$ 的 T 细胞。CD4 和 CD8 的主要功能是辅助 TCR 识别抗原和参与 T 细胞活化信号的转导。CD4 和 CD8 分子分别与 MHC-Ⅱ类分子和 -Ⅰ类分子结合，从而促进 T 细胞与抗原提呈细胞或靶细胞之间的相互作用并辅助 TCR 识别抗原。所以 CD4 和 CD8 分子又称为 T 细胞的辅助受体。另外，CD4 和 CD8 分子分别与 MHC-Ⅱ类分子和 -Ⅰ类分子的结合也是 $CD4^+$T 细胞和 $CD8^+$T 细胞，识别抗原时具有自身 MHC-Ⅱ类和 -Ⅰ类限制性的原因。

CD4 分子还是人类免疫缺陷病毒（HIV）包膜糖蛋白 gp120 的受体。因此，与 CD4 分子结合是 HIV 特异性感染 $CD4^+$T 细胞或巨噬细胞的机制之一。

3) 协同刺激因子：在免疫应答发生时，T 细胞的活化需要两种活化信号的协同作用。第一信号由 TCR 识别抗原产生，第二信号为协同刺激信号，由 T 细胞表面的协同刺激分子与抗原提呈细胞或靶细胞表面的相应协同刺激分子相互作用而产生。T 细胞表面具有多种协同刺激分子，以下是几种起重要作用的协同刺激分子。

CD28：表达于 90%$CD4^+$T 细胞和 50%$CD8^+$T 细胞表面。CD28 是 B 细胞或其他抗原提呈细胞表面的协同刺激分子 B7 的受体，CD28 分子和 B7 分子结合产生的协同刺激信号在 T 细胞的活化中发挥重要作用。

CD2：CD2 分子因其能与绵羊红细胞结合又称绵羊红细胞受体，简称 E 受体。人的 CD2 分子表达于绝大多数成熟 T 细胞表面。CD2 分子的配体是 CD58 分子，CD2 分子的功能是介导 T 细胞与抗原提呈细胞或靶细胞之间的黏附，并提供 T 细胞活化的协同刺激信号。在体外若将人的淋巴细胞与绵羊红细胞混合，可见绵羊红细胞结合在 T 细胞周围形似玫瑰花环，称 E 花环试验。临床上常用此试验检测人外周血中的 T 细胞数量，以辅助判断细胞免疫功能。

4) 有丝分裂原受体：有丝分裂原受体是淋巴细胞表面能与有丝分裂原结合的结构。有丝分裂原是指能非特异性地激活淋巴细胞转化为母细胞，使其 DNA 的合成增加，发生有丝分裂的物质。T 细胞表面具有植物血凝素受体、刀豆蛋白 A 受体及美洲商陆受体。接受相应有丝分裂原刺激后，T 细胞可以活化、增殖变化为淋巴母细胞。在体外用 PHA 刺激人外周血 T 细胞，观察其增殖分化程度可检测机体细胞免疫功能状态，该实验称淋巴细胞转化试验。

5) 细胞因子受体：T 细胞表面有多种细胞因子受体，如 IL-1R、IL-2R、IL-4R、IL-6R 等，相应的细胞因子可作用于 T 细胞，产生不同的效应。

(3) T 细胞亚群：T 细胞是一个极不均一的群体，有多种分类方法可将 T 细胞分为不同的亚群。

1) 初始 T 细胞、效应 T 细胞和记忆性 T 细胞：根据所处的活化阶段，T 细胞分为初始 T 细胞、效应 T 细胞和记忆性 T 细胞。初始 T 细胞是指从未接受过抗原刺激的成熟 T 细胞。初始 T 细胞在外周免疫器官接受抗原刺激后活化、增殖，最终分化为效应 T 细胞和记忆性 T 细胞；效应 T 细胞是指接受抗原后由初始 T 细胞活化、分化发育的能够发挥免疫效应作用的终末 T 细胞；记忆性 T 细胞是指初始 T 细胞接受抗原刺激后，在分化过程中停止分化，保持静息状态的 T 细胞。在接受相同抗原再次刺激时记忆性 T 细胞可迅速活化、增殖、分化为效应 T 细胞和记忆性 T 细胞，记忆性 T 细胞介导再次免疫应答。

2) $CD4^+$T 细胞和 $CD8^+$T 细胞：根据是否表达 CD4 或 CD8 分子，T 细胞分为 $CD4^+$T 细胞和 $CD8^+$T 细胞。$CD4^+$T 细胞是指 $CD2^+$、$CD3^+$、$CD4^+$、$CD8^-$ 的 T 细胞，它识别外源性抗原肽

并受自身MHC-Ⅱ类分子限制，活化后，分化的效应细胞主要为Th细胞；CD8⁺T细胞是指$CD2^+$、$CD3^+$、$CD4^+$、$CD8^+$的T细胞，识别内源性抗原肽并受自身MHC-Ⅰ类分子限制，活化后，分化的效应细胞为细胞毒性T细胞（CTL或Tc）（图2-35，图2-36）。

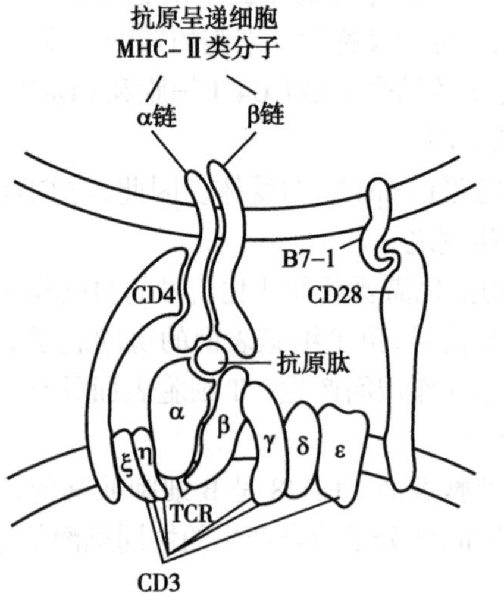

图2-35 $CD4^+T$细胞

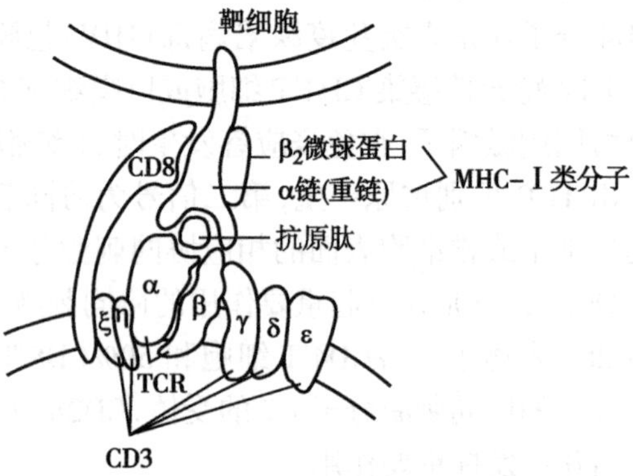

图2-36 $CD8^+T$细胞

3）辅助性T细胞、细胞毒性T细胞和调节性T细胞：根据免疫效应功能将T细胞分为辅助性T细胞（Th）、细胞毒性T细胞（CTL或Tc）和调节性T细胞（Tr）。

Th细胞均由初始$CD4^+T$细胞分化发育而来，根据分泌的细胞因子和发挥的效应不同，Th细胞又可分为不同的功能亚群，如Th1、Th2和Th3等。其中Th1细胞能合成IL-2、IFN-γ、LT等，是细胞免疫应答和迟发型超敏反应的效应细胞。Th2细胞能合成IL-4、IL-5、IL-6和IL-13等，辅助B细胞分化为浆细胞并产生抗体，与体液免疫应答有关。Th3具有下调免疫应答的作用。

Tc或CTL细胞是指具有免疫杀伤效应的T细胞功能亚群，是$CD8^+T$细胞接受抗原刺激后活化、分化发育而来。CTL细胞可特异性直接杀伤带有抗原的靶细胞，是机体抗病毒免疫、抗肿瘤免疫中的主要效应细胞。

调节性T细胞是指具有免疫调节功能的T细胞群体，这些细胞具有免疫负调节作用，参与多种免疫性疾病发生的病理过程，是近年免疫学领域研究的重点。

2. B淋巴细胞 B淋巴细胞是在哺乳动物的骨髓中分化成熟的，故又称骨髓依赖性淋巴细胞，简称B细胞。成熟的B细胞随血流分布于外周免疫器官的非胸腺依赖区。B细胞的主要功能是产生特异性抗体，执行体液免疫功能。外周血中B细胞占淋巴细胞总数的10%~15%。

（1）B细胞的分化发育：骨髓淋巴样干细胞发育为始祖B细胞，始祖B细胞在骨髓的微环境影响下分化发育为前B细胞，前B细胞再分化为表达SmIgM的幼稚B细胞，最后发育为成熟B细胞，成熟B细胞膜表面同时表达SmIgM和SmIgD两种B细胞受体(图2-37)。

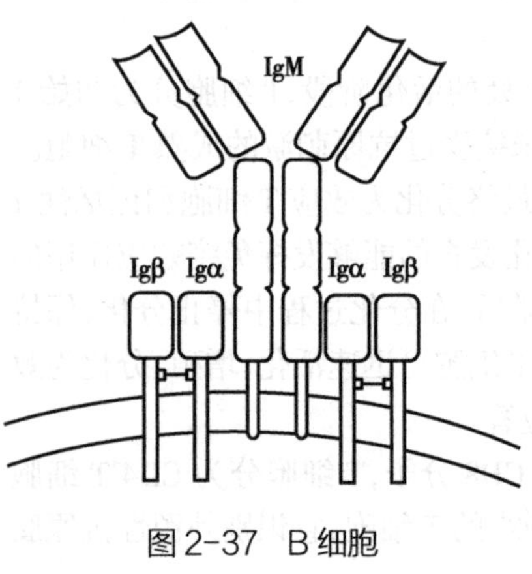

图2-37 B细胞

(2)B 细胞的表面标志

1)B 细胞抗原受体:B 细胞抗原受体(BCR)是 B 细胞表面特异性识别和结合抗原的结构,为镶嵌在 B 细胞膜表面的免疫球蛋白(SmIg),也是 B 细胞的特征性标志。未成熟 B 细胞的 BCR 为 SmIgM,成熟 B 细胞的 BCR 为 SmIgM 和 SmIgD。每一个 B 细胞克隆具有一种特定的 BCR,只能识别一种抗原表位,因而决定了免疫应答的特异性。

2)IgGFc 受体:B 细胞表面存在与 IgGFc 段结合的受体,即 IgGFc 受体(FcR)。通过该受体能特异性地与抗原 – 抗体复合物中 IgG 的 Fc 段结合,有助于 B 细胞捕捉和结合抗原,进而对 B 细胞活化、增殖和分化产生调节作用。

3)补体受体(CR):大多数 B 细胞表面存在与补体结合的受体,即补体受体(CR),包括 CR1 和 CR2,CR1 是识别结合 C3b 和 C4b 的受体,CR2 是识别结合 C3d 的受体。CR 可与抗原 – 抗体 – 补体复合物结合,促进 B 细胞活化。

4)有丝分裂原受体:B 细胞表面的有丝分裂原受体与 T 细胞不同,因此刺激 B 细胞活化的有丝分裂原也不同。常见的 B 细胞有丝分裂原有美洲商陆(PWM)、脂多糖(LPS)和葡萄球菌 A 蛋白(SPA)等。

5)细胞因子受体:活化的 B 细胞表面可表达多种细胞因子受体,如 IL–1R、IL–2R、IL–4R、IL–5R 以及 IFN– γ 等。这些受体与相应细胞因子结合可诱导或促进 B 细胞活化、增殖和分化。

6)分化抗原(CD 分子):B 细胞表面有多种 CD 分子,如 CD19~CD22、CD40 及 CD80(B7)等,它们对 B 细胞的活化、增殖、分化以及耐受的形成均具有重要作用。

(3)B 细胞亚群:B 细胞亚群尚未完全统一。根据 B 细胞产生抗体是否需要 T 细胞辅助,分为 B1 和 B2 亚群。B1 细胞为非 T 细胞依赖的 B 细胞,B2 细胞为 T 细胞依赖的 B 细胞。一般所言的 B 细胞就是 B2 亚群。现在研究发现,B1 与 B2 细胞在起源、分子表型和生物学特性等方面均有所不同。

(二)抗原提呈细胞

在免疫应答过程中,能摄取、处理抗原并将抗原信息传递给 T 淋巴细胞的一类细胞则称为抗原提呈细胞(APC)。主要包括单核吞噬细胞、树突状细胞和 B 淋巴细胞。

1. 吞噬细胞　吞噬细胞是一类具有吞噬杀伤功能的细胞,主要包括单核吞噬细胞和中性粒细胞。

(1)单核吞噬细胞:单核吞噬细胞包括血液中的单核细胞和组织器官中的巨噬细胞。单核吞噬细胞既是机体固有免疫的重要组成细胞,也是一类主要的抗原提呈细胞,在特异性免疫应答的诱导和调节中发挥重要作用(文末彩图 2–38)。其主要生物学功能有:

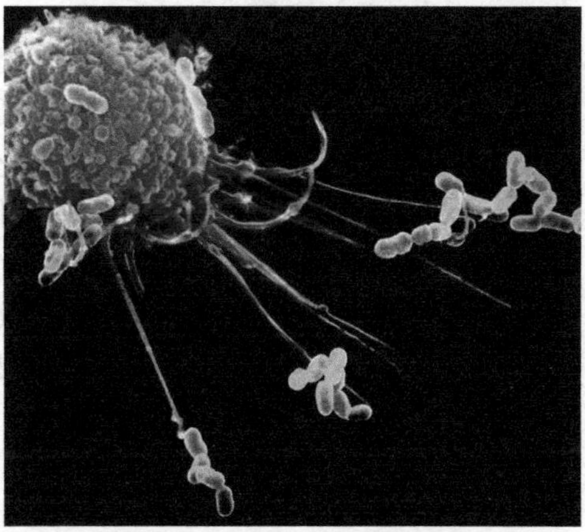
彩图 2–38　单核吞噬细胞

1)吞噬和清除病原微生物:单核吞噬细胞具有强大的吞噬功能(文末彩图 2–39)。当病原微生物等抗原入侵机体时,首先单核吞噬细胞趋化聚集并通过胞吞方式摄入细胞内形成吞噬体,吞噬体与溶酶体融合形成吞噬溶酶体;然后在溶酶体酶的作用下对病原体进行消化处理；最后，消化后的产物通过胞吐作用被清除至细胞外，而具有免疫原性的肽类物质则与 MHC 分子结合形成抗原肽 -MHC 分子复合物表达于细胞表面，提呈给不同的 T 细胞亚群。

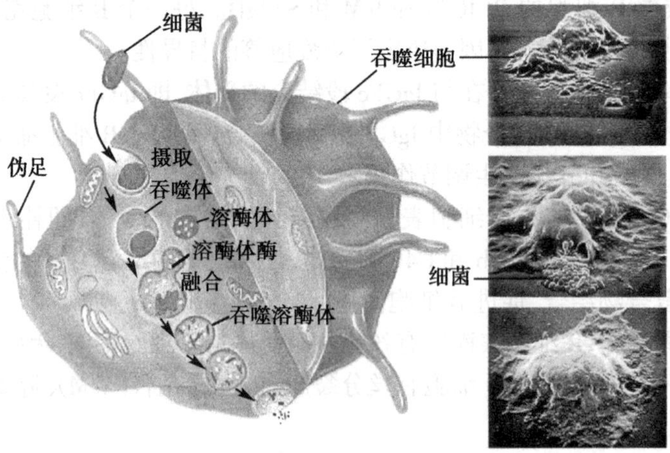

彩图 2-39 吞噬细胞吞噬杀伤机制

2）加工、处理和提呈抗原，启动适应性免疫应答：单核巨噬细胞是专职的抗原提呈细胞，可以将吞入的外源性抗原和内源性抗原在溶酶体酶的作用下处理成为具有免疫原性的小分子肽段，以抗原肽 -MHC 分子复合物的形式表达于细胞表面，供 $CD4^{+}T$ 细胞或 $CD8^{+}T$ 细胞识别，为 T 细胞活化提供第一信号。另外，单核巨噬细胞还通过 B7 等膜表面分子与 T 细胞表面的 CD28 等膜分子相互作用，为 T 细胞活化提供第二信号，启动适应性免疫应答。

3）分泌细胞因子，发挥免疫调节作用：单核巨噬细胞可分泌多种细胞因子参与免疫调节。其调节作用具有双相性，即既有正相作用也有负相作用。如单核巨噬细胞分泌的 IL-6、IL-12、IL-18、TNF 等可促进 T、B、NK 细胞的活化，而 IL-10 则抑制这些细胞的活化。

（2）中性粒细胞：中性粒细胞是循环血液中数目最多的白细胞，占外周血白细胞的 50%~70%。中性粒细胞具有很强的吞噬能力，是机体抗感染的重要成分。感染发生时中性粒细胞是最先到达炎症部位的效应细胞。中性粒细胞吞噬病原体过程类似于单核巨噬细胞。

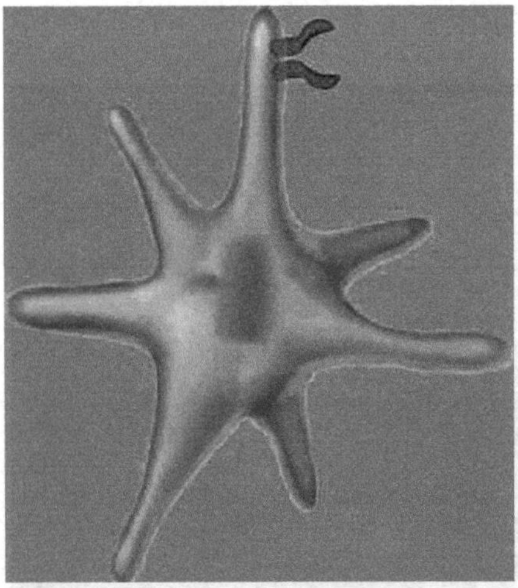

图 2-40 树突状细胞

2. 树突状细胞 树突状细胞（DC）是指具有典型的树突状形态（图 2-40），膜表面高表达 MHC-Ⅱ类分子，能移行至外周免疫器官并能刺激 T 细胞活化的所有细胞。树突状细胞分布十分广泛，除脑以外的脏器均有，但含量少，不同部位的 DC 有不同的名称，如淋巴组织中的并指状细胞、皮肤组织的朗格汉斯细胞等。树突状细胞是目前所知抗原提呈功能最强的 APC。

（三）其他免疫细胞

在免疫应答过程中除 B、T 淋巴细胞以及抗原提呈细胞的作用外，还有许多细胞也在发挥免疫效应或调节作用。

1. 自然杀伤细胞 自然杀伤(NK)细胞是发现较晚的一群淋巴细胞,来源于骨髓淋巴样干细胞,主要分布在外周血和脾中,占外周血淋巴细胞总数的5%~7%。NK细胞区别于T、B细胞的最大特征是膜表面不表达TCR和BCR,而表达CD56。

NK细胞的主要生物学功能是:

(1)杀伤靶细胞,发挥抗肿瘤、抗病毒感染的作用:NK细胞对肿瘤细胞、病毒感染细胞的杀伤作用是以非MHC限制性方式进行的,无需对靶细胞抗原进行识别。NK细胞通过两种方式导致靶细胞死亡:一是NK细胞直接与靶细胞接触,通过释放穿孔素等细胞毒因子破坏靶细胞;二是NK细胞通过CD16(低亲和力IgGFc受体分子)分子结合IgGFc段,定向杀伤IgG结合的靶细胞,称抗体依赖细胞介导的细胞毒作用(ADCC)。这种杀伤作用具有特异性,取决于IgG类抗体。

(2)分泌细胞因子,发挥免疫调节作用:活化的NK细胞可分泌IFN-γ、TNF、GM-CSF等细胞因子,发挥免疫调节作用。

2. NKT细胞 NKT细胞是指一群同时表达CD56和TCR受体的特殊T细胞亚群。NKT细胞可在胸腺内或胸腺外(肝脏)分化发育,主要分布于骨髓、肝脏和胸腺,在脾、淋巴结和外周血中也少量分布。

其免疫功能主要表现在两方面:

(1)细胞毒作用:NKT细胞可在抗原或细胞因子如IFN-γ、IL-12等作用下被激活,活化的NKT细胞通过分泌穿孔素、IFN-γ和表达Fas配体等效应分子实施细胞毒作用,发挥抗肿瘤、抗感染的生物学效应。

(2)免疫调节作用:NKT细胞活化后可分泌IL-4、IFN-γ、GM-GSF、IL-13等多种细胞因子,发挥免疫调节作用。

最近研究发现,NKT细胞可能参与了自身免疫性疾病的发生和发展,其机制可能是与其能破坏自身机体组织有关。

三、免疫分子

凡是与免疫功能有关的因子统称为免疫分子,包括抗体、补体、细胞因子等。细胞因子(CK)由免疫细胞和某些非免疫细胞(如血管内皮细胞、表皮细胞等)受刺激而合成分泌的一类具有多种生物学活性的小分子量可溶性糖蛋白。免疫细胞之间的信息交换及相互调节依赖于细胞因子。细胞因子除了介导、调节局部和全身免疫应答以及参与炎症反应过程之外,还与伤口愈合、造血干细胞的再生与分化等密切相关。

(一)主要细胞因子及其作用

1. 细胞因子分类 细胞因子种类繁多,迄今发现的已达数百种之多,且常具有一因子多功能和多因子同功能现象,给细胞因子的命名和分类带来了一定的困难,目前普遍应用并为大家所接受的分类方法主要有以下两种:

(1)根据产生细胞因子的细胞种类不同分类

1)淋巴因子:1968年由Dumonde首次提出淋巴因子的概念后,陆续发现和命名了多种淋巴因子。重要的淋巴因子有IL-2、1L-3、IL-4、IL-5、IL-6、IL-9、IL-10、TNF-γ、TNF-β、GM-CSF等。

2）单核因子：主要由单核细胞或巨噬细胞产生，如 IL–1、IL–6、IL–8、TNF–α、G–CSF 和 M–CSF 等。

3）淋巴因子 / 非单核 – 巨噬细胞产生的细胞因子：主要由骨髓和胸腺中的基质细胞、血管内皮细胞、成纤维细胞等细胞产生，如 EPO、IL–7、IL–11、SCF、IFN–β 等。

⑵根据细胞因子主要功能不同分类

1）白细胞介素：1979 年由第二次国际淋巴因子会议统一命名，本来指的是介导白细胞之间的相互作用。按其发现顺序以阿拉伯数字排列，目前已报道 IL–1~IL–29，白细胞介素具有多种生物学效应，不同的白细胞介素也可能具有相同的生物学作用。如 IL–2 的生物学作用。

2）集落刺激因子：在对造血细胞的体外研究中，发现一些细胞因子可刺激造血干细胞，在半固体培养基中形成不同的细胞集落，分别命名为粒细胞集落刺激因子（G–CSF）、巨噬细胞集落刺激因子（M–CSF）、粒细胞 – 巨噬细胞集落刺激因子（CM–CSF）、多重集落刺激因子（又称 IL–3）、干细胞生长因子（SCF）、红细胞生成素（EPO）和血小板生成（TPO）等。这些细胞因子主要作用于血液细胞和免疫细胞，促使它们成熟、分化和增殖。

3）干扰素：Issacs 等于 1957 年发现病毒感染的细胞能产生一种物质干扰另一种病毒的感染和复制，因此而得名。根据干扰素产生的来源和结构不同，可分为 IFN–α、IFN–β、IFN–γ，它们分别由白细胞、成纤维细胞和活化的 T 细胞产生。IFN 具有抗病毒、抗肿瘤和免疫调节等作用。

4）肿瘤坏死因子（TNF）：Garwell 等在 1975 年发现的一种能使肿瘤发生出血坏死的物质。根据其产生来源和结构不同，可分为 TNF–α 和 TNF–β 两类，前者主要由活化的单核 – 巨噬细胞产生，后者由活化 T 细胞产生，又名淋巴毒素（LT）。两类 TNF 基本的生物学活性相似，除具有杀伤肿瘤细胞外，还可进行免疫调节、参与发热和炎症的发生。大剂量 TNF–α 可引起恶病质，因而 TNF–α 又称恶病质素。

5）生长因子（GF）：包括表皮生长因子（EGF）、成纤维细胞生长因子（FGF）、血小板衍生生长因子（PDGF）、转化生长因 – β（TGF–β）、血管内皮细胞生长因子（VEGF）、神经生长因子（NGF）、胰岛素样生长因子（IGF）、肝细胞生长因子（HGF）等。生长因子主要参与组织的修复过程。

6）趋化性细胞因子：1986 年以来，陆续发现了一类主要由免疫细胞产生的，具有趋化白细胞作用的细胞因子。1992 年第三届国际趋化因子研讨会上，绝大多数学者建议将该细胞因子命名为趋化性细胞因子，包括 IL–8/ 中性粒细胞激活蛋白 –1（IL–8/NAP–1）中性粒细胞激活蛋白 –2（NAP–2）、巨噬细胞炎症蛋白 –1α（MIP–1α）、巨噬细胞炎症蛋白 –1β（MIP–1β）、单核细胞趋化和激活因子 / 单核细胞趋化蛋白 –1（MCAF/MCP–1）等。

7）神经营养因子：包括神经生长因子（NGF）、脑衍生的神经营养因子（BDNF）、神经营养因子 3~ 神经营养因子 6（NT–3~NT–6）、神经胶质细胞衍生的神经营养因子（GDNF）等。其主要作用是促进神经细胞存活、生长和分化。

8）神经生成素：包括白血病抑制因子（LIF）、睫状神经营养因子（CNTF）、抑瘤素 –M（OSM）等。它是神经营养因子之外的另一种神经因子，参与神经细胞的存活和分化等。

2. 细胞因子的共同特点 每种细胞因子均有其独特的理化特性和生物学功能，但各种细胞因子之间具有以下共同的作用特点。

⑴绝大多数的细胞因子均为低分子量（＜80kD）的分泌型糖蛋白：一般由 100 个左右

的氨基酸组成。不同细胞因子之间无明显氨基酸序列的同源性。多数细胞因子以单体形式存在，只有少数细胞因子，如IL-5、IL-12、M-CSF、TGF-β等以双体形式存在。

(2)作用方式以旁分泌或自分泌的形式发挥效应(图2-41)：前者作用于邻近细胞，后者作用于产生细胞自身，在局部发挥作用，某些细胞因子也可通过内分泌的形式作用于远处细胞。细胞因子的分泌是短暂的自限过程，无前体状态的贮存，其合成由新的基因转录而激发；其mRNA分子不稳定，细胞因子一旦合成即很快分泌出来，刺激停止后，合成即停止，并迅速被降解，一般极少储存。

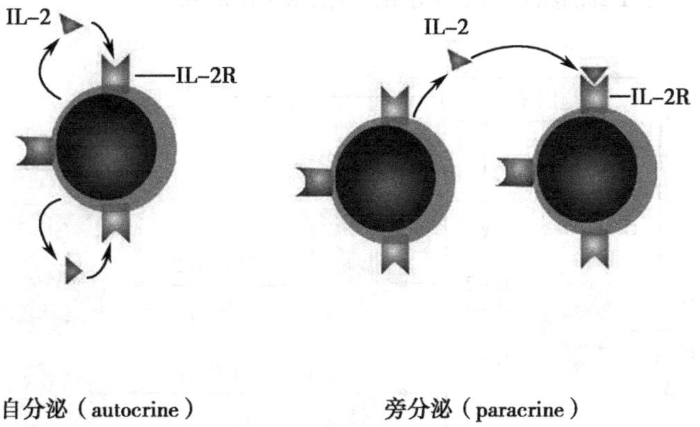

图2-41　细胞因子自分泌与旁分泌

(3)通过与特异性受体结合才能发挥其生物学效应：CK与受体结合后，通过细胞内信息传递，增强或抑制某些基因的表达。细胞因子受体与细胞因子的结合具高亲和力，只需极小量的细胞因子即能激发明显的生物学效应，故细胞因子的作用具有高效性。

(4)细胞因子作用多样性：促进靶细胞增殖、分化，增强对感染抵抗力，参与调节机体的免疫应答和炎症反应，影响其反应强度和反应的持续时间，影响细胞代谢等。

(5)细胞因子作用重叠性、协同性和拮抗性：细胞因子对靶细胞作用的强弱取决于细胞因子的局部浓度、靶细胞的敏感性及同时存在的其他细胞因子的影响。许多细胞因子的作用具双向性，即适量时增强免疫效应，超量时则起抑制作用。

(6)细胞因子作用网络性：一种细胞因子可由多种细胞产生，如IL-1可由单核/巨噬细胞、B细胞、NK细胞、内皮细胞、成纤维细胞、表皮细胞等产生；而一种细胞也可产生多种细胞因子，如活化的T细胞可产生IL-1~6、IL-9、IL-10、IL-13、IFN-γ、TGF-β、GM-CSF等。一种细胞因子可具有多种生物活性，而多种细胞因子也可具有某些相同的生物活性，如IL-2、IL-4和IL-9都能维持和促进T细胞的增殖。

3. 细胞因子的生物学活性

(1)介导天然免疫、参与抗肿瘤和抗感染：感染因子进入体内，首先激活单核吞噬细胞释放单核因子，再激活T细胞、B细胞和NK细胞释放淋巴因子，其中IFN-γ、IL-12、TNF能明显激活巨噬细胞的吞噬和增强杀菌功能；IFN-γ、IL-1、IL-2、IL-12等激活NK细胞和LAK细胞杀伤细胞内致病菌和肿瘤细胞；IFN-α、β、γ及TNF、IL-1还有抗病毒复制功能。

(2)介导和调节特异性免疫应答：介导和调节特异性免疫应答的细胞因子主要对B细胞和T细胞的发育、分化和效应功能发挥作用。IL-1、IL-2、IFN-γ主要是上调细胞免疫作用,IL-4 起下调细胞免疫作用。上调体液免疫的细胞因子主要为 IL-4、IL-5、IL-6、IL-10、IL-13。

另外,活化的细胞产生可溶性细胞因子受体,如 sIL-1R、sIL-2R、sTNFR,它们(除 sIL-6R 之外)可与细胞因子结合而起阻断或抑制作用。

(3)诱导凋亡:IL-2 可诱导抗原活化的 T 细胞发生凋亡,限制免疫应答的强度,避免免疫损伤,如这种机制受损易发生自身免疫性疾病。此外,TNF 可诱导肿瘤细胞凋亡。

(4)刺激造血细胞增殖和分化的功能:刺激骨髓祖细胞生长和分化为各种成熟血细胞的细胞因子有 IL-3、GM-CSF、S-CSF、EPO、TPO。IL-7 可促进原 B 细胞和前 B 细胞的生长与分化及胸腺中不成熟 T 细胞的生长与分化(文末彩图 2-42)。

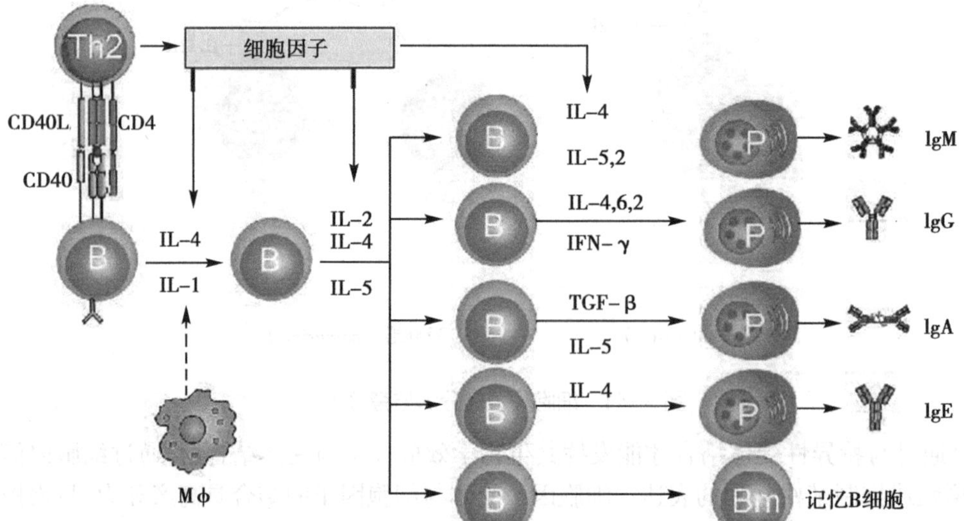

彩图 2-42 细胞因子在细胞分化中的作用

(5)促进血管的生成:IL-8 等多种趋化因子和成纤维细胞生长因子可促进血管的新生,对组织的损伤修复具有重要的意义。

(二)细胞因子与疾病的关系和在疾病防治中的应用

1. 细胞因子与疾病的关系 细胞因子与疾病的关系主要指三个方面,即:①细胞因子与疾病的诊断;②细胞因子与疾病的治疗;③细胞因子与疾病的预防。细胞因子作用有双重性(既可治病,也可致病)、多样性(一种细胞因子具有多种功能,一种功能可由多种细胞因子所共有)及网络性(各细胞因子之间既可互相促进,也可抑制),因此在应用细胞因子治疗疾病或分析细胞因子与某些疾病的因果关系时,必须十分慎重。

(1)细胞因子与疾病的诊断:许多疾病过程中均可出现细胞因子的变化,但缺少特异性,在某些情况下,特定细胞因子的定量和定性检测可作为早期诊断和鉴别诊断的指标。例如,IL-1、IL-6、TNF 与发热、急性期蛋白反应、中毒性休克伴发肾上腺出血性坏死、DIC 发生有关;而 sIL-2R、IL-6R、TCR-β 水平与移植排斥反应密切相关。

(2)细胞因子与疾病的治疗:细胞因子具有双重效应,既可以抵御和治疗某些疾病,而在某些情况下也可导致和促进疾病的发生发展。如 IL-1、IL-2、IL-6、IFN(尤其是 IFN-γ)TNF 等与自身免疫性疾病发生、发展有关。促炎症因子的拮抗剂和抑制剂能缓解某些自身免疫性疾病，故细胞因子疗法分为细胞因子补充/添加、阻断/拮抗两大类。

(3)细胞因子与疾病的预防：恶性肿瘤的病人放疗后，可继发白细胞/血小板减少、贫血及感染。临床应用CSF、IL-3、IL-6等细胞因子可防治放疗或化疗等引起的骨髓抑制，如G-CSF和GM-CSF可有效地促使中性粒细胞回升；M-CSF及IL-6对血小板回升效果良好；EPO可预防和治疗肾病引起的贫血。已用于临床的细胞因子主要是用来治疗肿瘤、抗病毒感染、抑制免疫缺陷及促进造血功能，或提高病人对放疗和化疗剂量的耐受和促进移植成功。

由于许多细胞因子在体内半衰期太短，大剂量细胞因子治疗所引起的副作用太大，人们设想多种方法试图提高疗效，其中应用最多的方法是将细胞因子基因转染宿主细胞或肿瘤细胞，后者注入体内后可不断释放少量的细胞因子而发挥作用，已初步显示出良好的效果。

2. 细胞因子在疾病预防中的应用 从上述细胞因子与疾病发生的关系可见，细胞因子的临床应用具有很大的潜力，有广泛的应用前景。目前，临床上已将细胞因子用于治疗肿瘤、造血功能障碍、感染等疾病过程，并取得了一定的疗效。

(1)IFN：IFN是最早被用于临床治疗的细胞因子。目前IFN-α、IFN-β和IFN-γ都有基因工程产品，已广泛用于临床肿瘤、病毒性感染等疾病的治疗。

(2)IL-2：目前，重组IL-2已用于治疗肿瘤、AIDS和感染性疾病，成为继IFN后又一广泛应用于临床的细胞因子。

(3)CSF：CSF可刺激造血前体细胞增殖，故对因CSF产生异常所致的造血功能障碍者可有一定疗效。目前，CSF已被用于肿瘤化疗和放疗后引起的血细胞减少、骨髓移植后的造血功能恢复、急性白血病的诱导治疗、AIDS和严重烧伤等的治疗。

(4)TNF-α：TNF-α已试用于治疗肿瘤和病毒感染。但全身应用的效果较差，局部应用如瘤内直接注射治疗直肠癌疗效较好，副作用较轻。

(5)EPO：EPO用于治疗由于各种肾病引起的红细胞减少已取得肯定疗效。

项目能力检测

A1 型选择题

1. 免疫细胞产生发育、分化、成熟的场所是(　　)

A. 淋巴结和胸腺　　B. 淋巴结和骨髓　　C. 骨髓和脾脏
D. 骨髓和胸腺　　E. 淋巴结和脾脏

2. 周围免疫器官包括(　　)

A. 骨髓、淋巴结、脾脏
B. 胸腺、脾脏、黏膜组织
C. 法氏囊、脾脏、扁桃体
D. 脾脏、淋巴结、其他淋巴组织
E. 骨髓、脾脏、扁桃体

3. 绝大多数T细胞分化成熟的场所是(　　)

A. 骨髓　　B. 法氏囊　　C. 脾脏
D. 胸腺　　E. 扁桃体

4. 人体最大的免疫器官是( )
A. 骨髓 B. 脾脏 C. 胸腺
D. 淋巴结 E. 黏膜相关淋巴组织
5. 人类中枢免疫器官是( )
A. 胸腺和淋巴结 B. 淋巴结和脾脏 C. 胸腺和骨髓
D. 脾脏和胸腺 E. 脾脏和骨髓
6. T 淋巴细胞和 B 淋巴细胞定居的部位是( )
A. 中枢免疫器官 B. 外周免疫器官 C. 胸腺
D. 骨髓 E. 淋巴结
7. 切除胸腺的新生动物的淋巴结中缺乏何种细胞( )
A. 巨噬细胞 B. T 淋巴细胞 C. 粒细胞
D. B 淋巴细胞 E. 树突状细胞
8. B 淋巴细胞主要定居在淋巴结的哪个区域( )
A. 深皮质区 B. 浅皮质区 C. 副皮质区
D. 髓窦 E. 髓索
9. 脾脏的功能不包括( )
A. 产生抗体的场所 B. 全身血液的滤器 C. 产生免疫应答的场所
D. 各类免疫细胞发育的场所 E. 含大量巨噬细胞
10. 淋巴结的功能不包括( )
A. 免疫细胞定居的场所
B. 产生免疫应答的场所
C. 过滤作用
D. T、B 淋巴细胞进行阴性选择的场所
E. 参与淋巴细胞再循环
11. 绝大多数 B 细胞分化成熟的场所是( )
A. 骨髓 B. 法氏囊 C. 脾脏
D. 胸腺 E. 淋巴结
12. 下面哪种免疫作用在无抗体存在时仍可发生( )
A. ADCC 作用
B. 补体经典途径激活时对靶细胞的溶解
C. 毒素中和作用
D. NK 细胞对靶细胞的杀伤作用
E. Ⅰ型超敏反应
13. 容易引起免疫耐受性的抗原注射途径为( )
A. 静脉＞皮下、肌肉＞腹腔 B. 静脉＞腹腔＞皮下、肌肉
C. 腹腔＞静脉＞皮下、肌肉 D. 皮下、肌肉＞腹腔＞静脉
E. 皮下、肌肉＞静脉＞腹腔
14. 细胞因子不具备的特点是( )
A. 高效性 B. 特异性 C. 多效性
D. 重叠性 E. 网络性

15. 最先发现的细胞因子是( )

A. IL-1　　B. IFN　　C. IL-10

D. IL-2　　E. TNF

16. 属于中枢免疫器官的是( )

A. 胸腺　　B. 淋巴结　　C. 脾脏

D. 黏膜相关淋巴组织　　E. 扁桃体

参考答案

1. D 2. D 3. D 4. B 5. C 6. B 7. B 8. B 9. D 10. D 11. A 12. B 13. B 14. B 15. A 16. A

(孙 建)

任务六 免疫应答的分析

【学习目标】

能力目标:能对病人进行健康宣教。

知识目标:掌握抗体产生的规律及抗体的生物学效应。

熟悉免疫应答的过程、特点。

素质目标:工作认真负责,有良好的团队合作意识。

案例引导

案例十二:病人男,在接种乙肝疫苗前乙肝五项指标为:HBsAg(-),HBeAg(-),抗-HBe(-),抗-HBs(-),抗-HBe(-)。接种后复查,乙肝五项指标为:HBsAg(-),HBeAg(-),抗-HBe(-),抗-HBs(+),抗-HBe(-)。表明该男接种乙肝疫苗成功,对乙型肝炎病毒建立了特异性免疫力,能防御乙型肝炎。

问题:根据教学网络平台提供视频分析抗体产生规律。

免疫应答是机体免疫系统识别抗原和清除抗原的全过程。这个过程是免疫系统各部分生理功能的综合体现,包括抗原提呈、淋巴细胞活化、免疫分子形成及免疫效应发生等一系列的生理反应。

【课堂互动】为什么要注射疫苗?

一、概述

(一)免疫应答的类型

根据免疫应答的获得形式和效应机制,可分为固有免疫和适应性免疫。

固有免疫是生物在长期进化过程中逐渐形成的,是机体抵抗病原体入侵的第一道防线。适应性免疫是机体在后天的生活过程中接受抗原刺激并特异性排除抗原的反应过程。一般的免疫应答就是适应性免疫应答。

适应性免疫应答根据主导免疫应答的活性细胞类型,可分为T细胞介导的细胞免疫应答和B细胞介导的体液免疫应答；也可根据机体接受相同抗原刺激的次数分为初次应答和再次应答两类；还可以根据免疫效果来分为正免疫应答和负免疫应答。

（二）免疫应答的基本过程

免疫应答的发生、发展是一个复杂、有序的生理过程，这个过程可以人为地分成三个阶段（图2-43）。

1. 抗原提呈与识别阶段 又称感应阶段，是指抗原进入机体后被抗原提呈细胞识别、处理、提呈和诱导免疫活性细胞活化的开始时期。抗原首先被局部的单核－巨噬细胞或其他抗原提呈细胞吞噬和处理，然后以有效的方式（如与MHC-Ⅱ类分子结合）提呈给Th细胞进行识别；B细胞可以利用其表面的抗原受体直接与抗原表位结合而识别抗原，并且可将抗原提呈给Th细胞。

2. 淋巴细胞活化、增殖、分化阶段 又称反应阶段，是接受抗原刺激的B、T淋巴细胞活化和增殖的时期。通过膜表面抗原受体结合了抗原的淋巴细胞在协同刺激分子的参与下，发生细胞的活化、增殖和分化，产生效应细胞、效应分子和记忆细胞。其中Th细胞可增殖分化为Th1、Th2细胞等效应细胞，它们产生细胞因子，促进自身和其他免疫细胞的分化增殖，发挥免疫效应。Tc细胞活化、增殖和分化为具有特异性杀伤作用的Tc细胞而发挥效应；B细胞增殖分化为可产生抗体的浆细胞，浆细胞分泌大量的抗体分子进入血液循环，发挥免疫效应。这时机体已进入免疫应激状态，也称为致敏状态。

3. 效应阶段 是免疫效应细胞（Th1、Tc细胞）和抗体发挥作用将抗原灭活并从体内清除的时期。这时如果诱导免疫应答的抗原还没有消失，或者再次进入致敏的机体，效应细胞和抗体就会与抗原发生一系列反应，最终清除抗原。

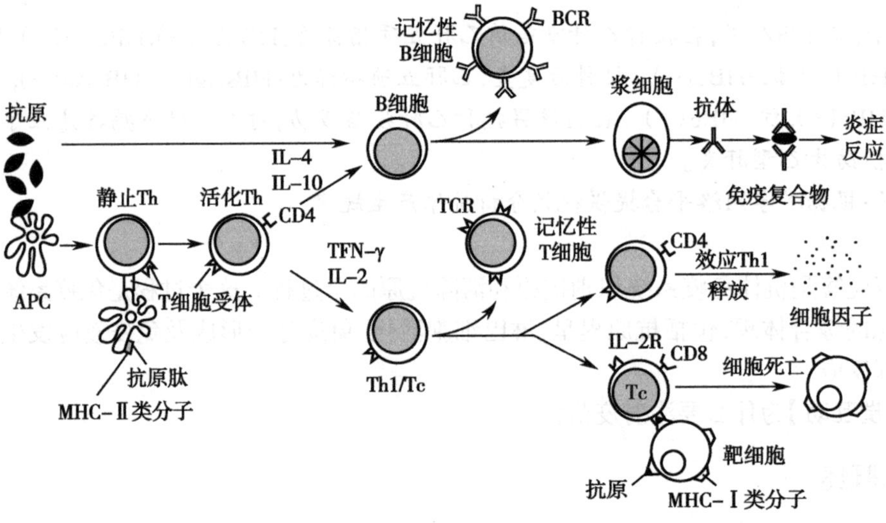

图2-43 免疫应答的基本过程

（三）免疫应答的特点

1. 特异性 特异性是免疫的主要特点，体现在免疫应答每一步骤。是指T细胞或B细胞只能接受和其抗原受体结合的抗原的刺激而活化，所产生的效应T细胞和抗体也只能对刺激其活化的抗原发生效应。

2. MHC 限制性　在整个免疫应答过程中，抗原提呈细胞与 T 细胞、效应 T 细胞与靶细胞之间发挥反应时，要求有相同的 MHC。

3. 记忆性　T 细胞和 B 细胞在初次应答过程中都会增殖、分化产生记忆细胞，这种记忆细胞与初始淋巴细胞不同，当再次遇到相同抗原时可发生快速、强烈的免疫应答。是发生再次应答的基础。

二、B 细胞介导的体液免疫应答

B 细胞介导的特异性免疫应答主要通过抗体发挥免疫效应，因抗体存在于体液当中，故称为体液免疫应答。TD 抗原和 TI 抗原均能诱导 B 细胞发生应答，但其反应过程和特点均不同。TD 抗原诱导 B 细胞活化时需要 Th 细胞的辅助，而 TI 抗原诱导 B 细胞活化时不需要 Th 细胞参与，TI 抗原可直接刺激 B 细胞活化、增殖分化为浆细胞来分泌抗体。

（一）TD 抗原诱导的体液免疫应答

1. 抗原的提呈和识别阶段　TD-Ag 进入机体后，由 APC 捕获入细胞内，经加工处理转变为抗原肽。抗原肽与 APC 的 MHC-Ⅱ类分子结合，形成稳定的抗原肽 -MHCⅡ类分子复合物，被转运到 APC 表面，提呈给 Th 细胞。Th 细胞通过 TCR 和 CD4 分子分别识别特异性抗原肽和 MHC-Ⅱ类分子，即 T 细胞的双识别现象。B 细胞则通过 BCR 直接识别结合抗原分子（文末彩图 2-44）。

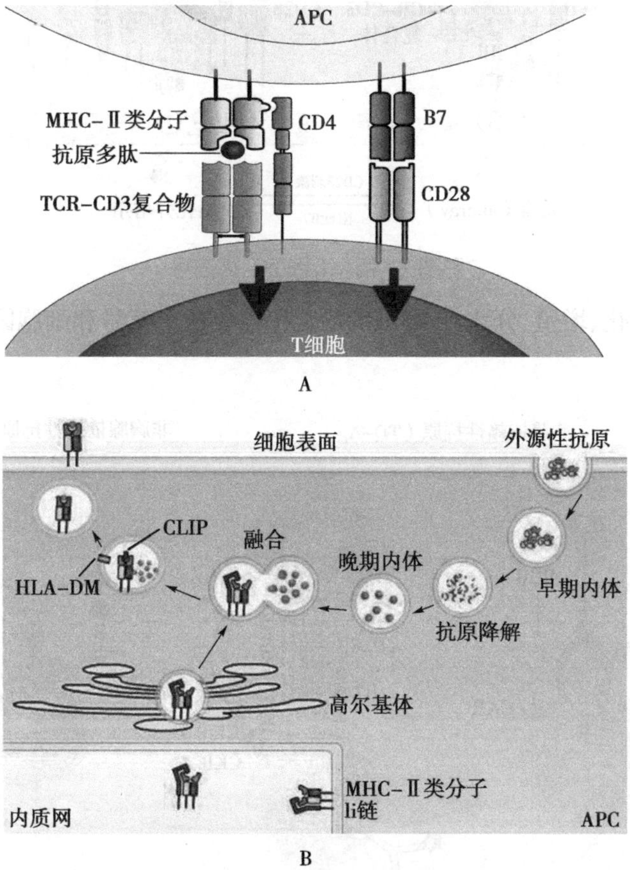

彩图 2-44　外源性抗原提呈过程

2. 活化、增殖和分化阶段 此阶段包括 Th 细胞和 B 细胞识别抗原后，自身活化、增殖和分化成为效应细胞的阶段。

(1) $CD4^+$Th 细胞的活化：$CD4^+$Th 细胞必须经活化后才具有辅助 B 细胞产生抗体的作用。Th 细胞需经两个信号和细胞因子的刺激才能活化（文末彩图 2-45）。

1）第一信号（抗原识别信号）：Th 细胞通过"双识别"APC 表面的抗原肽 -MHC Ⅱ类分子复合物，即 Th 细胞以 TCR 特异性结合抗原肽，同时 CD4 分子与 MHC-Ⅱ类分子 Ig 样区结合，使 Th 细胞获得活化的第一信号，该信号通过 CD3 分子传递到细胞内。

2）第二信号（协同刺激信号）：APC 表面协同刺激分子（主要为 B7）等与 T 细胞表面协同刺激分子受体（主要为 CD28）等结合，产生 Th 细胞活化的协同刺激信号，即 Th 细胞获得活化的第二信号。

同时，APC 释放 IL-1 等细胞因子促进 Th 细胞的活化。活化的 Th 细胞高度表达 CD40 配体，可与 B 细胞表面的 CD40 结合，产生 B 细胞活化的第二信号。

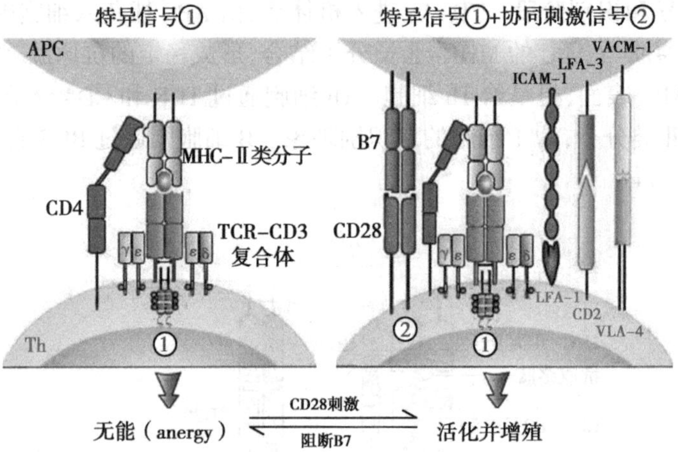

彩图 2-45 T 细胞活化信号

(2) B 细胞的活化、增殖、分化：B 细胞的活化仍需要两个信号和细胞因子的刺激（文末彩图 2-46）。

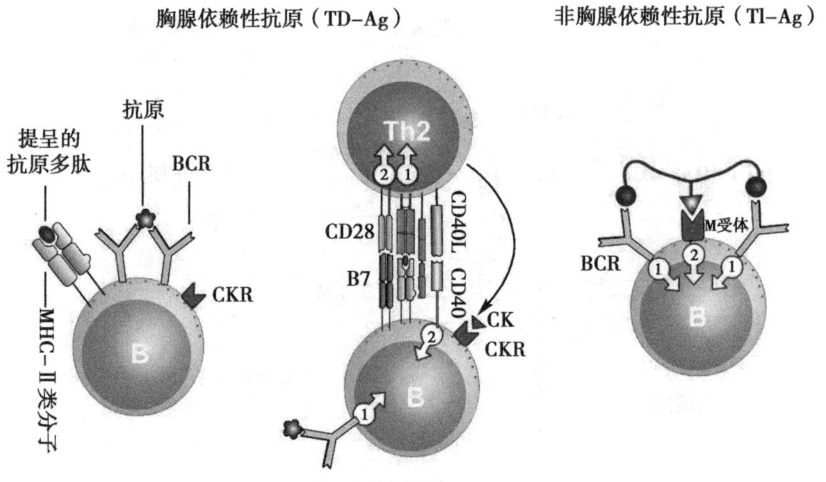

彩图 2-46 B 细胞活化信号

1）第一信号（抗原识别信号）：是B细胞的BCR识别并结合天然抗原表位。

2）第二信号（协同刺激信号）：活化的Th细胞表面表达的CD40配体与B细胞表面的CD40结合，并在其他协同刺激分子的相互作用下共同提供B细胞活化的第二信号。

活化的T细胞可分泌多种细胞因子，在IL-2、IL-4、IL-5、IL-6及IFN等细胞因子的作用下，B细胞增殖分化为浆细胞，浆细胞分泌抗体。

在B细胞的增殖分化过程中，部分B细胞分化为记忆B细胞，若再次接受相同抗原的刺激，记忆性B细胞可迅速活化为浆细胞，产生大量的抗体。

（3）T、B细胞相互的作用（文末彩图2-47）

1）T细胞对B细胞的作用：①为B细胞提供CD40配体，使B细胞获得活化第二信号；②分泌多种细胞因子，促进B细胞充分活化。

2）B细胞对T细胞的作用：①B细胞提呈抗原，为T细胞提供活化第一信号；②B细胞提供B7分子，为T细胞提供活化第二信号。

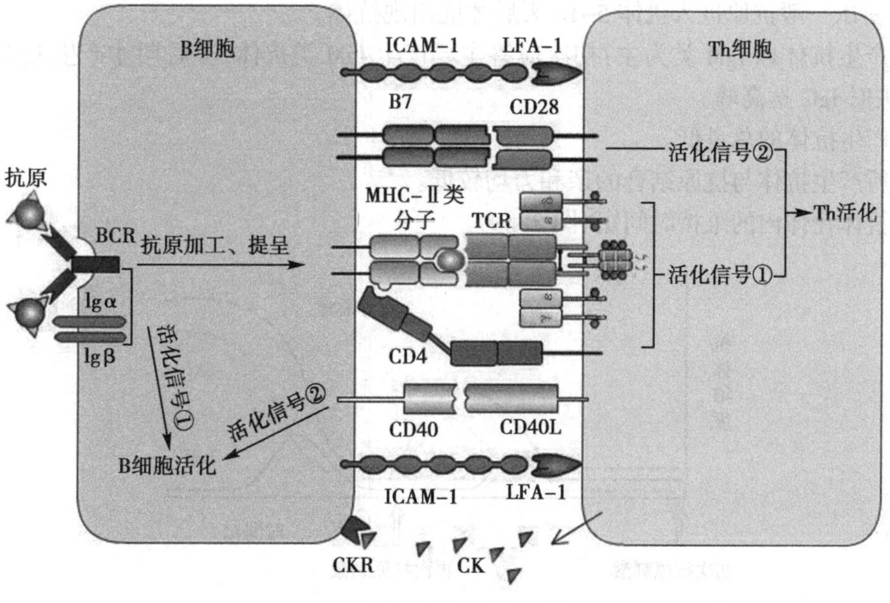

彩图2-47 B细胞、T细胞相互作用

3. 效应阶段 是浆细胞产生抗体发挥免疫效应的阶段。该阶段主要通过抗体，并借助机体的其他免疫细胞或分子的辅助共同发挥效应作用。

（二）TI-Ag介导的体液免疫应答过程

TI-Ag不需要T细胞的辅助和APC参与可直接激活B细胞，该抗原分为TI-1抗原和TI-2抗原两类，它们以不同的机制激活B细胞。

1. TI-1抗原对B细胞的活化 TI-1抗原如细菌脂多糖具有有丝分裂原成分，在高浓度时，它与B细胞表面的丝裂原受体结合，诱导B细胞多克隆活化（图2-48）。在低浓度时，这类抗原的决定簇与BCR结合，使B细胞激活，因此低剂量TI-1抗原仅激活表达特异性BCR的B细胞。

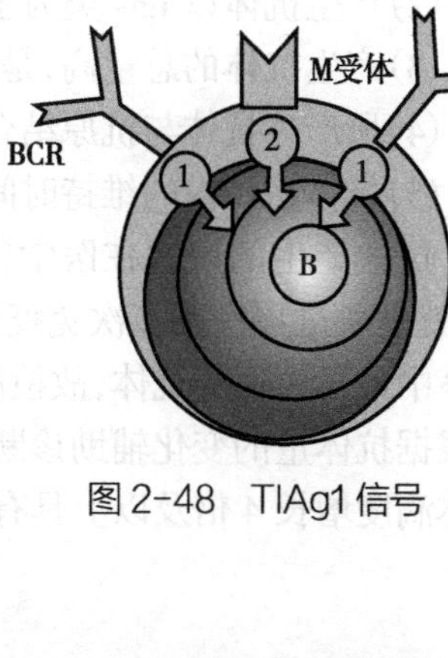

图2-48 TIAg1信号

2. TI-2 抗原对 B 细胞的活化 TI-2 抗原如细菌荚膜多糖具有多个重复的呈线性排列的抗原决定簇。这类抗原在体内不易降解。TI-2 抗原通过其重复性抗原决定簇与 B 细胞表面特异性抗原受体 BCR 发生广泛交联结合面刺激 B 细胞活化。TI-2 抗原对 B 细胞的激活主要取决于其抗原决定簇的密度，若决定簇密度过低，BCR 交联的程度也低，而不足于激活 B 细胞；密度太高，导致 BCR 过度交联，可使 B 细胞产生免疫耐受。

活化的 B 细胞进一步增殖分化为浆细胞，合成分泌抗体。因此，与 TD-Ag 比较 TI-Ag 刺激机体产生的体液免疫应答有以下特点：① TI-Ag 能直接刺激 B 细胞活化，不需要 APC 加工处理，不需要 Th 细胞的辅助；②在免疫应答过程中不产生记忆 B 细胞，故 TI-Ag 激发的体液免疫应答只表现为初次应答而无再次应答；③仅产生 IgM 类抗体。

（三）抗体产生的一般规律

1. 初次应答 是指抗原第一次进入机体引起的免疫应答。其特点是：

(1) 抗体产生潜伏期长：由于 TD-Ag 第一次进入机体，B 细胞要经历识别抗原、自身活化等阶段，所以一般抗原进入机体 5~10 天后才能出现抗体。

(2) 产生抗体以 IgM 类为主：初次应答主要产生 IgM 类抗体，至后期才产生 IgG，当 IgM 接近消失时 IgG 达高峰。

(3) 产生抗体的总量低。

(4) 所产生抗体与抗原结合的亲和力均较低。

(5) 抗体在体内的维持时间短（图 2-49）。

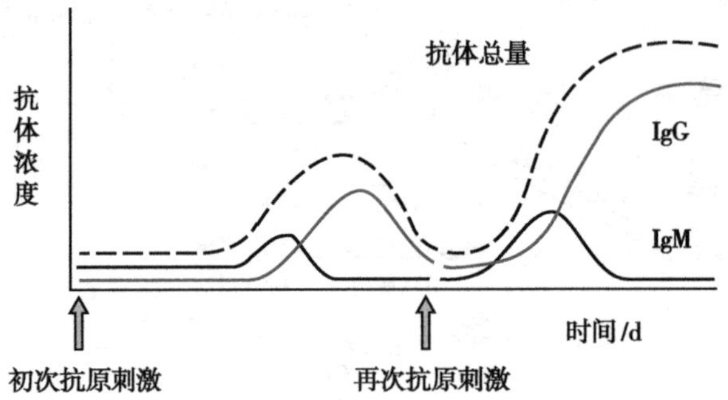

图 2-49 抗体产生规律

2. 再次应答 是指相同抗原再次进入机体引起的免疫应答。其特点是：

(1) 抗体产生潜伏期短，一般为抗原再次进入机体后 2~3 天。再次应答时直接由记忆 B 细胞参与反应，不需 APC 的协助等，故抗体产生迅速。

(2) 产生抗体以 IgG 类为主。但最先产生的仍然是 IgM 类抗体。

(3) 产生抗体的总量高，是初次应答的数十倍。

(4) 所产生抗体与抗原结合的亲和力高。

(5) 抗体在体内的维持时间长。

抗体产生的规律在医学实践中具有重要的意义。疫苗接种时通常需要 2~3 次重复接种，就是通过再次或多次免疫以产生高滴度、高亲和力的抗体，获得较好的免疫效果；IgM 是应答中最早出现的抗体，故检测特异性 IgM 可作为病原微生物早期感染的诊断指标；此外也可根据抗体量的变化辅助诊断某些微生物感染，在疾病的早期和恢复期取病人双份血清，如抗体滴度增长 4 倍及以上具有诊断意义。

【课堂互动】注射疫苗与疾病流行时间有什么关系？

（四）体液免疫应答的效应作用

体液免疫应答是通过特异性抗体发挥作用的，它主要通过如下机制发挥效应：

1. 中和作用　抗体与侵入机体的相应病毒或外毒素结合，从而阻断了病毒进入细胞的能力或中和外毒素分子的毒性作用。

2. 调理作用　抗体与相应抗原结合后，其 Fc 段与吞噬细胞的 Fc 受体结合，促进吞噬细胞对其结合的抗原的吞噬。

3. 细胞溶解作用　抗体与相应抗原结合后，可激活补体系统，从而通过补体发挥溶菌、溶解靶细胞等效应。

4. ADCC 作用　IgG 类抗体可结合在具有 IgGFcR 的吞噬细胞、NK 细胞膜表面，从而介导这些细胞对其结合的抗原特异性靶细胞如肿瘤细胞或病毒感染细胞等的杀伤。

5. 免疫损伤作用　某些情况下，抗体还可参与超敏反应，引起机体病理损伤。

三、T 细胞介导的细胞免疫应答

细胞免疫应答（简称细胞免疫）是指 T 细胞介导的免疫应答，即 T 细胞在抗原刺激下活化、增殖、分化为效应 T 细胞发挥免疫效应的过程。细胞免疫应答通常由 TD-Ag 引起，在多种免疫细胞协同作用下完成的。TI-Ag 不能诱导细胞免疫应答（文末彩图 2-50）。

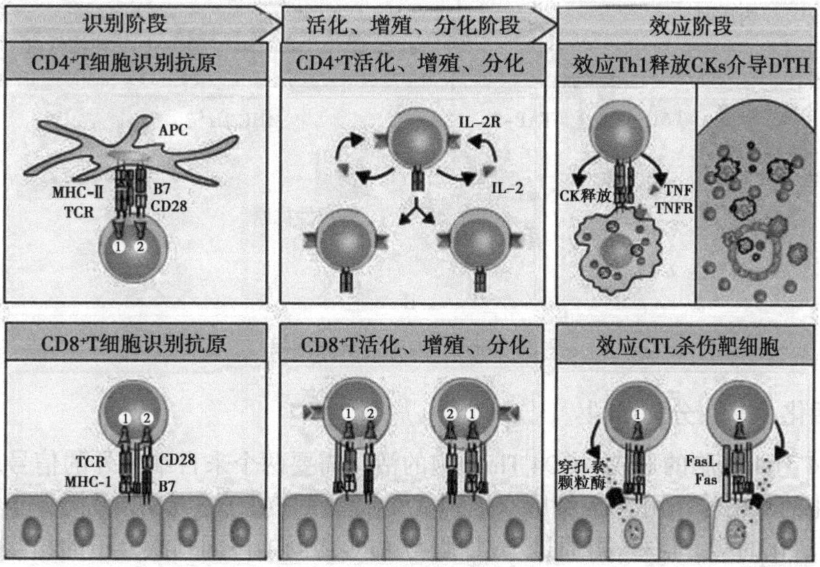

彩图 2-50　细胞免疫基本过程

（一）抗原识别阶段

未接受抗原刺激的 T 细胞称初始 T 细胞，初始 T 细胞只能特异性识别表达于 APC 表面并与 MHC 分子结合成复合物的抗原肽（文末彩图 2-51）。其中 $CD4^+$Th 细胞识别 APC 提呈的抗原肽 -MHC Ⅱ类分子复合物，$CD8^+$Tc 细胞识别 APC 提呈的抗原肽 -MHC Ⅰ类分子复合物。但所有 T 细胞对抗原均为双识别，即 TCR 与抗原肽结合，而 CD4 或 CD8 与 MHC-Ⅰ/Ⅱ类分子的 Ig 样区结合。

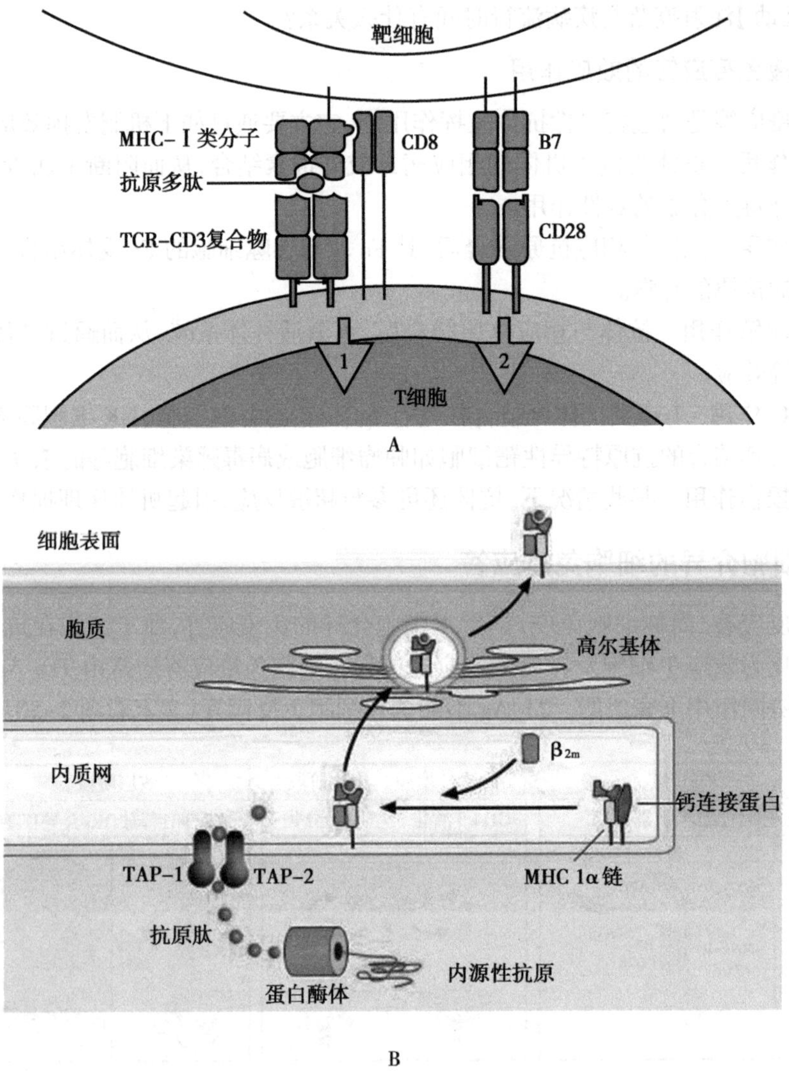

彩图 2-51 内源性抗原提呈

(二)活化、增殖、分化阶段

1. $CD4^+$Th1 细胞的形成 $CD4^+$Th 细胞的活化需要两个来自细胞外的信号刺激,即淋巴细胞活化的双信号作用。Th 细胞双识别 APC 提呈的抗原肽 -MHC-Ⅱ类分子复合物,产生 Th 细胞活化的第一信号;再通过 Th 细胞与 APC 之间的协同刺激分子的相互作用,产生 Th 细胞活化的第二信号。在双信号的作用下 Th 细胞激活,活化的 Th 细胞表达 IL-2、IL-4、IL-12 等细胞因子受体,在局部微循环中细胞因子的诱导下进一步增殖、分化为具有免疫效应功能的 $CD4^+$Th1 细胞。

2. $CD8^+$Tc 细胞的形成 $CD8^+$Tc 细胞的活化也需双信号(文末彩图 2-52):Tc 细胞双识别 APC 提呈的抗原肽 -MHC-Ⅰ类分子复合物,产生 Tc 细胞活化的第一信号;再通过 Tc 细胞与 APC 之间的协同刺激分子的相互作用,产生 Tc 细胞活化的第二信号。在双信号的刺激下 Tc 细胞活化。活化的 Tc 细胞在局部微循环中细胞因子的诱导下进一步增殖、分化为具有免疫效应功能的 $CD8^+$CTL 细胞。

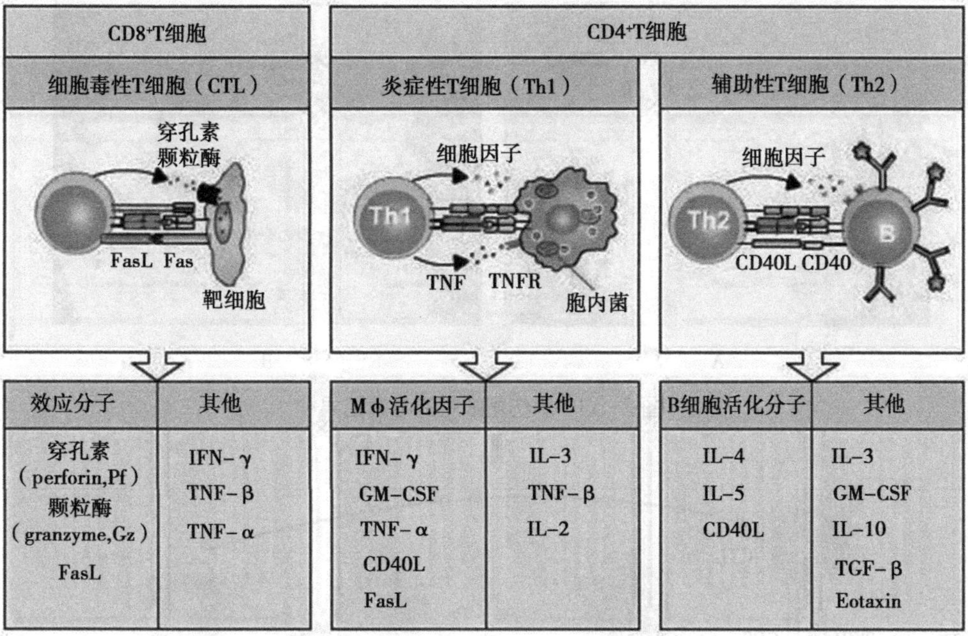

彩图 2-52 T 细胞产生效应分子示意图

（三）效应阶段

根据其效应细胞的不同，细胞免疫通过两种方式清除抗原：一种是 $CD4^+$Th1 介导的炎症反应；另一种是 $CD8^+$CTL 介导的对靶细胞的特异性杀伤作用。

1. $CD4^+$Th1 细胞分泌细胞因子介导炎症反应 $CD4^+$Th1 细胞再次接受特异性抗原刺激时可分泌多种细胞因子，主要有 IL-2、TNF-β 和 IFN-γ 等。这些细胞因子可吸引单核巨噬细胞和淋巴细胞聚集于局部组织，引起以淋巴细胞和单核巨噬细胞浸润为主的慢性炎症反应。在 IFN-γ 的作用下单核巨噬细胞活化，活化后的巨噬细胞发挥强大的杀伤胞内微生物和杀伤肿瘤细胞的功能。同对，巨噬细胞还可分泌多种引起炎症反应的细胞因子和生长因子，如 IL-1、IL-6 和 TNF 等，增强其细胞免疫效应，但也引起局部组织损伤。

在整个应答过程中，$CD4^+$Th 细胞的活化、增殖、分化及产生细胞因子都具有抗原特异性，但其分泌出的细胞因子的作用则表现为放大的非抗原特异性效应。

2. $CD8^+$Tc 细胞对靶细胞的细胞毒作用 病毒感染的细胞或肿瘤细胞本身具有抗原提呈作用，通常称之为靶细胞。这些细胞抗原在胞质中降解为抗原肽，与 MHC-Ⅰ类分子结合形成抗原肽 -MHC-Ⅰ类分子复合物，被运送至靶细胞表面，提呈给 $CD8^+$Tc 细胞识别。$CD8^+$Tc 细胞通过识别、活化、并最终增殖分化为 $CD8^+$ 效应 Tc 细胞。当效应性 Tc 细胞再次与特异性抗原相遇时，通过 TCR 识别靶细胞表面抗原肽 -MHC-Ⅰ类分子复合物中的抗原肽，CD8 分子识别 MHC-Ⅰ类分子，从而启动对靶细胞的杀伤作用（图 2-53）。

Tc 细胞的杀伤机制为（文末彩图 2-54）：①释放穿孔素，裂解靶细胞。释放出的穿孔素聚集在靶细胞膜表面并形成孔，使细胞外液流入细胞内，导致靶细胞裂解。②分泌颗粒酶，诱导细胞凋亡。颗粒酶通过穿孔素形成的孔进入靶细胞内，诱导细胞凋亡。③ Tc 细胞表面表达 FasL 和分泌 TNF-α，与靶细胞膜表面的 Fas 和 TNF 受体结合，诱导靶细胞凋亡。$CD8^+$Tc 细胞对靶细胞的杀伤作用具有抗原特异性，且受 MHC-Ⅰ类分子限制。

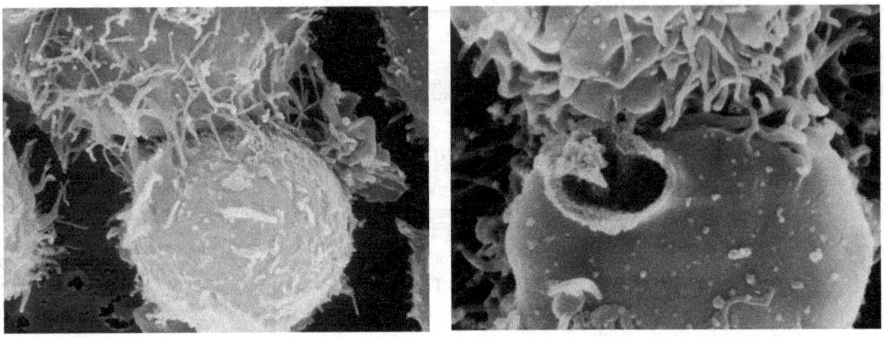

图 2-53 杀伤靶细胞的电镜结果

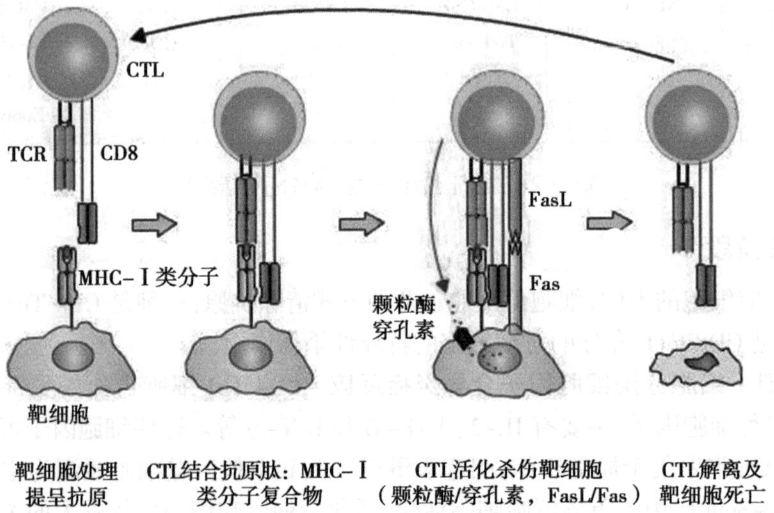

彩图 2-54 CTL 杀伤靶细胞机制

（四）细胞免疫的生物学效应

1. 抗感染作用 细胞免疫主要针对胞内感染的病原体，如病毒、胞内寄生菌（结核分枝杆菌、麻风分枝杆菌、伤寒沙门菌等）、真菌及某些寄生虫感染等。在机体未对胞内寄生物建立细胞免疫之前，吞噬细胞易对其形成不完全吞噬，而建立特异性细胞免疫后，通过 $CD4^{+}$Th1 细胞释放的细胞因子的作用，可增强吞噬细胞的吞噬功能，形成完全吞噬。

2. 抗肿瘤作用 Tc 细胞可直接杀伤带有相应抗原的肿瘤细胞。Th1 细胞释放的多种细胞因子可增强巨噬细胞、NK 细胞的抗肿瘤作用。

3. 免疫损伤 细胞免疫应答亦可导致Ⅳ型超敏反应、移植排斥反应及某些自身免疫性疾病的发生等异常免疫应答过程。

四、免疫耐受

免疫耐受是机体免疫系统接受某种抗原性物质刺激时所表现的一种特异性的无应答状态。免疫耐受仅对诱发免疫耐受的抗原无应答，而对其他无关抗原仍保留免疫应答能力。

免疫耐受不同于免疫缺陷和免疫抑制，前者是机体对某种抗原性的特异性免疫无应答状态，后两种是机体对任何抗原均不反应或反应减弱的非特异性免疫无应答状态。

（一）免疫耐受的发现和人工诱导的免疫耐受

1. 天然免疫耐受现象　1945 年 Owen 发现一对二卵双胎小牛由于在胚胎期胎盘血管融合而发生血液交流，血液中同时存在两种不同血型抗原的红细胞，成为血型镶嵌体（图 2-55）。这种小牛不但允许对方抗原不同的红细胞在体内长期存在，不产生相应血型抗体，而且还能接受从对方移植来的皮肤而不发生排斥反应，但不能接受其他无关个体的皮肤移植。Owen 称这一现象为天然免疫耐受。Bumet 等人认为这种免疫耐受现象的产生是由于胚胎期免疫系统尚未发育成熟，异型红细胞进入胎牛体内，使具有相应抗原识别受体的免疫细胞克隆受到抑制或被排除，因此，小牛出生后对胚胎期接触过的异型红细胞抗原不会发生免疫应答。

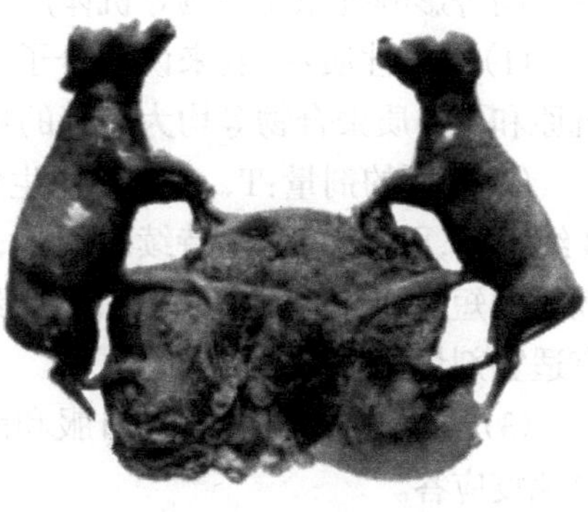
图 2-55　天然耐受现象

2. 人工诱导的免疫耐受　1953 年 Medawar 等人成功地复制了胚胎期诱导耐受的动物模型（文末彩图 2-56）。他们首先将 CBA 系黑鼠的脾细胞（内含大量淋巴细胞）注入 A 系白鼠的胚胎内，待 A 系胎鼠出生后 8 周，再将 CBA 系黑鼠的皮肤移植给该 A 系白鼠，结果发现，移植的皮肤可长期存活，不被排斥。但是若将其他品系小鼠的皮肤移植给该 A 系小鼠，则发生移植排斥反应。这一实验结果证实了 Bumet 的学说，即胚胎期接触某种抗原物质，可使机体对该种抗原产生免疫耐受。此种耐受实验在新生期小鼠也获得成功。Dresser 等（1962 年）发现，在一定条件下，用去凝聚的可溶性蛋白也可诱导成年动物产生耐受，但与胚胎和新生动物相比，诱导成年动物耐受较难，且诱导产生的耐受不持久。

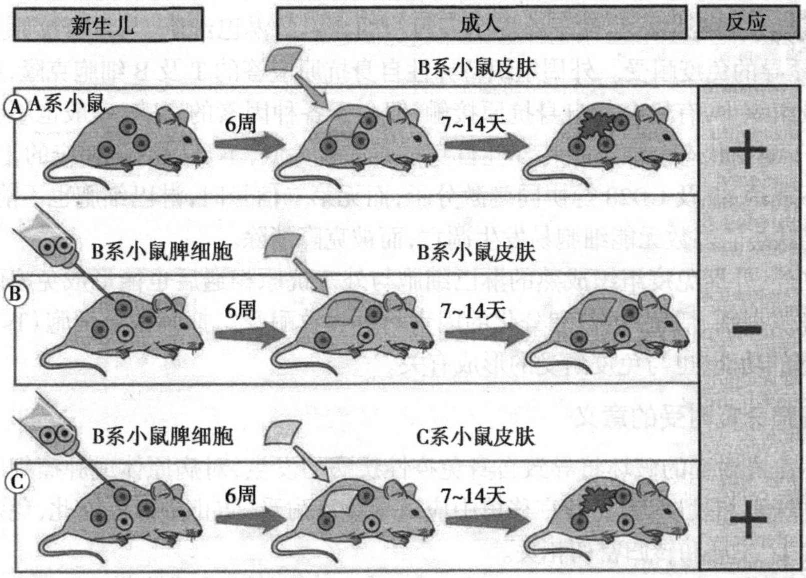

彩图 2-56　诱导耐受

(二)影响免疫耐受形成的因素

抗原物质进入机体能否诱导产生免疫耐受,主要取决于抗原和机体两方面因素。

1. 抗原因素 诱导免疫耐受的抗原称为耐受原,抗原的性质、剂量、进入机体途径及维持时间等影响抗原能否诱导机体产生免疫耐受。

(1)抗原性质:一般来说小分子、可溶性、非聚合单体物质多为耐受原,而大分子颗粒性抗原和蛋白质聚合物等均为良好的免疫原,易于引起免疫应答。

(2)抗原的剂量:T、B细胞产生免疫耐受所需抗原剂量明显不同。T细胞所需抗原量较B细胞小,而且发生快、持续时间长;而B细胞形成耐受不但需要抗原量大,且发生缓慢,持续时间短。因此小剂量抗原引起T细胞耐受,而大剂量抗原则T细胞和B细胞都耐受。只有适宜剂量产生正免疫应答。

(3)抗原进入机体途径:口服和静脉注射的抗原易诱导免疫耐受,皮下及肌内注射易形成免疫应答。

2. 机体因素 机体的遗传因素、年龄及免疫状态等因素也影响免疫耐受的形成。不同种或同种不同品系的动物,诱发免疫耐受的难易有明显差异。随机体年龄增长,免疫系统发育越趋成熟,诱导产生免疫耐受的难度就越大。机体免疫功能处于抑制状态,较易产生免疫耐受。

(三)免疫耐受发生的机制

免疫耐受的形成十分复杂,按免疫耐受形成的时期分为中枢免疫耐受和外周免疫耐受。两类免疫耐受的形成机制有所不同。

1. 中枢免疫耐受 即克隆清除及克隆流产,也就是Burnet提出的克隆选择学说。胚胎期和新生期个体的淋巴细胞尚未发育成熟,此时接触抗原,相应特异性淋巴细胞克隆不但不发生克隆扩增,反被抑制为"禁忌细胞"或通过阴性选择而发生凋亡,即克隆清除,从而使免疫系统在早期分化发育阶段即对该抗原形成耐受,成年个体因缺乏特异性淋巴细胞克隆而对该抗原的淋巴细胞克隆通过上述机制而被清除,从而形成对自身抗原的免疫耐受。

2. 外周免疫耐受 指存在于外周免疫组织的成熟的淋巴细胞,与自身抗原及非自身抗原接触后,诱导的免疫耐受。外周组织特异性自身抗原应答的T及B细胞克隆,存在于外周淋巴器官及组织中,有机会与自身抗原接触,但由于各种因素的影响,一般也不会产生免疫应答,而处于耐受状态。如组织特异性自身抗原浓度太低,不足以活化相应的T及B细胞;组织细胞不表达B7及CD28等协同刺激分子,而无第二信号时,淋巴细胞也不能充分活化,呈克隆无能状态。多数无能细胞易发生凋亡,而被克隆消除。

除此之外,外周免疫组织成熟的淋巴细胞与外来抗原相遇后也能形成免疫耐受。任何有碍淋巴细胞识别、活化、增殖和分化的因素均可导致耐受。抑制性T细胞(Ts)有抑制Th及CTL细胞的功能,也与免疫耐受的形成有关。

(四)研究免疫耐受的意义

生理性自身耐受的破坏将导致自身免疫性疾病的发生,对病原体或肿瘤细胞的耐受将导致疾病的迁延和发展,而在器官移植中应诱导免疫耐受、防止排异。因此,免疫耐受与临床疾病的发生、发展和转归密切相关。

1. 建立免疫耐受的意义

(1)防止移植排斥反应:在器官移植过程中对移植物建立有效的免疫耐受,是防止器官移植排斥反应,延长移植物存活时间的重要措施。如移植前静脉注射供者血细胞可建立一定程度的免疫耐受,从而延长移植物的存活时间。

(2)防治自身免疫性疾病:自身免疫性疾病的发生主要与自身耐受的破坏有关,因此,提高机体对自身物质的耐受以及去除破坏免疫耐受的因素,是防治自身免疫性疾病的根本方法。

(3)防治超敏反应性疾病:超敏反应性疾病是由于过敏原过度或过强活化免疫细胞所致。通过建立免疫耐受,可诱导抗原特异性的低反应,预防和治疗超敏反应性疾病。如临床上常通过小剂量多次注射特异性变应原的脱敏疗法治疗Ⅰ型超敏反应性疾病。

2. 打破免疫耐受的意义

(1)防止感染:机体对病原体形成免疫耐受是导致病原持续性感染的重要原因。因此,打破免疫耐受,激发机体对特异性病原的免疫应答,可清除这些引起持续性感染的病原,防治慢性感染。目前的方法主要是构建新型治疗性疫苗。

(2)防治肿瘤:打破机体对肿瘤的免疫耐受,重建机体的抗肿瘤免疫应答,可预防和抑制肿瘤的发生。目前的方法有基因转染和细胞因子的作用,增强肿瘤抗原的免疫原性而提高机体的抗肿瘤免疫能力。

项目能力检测

A1 型选择题

1. 免疫耐受最容易诱导成功的时期是(　　)
   A. 胚胎期　B. 幼年期　C. 成年期
   D. 老年期　E. 任何时期
2. 胚胎期易于诱导免疫耐受的原因是(　　)
   A. 具有由母体获得的 IgG 抗体
   B. 免疫系统处于免疫抑制状态
   C. 免疫系统处于异常活性状态
   D. 免疫系统尚未发育完全
   E. 机体免疫力强大
3. 与穿孔素功能相似的分子是(　　)
   A. MBL　B. MAC　C. Fas
   D. TNF　E. IL-1
4. 完全吞噬指吞噬细胞(　　)
   A. 吞噬入侵的全部细菌　B. 将吞噬的细菌全部杀死、消化
   C. 反复吞噬细菌　D. 将细菌转移至淋巴结　E. 不吞噬细菌
5. 不完全吞噬指吞噬细胞(　　)
   A. 不能将吞噬的细菌杀灭
   B. 吞噬部分细菌
   C. 吞噬局部细菌
   D. 吞噬细菌后不再游走
   E. 不能吞噬细菌

参考答案

1. A 2. D 3. B 4. B 5. A

（王 丹）

任务七 超敏反应的分析

【学习目标】

能力目标：对病人进行健康宣教。

知识目标：掌握各型超敏反应常见疾病及防治原则。

熟悉各型超敏反应病理机制。

素质目标：具有高度责任心，严谨的工作态度。

案例引导

案例十三：病人女，26岁，因感冒、支气管肺炎，到医院就诊。常规皮试阴性，医嘱青霉素80万U肌内注射，2次/d，观察30分钟，病人无不良反应离院，4小时后病人由家人以急症送回医院，病人已出现胸闷、口唇青紫、呼吸困难、大汗淋漓、脉搏细弱、血压下降至60/45mmHg。同时合并尿便失禁。临床诊断：青霉素过敏性休克。立即给予病人平卧、氧气吸入，皮下注射肾上腺素1mg，按医嘱静脉注射高渗糖及阿托品0.5mg。随后出现抽搐、呼吸不规则，脉搏触摸不到，病人呈昏迷状，心电图示室颤波，立即电击除颤，建立静脉通道，遵医嘱静脉注射地西泮10mg、地塞米松20mg、利多卡因200mg等，行心肺复苏，气管插管接呼吸机，心电监护，抗休克，导尿并留置尿管。继之出现肺水肿症状，双肺底大量湿啰音，皮下注射吗啡10mg，静脉注射毛花苷C(西地兰)0.4mg、地塞米松20mg、氨茶碱0.125g等，呼吸机接酒精湿化瓶，抢救2小时后病人呼吸心跳恢复，心电图示窦性心动过速，心率140次/min，血压100/83mmHg，12小时后意识转清醒。

问题：①根据教学网络平台提供视频分析青霉素皮试阴性，病人仍会出现过敏性休克的原因。②根据教学网络平台提供微课分析临床上注射青霉素时的注意事项及出现过敏性休克应采取的急救措施。

超敏反应，又称为变态反应，是指机体对某种抗原初次应答后，已致敏机体再次接触相同抗原刺激时，引起的一种以生理功能紊乱或组织细胞损伤为主的特异性免疫应答。超敏反应本质上属于异常或病理性免疫应答，故也具有特异性和记忆性。诱导其发生的抗原又称为变应原或过敏原。变应原可是自身抗原，亦可是外部抗原。超敏反应不是疾病名称，而是一些疾病的组织损伤机制或发病机制。

根据超敏反应发生机制和临床特点提出四型分类法。①Ⅰ型超敏反应，即速发型超敏反应；②Ⅱ型超敏反应，即细胞毒型或细胞溶解型超敏反应；③Ⅲ型超敏反应，即免疫复合物型或血管炎型超敏反应；④Ⅳ型超敏反应，即迟发型超敏反应。

一、Ⅰ型超敏反应

Ⅰ型超敏反应俗称过敏反应是一种主要由特异性IgE抗体介导产生的超敏反应，可发生在局部，也可发生在全身。因其发生迅速，又称为速发型超敏反应。

其特点是：①反应发生快，消退也快，再次接触相同变应原后，可在几秒至几十分钟内出现症状；②主要由 IgE 介导；③主要病变为毛细血管扩张、通透性增加，平滑肌收缩等生理功能紊乱，一般无组织细胞的损伤和破坏；④补体不直接参与反应；⑤有明显个体差异和遗传倾向。对变应原易产生 IgE 抗体应答的超敏病人，称为特应性素质者。

（一）参与Ⅰ型超敏反应的物质

1. 变应原 引起Ⅰ型超敏反应的变应原种类繁多，常见的有：①吸入性物质，如花粉颗粒、尘螨或其排泄物、真菌菌丝及孢子、动物皮屑或羽毛；②食入性物质，如牛奶、鸡蛋、鱼虾、蟹贝等食物蛋白或部分肽类成分；③其他，如昆虫毒液、异种血清以及某些小分子半抗原物质，如一些药物或化学物质。另外，尘螨、细菌、蜂毒中的某些酶类也是导致某些病人致敏的变应原。变应原经呼吸道、消化道、皮肤接触和注射等途径进入体内使机体致敏。

2. 抗体 参与Ⅰ型超敏反应的抗体主要为 IgE 抗体，主要由鼻咽、扁桃体、气管与支气管、胃肠道黏膜等处固有层淋巴组织中的浆细胞合成。正常人血清中 IgE 含量很低，但在特应性素质者体内，特异性 IgE 含量很高。IgE 具有强亲细胞性，可通过其 Fc 段与肥大细胞或嗜碱性粒细胞表面的 IgEFc 受体牢固结合，使机体处于致敏状态，并可持续数月或数年。

3. 效应细胞 参与Ⅰ型超敏反应的细胞主要是肥大细胞、嗜碱性粒细胞及嗜酸性粒细胞。前两种细胞在反应中释放多种生物活性物质，引起超敏反应；后者主要起负调节作用，但也有炎症损伤作用。

（1）肥大细胞和嗜碱性粒细胞：肥大细胞主要分布在皮下或黏膜下小血管周围结缔组织中。嗜碱性粒细胞分布于外周血中，数量较少，它们能被招募到超敏反应发生部位发挥作用。肥大细胞和嗜碱性粒细胞表面均有高亲和 IgE FcεR，细胞质内含有类似的嗜碱性颗粒，它们被变应原激活后可释放大致相同的原发和继发介质，参与Ⅰ型超敏反应。

（2）嗜酸性粒细胞：嗜酸性粒细胞主要分布于呼吸道、消化道和泌尿生殖道黏膜组织中，少量存在于血液循环中。嗜酸性粒细胞可吞噬肥大细胞释放出的颗粒；并释放组胺酶灭活组胺等，在Ⅰ型超敏反应中起负反馈调节作用。Ⅰ型超敏反应炎症病灶中有大量嗜酸性粒细胞浸润，病人外周血中此细胞数也增高。

4. 生物活性介质 肥大细胞和嗜碱性粒细胞活化后释放的生物活性介质可分两类：一类是在胞质颗粒内预先形成、储备的介质；另一类是细胞在受刺激后新合成的介质。

（1）颗粒内预先形成储备的活性介质（原发介质）

1）组胺：为小分子胺类，可使细血管扩张、通透性增加、平滑肌收缩、腺体分泌增多，也是唯一引起痒感的介质。组胺作用迅速，但活性消失亦快，可被组胺酶快速分解而失活。

2）激肽原酶：可使血浆中激肽原转变成缓激肽和其他激肽类物质。缓激肽主要引起平滑肌（特别是支气管平滑肌）收缩、毛细血管扩张、通透性增加，亦能引起疼痛等。

（2）细胞内新合成的介质（继发介质）

1）白三烯（LTs）：由花生四烯酸经脂氧合酶途径代谢而成的一组衍生物，可使支气管平滑肌强烈持久收缩（比组胺作用强 100~200 倍），为支气管哮喘的主要介质。

2）前列腺素 D_2：由花生四烯酸在环氧合酶作用下产生的衍生物，其作用有：①舒血管；②收缩支气管、胃肠和子宫平滑肌；③使腺体分泌增加。

3）血小板活化因子：也是花生四烯酸代谢的衍生物，能凝聚和活化血小板，使之释放组胺、5- 羟色胺等血管活性物质，引起毛细血管扩张、通透性增加。

（二）发生机制

Ⅰ型超敏反应的发生过程大致可分为致敏、激发和效应三个阶段；也可将激发和效应阶段并称为发敏阶段，此时其发生过程就可描述为致敏和发敏两个阶段（图 2–57）。

1. 致敏阶段 指变应原进入机体内，诱发产生 IgE 抗体并结合到肥大细胞和嗜碱性粒细胞膜上的过程。变应原进入体内后，诱导特异性 B 细胞产生 IgE 抗体，IgE 以其 Fc 段与肥大细胞和嗜碱性粒细胞表面的 IgE FcεR 结合，形成致敏肥大细胞和致敏嗜碱性粒细胞。此时机体即处于致敏状态，但无临床症状。致敏状态可持续半年至数年，在此期间如不再接触相同变应原，致敏状态可逐渐消失。

2. 激发阶段 指相同变应原再次进入机体时，通过与致敏肥大细胞和致敏嗜碱性粒细胞表面的 IgE 结合，使之脱颗粒，释放活性介质的阶段。

3. 效应阶段 指活性介质作用于靶细胞和器官，引起局部或全身发生反应的阶段。各种活性介质的生物学作用不尽相同，但总的可概括为：使小静脉和毛细血管扩张、通透性增强；刺激支气管、胃肠道等处平滑肌收缩；促进黏膜腺体分泌。如呼吸道平滑肌收缩和腺体分泌增加引起呼吸困难；胃肠道平滑肌收缩，腺体分泌增加，引起腹痛、腹泻；毛细血管扩张和通透性增加，引起组织水肿、血压下降甚至休克等。

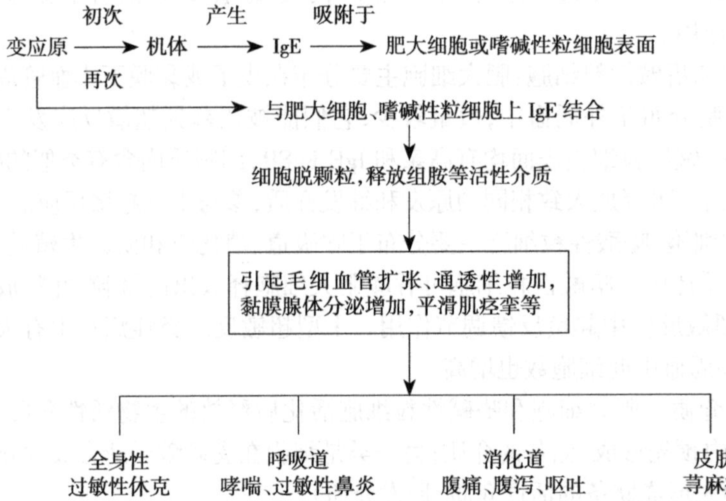

图 2–57 Ⅰ型超敏反应发生机制

（三）临床常见疾病

1. 过敏性休克 是发生最为迅速、最为严重的一种过敏反应。本病大多发生迅速，约半数病人在接触病因抗原（如青霉素注射液等）5 分钟内发生症状，仅 10% 的病人症状起于半小时以后，极少数病人在连续用药的过程中出现本症。由于全身毛细血管扩张、通透性增加、有效循环血量下降，导致病人出现胸闷气急、呼吸困难、恶心呕吐、四肢厥冷、脉细弱、血压下降以致意识障碍和昏迷、抽搐等症状。严重的或抢救不及时，可导致死亡。

（1）药物过敏性休克：以青霉素过敏性休克最常见，头孢菌素、链霉素、普鲁卡因、氨基比林等也可引起。青霉素本身无免疫原性，但其降解产物青霉烯酸或青霉噻唑醛酸等半抗原与体内组织蛋白结合，形成青霉烯酸蛋白或青霉噻唑醛酸蛋白等完全抗原后，可刺激机体产生特异性 IgE 抗体，使肥大细胞和嗜碱性粒细胞致敏。当再次接触青霉素降解产物时，即可结合靶细胞表面特异性 IgE 而触发过敏反应，重者可发生过敏性休克甚至死亡。青霉素制剂在弱碱性溶液中易形成青霉烯酸，因此使用青霉素时应临用前配制，不可放置后使用。配制 2 小时的青霉素即不可用。临床发现少数人在初次做青霉素皮试时也发生过敏，这可能与其曾使用过被青霉素污染的注射器等医疗器械，或吸入空气中青霉菌孢子等使机体已经处于致敏状态有关。因此医务工作者在皮试时不能掉以轻心。

(2) 血清过敏性休克：发生于机体再次使用同种动物免疫血清进行治疗或紧急预防时。近年来由于已使用纯化精制的抗血清，这类过敏反应已很少出现。

【课堂互动】为什么输血前一定要验血型呢？

(3) 其他原因所致的过敏反应性休克：蜂毒、食物等也可导致过敏性休克。

2. 呼吸道过敏反应

(1) 支气管哮喘：好发于儿童和青壮年，有明显的家族史。多为吸入或食入变应原后发生的支气管平滑肌痉挛和肺部毛细血管扩张、通透性增加，而引起的胸闷、哮喘、呼吸困难等症状。

(2) 过敏性鼻炎：致敏机体再次吸入植物花粉等变应原后引起，具有明显的季节性和地区性特点。病人表现为鼻黏膜水肿、鼻腔分泌物增加、流涕、喷嚏等(文末彩图 2-58)。

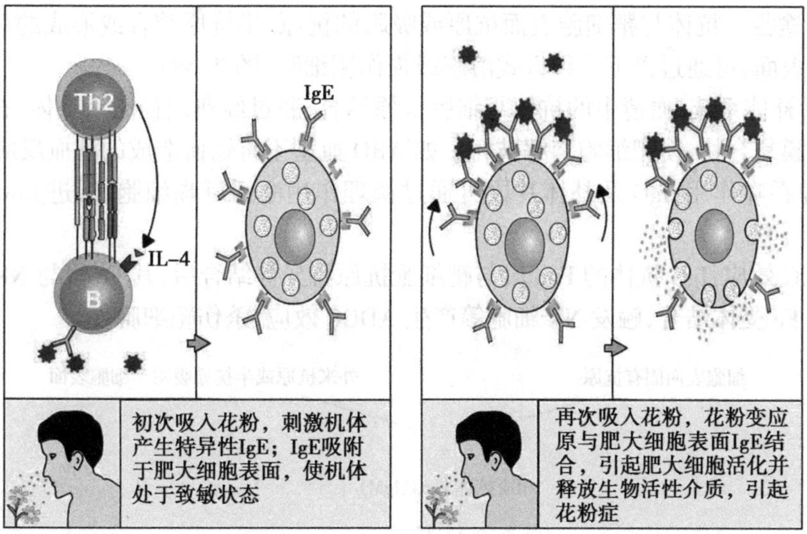

彩图 2-58 花粉症发生机制

3. 消化道过敏反应 主要表现为过敏性胃肠炎，少数人吃了鱼、虾、蟹、蛋、奶等动物性高蛋白食物和某些药物后出现呕吐、腹痛、腹泻等症状。这可能与病人胃肠道黏膜表面 sIgA 含量低下和缺乏蛋白水解酶有关。

4. 皮肤过敏反应 主要表现为荨麻疹、湿疹和神经血管性水肿。可经吸入、食入、注射、接触、叮咬等途径，由花粉、食物、药物、病原生物或冷热刺激等很多因素引起。

二、Ⅱ型超敏反应

Ⅱ型超敏反应是血清中抗体(IgG、IgM)与细胞膜表面的相应变应原结合后，通过激活补体、募集和激活吞噬细胞，引起靶细胞损伤，又称细胞毒型超敏反应。

其特点是：①主要由 IgG、IgM 介导；②通过激活补体系统、单核吞噬细胞、NK 细胞等损伤靶细胞；③靶细胞主要为血细胞和某些组织细胞。

（一）发生机制

1. 变应原 诱发Ⅱ型超敏反应的变应原可归为以下几类：

（1）同种异型抗原：即组织细胞表面固有抗原，如红细胞 ABO 血型抗原和 Rh 抗原、HLA 抗原、血小板抗原等。

（2）修饰的自身抗原：由于微生物感染、药物或某些理化因素的作用，导致自身细胞或组织结构发生改变，以致免疫系统将它们视为异物而产生应答。

（3）共同抗原：某些病原微生物与自身组织抗原有交叉反应性（异嗜性抗原），如某些链球菌细胞壁成分与人肾小球基底膜间有交叉抗原，故抗链球菌抗体也能与肾小球基底膜结合，发生交叉反应，引起自身组织损伤。

（4）外来抗原或半抗原：如某些化学制剂、药物、病原微生物抗原或半抗原，进入机体后可吸附于血清蛋白或血细胞表面而成为完全抗原，刺激机体产生特异性抗体，介导吸附细胞的损伤。

2. 抗体 参与Ⅱ型超敏反应的抗体主要是 IgG（IgG_1、IgG_2 和 IgG_3）和 IgM，少数为 IgA。这些抗体是抗原诱导产生的抗体、被动转移性抗体或自身抗体。

3. 损伤途径 抗体与靶细胞表面抗原或吸附的抗原、半抗原结合或形成的免疫复合物吸附于细胞表面，可通过以下 3 种方式溶解或损伤靶细胞（图 2-59）。

（1）激活补体系统：血清中的抗体与细胞抗原结合，通过经典途径激活补体，在靶细胞膜表面形成攻膜复合物，使靶细胞溶解破坏。如 ABO 血型不符输血造成的溶血反应。

（2）调理吞噬作用：IgG 及补体片段可通过调理作用激活巨噬细胞，促进其对靶细胞的吞噬。

（3）ADCC 效应：IgG 抗体的 Fab 段与靶细胞抗原特异性结合后，其 Fc 段与 NK 细胞等效应细胞上的 Fc 受体结合，触发 NK 细胞等产生 ADCC 效应，杀伤靶细胞。

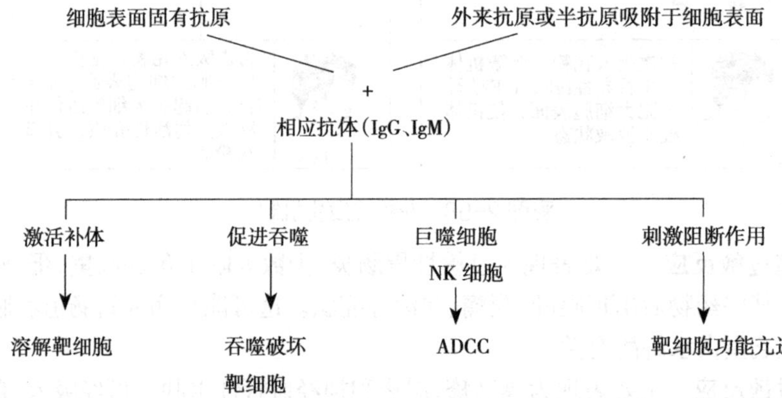

图 2-59 Ⅱ型超敏反应发生机制

（二）临床常见疾病

1. 输血反应 一般多发生于 ABO 血型不符的错误输血。输入的异型红细胞很快与受者体内的天然血型抗体（为 IgM 类抗体）结合，迅速激活补体，导致血管内溶血，病人即刻出现寒战、高热、意识障碍、血红蛋白尿，甚至死亡，后果非常严重。另外即使血型相同，反复多次输入异型 HLA 血液，可诱发受者体内产生抗白细胞、抗血小板抗体或抗血浆蛋白抗体，在补体参与下导致白细胞和血小板破坏，出现白细胞输血反应。

2. 新生儿溶血症　主要由母胎 Rh 血型不符引起。多发生于母体为 Rh^-，胎儿为 Rh^+ 的情况。母亲如曾接受 Rh^+ 血型的输血或曾孕育过 Rh^+ 胎儿，其机体受到 Rh 抗原的刺激，产生了 IgG 类抗 Rh 抗体。若再次妊娠，胎儿仍为 Rh^+，母体的抗 Rh 抗体则通过胎盘进入胎儿体内，并与胎儿 Rh^+ 红细胞结合，激活补体及相关细胞，导致胎儿红细胞破坏，引起流产、死胎或新生儿溶血症（文末彩图 2-60）。

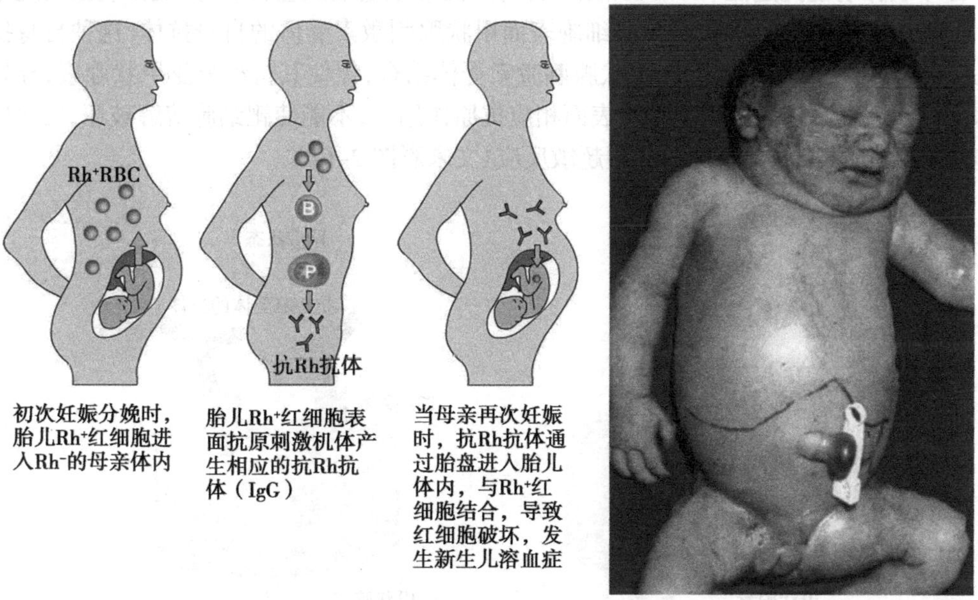

彩图 2-60　新生儿溶血症

预防方法：产后 72 小时内给 Rh^- 的母亲注射抗 Rh 抗体，以阻断 Rh^+ 红细胞对母体的致敏，使其不能产生相应抗体。新生儿溶血症也可发生于 ABO 血型不符的母胎间，多见于母亲是 O 型，胎儿是 A 型、B 型或 AB 型。分娩时少量进入母体的胎儿红细胞抗原诱发的 IgG 类抗体，通过胎盘进入胎儿体内所致。但在胎儿血清及其他组织中也存在 A、B 型抗原物质，有吸附抗体的作用，故能竞争性抑制 IgG 类抗体对胎儿红细胞的溶解和破坏作用，因此症状较轻。

3. 药物过敏性血细胞减少症　某些具有半抗原的药物与体内血细胞结合，使血细胞表面的抗原改变引起超敏反应而致病。根据被破坏的血细胞种类分为药物过敏性溶血性贫血、药物过敏性粒细胞减少症和药物过敏性血小板减少性紫癜。其致病机制主要有：

（1）半抗原性：青霉素、磺胺、氨基比林等药物半抗原与血细胞结合而获得免疫性，可刺激机体产生抗药物的特异性 IgG 抗体。此类抗体与结合在血细胞表面的药物半抗原结合后，可通过激活补体、调理吞噬或 ADCC 等作用，使吸附药物半抗原的血细胞溶解。

（2）免疫复合物型：非那西汀、对氨基水杨酸钠、磺胺类、奎宁、奎尼丁等药物半抗原进入机体，与血清蛋白结合成为完全抗原，刺激机体产生相应抗体，当再次应用相同药物时，抗体与药物结合形成免疫复合物，再吸附于血细胞上，可通过激活补体、调理吞噬或 ADCC 等作用，导致血细胞溶解破坏。

4. 自身免疫性溶血性贫血 可因感染、药物及辐射等引起。病毒、支原体等感染或长期服用某些药物(如甲基多巴)，使自身红细胞表面抗原发生改变，刺激机体产生抗自身红细胞的 IgG 类抗体。自身抗体与红细胞结合，通过激活补体、调理吞噬、ADCC 等机制，导致红细胞溶解。停药后，此类贫血症状能自行消退。

5. 链球菌感染后肾小球肾炎 又称抗肾抗体型肾小球肾炎，见于溶血性链球菌感染后。其原因是链球菌的某些菌体抗原与人肾小球之间有共同抗原，链球菌感染所产生的特异性抗体可与人肾小球基底膜结合，通过Ⅱ型超敏反应的损伤效应引起肾小球肾炎。

6. 甲状腺功能亢进症(Graves 病) 为特殊的Ⅱ型超敏反应，又称为抗体刺激型超敏反应。该病病人能产生一种抗甲状腺细胞表面甲状腺刺激素受体的自身抗体，这种自身抗体属 IgG 类，其与甲状腺细胞上的甲状腺刺激素受体结合，促使其持续分泌甲状腺素，导致甲状腺功能亢进。因该抗体与靶细胞表面相应抗原作用后，不能使靶细胞溶解破坏，反而使靶细胞功能亢进，故归属为特殊的Ⅱ型超敏反应(文末彩图 2-61)。

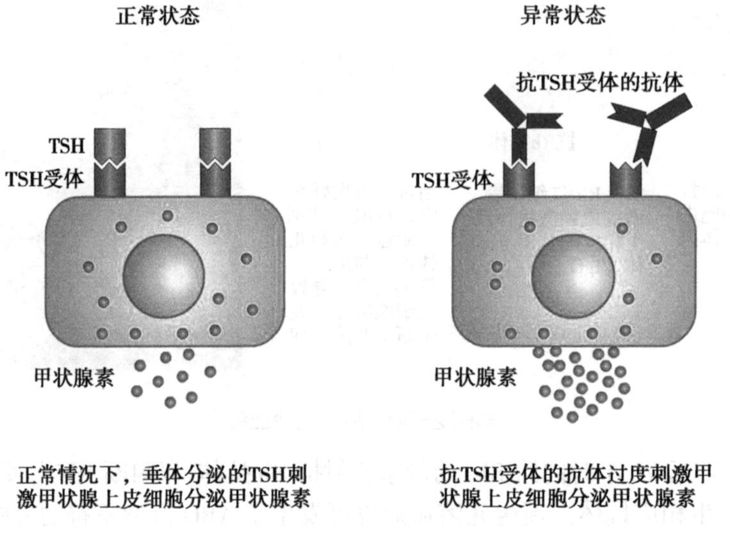

彩图 2-61 甲状腺功能亢进症

三、Ⅲ型超敏反应

Ⅲ型超敏反应是由中等大小可溶性免疫复合物沉积于局部或全身毛细血管基底膜后，通过激活补体并在血小板、嗜碱性粒细胞、肥大细胞等参与下，引起的以充血水肿、局部坏死和中性粒细胞浸润为主要特征的炎症反应和组织损伤，故又称免疫复合物型超敏反应。

其特点是：①抗原多为可溶性抗原；②参与反应的抗体为 IgG、IgM、IgA；③中等大小免疫复合物的沉积是致病的关键；④激活补体后吸引中性粒细胞，中性粒细胞释放溶酶体酶是引发损伤的主要因素；⑤血管炎和血管周围炎症反应是临床主要发病特征。

(一)发生机制

1. 中等大小可溶性免疫复合物的形成 可溶性抗原与相应抗体形成免疫复合物的量和

分子大小，与抗原的性质和持续时间、抗原抗体的比例及抗体的亲和力等因素有关。正常情况下，颗粒性抗原、高亲和力抗体或抗原抗体比例适宜时，形成不溶性大分子免疫复合物，可被体内单核－巨噬细胞及时吞噬清除；可溶性抗原高度过剩、抗体亲和力低、抗体不足时，形成可溶性小分子免疫复合物，不易被吞噬，在循环中比较稳定，可通过免疫黏附作用被清除，因此二者均无致病作用。只有在抗原略多于抗体的条件下，与中等亲和力抗体结合时，形成中等大小、可溶性的复合物，既不易被吞噬也不能被肾小球滤过，该复合物易沉积在毛细血管基底膜上，具有致病的可能。因此，中等大小免疫复合物的形成与沉积是引起Ⅲ型超敏反应的关键因素（图 2-62）。

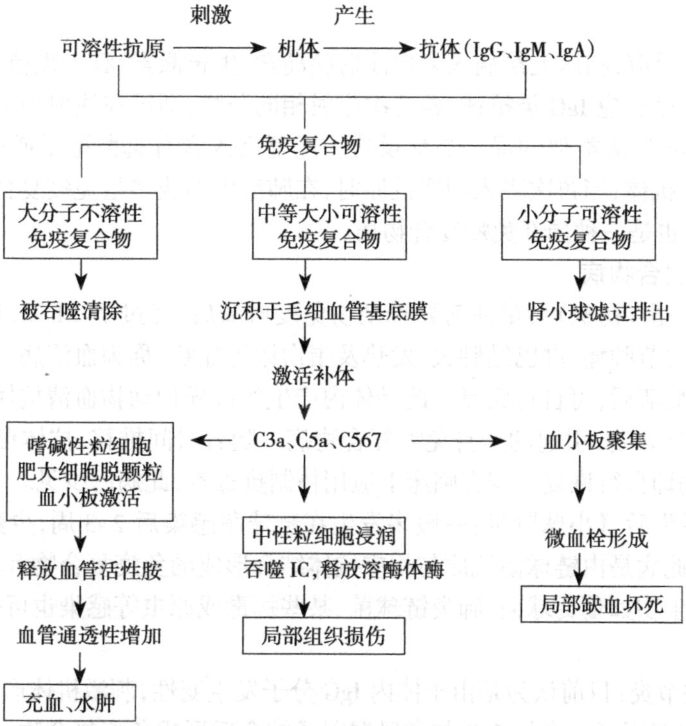

图 2-62 Ⅲ型超敏反应发生机制

2. 中等大小免疫复合物的沉积 循环免疫复合物易沉积于血流速度较慢的毛细血管基底膜上，最常见的沉积部位是肾小球、关节、心肌等毛细血管迂回曲折处。毛细血管通透性增加，血管内压较高均有利于免疫复合物的沉积。

3. 免疫复合物沉积后引起的组织损伤

（1）补体系统的作用：沉积的免疫复合物本身并不能直接引起组织损伤，但可通过激活补体系统，产生膜攻击复合物和过敏毒素（C3a、C5a）。膜攻击复合物可导致局部组织损伤；过敏毒素可刺激肥大细胞和嗜碱性粒细胞释放组胺、血小板活化因子等生物活性介质，使局部血管通透性增高，导致渗出性炎症反应，并促进中性粒细胞在复合物沉积部位聚集。

（2）中性粒细胞的作用：聚集的中性粒细胞在吞噬沉积的免疫复合物过程中，释放溶酶体酶、蛋白水解酶、胶原酶，造成血管基底膜和邻近组织损伤。

（3）血小板的作用：血小板在免疫复合物作用下凝集、活化后，释放血管活性胺类物质，进一步增强血管通透性，加剧局部渗出性水肿，并激活凝血过程，形成微血栓，引起局部组织缺血、出血及坏死。

(二)临床常见疾病

常见的Ⅲ型超敏反应包括局部免疫复合物病和全身免疫复合物病两类。前者发生在抗原进入部位;后者因免疫复合物在血流中播散,而在多部位沉积。

1. 局部免疫复合物病

(1) Arthus 反应:是一种动物实验性局部Ⅲ型超敏反应。1903 年 Arthus 发现用马血清在家兔皮下多次注射,注射 4~6 次后,注射局部出现皮肤红肿、出血,甚至坏死等剧烈炎症反应。此现象被称为 Arthus 反应。这是抗原在注射局部与已产生的相应抗体结合形成免疫复合物所致。

(2) 类 Arthus 反应:临床上给病人多次注射胰岛素、生长激素、狂犬疫苗及类毒素等药物时,可刺激机体产生相应 IgG 类抗体,若再次注射相同药物,即可在注射局部出现红肿、出血和坏死等与 Arthus 反应类似的局部炎症反应。反复吸入含有真菌孢子或动植物蛋白的粉尘,刺激机体产生抗体;当再次吸入同样抗原时,在肺泡内形成多量免疫复合物,引起过敏性肺泡炎(农民肺),也是一种局部免疫复合物病。

2. 全身免疫复合物病

(1) 血清病:一次(初次)大量注射异种动物免疫血清后,经过 7~14 天,某些个体可出现局部红肿、皮疹、关节肿痛、淋巴结肿大、发热及蛋白尿等症状,称为血清病。一般病程较短,在停止注射上述血清后,可自行康复。此乃体内产生的抗异种动物血清抗体,与残余的动物血清结合成免疫复合物,引起的全身免疫复合物病。随着时间推移,抗体形成增多,抗原可逐渐被清除,疾病即自行恢复。现在临床上应用精制抗毒素,此病已少见。

(2) 链球菌感染后肾小球肾炎:一般多发生在链球菌感染后 2~3 周,少数病人可发生急性肾小球肾炎。此病是由链球菌抗原与相应抗体结合形成的免疫复合物沉积于肾小球基底膜所致。其他微生物如葡萄球菌、肺炎链球菌、某些病毒或原虫等感染也可引起类似的肾小球损伤。

(3) 类风湿关节炎:目前认为是由于体内 IgG 分子发生变性,刺激机体产生抗变性 IgG 的自身抗体,即类风湿因子。变性 IgG 与类风湿因子结合后形成免疫复合物,反复沉积于小关节滑膜时,即可引起类风湿关节炎。属自身免疫性疾病。检查类风湿因子是临床辅助诊断类风湿关节炎的指标之一。

(4) 系统性红斑狼疮(SLE):病因尚不明确,病人血清中可查出包括抗自身细胞核抗体在内的多种自身抗体。自身抗体与自身抗原结合可形成可溶性免疫复合物,反复沉积于肾小球、关节、皮肤和其他多种器官的毛细血管,引起肾小球肾炎、皮肤红斑、关节炎和多部位的脉管炎等多器官损伤。

四、Ⅳ型超敏反应

Ⅳ型超敏反应为效应 T 细胞再次接触相同抗原后所介导,表现为以单核细胞、淋巴细胞浸润为主的病理损伤,又称为迟发型超敏反应。

其特点是:①反应发生较慢,一般在再次接受相应抗原后 24~72 小时发生,消退也慢;② T 细胞介导;③引起以单核吞噬细胞和淋巴细胞浸润为主的炎症性病理损伤;④无明显个体差异;⑤无抗体和补体参与。

(一)发生机制

Ⅳ型超敏反应的发生过程及其机制与细胞免疫应答的发生机制基本一致，其本质是以细胞免疫为基础而导致的免疫病理损伤(图 2-63)。诱发此型超敏反应的抗原主要有病毒、胞内寄生菌、细胞抗原(如肿瘤抗原)和某些化学物质等。

1. 效应 T 细胞和记忆 T 细胞的形成 参与Ⅳ型超敏反应的 T 细胞包括 $CD4^+$Th1 和 $CD8^+$Tc 细胞。进入体内的抗原经 APC 加工处理后，以抗原肽 -MHC 分子复合物的形式激活具有相应抗原识别受体的 $CD4^+$Th 细胞和 $CD8^+$Tc 细胞，使之增殖、分化为效应性 T 细胞，即 $CD4^+$效应 Th1 细胞和 $CD8^+$效应 TC 细胞，部分 T 细胞中止分化，成为静止的记忆 T 细胞。

2. 效应 T 细胞引起的炎症反应和细胞毒作用 抗原特异性记忆 T 细胞再次与相同抗原接触，可迅速分化为效应 T 细胞并释放多种细胞因子，引起炎症反应或迟发型超敏反应。

(1)$CD4^+$Th1 细胞介导的炎症反应和组织损伤：记忆性 $CD4^+$Th1 细胞再次与抗原提呈细胞表面的抗原肽 -MHC-Ⅱ类分子复合物作用后，迅速活化，可通过释放趋化因子、TNF-β、IFN-γ、IL-2 等细胞因子，产生以单核吞噬细胞及淋巴细胞浸润为主的迟发型免疫损伤效应。

(2)$CD8^+$效应 Tc 细胞介导的细胞毒作用：记忆性 $CD8^+$效应 Tc 细胞再次与靶细胞表面抗原肽 -MHC-Ⅰ类分子复合物作用后，迅速活化，可发挥直接的细胞毒作用，表现为以淋巴细胞浸润为主的迟发型免疫损伤效应，由于细胞碎片的清除需要单核吞噬细胞的参与，因此炎症部位也可见到单核吞噬细胞浸润。

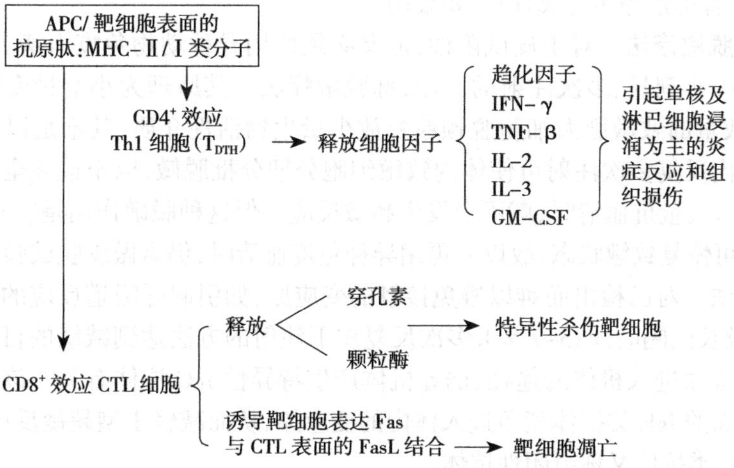

图 2-63 Ⅳ型超敏反应发生机制

(二)临床常见疾病

1. 传染性迟发型超敏反应 胞内菌和其他胞内寄生物(某些真菌、病毒、寄生虫)可诱发机体产生针对相应微生物的迟发型超敏反应，因其在传染过程中发生，故称为传染性超敏反应。发生传染性超敏反应的个体，往往表示该机体对相应病原体具有特异性细胞免疫力。如结核菌素试验阳性者，说明机体对结核杆菌感染具有免疫力。再次感染结核杆菌时，病灶较初次感染局限，这是细胞免疫的作用；而局部的坏死、液化及空洞形成，则是传染性超敏反应的结果。

2. 接触性皮炎 接触性皮炎是典型的接触性迟发型超敏反应。引起接触性皮炎的变应原多为小分子半抗原，如药物、油漆、染料、农药、化妆品等。这些半抗原与表皮细胞内的角质蛋白结合成为完全抗原，使T细胞致敏。致敏T细胞由淋巴循环进入血液，并分布于全身皮肤。当机体再次接触相同变应原时，即可诱发Ⅳ型超敏反应，其典型的临床表现为：一般在24小时后发生皮炎，48~76小时达高峰，表现为局部红肿、硬结、水疱等皮炎症状，严重者可发生剥脱性皮炎。

3. 移植排斥反应 引起移植排斥反应的抗原主要是组织相容性抗原，又称人类白细胞抗原或移植抗原。在人类进行同种异体细胞、组织、器官移植时，由于供者与受者之间的组织相容性抗原不同，会发生排斥反应，即移植物被排斥，发生坏死、脱落。

综上所述，四型超敏反应的参与成分及发病机制各不相同，临床疾病类型各异，但临床实际情况是复杂的，有些超敏反应性疾病可有多种类型同时参与；同一抗原在不同条件下也可引起不同类型的超敏反应。如青霉素，既可引起过敏性休克（Ⅰ型），又可引起药物热（Ⅲ型），还可引起溶血性贫血（Ⅱ型），局部应用时也可引起接触性皮炎（Ⅳ型）。因此临床上遇到具体病例时，应结合具体情况进行综合分析判断，区别对待，正确处理。

五、超敏反应防治原则

（一）预防原则

1. 查明变应原，避免再次接触 可通过询问病史或进行皮肤试验查明变应原。对已确定的变应原，如青霉素等药物或食物，要禁用。

2. 特异性脱敏疗法 对于皮试阳性，但又必须使用异种动物免疫血清者，可采用短间隔（20~30分钟）、小剂量、多次注射的方法，称脱敏疗法。其原理为小剂量变应原进入体内后，可使有限数量的致敏肥大细胞脱颗粒释放少量生物活性介质，其不足以引起明显临床症状。短时间内反复多次注射可使体内致敏细胞分期分批脱敏，以至最终全部解除致敏状态。此时再注入大量抗血清时，就不会发生超敏反应。但这种脱敏作用是暂时性的，经过一定时间机体又可恢复致敏状态，故以后再用异种免疫血清时，仍需做皮肤试验。

3. 减敏疗法 对已检出而难以避免接触的变应原，如引起呼吸道反应的花粉、尘螨等，可采用少量，较长间隔时间（5~7天），多次反复皮下注射的方法达到减敏的目的。作用机制可能与改变变应原进入机体的途径、诱导机体产生特异性IgG抗体有关。该抗体能与结合在肥大细胞表面的IgE类抗体竞争进入体内的变应原，从而减轻Ⅰ型超敏反应发生的程度，这种特异性IgG类抗体又称封闭性抗体。

（二）治疗原则

用药物切断或干扰超敏反应中的某个环节，可防止或减轻反应的发生。这类药物种类很多。

1. 抑制生物活性介质合成和释放的药物 阿司匹林可抑制前列腺素等活性介质生成；色甘酸钠可稳定细胞膜，阻止致敏肥大细胞脱颗粒；肾上腺素、异丙肾上腺素和前列腺素E可使细胞内cAMP浓度升高抑制靶细胞脱颗粒。

2. 生物活性介质拮抗药 苯海拉明、氯苯那敏、异丙嗪等可通过与组胺竞争结合效应器官细胞膜上的组胺受体而发挥抗组胺作用；乙酰水杨酸为缓激肽拮抗剂；多根皮苷酊磷酸盐则对白三烯具有拮抗作用。

3. 改善效应器官反应性的药物 肾上腺素、麻黄碱可解除支气管痉挛、减少腺体分泌。葡萄糖酸钙、氯化钙、维生素 C 等解除痉挛外还能降低毛细血管通透性,减轻皮肤黏膜的过敏反应。肾上腺素亦能使小血管和毛细血管收缩,常用于过敏性休克的抢救。

知识链接

花粉症的治疗

世界卫生组织(WHO)提出了治疗变态反应疾病的"四位一体"的综合治疗原则,即病人教育、避免接触变应原、适当的对症治疗及免疫治疗。

1. 病人教育 过敏性疾病的发作有很大的心因因素参与,良好的心理暗示有助于疾病的控制,相反紧张、恐惧等不良情绪则会使病情加重。故向病人讲解过敏相关的重要知识,使其能够了解所患疾病的原因及防治方法等,建立信心,配合治疗工作,这一点非常重要。很多病人在掌握了相关知识,特别是接受了心理训练后可以在发病早期自己控制发作,从而避免了病情加重,减轻了痛苦,降低了医疗成本。

2. 避免接触变应原 变应原是导致过敏的根源,故发现、找到、去除它们是治疗过敏的关键。无法去除则应尽可能远离变应原,如避免再次食入致敏食物、在花粉传播的季节做好呼吸道防护或远离相关地区、改善生活环境、调换生活及工作地点等。

3. 对症治疗 针对病人症状采取治疗措施。

4. 免疫治疗 包括非特异性治疗和特异性治疗,前者指针对变态反应物质的治疗,如应用抗组胺药物、肥大细胞稳定剂、H_2 受体拮抗剂、抗胆碱药物、糖皮质激素等。后者指针对变应原的脱敏治疗,也称为减敏治疗。方法是首先找到变应原,然后将其制成不同浓度的提取液,稀释后给病人反复口服或注射,剂量由小到大,浓度从稀到浓,以提高病人对变应原的耐受性,当病人逐渐适应之后,再接触这种物质时,就不再出现过敏或可减轻过敏反应。脱敏治疗应至少持续 1 年以上方能取得效果。

项目能力检测

A1 型选择题

1. 抗体介导的超敏反应有( )
   A. Ⅰ、Ⅱ、Ⅲ型超敏反应　B. Ⅱ、Ⅲ、Ⅳ型超敏反应　C. Ⅰ、Ⅲ、Ⅳ型超敏反应
   D. Ⅰ、Ⅱ、Ⅳ型超敏反应　E. Ⅰ、Ⅱ、Ⅲ、Ⅳ型超敏反应
2. 预防 Rh 血型不符的新生儿溶血症的方法是( )
   A. 给胎儿输入母亲的红细胞
   B. 给新生儿注射抗 Rh 免疫血清
   C. 用免疫抑制剂抑制母体产生抗 Rh 抗体
   D. 分娩 72 小时内给产妇注射抗 Rh 免疫血清
   E. 孕期给母体注射抗 Rh 免疫血清

3. 免疫复合物沉积引起血管炎的主要原因是（ ）
A. 组胺的释放 B. 攻膜复合体的形成 C. 补体系统的激活
D. 细胞毒性 T 细胞的作用 E. 免疫细胞活化

4. 属于Ⅱ型超敏反应性疾病的是（ ）
A. 血清过敏症 B. 新生儿溶血症 C. 荨麻疹
D. 血清病 E. 花粉症

5. 属于Ⅲ型超敏反应性疾病的是（ ）
A. 系统性红斑狼疮 B. 荨麻疹 C. 接触性皮炎
D. 新生儿溶血症 E. 花粉症

6. 超敏反应属于（ ）
A. 正常免疫反应 B. 病理性免疫反应 C. 不是免疫反应
D. 正常生理反应 E. 对机体有益

7. 在抗毒素皮试阳性时，正确的措施是（ ）
A. 禁用抗毒素 B. 改用注射抗原 C. 全量一次注射
D. 少量多次注射 E. 减敏疗法

参考答案

1. A 2. D 3. C 4. B 5. A 6. B 7. D

（王 丹）

任务八 免疫学临床应用

【学习目标】

能力目标：能进行人工自动免疫与人工被动免疫。
知识目标：掌握人工自动免疫与人工被动免疫的区别。死疫苗、活疫苗的优缺点。
素质目标：不把情绪带到工作中来，与病人沟通讲究技巧。

案例引导

案例十四：病人男，55 岁。因张口受限 2 天来诊。自述 1 周前被鱼钩刺伤右手拇指，在当地医院进行清创缝合，2 天前拆线，遂出现张口受限、颈部与腰背部疼痛。体格检查：T 37℃，P 112 次 /min，R 26 次 /min，BP 126/76mmHg。神志清楚，张口度 0.3cm，咬肌和颈部肌肉张力增高，无全身抽搐；右手拇指处见刺伤愈合痕迹。初步诊断为破伤风，给予破伤风抗毒素 34 500U/d，肌肉注射地西泮，鼻饲饮食。入院第 2 天交谈时见“苦笑”面容，第 3 天病情加重，不时咬伤舌前部出血，颈项强直，腰背肌抽搐，并发呼吸困难一次。随后加大抗毒素剂量（48 000U/d），加大地西泮剂量（100mg/d），适量给予异丙嗪、哌替啶控制肌肉抽搐。7 天后症状逐渐缓解，巩固治疗 5 天后出院。

问题：①根据教学网络平台提供视频分析病人出现咬肌和颈部肌肉张力增高、“苦笑面容”、不时咬伤舌前部出血这些症状的原因。②根据教学网络平台提供视微课分析抗毒素注射治疗的原则和注意事项。

免疫学已广泛应用于医学各个领域。在临床医学中,免疫学的应用主要包括两个方面:一方面用免疫学理论来阐明许多疾病的发病机制和发展规律,另一方面用免疫学原理和技术来协助人们诊断和防治。本课主要介绍免疫学在疾病预防、诊断和治疗方面的应用。

一、免疫预防

机体受某些病原微生物的感染后,可产生特异性的抗体或效应T细胞,获得对该病原微生物的免疫力。免疫预防是通过人工刺激机体产生或直接输入免疫活性物质,来预防疾病的措施,即用人工免疫的方法来预防疾病。根据给机体输入的物质不同,将人工免疫分为主动免疫和被动免疫两类。

(一)人工主动免疫

人工主动免疫是用人工接种方法给机体接种疫苗、类毒素等抗原物质,刺激机体产生特异性免疫力的方法。这种免疫力是机体免疫系统受到抗原刺激产生的,故出现较慢,但因有免疫记忆,所以免疫力维持时间较长(数月至数年),多用于传染病的特异性预防。用细菌制成的抗原性生物制品称为菌苗。用病毒、螺旋体、立克次体和衣原体制成的抗原性生物制品称为疫苗。习惯上把以上两类制剂统称为疫苗,用于人工主动免疫的疫苗有:

1. 死疫苗 死疫苗是选用免疫性强的病原微生物,经人工培养后,用物理或化学的方法将其杀死而制成的制剂,又称灭活疫苗。灭活疫苗不能在人体内繁殖,故接种量大,可引起局部反应及发热等全身症状,且需反复注射2~3次。其优点是稳定、易保存,一般不出现毒力回复突变。常用的死疫苗有流脑疫苗、乙脑疫苗、伤寒疫苗、百日咳疫苗、狂犬病疫苗、流感疫苗、霍乱疫苗、钩端螺旋体疫苗等。

【课堂互动】脊髓灰质炎疫苗属于哪种疫苗?

2. 活疫苗 活疫苗是用减毒或无毒的病原微生物制备而成。该疫苗无毒性、无致病性,但能在体内增殖,一般只需接种一次。因此其免疫效果较死疫苗好,但减毒活疫苗的安全性不如灭活疫苗,需低温保存,且保存时间短,在体内有回复突变的可能性。免疫缺陷者及孕妇一般不宜接种活疫苗。常用制剂有卡介苗、麻疹活疫苗、脊髓灰质炎活疫苗等。死疫苗和活疫苗的比较见表2-3。

表2-3 死疫苗和活疫苗的比较

区别点	死疫苗	活疫苗
制剂特点	死、强毒株	活、弱毒或无毒
接种剂量及次数	较多,2~3次	较少,1次
副作用	较大	较小
保存及有效期	易保存,1年	不易保存,4℃数周
免疫效果	较差,维持数月至2年	较好,维持3~5年或更长

3. 类毒素 将细菌外毒素用0.3%~0.4%甲醛处理后,使其失去毒性但仍保留免疫原性,即成类毒素。常用的类毒素有白喉类毒素、破伤风类毒素,这两种类毒素常和百日咳死疫苗

混合，制成百白破三联疫苗，用于百日咳、白喉、破伤风的预防。

4. 新型疫苗 近年来，随着免疫学、生物化学、分子生物学技术的发展，研制出许多高效、安全且价廉的新型疫苗，现介绍如下几种：①亚单位疫苗：提取病原微生物中有效的抗原成分制备成的疫苗。目前已使用的亚单位疫苗有腺病毒衣壳亚单位疫苗、流感病毒血凝集和神经氨酸酶亚单位疫苗、麻疹亚单位疫苗、乙肝病毒表面抗原制备的乙肝疫苗等。②合成疫苗：将能诱导机体产生保护性免疫的人工合成抗原肽结合于载体上，再加入佐剂制成的疫苗即为合成疫苗。制备合成疫苗，首先要获得病原微生物中具有保护作用有效组分的氨基酸序列，然后按此序列合成。其优点是一旦合成即可大量生产，且无血源性疫苗传染的危险。③基因工程疫苗：将病原微生物中编码诱导抗原的基因与载体重组后导入宿主细胞，表达产生大量相应抗原，由此制备的疫苗称为基因工程疫苗，如现在用的乙型肝炎病毒疫苗。

人工主动免疫时，免疫接种后可能会出现局部红肿、疼痛，甚至附近淋巴结肿大，以及发热、头痛、乏力、全身不适等反应。对此只需一般的对症处理或不经处理也可消退。但有时反应严重者可引起Ⅱ、Ⅲ、Ⅳ型超敏反应，这可能与机体生理因素、免疫功能状态有关。在实际工作中应注意。

（二）人工被动免疫

人工被动免疫是给机体输入含有特异性抗体的免疫血清、细胞因子等，使其直接获得特异性免疫力的方法。故形成的免疫力快，但维持时间短，一般在2~3周，临床上多用于治疗或紧急预防。因人工被动免疫是被动接受其他个体或动物的免疫效应物质，而并非自己产生，故有可能引起超敏反应。用于人工被动免疫的生物制品主要有：

【课堂互动】若病人注射抗毒素过敏，该如何处理？

1. 抗毒素 是用类毒素多次免疫动物制备的免疫血清，具有中和外毒素的作用。一般常用类毒素免疫健康马，待马体内产生大量抗毒素后，采血分离血清，再纯化精制而成。抗毒素主要用于治疗或紧急预防外毒素所致疾病。抗毒素主要是用抗原免疫动物而产生的，故抗毒素具有双重性，其对人体来说既是抗原又是抗体，反复使用可引起超敏反应。常用的有破伤风抗毒素、白喉抗毒素、肉毒抗毒素及气性坏疽多价抗毒素等。

2. 人丙种球蛋白制剂 它是从大量混合血浆或胎盘血中分离制成的免疫球蛋白浓缩剂。前者称为血清丙种球蛋白制剂，后者称为胎盘丙种球蛋白制剂，主要用于预防传染性肝炎、麻疹、脊髓灰质炎等病毒性疾病。

3. 单克隆抗体制剂 单克隆抗体是通过杂交瘤技术生产的第二代抗体。如将抗肿瘤药物、放射性核素以及毒素等细胞毒性物质与特异性抗肿瘤单抗偶联成“生物导弹”可特异性杀伤肿瘤细胞。

4. 基因工程抗体制剂 基因工程抗体是在基因水平上对抗体分子进行切割、拼接或修饰甚至人工合成目的基因导入宿主菌进行表达。如嵌合抗体、人源化抗体、小分子抗体等，它们具有分子小、穿透力强、免疫原性低、容易进入局部组织等优点。

5. 细胞因子制剂 如IFN-γ、IFN-α、IL-2、GM-CSF等为新型的免疫治疗剂。

此外，在应用人工被动免疫制剂时还应注意以下事项：

(1)防止超敏反应：如使用动物血清制品前，应询问过敏史，并做皮肤实验，阳性者采用脱敏疗法。

(2)不滥用丙种球蛋白：多次注射此类物质，可引起超敏反应。

人工被动免疫和人工主动免疫的比较见表 2–4。

表 2–4　人工被动免疫和人工主动免疫的比较

项目	人工主动免疫	人工被动免疫
输入物质	抗原	抗体
产生免疫力时间	慢(2~3 周)	快(输注即生效)
免疫力维持时间	数月至数年	2~3 周
主要用途	预防	治疗或紧急预防

(三)计划免疫

计划免疫是指根据某些特定传染病的疫情监测和人群免疫状况分析,按照科学的免疫程序,有计划地进行人群接种,使人体获得对这些传染病的免疫力,从而达到控制及消灭相应传染病的目的。目前,我国推荐的儿童免疫程序见表 2–5。

表 2–5　我国推荐的儿童免疫程序

年龄	疫苗	年龄	疫苗
出生时	卡介苗、乙肝疫苗	8 个月	麻疹疫苗
2 个月	三价脊髓灰质炎疫苗 1	1.5~2 岁	百白破 4
3 个月	三价脊髓灰质炎疫苗 2,百白破 1	4 岁	三价脊髓灰质炎疫苗 4
4 个月	三价脊髓灰质炎疫苗 3,百白破 2	7 岁	卡介苗、麻疹疫苗、白破二联疫苗
5 个月	百白破 3	12 岁	卡介苗(农村)

二、免疫学治疗

免疫学治疗是指利用免疫学原理,针对疾病的发生机制,人为地调整机体的免疫功能,达到治疗目的所采取的措施。免疫治疗包括人工被动免疫、过继免疫、免疫增强剂和免疫抑制剂的应用等。这些疗法不仅应用于感染性疾病,也用于免疫缺陷病、自身免疫性疾病及肿瘤等有关疾病的治疗。人工被动免疫前面已有叙述。

(一)过继免疫治疗

过继免疫治疗是指给病人转输在体内可以继续扩增的效应细胞等的一种方法。例如,给免疫缺陷病病人转输骨髓细胞;给肿瘤病人输入体外激活扩增的特异性肿瘤浸润淋巴细胞或非特异的 LAK 细胞等。

(二)免疫增强剂

免疫增强剂是增强和调节机体免疫功能的制剂,其作用常表现为对正常的免疫功能不产生影响,而对异常的免疫功能起调节作用。免疫增强剂种类繁多,包括左旋咪唑、卡介苗、短小棒状杆菌、多糖类物质(如黄芪、人参及枸杞子等)以及重组细胞因子等。

1. 免疫因子　免疫因子种类繁多,目前已在临床应用的有 IFN、IL–2、胸腺素、转移因子等。它们主要用于病毒感染性疾病、免疫缺陷病、自身免疫性疾病和肿瘤的免疫治疗。

2. 微生物制剂 常用的有卡介苗和短小棒状杆菌。

(1) 卡介苗：为减毒的结核分枝杆菌活疫苗，具有很强的非特异性免疫刺激作用。卡介苗可活化巨噬细胞，促进 IL-1、IL-2、IL-4、TNF 等多种细胞因子的产生，增强 NK 细胞和 T 细胞的活性。卡介苗目前已用于多种肿瘤的免疫治疗。

(2) 短小棒状杆菌：短小棒状杆菌可以非特异性地增强机体免疫功能，其作用方式主要是活化巨噬细胞，促进 IL-1、IL-12 等细胞因子的产生。局部注射治疗黑色素瘤等有一定的临床疗效。

3. 化学合成药物 一些化学合成药物具有明显的免疫刺激作用，能通过不同方式增强机体的免疫功能，如左旋咪唑，该药物能激活吞噬细胞功能，促进 T 细胞产生 IL-2 等细胞因子，增强 NK 细胞活性等。

4. 中药制剂 许多药用植物具有不同程度的免疫刺激作用，可用于肿瘤辅助治疗，如茯苓多糖、黄芪多糖、人参多糖等。

（三）免疫抑制剂

免疫抑制剂是一类能抑制机体免疫功能的制剂，常用于治疗某些免疫性疾病和预防移植排斥反应。

1. 化学合成制剂 用于免疫抑制治疗的化学合成药物主要是抗肿瘤药物和激素。

(1) 硫唑嘌呤：属嘌呤类抗代谢药物，能抑制 DNA、RNA 和蛋白质的合成，对细胞免疫及体液免疫均有抑制作用，临床多用于预防排斥反应和自身免疫性疾病的治疗。

(2) 环磷酰胺：属烷化剂，能抑制 DNA 复制与蛋白质合成，处于增殖、分化阶段的 T 细胞和 B 细胞对烷化剂的作用较敏感，从而使细胞免疫和体液免疫均受抑制。

(3) 糖皮质激素：可抑制巨噬细胞的趋化作用，阻止巨噬细胞摄取和处理抗原，阻止 IL-1、IL-2 的释放，干扰 Tc 细胞攻击和杀伤靶细胞，临床多用于超敏反应性疾病和某些自身免疫性疾病的治疗，以及移植排斥反应的预防。

2. 抗淋巴细胞丙种球蛋白和抗胸腺细胞球蛋白 它们分别是将人外周血或胸导管淋巴细胞作为抗原免疫动物而获得，具有较强的免疫抑制作用，用于抗移植排斥反应。

3. 单克隆抗体 目前已有 2 类单克隆抗体应用于临床免疫治疗中。

(1) 抗细胞表面分子单克隆抗体：如抗 CD3、抗 CD4 单克隆抗体，目前试用于预防移植排斥反应，治疗类风湿关节炎。

(2) 抗细胞因子单克隆抗体：如抗 IL-1 单克隆抗体，可中和体液中的 IL-1，用于治疗类风湿关节炎等慢性炎症性疾病。

4. 中草药 多种中草药具有免疫抑制作用，如雷公藤、大黄等。

三、免疫学诊断

免疫学诊断是根据免疫学理论设计实验方法，用于免疫相关疾病的诊断、病情监测及疗效评价等。近年来随着免疫监测技术的发展，免疫学诊断的应用已从最初的传染病的诊断扩展到肿瘤、超敏反应性疾病、自身免疫性疾病的诊断，以及微量蛋白质、激素和药物的测定。

（一）抗原抗体的检测

抗原抗体检测技术的基本原理是抗原和抗体在体外特异性结合后出现肉眼可见或借助

仪器可检测出的反应现象。试验时既可用已知抗体检测标本中有无相应抗原,也可用已知抗原检测标本中有无相应抗体。

1. 抗原抗体反应的特点

(1)特异性:一种抗原一般仅能与由它刺激所产生的相应抗体结合的专一性即为特异性。抗原抗体的结合实质上是抗原决定基与抗体可变区中抗原结合部位之间的结合。由于两者在化学结构和空间构型上呈互补性,所以抗原与抗体的结合具有高度的特异性。但较大分子的蛋白质常含有多种抗原决定基。如果两种不同的抗原分子上有相同的抗原决定基,则这两种抗原就可与相应的抗血清发生交叉反应。

(2)可逆性:抗原与抗体的结合虽有高度特异性和相对稳定性,但只是表面的结合,结合后的抗原和抗体,本身的结构和生物学活性都没有遭到破坏,而且这种结合是可逆的。在一定条件下,两者可解离。解离的程度取决于结合的强度。由于解离后的抗原和抗体仍保持原有的抗原特性和抗体活性,故可通过解离抗原抗体复合物的方法来提取、纯化抗原或抗体。

(3)适当浓度的比例:抗原一般具有多个决定基,是多价的,而抗体一般是二价的。只是在一定浓度范围内,两者比例合适时,其结合价相互饱和,相互联结成巨大网络状聚集体,才形成可见的复合物。如比例不当,无论是哪一方过多或过少,由于其结合价不能相互饱和,就只能形成较小的、不易观察到的复合物(文末彩图 2-64)。

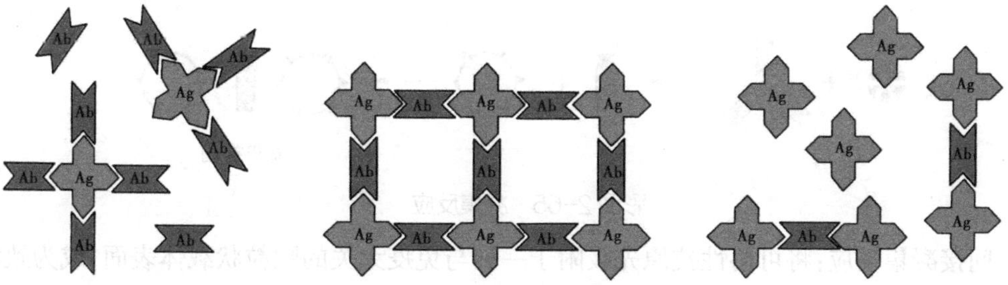

彩图 2-64 抗原抗体反应比例性

(4)阶段性:抗原与抗体的结合可以分为两个阶段:第一阶段是抗原与抗体的特异性结合阶段,这一阶段的反应快,只需几秒钟或几分钟即可完成,但不呈现肉眼可见的反应。第二阶段是抗原与抗体结合的可见反应阶段。当抗原与抗体发生特异性结合后,在电解质、温度、pH、补体等条件影响下,呈现凝集、沉淀、溶解、补体结合等可见反应,这一阶段的反应较慢,常需几分钟、几小时甚至几天。以上特异性结合和可见反应两个阶段往往不能严格分开。

2. 影响抗原抗体反应的因素 抗原抗体反应受以下因素的影响:

(1)电解质:抗原和抗体有对应的极性基团,能相互吸附并由亲水性变为疏水性。电解质的存在使抗原抗体复合物失去电荷而凝聚,出现可见反应,故免疫学试验中多采用生理盐水稀释抗原或抗体。

(2)酸碱度:最适 pH 为 6~8。超出此范围可影响抗原、抗体的理化性状,出现假阳性或假阴性。

(3)温度:适当的温度可增加抗原与抗体分子碰撞的机会,加快二者结合的速度。抗体抗原反应的最适温度为 37℃。

此外，适当震荡或搅拌也可促进抗原、抗体分子的接触，提高结合速度。

3. 抗原抗体反应的基本检测方法 由于抗原的性质、抗原抗体结合反应的现象及参与反应的成分等不同，传统的抗原抗体反应分为凝集反应、沉淀反应、补体参与的反应、中和反应等。随着免疫学技术的不断发展，特异、敏感、快速、简便、自动化的检测方法不断涌现。现在临床上除保留少数传统方法外，多采用各种免疫标记技术及自动化仪器进行抗原抗体监测。

(1)凝集反应：颗粒性抗原(如细菌、红细胞等)与相应抗体结合后形成肉眼可见的凝集团块，此类反应称为凝集反应。凝集反应可分为直接凝集反应、间接凝集反应等(文末彩图 2-65)。

1)直接凝集反应：将颗粒性抗原(如细菌或红细胞等)与相应抗体直接反应，出现细菌凝集或红细胞凝集现象。常用方法有：①玻片凝集反应，属于定性试验，是用已知抗体检测未知抗原，如 ABO 血型鉴定、细菌鉴定。②试管凝集反应用已知抗原测定被检血清中有无抗体及其相对含量，如诊断伤寒、副伤寒的肥达试验等。

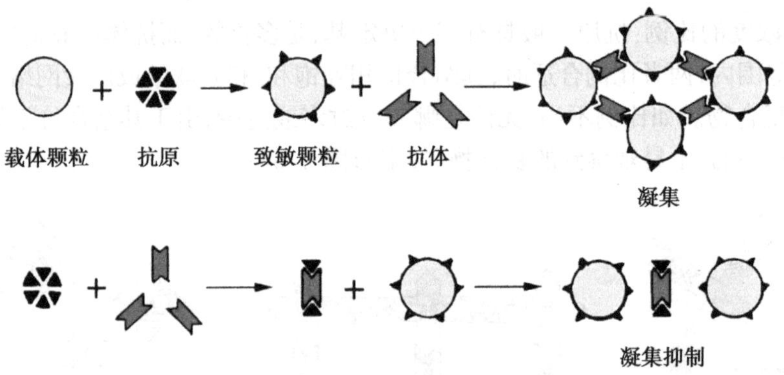

彩图 2-65 凝集反应

2)间接凝集反应：将可溶性抗原先吸附于一种与免疫无关的颗粒状载体表面，成为致敏颗粒，再与相应抗体反应出现的凝集现象。常用的载体为人 O 型血红细胞、绵羊红细胞、乳胶颗粒、活性炭颗粒等。常用的方法有：①间接凝集试验。用已知抗原(或抗体)吸附于载体再去检测未知抗体(或抗原)，如检测病原微生物及相关抗体、抗核抗体等。②间接凝集抑制试验。先将可溶性抗原与相应抗体作用，然后再加入抗原致敏颗粒(即吸附相同可溶性抗原的乳胶颗粒)，如果抗体已被可溶性抗原结合，则致敏颗粒不发生凝集现象，如乳胶妊娠诊断试验，可检测尿液中绒毛膜促性腺激素，从而协助妊娠诊断。③协同凝集试验，即用带有 SPA 的金黄色葡萄球菌作为 IgG 抗体的载体，以检测相应抗原。该试验可用于细菌的快速鉴定与分型。

(2)沉淀反应：可溶性抗原与相应抗体结合，在一定条件下，形成肉眼可见的沉淀物，此类反应称为沉淀反应。沉淀反应多用半固体琼脂凝胶作为介质进行琼脂扩散或免疫扩散，即可溶性抗原与抗体在凝胶中扩散，在比例合适处相遇时形成可见的白色沉淀。常用的有单向琼脂扩散试验、双向琼脂扩散试验、免疫比浊法等。

1)单向琼脂扩散试验：将一定量已知抗体混于琼脂凝胶中制成琼脂板，在适当位置打孔后将抗原加入孔中扩散。抗原在扩散过程中与凝胶中的抗体相遇，在比例合适的情况下，形成以抗原孔为中心的沉淀环，环的直径与抗原含量呈正相关(文末彩图 2-66)。取已知量抗原绘制标准曲线，可根据所形成沉淀环的直径，从标准曲线中查出待检标本的抗原含量。

2）双向琼脂扩散试验：将抗原与抗体分别加于琼脂凝胶的小孔中，二者自由向四周扩散，在相遇处形成沉淀线（文末彩图 2-67）。若反应体系中含两种以上抗原-抗体系统，则小孔间可出现两条以上沉淀线。本法常用于抗原或抗体的定性检测、组成和两种抗原的相关性分析。

3）免疫比浊法：免疫比浊法的基本原理是抗原与相应抗体在液相中迅速结合成复合物，形成一定浊度，并能引起光散射。在抗体浓度固定的条件下，复合物的量及浊度随抗原量的增加而增加，因此通过测定浊度或光散射强度等的变化可推算出样品中抗原的含量。该技术具有快速、准确、敏感度高、稳定性好等特点，已广泛应用于各种蛋白质成分、半免疫原性药物、酶的活性、激素、肿瘤抗原、凝血因子等的鉴定。

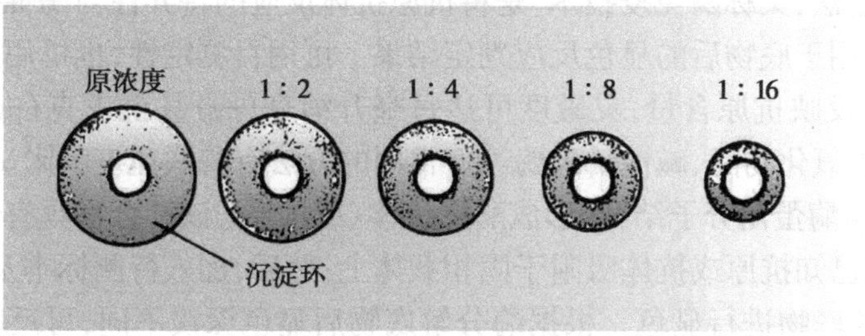

彩图 2-66 单向琼脂扩散

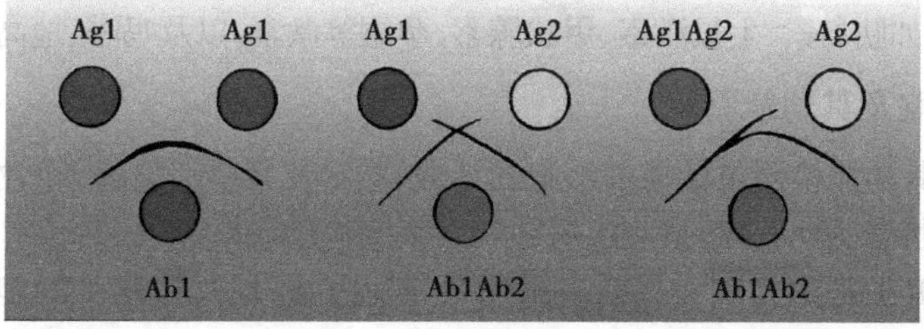

彩图 2-67 双向琼脂扩散

（3）免疫标记技术：免疫标记技术是用荧光素、酶、放射性核素、胶体金等标记物，标记抗体或抗原进行的抗原抗体反应，是目前应用最为广泛的免疫学检测技术。标记物与抗体或抗原连接后并不改变后者的免疫特性。该技术具有灵敏度高、特异性强、快速，可定性、定量、定位等优点，是近年来发展较快、应用较广的一类免疫学检测技术。

1）免疫荧光技术：此法是用荧光素与抗体连接成荧光抗体，再与待检标本中抗原反应，置荧光显微镜下观察（文末彩图 2-68）。抗原抗体复合物散发荧光，借此鉴定或定位标本中的抗原，常用于各种病原微生物的快速检查，以及组织切片中特异性抗原的检测，有直接法和间接法两种。①直接法：用于检测抗原，将荧光抗体直接加至标本上（组织切片、涂片、印片），半小时后冲洗去未结合游离的荧光抗体，干后镜检。此法优点是特异性高、快速。其缺点是每检测一种抗原，就必须制备一种相应的特异性荧光抗体。②间接法：可用于检测抗原或抗体，先将特异性抗体加至标本片上充分作用，洗涤除去未结合的抗体，然后再加荧光素标记的抗人免疫球蛋白与其充分作用，洗涤后荧光显微镜检查。镜下如见荧光，则表明标本上有抗原、抗体、荧光抗体复合物存在。此法优点是制备一种荧光抗体，可用于多种抗原抗体系统检测。

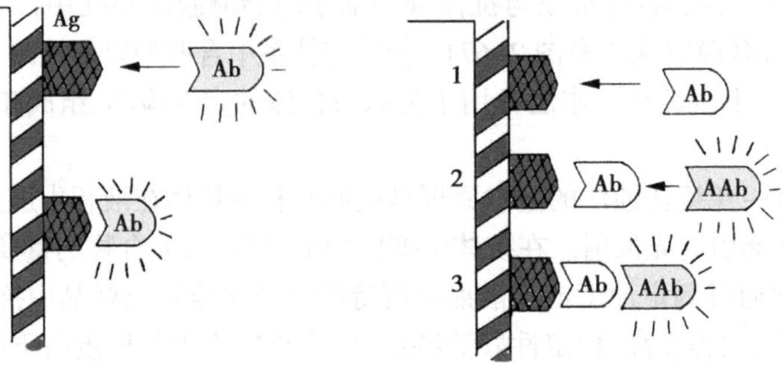

彩图 2-68 荧光标记

2)酶免疫测定法:又称酶免疫技术,是将抗原抗体反应的特异性与酶催化作用的高效性相结合,通过酶作用于底物后的显色反应判定结果。可用目测定性,也可用酶标测定仪测定光密度(OD)值以反映抗原含量,灵敏度可达每毫升纳克(ng)甚至皮克(pg)水平。常用于标记的酶有辣根过氧化物酶、碱性磷酸酶等。常用的方法有酶联免疫吸附试验(ELISA)。先将抗体(或抗原)与酶蛋白分子结合,形成酶标抗体(或抗原),该结合物具有免疫学活性和酶活性。检测时,将已知抗原或抗体吸附于固相载体上;然后,加入待测标本及酶标抗体(或抗原);最后加入酶的底物进行显色。根据酶分解底物后显色深浅不同,可反映检测标本中抗原或抗体的含量。

3)放射免疫测定法:是用放射性核素标记抗原或抗体进行免疫学检测。它将放射性核素具有的高敏感度和抗原-抗体反应的特异性相结合,使检测的灵敏度达皮克水平。该法常用于测定微量物质,如胰岛素、生长激素、甲状腺素、孕酮等激素,以及吗啡、地高辛等药物。

(二)免疫细胞及其功能测定

免疫细胞及其功能检测包括免疫细胞的计数、鉴定及某些细胞因子的检测,检测目的在于评估机体免疫状态,辅助诊断某些疾病和观察临床治疗效果。

1. T 细胞及其亚群的检测 目前多采用荧光免疫法,通过检测 T 细胞表面的 CD 抗原来了解外周血 T 细胞及其亚群的百分率。方法为用抗 CD3、CD4、CD8 单克隆抗体分别与已分离的外周血单个核细胞作用。再加入荧光素标记的兔抗鼠 IgG(第二抗体)进行间接免疫荧光染色。在荧光显微镜下计数 100~200 个淋巴细胞,计算出阳性细胞的百分率。

2. 淋巴细胞转化试验 T 细胞在体外能被非特异性丝裂原(植物血凝素等)激活,从而转化为体积较大的淋巴母细胞,显微镜下可观察其形态并计算淋巴细胞转化率。由于转化过程中 DNA、RNA 和蛋白质的合成增加,因此也可用氚标记的胸腺嘧啶核苷掺入法,通过测定细胞内放射性核素相对含量来计算淋巴细胞转化率。

3. B 细胞检测 采用免疫荧光技术直接法,通过检测 SmIg 来了解 B 细胞的数量。将荧光标记的兔抗人免疫球蛋白与已分离的人外周血单个核细胞作用,荧光显微镜下观察,发出荧光的细胞即为 B 细胞。

4. 细胞因子检测 常用方法有:①生物活性检测法,其基本原理为某些细胞的增殖有赖于细胞因子的存在,细胞增殖与细胞因子的量呈正相关,选择相应的细胞株,加入样品后根据细胞增殖水平可确定样品中细胞因子的含量。②免疫学检测法。采用 ELISA 法,用抗细胞因子单克隆抗体检测相应的细胞因子。③分子物学检测法,即采用核酸杂交技术检测某种细胞因子 mRNA 的存在相表达,此法敏感性高,特异性强,可用于多种细胞因子的检测。

知识链接

各类常见疫苗的禁忌证

1. 卡介苗 患有结核病、急性传染病、肾炎、心脏病、湿疹、免疫缺陷或其他皮肤病者。

2. 乙肝疫苗 患有肝炎、急性感染或其他严重疾病者；对酵母或疫苗中任何成分过敏者；以往接种重组(酵母)乙型肝炎疫苗后出现超敏症状者。

3. 脊髓灰质炎疫苗 对乳制品有过敏史或上次服苗后发生过严重过敏反应者；免疫缺陷或接受免疫抑制剂治疗者；患急性传染病、发热、腹泻者；妊娠期妇女。

4. 麻疹疫苗 患有严重疾病、急慢性感染、发热者；免疫缺陷或接受免疫抑制剂治疗者；对鸡蛋有过敏史者；妊娠期妇女。

5. 百白破疫苗 有癫痫、神经系统疾病及惊厥史者禁用；急性传染病(包括恢复期)暂缓接种；对疫苗任何一种成分过敏者或以往接种疫苗后出现过敏者。

6. 流脑疫苗 有癫痫、抽搐、惊厥及过敏史者；患脑部疾患、肾脏病、心脏病及活动性结核者；患急性传染病及发热者及发热者。

7. 乙脑疫苗 发热，患急性传染病、中耳炎、活动性结核或脏、肾脏及肝脏等疾病者；有过敏史或癫痫史者；先天性免疫缺陷者，或近期正在进行免疫抑制剂治疗者；妊娠期妇女。

8. 精白破疫苗 患严重疾病、发热或有过敏史者；注射白喉或破伤风类毒素后发生神经系统反应者。

9. 流感疫苗 对鸡蛋过敏或有其他过敏史者；妊娠期妇女。

10. 麻腮风疫苗 对新霉素及疫苗其他成分过敏者；免疫应答受损个体，其中包括原发或继发的免疫缺陷疾病病人；妊娠期妇女。

项目能力检测

A1 型选择题

1. 可用于免疫学方法确定女性是否妊娠的方法属于(　　)
   A. 直接凝集试验　B. 间接凝集试验　C. 间接凝集抑制试验
   D. 双向琼脂扩散试验　E. 单向琼脂扩散
2. 琼脂扩散试验属于(　　)
   A. 沉淀反应　B. 间接凝集试验　C. 免疫荧光试验
   D. 补体结合试验　E. 免疫标记技术
3. 下列关于人工主动免疫的说法，错误的是(　　)
   A. 输入物质为特异性抗体　B. 输入物质为抗原性物质　C. 免疫力出现时间较慢
   D. 多用于预防　E. 免疫力维持时间长
4. 以下关于人工被动免疫的描述，正确的是(　　)
   A. 输入物质为抗体　B. 输入物质为抗原　C. 多用于预防
   D. 免疫力时间长　E. 免疫力出现时间较慢

5. 关于死疫苗的描述,不正确的是( )
A. 对人体刺激时间短 B. 无繁殖能力 C. 有抗原性
D. 一次免疫可获强而持久免疫力 E. 易保存
6. 关于活疫苗的描述,错误的是( )
A. 活疫苗是抗原性物质 B. 用量较死疫苗少 C. 在体内存留时间短
D. 免疫力维持时间长 E. 不易保存
7. 能与绵羊红细胞形成 E 花环的细胞是( )
A. B 细胞 B. T 细胞 C. NK 细胞
D. 巨噬细胞 E. 粒细胞

参考答案

1. C 2. A 3. A 4. A 5. D 6. C 7. B

(王 丹)

项目三　常见微生物致病特点分析

子项目一　常见细菌致病特点分析

任务一　创伤感染细菌的致病特点分析

【学习目标】

能力目标：能对病人进行健康宣教。

知识目标：掌握常见创伤感染细菌生物学性状、所致疾病及防治原则。

了解常见创伤感染细菌检查方法。

素质目标：具有高度责任心，严谨的工作态度。

案例引导

案例十五：病人女，7岁，1周前突然发热，体温为38℃，病人全身不适，咽痛明显，影响进食，体检发现咽及扁桃体显著充血，杨梅舌，颈部及颌下淋巴结增大，有触痛。全身为弥漫性红色约针头大的小丘疹，疹退后脱皮。诊断：猩红热。

问题：①根据教学网络平台提供视频对猩红热临床症状进行分析。②根据教学网络平台提供微课分析此菌还会引起哪些疾病？

创伤感染细菌主要是指通过伤口感染而引起疾病的细菌。根据对氧气需求性的不同，可分为需氧性细菌和厌氧性细菌两类。前者有革兰氏阳性的葡萄球菌、链球菌和革兰氏阴性的铜绿假单胞菌等；后者有破伤风梭菌、产气荚膜梭菌和无芽胞厌氧菌等。

一、葡萄球菌属

葡萄球菌因堆聚成葡萄串状而得名，是最常见的化脓性球菌，80%以上的化脓性疾病由致病性葡萄球菌引起。葡萄球菌属广泛分布于自然界、人和动物的皮肤及与外界相通的腔道中，大部分是不致病的。致病性葡萄球菌在正常人鼻咽部带菌率为20%~50%，医务人员可高达70%以上，是医院感染的重要来源。

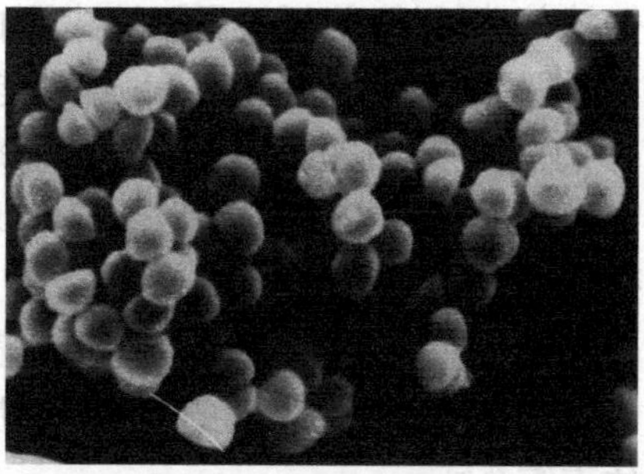

图3-1　葡萄球菌

（一）生物学性状

1. 形态与染色　菌体呈球形，平均直径约为1μm，典型的葡萄球菌排列呈葡萄串状，在脓汁或液体培养基常成双或短链状排列。无鞭毛，无芽胞，幼龄菌可见荚膜。革兰氏染色阳性，当衰老、死亡或被中性粒细胞吞噬后可染为革兰氏阴性（图3-1）。

2. 培养特性与生化反应 营养要求不高，在普通培养基上生长良好，需氧或兼性厌氧。耐盐性强，能在含10%~15%NaCl培养基中生长。液体培养基中呈均匀混浊生长。普通琼脂平板上可形成圆形、凸起、边缘整齐、表面光滑、湿润、有光泽、不透明的菌落。不同的菌株产生不同颜色的脂溶性色素，有助于鉴别细菌。血琼脂平板上，多数致病菌株能形成透明的溶血环。多数菌株能分解葡萄糖、麦芽糖及蔗糖，产酸不产气。致病性葡萄球菌能在无氧条件下分解甘露醇产酸，非致病菌无此功能。

3. 抵抗力 葡萄球菌是无芽胞细菌中抵抗力最强者。在干燥的脓汁、痰液中存活2~3个月。加热60℃ 1小时或80℃ 30分钟才被杀死。在5%苯酚、0.1%升汞中10~15分钟死亡。对碱性染料敏感，例如1∶10万~1∶20万的甲紫溶液可抑制其生长，故常用2%~4%的甲紫治疗皮肤黏膜的感染。对青霉素、红霉素和庆大霉素敏感。但近年来耐药菌株逐年增多，对青霉素 G^+ 耐药菌株已达90%以上。

（二）致病性与免疫性

1. 致病物质 金黄色葡萄球菌可产生多种侵袭性酶及毒素，致病性强；表皮葡萄球菌产生酶及毒素较少，致病性弱，为条件致病菌。

(1) 血浆凝固酶：是一种能使含有抗凝剂的人或兔血浆发生凝固的酶。绝大多数致病菌株能产生此酶，非致病菌一般不产生。因此凝固酶常作为鉴别葡萄球菌有无致病性的重要指标。但近年来发现凝固酶阴性的葡萄球菌亦能引起某些感染，如泌尿道感染、心内膜炎、导管感染、人工关节感染、败血症等，故逐渐受到重视。

【课堂互动】血浆凝固酶致病的特点是什么？

血浆凝固酶有两种：一种是分泌至菌体外的能使纤维蛋白原变成纤维蛋白沉积在病灶周围的游离凝固酶；另一种是结合于菌体表面的，能使血浆纤维蛋白沉积于菌体表面的结合凝固酶。两种均能阻止吞噬细胞对细菌的吞噬、杀灭，保护细菌免受体液中杀菌物质的破坏，并使感染局限化且脓汁黏稠。

(2) 葡萄球菌溶血素：致病性葡萄球菌能产生 α、β、γ、δ、ε 等溶素，对人类有致病作用的主要是α溶素。它是一种外毒素，除对多种哺乳动物红细胞有溶血作用外，还对白细胞、血小板及其他组织细胞有破坏作用。α溶素免疫原性强，可脱毒制成类毒素。

(3) 杀白细胞素：大多数致病性葡萄球菌能产生。主要攻击中性粒细胞和吞噬细胞，在抵抗吞噬细胞吞噬，增强细菌侵袭力方面有一定意义。此毒素不耐热，有免疫原性，其抗体能阻止细菌的再感染。

(4) 肠毒素：是由金黄色葡萄球菌噬菌体Ⅲ群中的某些菌株产生的一种可溶性物质，为外毒素，有多种血清型，其中以A、D型引起的食物中毒多见。肠毒素耐热，煮沸30分钟仍保持部分活性，能抵抗胃肠液中蛋白酶的水解作用。本菌污染食物后，在20~22℃经8~10小时即可产生大量的肠毒素，食入能引起急性胃肠炎，即食物中毒。

(5) 表皮剥脱毒素：由金黄色葡萄球菌噬菌体Ⅱ群中的某些菌株产生。它能分离皮肤表皮层细胞，使表皮与真皮脱离，引起剥脱性皮炎（又称烫伤样皮肤综合征）。该毒素免疫原性强，可制成类毒素。

(6) 毒性休克综合征毒素：由金黄色葡萄球菌噬菌体Ⅰ群某些菌株产生的蛋白质。此毒素可增加宿主对内毒素的敏感性，使毛细血管通透性增强，引起心血管功能紊乱而引起毒性休克综合征。

2. 所致疾病

(1) 侵袭性疾病：主要引起化脓性炎症。葡萄球菌可通过各种途径侵入机体，导致皮肤或器官的感染，甚至引起败血症。

1) 皮肤软组织感染：主要经伤口或毛囊汗腺侵入机体，引起化脓性炎症，如伤口化脓、毛囊炎、疖、痈、蜂窝织炎、脓肿及睑腺炎、甲沟炎等，其特点是病灶局限，且与周围界限清楚，脓汁黄而黏稠。

2) 内脏器官感染：金黄色葡萄球菌可经呼吸道引起气管炎、肺炎、胸膜炎及脓胸。此外，还可引起中耳炎、脑膜炎、心内膜炎及心包炎等。

3) 全身感染：多数由金黄色葡萄球菌引起。由于外力挤压疖、痈，或过早切开未成熟的脓肿，细菌可经淋巴和血流向全身扩散，引起败血症，或转移到肝、肾、脾等器官引起多发性脓肿，即脓毒血症。多见于新生儿及免疫力低下者。

4) 尿路感染：多由表皮葡萄球菌和腐生葡萄球菌引起。

(2) 毒素性疾病：由葡萄球菌产生的有关外毒素引起。

1) 食物中毒：是食入含有肠毒素的食物引起的急性胃肠炎。其特点：①发病急(1~6 小时)；②以呕吐为首要症状，继以腹泻，上腹痛；③病程短(1~2 天)；④预后好(可自行恢复)。

2) 假膜性肠炎：其病理特点是肠黏膜被一层炎性假膜所覆盖，该假膜是由炎性渗出物、肠黏膜坏死组织和细菌组成(文末彩图 3-2)。形成原因是病人在长期使用广谱抗生素后，引起正常菌群失调，耐药性葡萄球菌趁机在肠道中大量繁殖产生肠毒素，引起以腹泻为主的临床症状。

3) 烫伤样皮肤综合征：由表皮剥脱毒素引起。开始皮肤有红斑，1~2 天表皮起皱，继而出现大疱，最后表皮大片状脱落。此病多见于幼儿及免疫力低下者(文末彩图 3-3)。

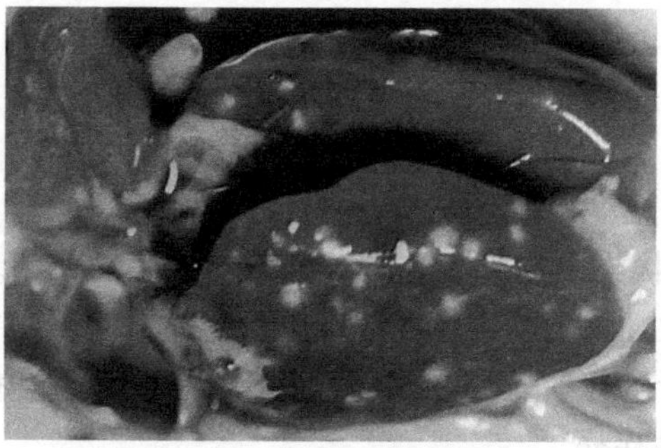

彩图 3-2　假膜性肠炎

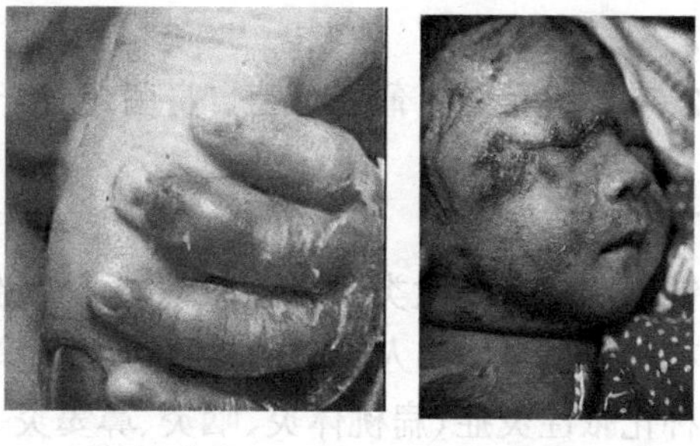

A　B

彩图 3-3　烫伤样皮肤综合征

4) 中毒性休克综合征：由中毒性休克综合征毒素 -1 引起。主要表现为高热、头痛、红斑皮疹伴脱屑、肾功能衰竭、低血压或休克，多见于女性。常于月经期发病，死亡率高。但近年发现与月经无关的病例明显增加。

3. 免疫性　葡萄球菌感染后，虽然机体可获得一定的免疫力，但不持久，难以防止再次感染。

(三) 微生物学检查

1. 标本采集及注意事项　病原性球菌感染的微生物学检查，应根据感染部位的不同，采取不同的标本。采集标本前应了解检查目的，准备好标本盛放容器，贴好标签等。对于最常见的脓汁标本要注意:已经破溃或暴露于体表的开放性病灶,应先清洗消毒病灶周围,拭去表面的分泌物,再分别用2支无菌棉签,采取较深部的脓液或分泌物,立即装入无菌试管内送检,以供涂片、培养等多种检查。采集标本必须在每次换药或用药之前。深部或其他闭锁性脓肿,应以无菌方法穿刺抽取脓液。正常人体的血液是无菌的,当某些化脓性感染引起菌血症或败血症时,血液中便可出现细菌。血液只供培养检查,采取血液必须在抗生素使用之前进行。通常用肉汤培养基50ml,静脉采血3~5ml,床边接种注入培养基瓶中,立即送检。

2. 形态学检查 将标本直接涂片,经革兰氏染色镜检,并结合病史和临床症状,可做出初步诊断。

3. 分离培养 分离培养与鉴定是病原性球菌病原学诊断的可靠方法。将标本接种于不同的培养基上,葡萄球菌可用血平板。分离培养时必须注意培养环境的气体供给,遇有临床上呈典型的细菌感染,而标本常规培养多次阴性者,尚需考虑到L型细菌的可能,改换适宜的培养基培养。

4. 鉴定 待平板上有菌生长后,取可疑菌落作纯培养,进行生化反应及血清学鉴定。血浆凝固酶试验是鉴别葡萄球菌致病性的较好试验,目前虽然不断发现凝固酶阴性葡萄球菌也能致病,但一般仍以凝固酶阳性作为致病葡萄球菌的主要诊断依据。凝固酶试验多采用玻片法,简便快速,2分钟内即可判断结果。

(四)防治原则

1. 一般防治 及时发现和治疗病人,对于皮肤创伤要及时消毒处理,一般化脓性炎症要及时治疗。平时注意个人卫生和公共卫生。医护人员要严格执行无菌操作规程,做好手术室空气、外科器械、敷料等的消毒,防止医源性交叉感染。加强食品卫生监督,注意饮食卫生,防止葡萄球菌引起的食物中毒。病原治疗须根据药敏试验选用敏感药物进行治疗,效果较好。

2. 特异性预防 葡萄球菌自身菌苗对于治疗反复发作的疖病病人有一定疗效。

二、链球菌属

链球菌是又一大类常见化脓性球菌,为链状或个别可成双排列的革兰氏阳性球菌。广泛分布于自然界以及人和动物呼吸道、肠道等处,大多不致病。链球菌引起人类的疾病主要有各种化脓性炎症(扁桃体炎、咽炎、鼻窦炎、新生儿败血症和细菌性心膜炎等)、毒素性疾病(猩红热)以及风湿热、肾小球肾炎等超敏反应性疾病。

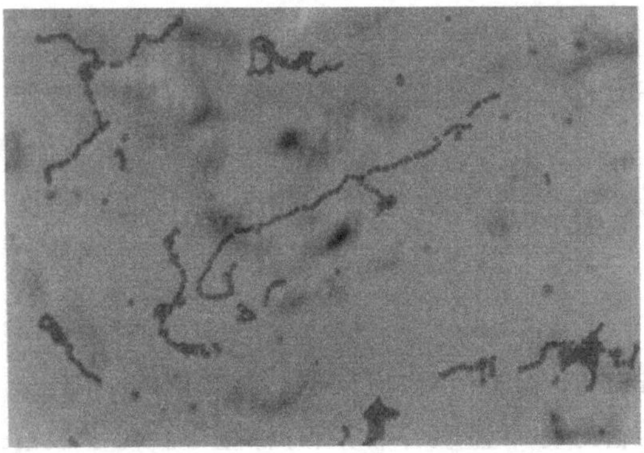

彩图3-4 链球菌涂片革兰氏染色镜检

(一)生物学性状

1. 形态与染色 菌体呈球形,直径0.6~1.0μm,链状排列,长短不一。临床标本及固体培养基中以短链或成对多见,液体培养基中呈长链。无芽胞及鞭毛,有菌毛样物质(M蛋白)。培养早期(2~4小时)可形成荚膜。革兰氏染色阳性,老龄菌或吞噬细胞内的菌体呈革兰氏阴性(文末彩图3-4)。

2. 培养特性与分类 营养要求较高,需氧或兼性厌氧。在肉汤培养基中易形成沉淀。在血平板上形成圆形、隆起、光滑、湿润、边缘整齐、透明或半透明、灰白色的细小菌落，不同菌株有不同的溶血现象。

根据血平板上溶血现象不同，将链球菌分为三类。①甲型（α）溶血性链球菌：菌落周围有1~2mm的草绿色溶血环，故亦称草绿色链球菌，属条件致病菌。②乙型（β）溶血性链球菌：菌落周围有2~4mm的透明溶血环，此类菌亦称溶血性链球菌，致病力强，可引起人和动物多种疾病。③丙型（γ）链球菌：菌落周围无溶血环。常存在于乳类及粪便中，偶可致病。

按抗原构造不同，可分为两类。①按C抗原的不同可将乙型溶血性链球菌分为A、B、C等20群，对人类致病的90%属A群。②按表面抗原不同可将链球菌分为若干型，如A群链球菌按M蛋白不同分为80多型。

此外，根据对氧的需求不同，分为需氧性、兼性厌氧性和厌氧性链球菌3类。对人致病的主要是前两类。厌氧性链球菌是口腔、消化道、泌尿生殖道的正常菌群，为条件致病菌。

3. 抵抗力 多数链球菌抵抗力不强，60℃ 30分钟即被杀死，对一般消毒剂敏感。乙型溶血性链球菌对青霉素、红霉素、磺胺等敏感，青霉素是首选药物，极少有耐药株发生。

（二）致病性与免疫性

1. 致病物质 A群链球菌有较强的侵袭力，可产生多种外毒素和侵袭性酶。

(1)侵袭力：与多种因素有关。

1)菌体表面结构：存在于链球菌胞壁中的脂磷壁酸是该菌定居在机体皮肤和呼吸道黏膜等表面的主要侵袭因素。M蛋白具有抗吞噬作用。

2)侵袭性酶类：①链激酶，又称链球菌溶纤维蛋白酶，能使血液中的纤维蛋白酶原转化成纤维蛋白酶，可溶解血块或阻止血液凝固，有利于细菌扩散。②链道酶，又称链球菌DNA酶，能降解脓液中高黏性DNA，使脓液稀薄，有利于细菌扩散。③透明质酸酶，又称扩散因子，能分解细胞间质的透明质酸，使细菌易在组织中扩散。

(2)链球菌溶素：按对氧的稳定性分为两种。①链球菌溶素O（SLO）是一种含—SH基的蛋白质，对氧敏感，遇氧时—SH基被氧化成—S—S—基，失去溶血活性，加入还原剂可使溶血作用恢复。SLO对红细胞的溶解作用比其他细胞强。SLO的—SH基可与细胞膜上的胆固醇结合，使膜上出现微孔，导致细胞溶解。SLO进入中性粒细胞可使溶酶体释放，导致细胞破坏。SLO对哺乳动物的血小板、巨噬细胞、神经细胞等也有毒性作用，并可引起心肌细胞损伤。SLO免疫原性强，85%~90%的链球菌感染者，于感染后2~3周至病后数月到一年内可检出SLO的抗体，可协助诊断与链球菌感染有关的疾病。②链球菌溶素S（SLS）：链球菌在血琼脂平板上菌落周围的B溶血环由SLS所致。SLS是小分子糖肽，无免疫原性，对氧不敏感。SLS对白细胞、血小板和多种组织细胞有破坏作用。

(3)致热外毒素：又称红疹毒素或猩红热毒素，是引起猩红热的主要毒性物质，对机体具有致热作用和细胞毒作用，引起发热和皮疹。致热外毒素为蛋白质，免疫原性强，刺激机体产生抗毒素，抗毒素可中和外毒素的毒性作用。

2. 所致疾病 人体链球菌类感染疾病90%由A群链球菌引起，可分为化脓性感染、中毒性疾病和超敏反应性疾病三类。

(1)化脓性感染：经皮肤伤口引起皮肤或皮下组织感染，如丹毒、脓疮、蜂窝织炎、痈等；经呼吸道感染，引起扁桃体炎、咽喉炎、鼻窦炎，并可扩散引起中耳炎、脑膜炎、淋巴管炎、淋巴结炎等；也可经产道感染，引起产褥热。A群链球菌引起的局部化脓性炎症的特点是病灶

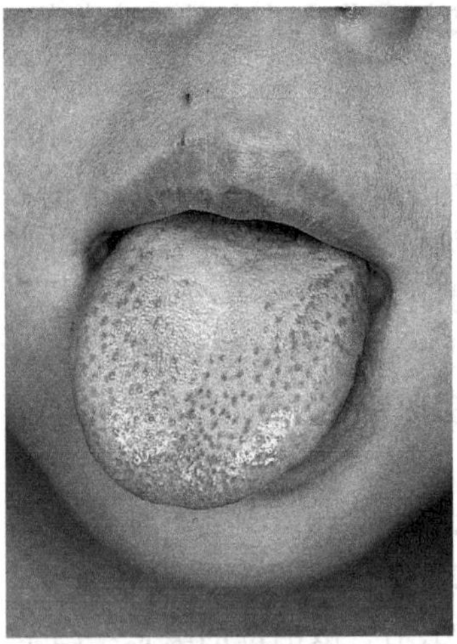

彩图 3-5 猩红热患儿杨梅舌

周围界限不清，且脓汁稀薄。

(2)中毒性疾病：经飞沫传播，引起小儿急性传染病猩红热，主要表现为发热、咽炎、全身弥散性鲜红色皮疹，退疹后皮肤明显脱屑(文末彩图 3-5)。

(3)超敏反应性疾病：某些 A 群链球菌引起咽炎、扁桃体炎后一定时间(2~3 周)病人可发生肾小球肾炎及风湿热。

1)急性肾小球肾炎：多由 A 群链球菌引起，多见于儿童和青少年。发生机制是：① M 蛋白与相应抗体结合形成中等大小的免疫复合物，沉积于肾小球基底膜，激活补体导致基底膜损伤，属Ⅲ型超敏反应；②某些链球菌的抗原与肾小球基底膜有共同抗原，机体针对链球菌产生的抗体能与肾小球基底膜发生交叉反应，导致免疫损伤，属Ⅱ型超敏反应。

2)风湿热：可由多种型别的 A 群链球菌引起，发病机制尚未十分清楚，可能由 M 蛋白与心肌有共同抗原而引起的Ⅱ、Ⅲ型超敏反应所致。临床上以心肌炎和关节炎为主。

3. 免疫性 化脓性链球菌感染后，机体产生多抗体，但只有抗 M 蛋白抗体和抗红疹毒素抗体对机体有保护作用。抗 M 蛋白抗体(IgG)有增强吞噬细胞对同型链球菌的吞噬和杀灭作用，因而只能保护机体免受同型菌的再感染。各型 M 蛋白均能诱导 γ 干扰素的产生，通过干扰素活化巨噬细胞，增强吞噬作用。抗红疹毒素抗体能防止猩红热的再发，但对防止链球菌再感染无效。因链球菌型特别多，故机体可反复感染。

(三)微生物学检查

1. 标本采集及注意事项 病原性球菌感染的微生物学检查，应根据感染部位的不同，采取不同的标本。采集标本前应了解检查目的，准备好标本盛放容器，贴好标签等。对于最常见的脓汁标本要注意：已经破溃或暴露于体表的开放性病灶，应先清洗消毒病灶周围，拭去表面的分泌物，再分别用 2 支无菌棉签，采取较深部的脓液或分泌物，立即装入无菌试管内送检，以供涂片、培养等多种检查。采集标本必须在每次换药或用药之前。咽拭子标本常用于检查链球菌引起的呼吸道炎症。取材应于抗菌治疗之前，早晨起床后，病人先以清水漱口，以无菌棉拭子，在咽后壁、扁桃体、悬雍垂的后侧反复涂抹数次，如肉眼发现咽部有明显炎症，应多涂擦。棉拭子不应接触口腔及舌黏膜。取后应置于无菌试管内送检。

2. 形态学检查 将标本直接涂片，经革兰氏染色镜检，并结合病史和临床症状，可做出初步诊断。

3. 分离培养 分离培养与鉴定是病原性球菌病原学诊断的可靠方法。将标本接种于不同的培养基上，链球菌可用血平板。

4. 鉴定 待平板上有菌生长后，取可疑菌落作纯培养，进行生化反应及血清学鉴定。

5. 免疫学检查

(1)抗链球菌溶素 O 试验(ASO)：效价超过 1∶400 者，可辅助诊断链球菌感染引起的活动性风湿病等。

(2)协同凝集试验：用已知抗体(IgG)与带有 SPA 的葡萄球菌结合，检测标本中相应的抗原，可用于相关疾病的诊断。

（四）防治原则

及时发现和治疗病人，对于皮肤创伤要及时进行消毒处理，一般化脓性炎症要及时治疗。平时注意个人卫生和公共卫生。医护人员要严格执行无菌操作规程，做好手术室空气、外科器械、敷料等的消毒，防止医源性交叉感染。对链球菌引起的急性咽炎、扁桃体炎（尤其儿童），要早期彻底治疗以防止超敏反应性疾病的发生。病原治疗须根据药敏试验选用敏感药物进行治疗，可选用青霉素、红霉素等效果较好的药物。

三、破伤风梭菌

厌氧性细菌是一群必须在无氧环境中才能生长繁殖的细菌。根据是否形成芽胞，可分为厌氧芽胞梭菌和无芽胞厌氧菌两类。

破伤风梭菌是引起破伤风的病原菌，寄生于人和动物的肠道中，其芽胞在土壤和污染的锈铁器中可存活多年。常发生于创伤和产后感染，死亡率高。在发展中国家，新生儿破伤风死亡率可高达90%。

（一）生物学性状

1. 形态与染色　菌体细长，芽胞呈圆形，位于菌体顶端，直径大于菌体横径，使细菌呈鼓槌状（文末彩图3-6）。革兰氏染色阳性。繁殖体有周鞭毛，无荚膜（图3-7）。

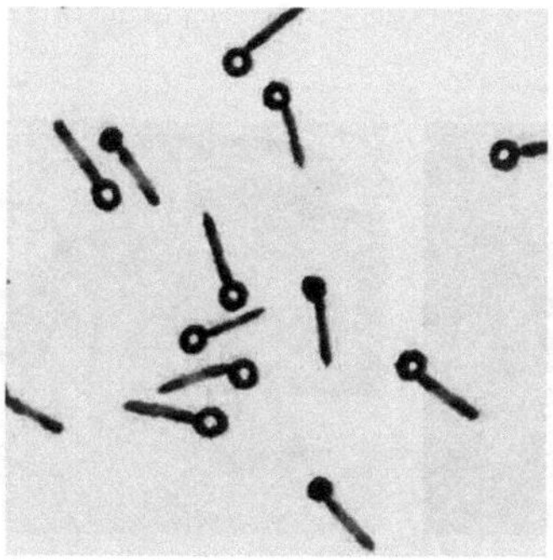

彩图3-6　破伤风梭菌

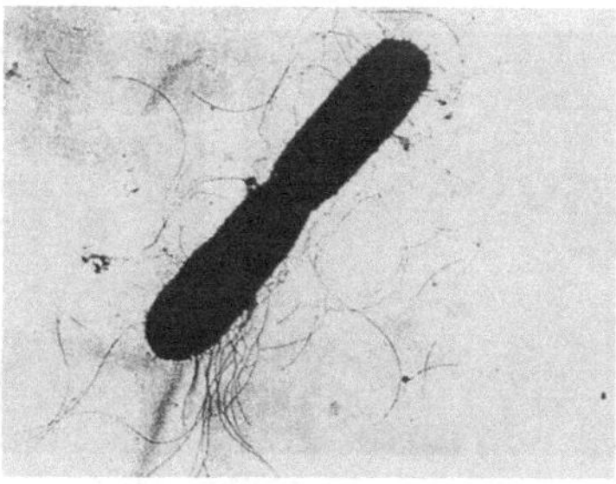

图3-7　破伤风梭菌鞭毛

2. 培养特性　营养要求不高，专性厌氧。常用庖肉培养基培养，生长后肉汤呈均匀混浊，肉渣消化微微变黑，有腐败臭味。在血液琼脂平板培养基上形成薄膜状爬行生长物，可有溶血环（文末彩图3-8）。

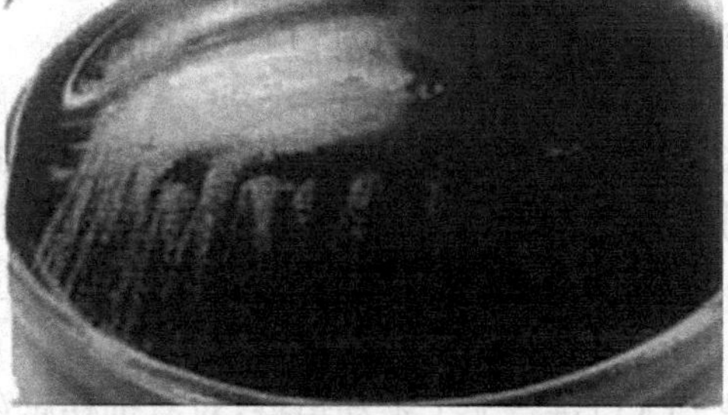

彩图3-8　破伤风梭菌羽毛状菌落

3. 抵抗力 芽胞抵抗力十分强，在干燥土壤中可存活数十年，能耐煮沸1小时。繁殖体抵抗力与一般细菌相似，对青霉素敏感。

（二）致病性

1. 致病条件 破伤风梭菌经创伤感染。其感染的重要条件是伤口形成无氧环境：①伤口深而狭窄，混有泥土和异物污染；②局部坏死组织较多，组织缺血；③伤口内同时伴有需氧菌或兼性厌氧菌混合感染。上述三方面均易造成厌氧环境，有利于破伤风梭菌的生长繁殖。

2. 致病物质 破伤风梭菌芽胞在适宜的伤口环境中发育形成繁殖体，繁殖体在伤口局部生长繁殖，合成并释放破伤风痉挛毒素，是破伤风梭菌的主要致病物质。破伤风痉挛毒素为外毒素，化学成分为蛋白质，不耐热，可被蛋白酶破坏，所以在肠道内无致病作用。破伤风痉挛毒素毒性很强，极少量毒素（小于1μg）即可致人死亡。破伤风痉挛毒素免疫原性很强，可刺激机体产生抗毒素。经甲醛处理后可失去毒性而保留免疫原性，成为类毒素。类毒素可用于人工自动免疫，是预防破伤风的有效生物制剂。

3. 所致疾病 引起破伤风。破伤风的潜伏期可从几天到几周，与原发感染部位距离中枢神经系统的长短有关。典型症状有牙关紧闭、苦笑面容、角弓反张、呼吸困难、面部发绀等（文末彩图3-9）。最后因呼吸和循环衰竭而死亡。新生儿可通过脐带断端感染，引起新生儿破伤风。因为新生儿破伤风的潜伏期一般是7天，又是通过脐带感染，故俗称为“七日风”或“脐带风”。破伤风痉挛毒素因产生后迅速与神经细胞结合，血液中含量极微，不能有效刺激机体产生抗毒素，故病后不易获得有效的免疫力。

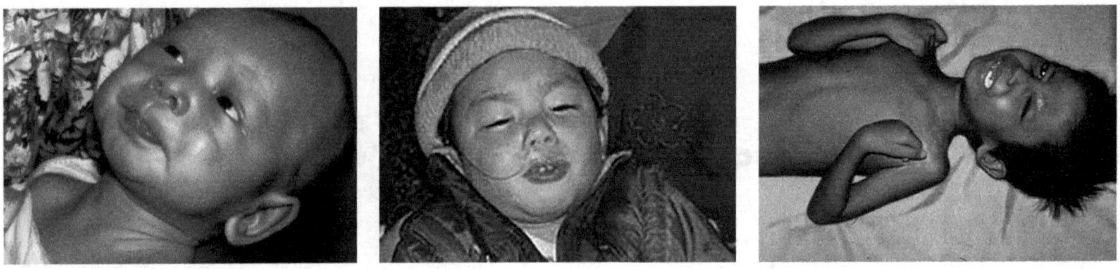

A　　B　　C

彩图3-9 破伤风症状

A. 牙关紧闭；B. 苦笑面容；C. 角弓反张。

（三）防治原则

1. 非特异性预防 正确及时对伤口进行清创扩创，防止厌氧环境的形成。

【课堂互动】网络平台视频中病人应该进行何种护理措施？

2. 特异性预防

（1）注射吸附破伤风类疫苗（类毒素）进行人工主动免疫：目前我国常规采用吸附百白破联合疫苗对3月龄至6周岁的儿童进行人工自动免疫，接种后可获得对百日咳、白喉、破伤风的免疫力。对军人等易受外伤人群，必要时可加强注射一针破伤风类毒素，以提高血清抗毒素滴度。

（2）注射破伤风抗毒素（TAT）进行人工被动免疫：对有创伤感染可能而又未进行人工自动免疫者，除清创扩创伤口外，可肌内注射1500~3000U的破伤风抗毒素（TAT）作为紧急预防，同时可注射吸附破伤风疫苗进行人工自动免疫；对已经发病者应早期、足量注射破伤风抗毒素，以中和游离的破伤风痉挛毒素。同时注射青霉素等抗生素，以抑制局部细菌的生长繁殖。

临床用破伤风抗毒素通常是经免疫马匹所获得的马血清纯化制剂，无论用于紧急预防还是治疗，在注射前都必须先作皮肤试验，防止过敏反应发生。目前国内外大多已采用破伤风类毒素免疫健康人群后，再经纯化提取的破伤风人免疫球蛋白制剂，安全可靠，效果良好。

四、产气荚膜梭菌

产气荚膜梭菌以芽胞形式存在于人和动物肠道以及自然界中，能引起人和动物多种疾病，其中最常见的是引起人类气性坏疽和食物中毒。

（一）生物学性状

产气荚膜梭菌为革兰氏阳性粗大杆菌，两端钝圆。芽胞呈椭圆形，位于菌体中央，直径小于菌体横径，但在一般培养基中不易见到。在机体内可形成明显荚膜。非严格厌氧。经培养在血液琼脂平板上可形成扁平、中等大小的光滑型菌落。在牛乳培养基中因分解糖类产酸产气，使牛乳中的酪蛋白凝固，产生的气体可冲散凝固的酪蛋白呈蜂窝状，气势凶猛，这种现象称为"汹涌发酵"。

（二）致病性

1. 致病物质 包括荚膜以及产生的多种外毒素和侵袭性酶类，侵袭性强。外毒素有α、β、γ等12种，其中主要的有：①α毒素（卵磷脂酶）：最重要。能分解细胞膜上的磷脂，使得细胞受损，引起溶血、组织坏死。血管内皮细胞受损、血管通透性增强，导致组织水肿等。②κ毒素（胶原酶）：能分解肌肉及皮下胶原纤维，使组织崩解。③μ毒素（透明质酸酶）：能分解细胞间质中的主要成分透明质酸，使局部组织疏松，有利于细菌扩散。根据产生的外毒素种类不同，可将产气荚膜梭菌分为A、B、C、D、E5型，对人致病的主要是A型。

2. 所致疾病

（1）气性坏疽：经创伤感染，多见于严重战伤、工伤、车祸等。本菌在局部伤口迅速生长繁殖，产生多种毒素和侵袭性酶类。细菌侵袭到周围正常组织，分解组织中的糖类而产生大量气体形成气肿，进而压迫组织及血管，影响血液供应，造成组织坏死、气肿、水肿、恶臭、剧痛，因水气夹杂触摸有捻发音。如治疗不及时，毒素吸收入血，引起严重的毒血症、休克等，死亡率可达40%~100%。

（2）食物中毒：A型产气荚膜梭菌污染食物后，能产生肠毒素，人食入后可引起食物中毒，临床表现为腹痛、腹胀、水样腹泻等中毒症状，一般无发热和呕吐，1~2天可自愈。

（3）坏死性肠炎：C型产气荚膜梭菌产生的β毒素可引起肠道运动神经麻痹和坏死。食入该毒素污染的食物后，可引起急性坏死性肠炎。发病急，主要表现为腹痛、腹泻、血便。可并发肠穿孔。

（三）防治原则

气性坏疽起病急骤，进展快，后果严重。所以应及时进行伤口的清创和扩创。早期使用多价气性坏疽抗毒素血清和大剂量青霉素等治疗，有条件的可采用高压氧舱疗法。目前尚无有效的人工自动免疫方法。

五、无芽胞厌氧菌

无芽胞厌氧菌是一大类寄生于人和动物体内的正常菌群，包括革兰氏阳性和革兰氏阴性的球菌和杆菌。在人体正常菌群中厌氧菌占绝对优势，是其他非厌氧性细菌(需氧菌和兼性厌氧性)的10~1000倍。主要分布在皮肤、口腔、上呼吸道、泌尿生殖道。可作为条件致病菌引起内源性感染。在细菌感染中，无芽胞厌氧菌在口腔、肠道、泌尿生殖道等的感染率可达60%~100%。因其感染涉及各系统及各临床科室，而且对抗生素不敏感，细菌学诊断困难，故应引起高度重视。

无芽胞厌氧菌多为人体正常菌群，在一定条件下引起内源性感染。①皮肤黏膜屏障损伤，使得细菌能够侵入非正常寄生部位；②局部组织坏死、缺血及需氧菌或兼性厌氧菌的混合感染，形成了厌氧微环境，有利于厌氧菌的生长；③机体免疫力下降；④长期使用广谱抗生素使正常菌群失调，拮抗厌氧菌的菌群减少或消失，使得对抗生素不敏感的无芽胞厌氧菌趁机得以繁殖。

无芽胞厌氧菌致病毒力主要表现在：①产生多种毒素、胞外酶和可溶性代谢物，如脆弱类杆菌某些菌株能产生肠毒素、产黑色素类杆菌能产生胶原酶、蛋白酶、纤溶酶、溶血素、DNA酶、透明质酸酶等，可对抗局部免疫力，破坏组织结构，有利于细菌扩散等；②改变细菌对氧的耐受性，如类杆菌属中很多菌种能够产生超氧化物歧化酶，以适应新的致病生态环境；③能够与混合感染的需氧菌或兼性厌氧菌协同作用，产生有利于无芽胞厌氧菌生长的环境以及降低对抗生素的敏感性等；④通过菌毛、荚膜等细菌表面结构吸附和侵入组织上皮细胞及各种组织。无芽胞厌氧菌感染一般没有特定临床病型，以局部感染为主，也可以遍及全身。目前尚无特异性的预防方法。避免正常菌群发生定居部位改变以及菌群失调等，防止伤口局部形成厌氧微环境。外科引流清创是预防无芽胞厌氧菌感染的重要措施，治疗可用甲硝唑、青霉素、头孢菌素等敏感药物。

无芽胞厌氧菌特征：

(1)多为内源性感染。无特定病型，以化脓性感染常见。感染部位多发生于黏膜或其相邻部位，但也可侵犯远离器官，甚至遍及全身，如入血可引起败血症。

(2)分泌物或脓液黏稠，带血性或呈黑色，有恶臭。

(3)分泌物显微镜检查可见细菌，但是普通的常规培养无菌生长。

(4)长期使用氨基糖苷类抗生素，如链霉素、庆大霉素、卡那霉素等治疗无效。

(5)多为慢性感染。

符合上述特征之一时，往往提示有无芽胞厌氧菌的感染，应结合厌氧培养以求确诊。

六、铜绿假单胞菌

铜绿假单胞菌俗称绿脓杆菌。该菌广泛分布于水、土壤、空气、动植物体表及医院的潮湿环境中，是一种常见的条件致病菌，当机体免疫力低下时可引起继发感染或混合感染。因其在生长过程中能产生绿色水溶性色素，使感染后的病灶脓汁以及敷料呈绿色而得名。

(一)生物学性状

铜绿假单胞菌为革兰氏阴性杆菌。一端有1~3根鞭毛，运动活泼，有荚膜，有菌毛，无芽胞。专性需氧，营养要求不高。最适生长温度为35℃(20~40℃)。在4℃不生长而在42℃

能生长是该菌的一个特点。在普通琼脂平板上生长良好，35℃培养 24 小时，形成大小不一、圆形、扁平湿润、边缘不整齐的菌落，菌落之间常互相融合，产生带荧光的绿色水溶性色素，使培养基成亮绿色、灰色或棕色等。能分解葡萄糖产酸不产气，氧化酶阳性，分解尿素。本菌抵抗力较其他革兰氏阴性菌强，临床分离菌株对多种化学消毒剂不敏感及多种抗生素产生耐药性。

（二）致病性

铜绿假单胞菌可产生多种致病物质，其中最主要的是内毒素。此外尚有外毒素、蛋白分解酶、杀白细胞素等多种致病因子，以及菌毛、荚膜等菌体结构，有的菌株还可产生肠毒素，引起腹泻等。该菌为人体正常菌群，其感染常见于皮肤黏膜受损部位，如烧伤、创伤等。当机体免疫力低下、长期化疗或使用免疫抑制剂的病人，可引起机会性感染。在院内感染中由该菌引起的约占 10%，某些特殊病房如烧伤、肿瘤病房、各种导管和内镜检查室，感染率可高达 30%。可侵犯多种部位，引起术后伤口感染、烧伤感染、中耳炎、脓肿、压疮以及泌尿道、呼吸道等化脓性感染。局部感染可通过血液播散，导致菌血症、败血症、脓毒血症。

（三）微生物学检查

根据不同的感染部位，采集相应标本如血液、胸腔积液、腹水、尿液、脓液或分泌物送检。检查方法包括直接涂片镜检、分离培养与鉴定。根据形态染色、菌落特征、色素特点、氧化酶试验、生化反应和血清学试验等作出鉴定。

（四）防治原则

预防主要是加强医疗器械的消毒与管理，在医疗护理工作中严格执行无菌操作，定期对病房消毒，注意预防医护人员与病人之间的交叉感染，防止医源性感染。该菌具有广泛的耐药性，应结合药敏试验指导用药，可选择使用多黏菌素 B、庆大霉素和亚胺培南等进行治疗。

项目能力检测

A1 型选择题

1. 以下对铜绿假单胞菌治病性的描述，错误的是（　　）
   A. 可发生于烧伤感染
   B. 可发生于医院内感染
   C. 是引起食物中毒常见的病原菌
   D. 可引起婴儿腹泻
   E. 内毒素为其主要致病物质
2. 被锈铁钉深刺造成外伤时，应给予注射（　　）
   A. 破伤风类毒素　B. 破伤风抗毒素　C. 白百破三联疫苗
   D. 破伤风减毒活疫苗　E. 破伤风抗毒素和青霉素
3. 金黄色葡萄球菌的致病因素不包括（　　）
   A. 葡萄球菌溶素　B. 血浆凝固酶　C. 肠毒素
   D. 菌毛　E. 表皮剥脱毒素

4. 烧伤病人常继发感染的细菌是（　　）
A. 铜绿假单胞菌　　B. 百日咳鲍特菌　　C. 流感嗜血杆菌
D. 军团菌　　E. 流感

5. 与葡萄球菌感染易于局限化的有关物质是（　　）
A. 溶血素　　B. 杀白细胞素　　C. 血浆凝固酶
D. 透明质酸酶　　E. 表皮溶解毒素

6. 关于葡萄球菌的致病性，下列哪项叙述是错误的（　　）
A. 常引起皮肤化脓性感染
B. 表皮葡萄球菌可引起尿路感染
C. 金黄色葡萄球菌均能产生肠毒素，引起食物中毒
D. 葡萄球菌败血症在细菌性败血症中占重要地位
E. 致病性葡萄球菌在医务人员中带菌率高，引起交叉感染

7. 能引起猩红热的主要毒性物质是（　　）
A. M 蛋白　　B. 溶血素　　C. 链激酶
D. 透明质酸酶　　E. 致热外毒素

8. 与乙型溶血性链球菌致病性无关的物质是（　　）
A. M 蛋白　　B. 肠毒素　　C. 溶血素 O
D. 透明质酸酶　　E. 致热外毒素

9. 破伤风梭菌的致病机制是（　　）
A. 破伤风梭菌通过血流侵入中枢神经系统大量增殖致病
B. 破伤风痉挛毒素侵入中枢神经系统致病
C. 破伤风溶血毒素侵入中枢神经系统致病
D. 破伤风梭菌产生的内毒素引起休克
E. 破伤风梭菌引起败血症

10. 注射 TAT 的目的是（　　）
A. 对易感人群进行预防接种
B. 对可疑破伤风患者进行治疗紧急预防
C. 杀灭伤口中繁殖的破伤风梭菌
D. 主要用于儿童的预防接种
E. 中和与神经细胞结合的毒素

参考答案

1. C　2. E　3. D　4. A　5. C　6. C　7. E　8. B　9. B　10. B

（王　丹）

任务二　呼吸道感染细菌的致病特点分析

【学习目标】

能力目标：能正确进行结核菌素试验的操作及对病人进行健康宣教。

知识目标:掌握常见各种呼吸道传播细菌的主要生物学性状及所致疾病。

熟悉结核菌素试验的原理、方法、结果及临床意义和应用。

素质目标:有良好的职业操守,保护病人隐私。

案例引导

案例十六:病人男,29岁,咳嗽数周。1个月前开始感到疲劳、食欲减少,1周后发热、咳嗽,但无痰,又过1周后每天咳出几汤勺带血丝的痰。1个月内体重减轻约4.5kg。该病人不吸烟,未接触可吸入的工业污染物。体检和血化验:T 38℃,非急性病容,听诊右肺上叶有啰音,叩诊无浊音。WBC 11×10^9/L,N 66%,L 30%,M 4%。胸部X线平片显示右肺上叶后段空洞。该病人感染结核杆菌,诊断为肺结核。

问题:①根据教学网络平台提供视频分析结核菌素试验的原理、方法、结果及应用。②根据教学网络平台提供微课分析为何要进行结核菌素试验。

呼吸道传播细菌是一类主要经过呼吸道传播,引起呼吸道器官感染或呼吸道以外器官病变的一类细菌。主要包括结核分枝杆菌、脑膜炎奈瑟菌、白喉棒状杆菌、流感嗜血杆菌等。

一、结核分枝杆菌

结核分枝杆菌简称结核杆菌,是引起结核病的病原体。该菌可侵犯全身各组织器官,但以肺部感染最多见。随着抗结核药物的不断发展和卫生状况的改善,世界各国结核病的发病率和死亡率曾大幅度下降。但20世纪80年代以后,由于艾滋病的流行以及结核分枝杆菌耐药菌株的出现等原因,结核病的发病率又有不断升高的趋势。目前该病是世界范围内危害最为严重的传染病之一,据世界卫生组织(WHO)报道,现有结核病人约2000万,每年新发生约900万,死亡人数超过200万,其中95%的病人在发展中国家。近年来我国肺结核的发病率和死亡人数在27种法定报告传染病中排第一位,每年死于结核病的人数约为25万。因此结核病再次成为亟待解决的全球性公共卫生问题。

(一)生物学性状

1.形态与染色 结核分枝杆菌细长微弯曲,大小为(1~4)μm×0.4μm,呈单个或分枝状排列(文末彩图3-10),有荚膜,无鞭毛、无芽胞。在陈旧的病灶和培养物中或治疗后可变为L型,形态常不典型,可呈颗粒状、串珠状、短棒状、长丝形等。抗酸染色阳性,结核分枝杆菌被染成红色,而其他非抗酸性细菌被染成蓝色。

2.培养特性与生化反应 结核分枝杆菌为专性需氧菌,营养要求高。在含有蛋黄、马铃薯、甘油、无机盐、孔雀绿等的固体培养基上才能生长(图3-11)。最适pH为6.5~6.8,最适温度为37℃,生长缓慢,12~24小时繁殖一代,接种后3~4周才出现肉眼可见的菌落。菌落为干燥、坚硬、表面呈颗粒状、乳酪色或黄色,形似菜花样(文末彩图3-12)。在液体培养基中呈粗糙皱纹状菌膜生长。

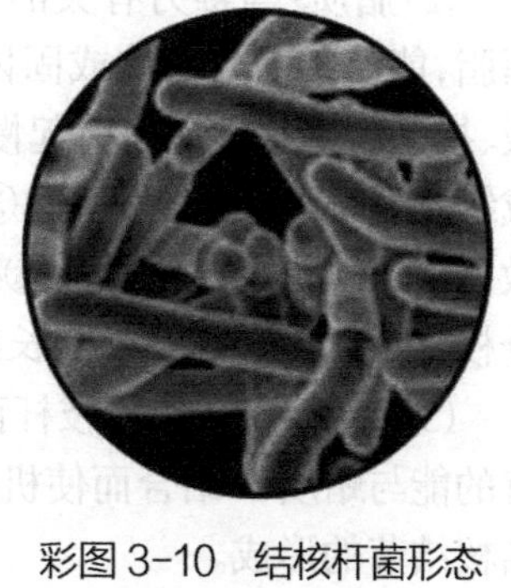
彩图3-10 结核杆菌形态

【课堂互动】结核分枝杆菌与其他细菌培养特性明显不同的特点有哪些?

结核分枝杆菌不发酵糖类，且触酶试验多为阳性，而热触酶试验阴性；非结核分枝杆菌两种触酶试验均为阳性。

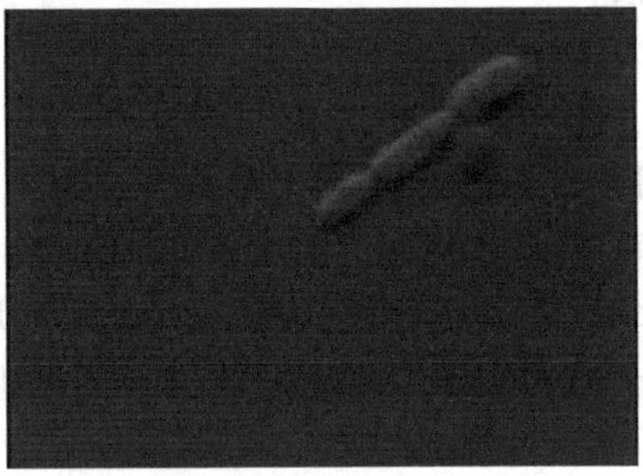

图 3-11 分枝生长现象

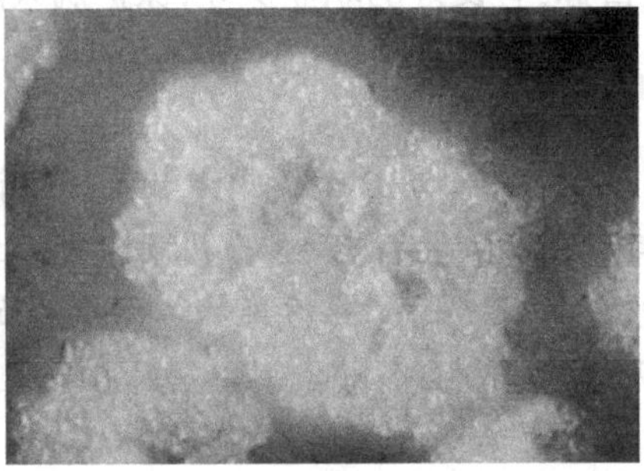

彩图 3-12 干菜花样菌落

3. 抵抗力 结核分枝杆菌的细胞壁中含大量脂类，对干燥、酸碱、染料等有较强的抵抗力。在干燥的痰液中可存活 6~8 个月，若黏附于尘埃上，可保持传染性 8~10 天。在 3%HCl、6%H_2SO_4 或 4%NaOH 溶液中能耐受 30 分钟，故常用酸碱处理标本以消化标本中的黏稠物质并杀死杂菌；对 1∶13 000 孔雀绿、1∶75 000 结晶紫有抵抗力，加入培养基中，可抑制杂菌生长，提高检出率。但是其对湿热、紫外线、乙醇的抵抗力弱，在液体中加热 62~63℃ 15 分钟或煮沸、直射日光下 2~3 小时、75% 乙醇内数分钟即死亡。

4. 变异性 结核分枝杆菌对链霉素、利福平、异烟肼等抗结核药物较易产生耐药性。耐药性菌株常伴随活力和毒力减弱，如异烟肼耐药菌株对豚鼠的毒力消失，但对人类仍有一定的致病性。结核分枝杆菌的形态、菌落、毒力、耐药性等易发生变异，典型的结核分枝杆菌菌落为粗糙型，毒力强；而变异菌株菌落光滑型，毒力弱。1908 年 Calmette 和 Guerin 将有毒的牛分枝杆菌培养在含胆汁、甘油、马铃薯的培养基中，经 230 次传代，历时 13 年，使其毒力发生变异，成为对人无致病性，而仍保持良好免疫原性的疫苗株，称为卡介苗。

（二）致病性

结核分枝杆菌可通过呼吸道、消化道和破损的皮肤黏膜进入机体，侵犯多种组织器官，引起相应器官的结核病，以肺结核最为常见。

1. 致病物质

(1) 荚膜：荚膜的致病作用有 5 方面。①有助于结核分枝杆菌的黏附、侵入；②有助于抵抗吞噬细胞的吞噬；③可降解宿主组织中的大分子物质，获取营养；④阻止药物及化学物质进入菌体内；⑤抑制吞噬体与溶酶体融合，使侵入的病原菌逃离溶酶体的杀伤与消化。

(2) 脂质：与毒力有关的主要成分包括 4 点。①索状因子，为分枝菌酸和海藻糖结合的糖脂，能使细菌在液体或固体培养基中呈索状生长而得名，具有破坏线粒体膜、影响细胞呼吸、抑制白细胞游走及引起慢性肉芽肿等作用；②磷脂，能刺激单核细胞增生，并能使病灶形成结核结节及干酪样坏死；③蜡质 D，是分枝菌酸与肽糖脂的复合物，能引起动物迟发型超敏反应，并具有佐剂作用；④硫酸脑苷酯，能抑制吞噬细胞中的吞噬体与溶酶体融合，使结核分枝杆菌在吞噬细胞中能长期存活。此外，分枝菌酸还与分枝杆菌的抗酸性有关。

(3) 蛋白质：结核分枝杆菌含有多种蛋白质，有抗原性，能刺激机体产生相应抗体。其中有的能与蜡质 D 结合而使机体产生迟发型超敏反应，导致组织坏死和全身中毒症状，并参与结核结节的形成。

(4)多糖:常与脂质成分结合,存在于胞壁中,主要有阿拉伯半乳聚糖、阿拉伯甘露聚糖等。其致病作用尚不十分清楚。

2. 传染源与传播途径

(1)传染源:主要是带菌的结核病人。

(2)传播方式:主要通过飞沫经呼吸道传播,也可经消化道及破损的皮肤黏膜等多种途径侵入机体,引起多种组织器官的感染。

3. 所致疾病 人类的结核病有多种表现型,其中以肺结核最为多见。

(1)肺内感染:肺结核可分为原发感染和继发感染两大类。

1)原发感染:结核分枝杆菌初次感染在肺内形成病灶,成为原发性肺结核,多见于儿童。结核分枝杆菌随同飞沫和尘埃通过呼吸道进入肺泡,被巨噬细胞吞噬后,由于细菌细胞壁的硫酸脑苷脂和其他脂质成分抑制吞噬体与溶酶体结合,巨噬细胞不能发挥杀菌溶菌作用,致使结核分枝杆菌在细胞内大量生长繁殖,最终导致细胞死亡崩解;释放出的结核分枝杆菌在细胞外繁殖或再被细胞吞噬,重复上述过程,如此反复引起渗出性炎症病灶,称为原发灶。原发灶内的结核杆菌可经淋巴管扩散至肺门淋巴结,引起淋巴管炎和淋巴结肿大,X线胸片显示哑铃状阴影,称为原发综合征。

原发感染后3~6周,机体产生特异性细胞免疫,同时也出现迟发型超敏反应。90%以上的原发感染可形成纤维化或钙化并自愈。有些钙化灶内仍有一定量的结核分枝杆菌长期潜伏,成为日后内源性感染的来源。约5%可发展为活动性肺结核,其中极少数病人因免疫力低下,可经血和淋巴系统播散至骨、关节、肾、脑膜及其他部位,引起全身粟粒性结核或结核性脑膜炎等。

2)继发感染(原发后感染):多见于成年人。大多为内源性感染,极少由外源性感染所致。由于机体已形成对结核分枝杆菌的特异性细胞免疫,对再次侵入的结核分枝杆菌有较强的局限能力,故继发感染的特点是病灶局限,一般不累及邻近的淋巴结,主要表现为慢性肉芽肿性炎症,形成结核结节,发生纤维化或干酪样坏死。被纤维包围的干酪样坏死灶可钙化而痊愈。若干酪样结节破溃,排入邻近支气管,则可形成空洞,并释放大量结核分枝杆菌随痰排出体外,传染性很强。

(2)肺外感染:部分结核病人体内的结核分枝杆菌可经血液、淋巴液扩散侵入肺外组织器官,引起相应的脏器结核,如脑、肾、骨、关节、生殖器官等结核。艾滋病等免疫力极度低下者,严重时可造成全身播散性结核。痰菌被咽入消化道可引起肠结核、结核性腹膜炎等。通过破损皮肤感染结核分枝杆菌可导致皮肤结核。近年有许多报道,肺外结核标本中结核分枝杆菌L型的检出率比较高,应引起足够重视。

(三)免疫性与超敏反应

人类对结核分枝杆菌的感染率很高,但发病率却较低,这表明人体对结核分枝杆菌有较强的免疫力。

1. 免疫性 感染结核分枝杆菌或接种卡介苗后,机体可产生对该菌的特异性免疫力。由于此种免疫力随结核分枝杆菌或其成分在体内存在而存在,故这种免疫被称为有菌免疫或传染性免疫。一旦体内结核分枝杆菌或其成分全部消失,这种抗结核免疫力也随之消失。

结核分枝杆菌为胞内寄生菌,故机体抗结核免疫主要依赖细胞免疫。当致敏的T淋巴细胞再次接触结核分枝杆菌时,致敏的T淋巴细胞可释放多种淋巴因子。如TNF-α、

IFN-γ、IL-2、IL-6等,不仅能吸引NK细胞、T细胞、巨噬细胞等聚集炎症部位,还能增强这类细胞的直接或间接的杀菌活性。被激活的巨噬细胞也极大地增强了对结核分枝杆菌的吞噬消化、抑制繁殖、阻止扩散,甚至彻底消灭的能力,充分发挥细胞免疫作用。

机体感染结核分枝杆菌可产生菌体蛋白的特异性抗体,但仅对细胞外的细菌发挥一定作用,对细胞内细菌不起作用。

2. 超敏反应 机体获得对结核分枝杆菌免疫力的同时,结核分枝杆菌的蛋白质与蜡质D共同刺激T淋巴细胞,形成迟发型超敏反应状态。体内被致敏的T淋巴细胞再次遇到结核分枝杆菌时,即释放淋巴因子,引起强烈的迟发型超敏反应,形成以单核细胞浸润为主的炎症反应,容易发生干酪样坏死,甚至液化形成空洞。

儿童结核病大多为初次感染,机体尚未建立免疫和超敏反应,可发生急性全身粟粒性结核和结核性脑膜炎。成年人结核大多为复发或再次感染,此时机体已建立了抗结核分枝杆菌的免疫和超敏反应,病症常为慢性局限性结核,不会引起全身粟粒性结核和结核性脑膜炎,但局部病症较重,形成结核结节,发生纤维化或干酪样坏死。

3. 结核菌素试验 用结核菌素来测定机体能否引起迟发型超敏反应的一种皮肤试验,以判断受试者是否感染过结核分枝杆菌及细胞免疫功能是否正常。

(1)结核菌素试剂:有两种,一种为旧结核菌素(OT),为含有结核分枝杆菌的甘油肉汤培养物加热过滤,含有结核分枝杆菌蛋白。另一种为纯蛋白衍生物(PPD),是OT经三氯醋酸沉淀后的纯化物。PPD有两种,即PPD-C和BCG-PPD,前者由人结核分枝杆菌提取,后者由卡介苗制成,每0.1ml含5U。

(2)方法:目前多采用PPD法。规范试验方法是取PPD-C和BCG-PPD。各5单位分别注入人两前臂皮内(目前仍有沿用单侧注射PPD的方法),48~72小时后,红肿硬结小于5mm者为阴性反应;超过5mm者为阳性;≥15mm为强阳性。两侧红肿中,若PPD-C侧大于BCG-PPD侧时为感染,反之则可能为接种卡介苗所致。

(3)结果分析

1)阳性反应:表明机体已感染过结核分枝杆菌或卡介苗接种成功,对结核分枝杆菌有迟发型超敏反应,并说明有特异性免疫力。

2)强阳性反应:表明可能有活动性结核病,尤其是婴儿。

3)阴性反应:表明受试者可能未感染过结核分枝杆菌或未接种过卡介苗。但应注意受试者处于原发感染早期,超敏反应尚未产生,或正患严重的结核病如全身粟粒性结核和结核性脑膜炎时机体无反应能力,或患其他严重疾病致细胞免疫功能低下者(如艾滋病病人或肿瘤等病人用过免疫抑制剂者)也可能出现阴性反应。

(4)应用

1)选择卡介苗接种对象和测定卡介苗接种后的免疫效果,结核菌素试验阴性者应接种或补种卡介苗。

2)作为婴儿(尚未接种卡介苗者)结核病诊断的参考。

3)测定肿瘤病人的细胞免疫功能。

4)对未接种卡介苗的人群作结核分枝杆菌感染的流行病学调查。

(四)微生物学检查

1. 标本采集和集菌 根据感染类型采集不同标本,如痰、尿、粪便、胸腹腔积液、脑脊液等。标本含菌量少，可先集菌以提高检测的阳性率。脑脊液和胸腹腔积液无杂菌，可直接离心沉淀集菌。有杂菌的标本如痰、支气管灌洗液、尿、粪便等标本需经4%NaOH消化15分钟，杀死杂菌并使黏稠的有机物溶解之后，再离心沉淀集菌。

2. 检查方法

(1)涂片染色镜检：标本直接涂片或集菌后涂片，用抗酸染色。若找到抗酸阳性菌，结合临床症状即可初步诊断。为提高镜检敏感性与检查速度，也可用金胺染色，在荧光显微镜下结核分枝杆菌呈现金黄色荧光。

(2)分离培养：将集菌与经中和后的标本接种于固体培养基，加盖胶塞，37℃培养8周，每周观察一次。根据细菌生长繁殖的速度、菌落的特点及菌落涂片抗酸染色结果，进一步鉴定、分型和进行药敏试验。也可将标本接种于含血清的液体培养基中培养1~2周，取沉淀物涂片，并进一步作生化和药敏测定。

(3)血清学诊断：以PPD为已知抗原，采用ELISA检测待检标本(脑脊液、血液、胸腹腔积液)中的抗体，明显增高者有助于活动性结核病的诊断。

(4)快速诊断：PCR技术可用于结核病早期及快速诊断，但PCR检测过程中应注意污染等问题，防止出现假阳性或假阴性。

(五)防治原则

1. 预防接种 接种卡介苗(BCG)是预防结核最有效的措施。根据调查统计，未接种组的发病率比接种组高4~5倍，婴儿因免疫力低，为卡介苗接种的主要对象。我国规定新生儿出生后即接种卡介苗，7岁时复种，在农村12岁时再复种一次。一般在接种后6~8周如结核菌素试验转阳，则表明接种者已产生免疫力。试验阴性者应再行接种。皮内接种卡介苗后，结核菌素试验转阳率可达96%~99%，阳性反应可维持5年左右。

2. 治疗 常用的药物有异烟肼(INH)、链霉素、对氨基水杨酸钠(PAS)、利福平、乙胺丁醇等。各种抗结核药物如合并应用，有协同作用，且能降低耐药性的产生。目前结核分枝杆菌的耐药菌株增多，且常有耐多药菌株，因此在治疗过程中应对病人体内分离的结核分枝杆菌菌株作药敏试验，以测定耐药性的产生情况并指导临床合理用药。

二、脑膜炎奈瑟菌

脑膜炎奈瑟菌俗称脑膜炎球菌，是流行性脑脊髓膜炎(流脑)的病原菌，属奈瑟菌属。人是其自然宿主，分布于人的鼻、咽喉、口腔黏膜及泌尿生殖道等处。

(一)生物学性状

1. 形态与染色 肾形或豆形，成双排列，凹面相对，直径0.6~0.8μm。革兰氏阴性。在病人脑脊液中，多位于中性粒细胞内，形态典型，新分离的菌株有荚膜和菌毛。

2. 培养特性 营养要求高，需在含有血清、血液等培养基中方能生长。常用加温80℃以上的血琼脂平板，色似巧克力，故名巧克力色培养基。专性需氧，初次分离培养在5%~10%CO_2条件下生长更佳。菌落似露滴状，能产生自溶酶。最适温度35~37℃，pH 7.4~7.6，专性需氧。菌落1.0~1.5mm、圆形、无色透明、光滑似露滴状。因产生自溶酶，培养超过48小时即死亡。

3. 生化反应 大多数脑膜炎奈瑟菌分解葡萄糖和麦芽糖，产酸不产气。

4. 抗原结构与分类 其抗原包括荚膜多糖群特异性抗原、外膜蛋白型特异性抗原、脂多糖抗原和核蛋白抗原。根据荚膜多糖群特异性抗原不同，脑膜炎奈瑟菌分为A、B、C、D、X、Y、Z、29E等13个血清群，我国95%以上为A群。

5. 抵抗力 本菌抵抗力弱，对冷、热、干燥、紫外线及一般消毒剂均敏感。

（二）致病性与免疫性

1. 致病物质 包括内毒素、荚膜及菌毛等。新分离的脑膜炎奈瑟菌有荚膜，具有抗吞噬作用；菌毛可黏附在鼻咽部黏膜上皮细胞表面；内毒素是主要致病物质，作用于小血管和毛细血管，引起血管坏死、出血，使皮肤出现瘀斑，败血症时可造成内毒素休克及DIC。

2. 所致疾病 引起流行性脑脊髓膜炎（简称流脑）。人类是其唯一易感宿主。传染源主要是病人和带菌者。在流行期间正常人群带菌率达70%以上，是重要的传染源。成人的抵抗力强，6个月至2岁儿童因免疫力弱，是易感人群，发病率较高。

主要通过飞沫经呼吸道传播。病原菌首先侵入鼻咽部，若机体免疫力强，细菌被杀灭，反之，侵入鼻咽部的细菌大量繁殖而侵入血流，引起菌血症和败血症，病人出现寒战、发热、恶心、呕吐、皮肤上有出血性皮疹，皮疹内可查到脑膜炎奈瑟菌。严重者细菌突破血脑屏障侵犯脑脊髓膜，发生化脓性脑脊髓膜炎，出现头痛、喷射状呕吐、颈项强直等脑膜刺激症状。

3. 免疫性 以体液免疫为主。感染或接种疫苗2周后，机体产生多种抗体，其中IgG、IgM有特异性杀伤作用，sIgA有预防再感染作用。6个月婴儿可通过母体获得抗体，产生自然被动免疫。

（三）微生物学检查

1. 标本采集 根据病程采集鼻咽部分泌物、血液、瘀点瘀斑渗出液或脑脊液等不同标本。脑膜炎奈瑟菌对低温和干燥极敏感，标本采集后应注意保温、保湿并立即送检。

2. 直接涂片染色镜检 如发现中性粒细胞内、外有革兰氏阴性双球菌，可做出初步诊断。

3. 分离培养 应立即保温送检或床边接种。

（四）防治原则

关键是控制传染源、切断传播途径和提高人群免疫力。对可疑病人做到早发现、早诊断、早治疗和早防控。对儿童注射流脑荚膜多糖疫苗进行特异性预防。流行期儿童可口服磺胺药物或磺胺滴鼻等进行预防。治疗首选药物为青霉素G、磺胺、氯霉素等抗菌药物，剂量要大，对过敏者可选用红霉素。

三、白喉棒状杆菌

白喉棒状杆菌俗称白喉杆菌，是引起白喉的病原菌。白喉是一种急性呼吸道传染病，能在咽喉部形成灰白色假膜，并产生强烈的外毒素进入血液引起全身中毒症状。

（一）生物学性状

1. 形态与染色 菌体细长微弯，一端或两端膨大似棒状。排列不规则，呈栅栏状、V字形或L字形，无荚膜，无鞭毛，无芽胞。革兰氏染色阳性。用亚甲蓝染色菌体着色不均匀，出现有深染的颗粒，用Neisserstain染色后，这些颗粒被染成紫黑色，菌体染成黄褐色，因颗粒与菌体着色不同称为异染颗粒，为该菌的特征之一，具有鉴别意义。颗粒的主要成分是核糖核酸和多偏磷酸盐。

2. 培养特性 需氧或兼性厌氧。最适温度为35~37℃，需或不需CO_2。在含有凝固血清的吕氏培养基上生长迅速，菌落形态典型，异染颗粒明显，经 12~18 小时培养后形成灰白色、光滑湿润的小菌落；在含有 0.03%~0.04% 亚碲酸钾血琼脂平板上生长时，能使亚碲酸钾还原为元素碲，使菌落呈黑色或灰色。

3. 变异性 白喉棒状杆菌形态、菌落和毒力均可发生变异。当无毒株白喉棒状杆菌携带 β- 棒状杆菌噬菌体时，便可成为产生白喉毒素的产毒株，并能随细胞分裂遗传下去。

4. 抵抗力 白喉棒状杆菌对湿热较为敏感，100℃ 1 分钟或 58℃ 10 分钟即可被杀死，对一般消毒剂敏感，对青霉素及红霉素敏感。但对日光、寒冷和干燥抵抗力强，在衣物、儿童玩具等各种物品中可存活数日至数周。

（二）致病性与免疫性

1. 致病物质 主要是白喉外毒素。由 β- 棒状噬菌体的外毒素基因编码，其抗原性强，毒性剧烈，能抑制敏感细胞的蛋白质合成。白喉毒素经蛋白酶水解后可分成两个片段。A 片段是毒素的活性中心，B 片段本身无酶活性，但能与宿主细胞结合，协助 A 片段进入易感细胞。A 片段进入细胞后使细胞蛋白质合成受阻，细胞死亡，引起组织坏死和病变。

2. 传染源和传播途径

（1）传染源：主要是病人和带菌者。

（2）传播途径：白喉棒状杆菌存在于病人和带菌者鼻咽部，主要随飞沫经呼吸道侵入人体。也可经污染物品直接传播。

3. 所致疾病 人对白喉杆菌普遍易感，但儿童最易感。白喉多在秋冬季流行。细菌最常侵犯的部位是咽、喉、气管和鼻腔黏膜，也可侵犯眼结膜和阴道等处黏膜，甚至通过皮肤创口侵入人体，引起白喉。白喉的典型体征是喉部有一个假膜，这是细菌在局部繁殖并产生外毒素，导致炎性渗出及组织坏死，凝固而成（文末彩图 3-13）。此假膜与黏膜下组织紧密粘连，如果局部黏膜水肿及假膜脱落，可引起呼吸阻塞，甚至窒息死亡，这也是白喉早期致死的主要原因，如强行剥离可引起出血。白喉棒状杆菌的菌体一般不入血，但外毒素进入血液，并与易感的心肌细胞或外周神经、肾上腺组织细胞结合，引起心肌炎、声嘶、软腭麻痹、吞咽困难、膈肌麻痹以及肾上腺功能障碍等全身中毒症状。

4. 免疫性 白喉的免疫主要依靠抗毒素的中和作用。在病后、隐性感染和预防接种后均可产生白喉抗毒素而获得免疫力。抗毒素的作用主要是阻止白喉毒素 B 链与易感细胞结合，使 A 链不能进入细胞内发挥毒性作用。新生儿经胎盘自母体获得被动免疫，出生后这种被动免疫逐渐消失，故 5 岁内儿童最易感。

【课堂互动】如网络平台所示，若幼儿园小班有个小朋友得白喉了，对其他小朋友该如何预防？

（三）微生物学检查

1. 标本 用鼻咽拭子直接从病人鼻咽腔、咽喉病变部位及假膜边缘取材。

2. 涂片镜检 将棉拭子标本直接涂片，进行亚甲蓝、革兰或 Albert 染色后镜检。如有白喉棒状杆菌的典型形态、排列和异染颗粒，结合临床症状可做初步诊断。白喉

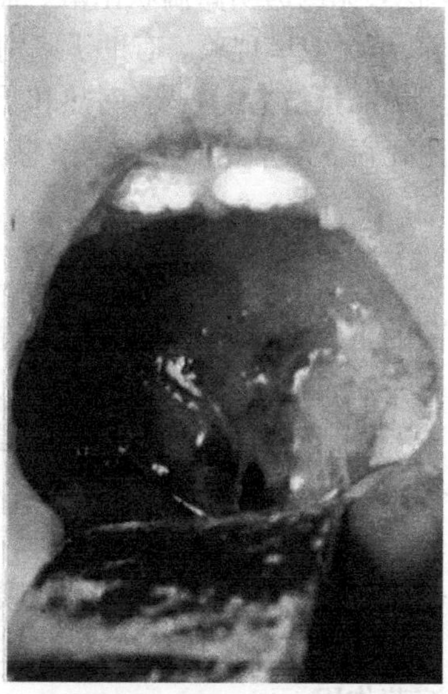

彩图 3-13 咽白喉

治疗是否及时与死亡率密切相关，故早期快速诊断至关重要。

3. 分离培养 将棉拭标本接种于吕氏血清斜面，37℃培养12~18小时后，染色镜检，有助于快速诊断。也可将棉拭标本或吕氏血清斜面上的菌落接种于亚碲酸钾血琼脂平板，待平板上长出典型的灰色或黑色菌落后，取菌落涂片染色镜检和进行毒力试验等。

（四）防治原则

1. 人工主动免疫 注射白喉类毒素是预防白喉的主要措施。目前，我国应用白喉类毒素、百日咳菌苗和破伤风类毒素混合制剂（白百破三联疫苗）进行人工主动免疫。

2. 人工被动免疫 对密切接触过白喉病人的易感儿童，应肌内注射白喉抗毒素做紧急预防。为了避免白喉抗毒素引起的速发型超敏反应，一般主张立即给密切接触者进行药物预防，如使用青霉素或红霉素，而不轻易使用白喉抗毒素。

3. 治疗 对白喉病人的治疗除使用抗生素外，要早期、足量注射白喉抗毒素。抗毒素能中和游离的毒素，但不能中和已与易感细胞结合的毒素。根据病情可用2万~10万U白喉抗毒素进行紧急预防。注射前应进行皮肤试验，防止超敏反应发生。

四、流感嗜血杆菌

流感嗜血杆菌俗称流感杆菌，因本菌首先从流感病人鼻咽部分离到的，当时认为该菌是流感的病原体而得名。直至1933年Smith将流感病毒分离成功，才确定了流感的真正病原体，而流感嗜血杆菌只是流感时继发感染的常见细菌。现知该菌可引起小儿急性脑膜炎、鼻咽炎、中耳炎等化脓性疾病。

（一）生物学性状

1. 形态与染色 为革兰氏阴性短小杆菌，大小(0.3~0.4)μm×(1.0~1.5)μm。在新鲜的感染病灶标本中，呈短小杆状，在恢复期病灶或长期人工培养物中呈明显多形态性。无芽胞，无鞭毛，多数菌株有菌毛，有毒株的幼龄菌具有荚膜。

2. 培养特性 本菌营养要求特殊，在巧克力（色）平板上生长良好，培养24小时后生成细小，无色透明露滴状菌落。需氧或兼性厌氧。与金黄色葡萄球菌在血琼脂平板上共同培养，可见卫星现象。有助于鉴别流感杆菌。

3. 抵抗力 较弱，对热和干燥均敏感，56℃加热30分钟可被杀死。在干燥痰中48小时内死亡。对常用的消毒剂敏感。对氨苄西林、链霉素、磺胺类、喹诺酮类等抗菌药物敏感。

（二）致病性与免疫性

1. 致病物质 主要是荚膜、菌毛及内毒素，致病力强的细菌同时具有IgA酶。荚膜是本菌的主要毒力因子，具有抗吞噬作用。

2. 传染源 是带菌者和病人，主要经呼吸道传播。

3. 所致疾病 引起原发和继发感染。原发感染以小儿多见。可致脑膜炎、鼻咽炎、咽喉会厌炎、关节炎、心包炎等急性化脓性炎症，甚至败血症；继发感染多见于成年人，常继发于流感、麻疹、百日咳、结核病等，引起慢性支气管炎、肺炎、中耳炎、鼻窦炎、脑膜炎、脑脓肿、急性化脓性结膜炎、亚急性心内膜炎和菌血症等。

4. 免疫性 以体液免疫为主。荚膜多糖特异性抗体具有调理吞噬作用和活化补体产生溶菌作用。

（三）微生物学检查

1. 直接检测 根据感染部位不同采集标本。如痰液、脑脊液、鼻咽分泌物等直接涂片染色镜检。

2. 分离培养 将标本接种于巧克力色培养基上，经37℃培养24~48小时，根据菌落形态、卫星现象、生化反应及荚膜肿胀试验予以鉴定。

（四）防治原则

有些国家制备流感嗜血杆菌荚膜多糖疫苗进行预防，报道其有效保护率可达93%以上。流行期间可短期应用磺胺药口服或滴鼻。治疗可选广谱抗生素或磺胺药物，如氨苄西林、氯霉素等。

五、肺炎支原体

支原体是一类没有细胞壁，也是目前所知能在无生命培养基中繁殖的最小原核细胞型微生物。（表3-1）其主要特点：①体积微小，可通过滤菌器；②有细胞膜，但无细胞壁，呈高度多态性，革兰氏染色阴性，对抗生素不敏感；③具有DNA和RNA，主要以二分裂方式繁殖；④人工培养基能生长繁殖，在固体培养基上形成油煎蛋样菌落。支原体在自然界分布广泛，种类繁多。对人致病的主要有肺炎支原体、溶脲脲原体、人型支原体、生殖器支原体等。

表3-1 支原体与细菌L型的主要区别

主要性状	支原体	细菌L型
来源	自然界中广泛存在的独立微生物	细菌胞壁缺陷的变异型
返祖	在任何情况下不能变成细菌	除去抗生素等物质可回复为细菌原有形态
遗传	在遗传上与细菌无关	在遗传上与细菌相关
培养	培养基中需加胆固醇	一般不需要胆固醇
生长	生长慢菌落小，直径0.1~0.3μm	菌落稍大，直径0.5~1.0μm

（一）生物学性状

1. 形态与染色 体积微小，直径0.2~0.3μm，呈高度多态性，有球形、短杆形、丝状、分枝状等多种形态。常用Giemsa染色，可染成淡紫色。

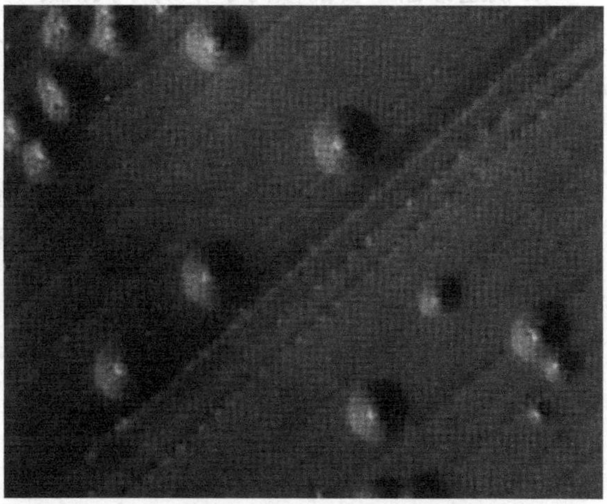
彩图3-14 油煎蛋样菌落

2. 培养特性 营养要求高。初次分离需在含有足量血清和新鲜酵母浸出液的培养基中，10天左右长出“油煎蛋”状菌落（文末彩图3-14）。

3. 抵抗力 支原体因无细胞壁对理化因素的抵抗力比细菌弱。56℃ 30分钟或55℃ 5~15分钟很快灭活。对一般消毒剂敏感。对青霉素、头孢菌素等作用于细胞壁的抗生素不敏感。对干扰蛋白质合成的抗生素如红霉素、交沙霉素、多西环素、链霉素类及新一代喹诺酮类(如氧氟沙星、环丙沙星等)等敏感。

(二)致病性与免疫性

1. 致病物质

(1)黏附因子 P1 蛋白:黏附于人体呼吸道上皮细胞上,使细胞膜受损。

(2)荚膜:具有抗吞噬和毒性作用。

(3)毒性代谢产物:如神经毒素、核酸过氧化氢酶等引起宿主黏膜上皮细胞损害出现肿胀、坏死和脱落,微纤毛运动减弱或停止。

2. 传染源和传播途径 传染源是带菌者和病人。传播途径主要经呼吸道传播。一年四季均可发病,但多发在夏末秋初,以 1~15 岁儿童多见。发病率高,占 25%~69%,病情严重甚至可导致死亡;每隔 4~6 年将有一次较大规模流行。

3. 所致疾病 支原体肺炎(又称原发性非典型肺炎),也可以引起上呼吸道感染和慢性支气管炎。支原体肺炎占非细菌性肺炎的 50% 左右。感染后症状轻重不一,临床表现为头痛、不规则的发热(体温可达到 39℃)、咳嗽等呼吸道症状,淋巴结肿大,X 线胸片透视见肺部明显浸润。此外还可引起肺外器官或组织病变,如心血管症状(心肌炎、心包炎)、神经症状(脑膜炎、脑炎)、消化道症状(食欲不振、恶心、呕吐等)和皮疹等。

4. 免疫性 支原体肺炎为胞外寄生的原核细胞型微生物,以体液免疫为主,细胞免疫亦起作用。

(三)微生物学检查

1. 标本采集 用咽拭子采集病人咽部分泌物或痰液标本,立即浸入液体培养基或接种于固体培养基中,避免干燥。培养基中添加醋酸铊和青霉素以抑制杂菌生长。

2. 分离培养 培养 1~2 周后,挑去可疑菌落,进行生化试验。但因支原体生长缓慢,且阳性率低,故不适用于临床诊断,但有助于流行病学调查。

3. 冷凝集试验 用病人血清与人 O 型红细胞或自身红细胞混合,4℃过夜,观察红细胞凝集现象,37℃时其凝集又分散开,即冷凝集试验。但此反应为非特异性,故只能作为辅助诊断。

4. 快速诊断 目前倾向于早期寻找抗原,如用单克隆抗体经 ELISA 检出病人痰、鼻或支气管洗液中的肺炎支原体抗原;或用 PCR 技术检测标本中的肺炎支原体 DNA 以协助临床诊断。

(四)防治原则

肺炎支原体死疫苗和减毒活疫苗用于免疫预防效果尚不能肯定,有待继续研究。

早期诊断,应用大环内酯类抗生素和氯霉素治疗有效。但大环内酯类抗生素对免疫功能有抑制作用。

六、百日咳鲍特菌

百日咳鲍特菌属鲍特菌属,简称百日咳杆菌,是人类百日咳的病原菌。

(一)生物学性状

1. 形态与染色 百日咳鲍特菌为革兰氏阴性小球杆菌,大小为(0.5~1.5)μm×(0.2~0.5)μm,

无芽胞及鞭毛。有毒菌株有荚膜和菌毛(文末彩图 3-15)。用甲苯胺蓝染色可见两极异染颗粒。

2. 培养特性 专性需氧,营养要求高,初次分离需用鲍 - 金培养基(马铃薯血液甘油琼脂培养基)才能生长。经 37℃,2~3 天培养后,可见细小、圆形、光滑、银灰色、不透明的菌落,周围有模糊的溶血环。

3. 抵抗力 抵抗力弱。日光照射 1 小时,56℃加热 30 分均可被杀死。干燥尘埃中能存活 3 天。对红霉素、氯霉素、多黏菌素等敏感。

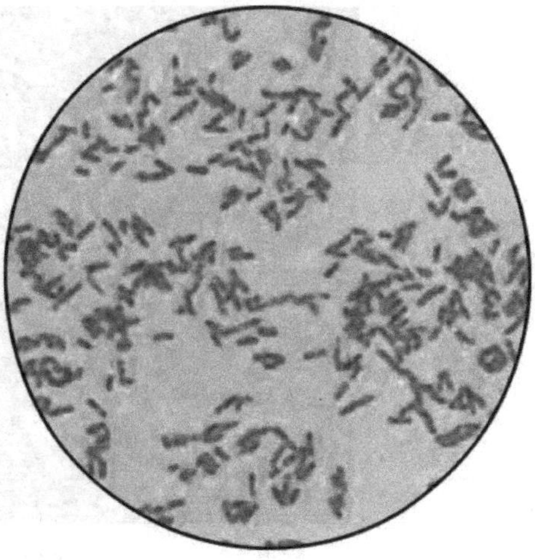

彩图 3-15 百日咳鲍特菌

(二)致病性与免疫性

1. 致病物质 主要有菌毛、荚膜、内毒素及外毒素。

2. 传染源和传播途径 传染源主要是早期病人和带菌者,通过飞沫经呼吸道传播。

3. 所致疾病 引起人类百日咳,是 5 岁以下儿童常见的呼吸道疾病,以阵发性痉挛性咳嗽为特征。百日咳潜伏期 7~14 天,病程分为三期。①卡他期:类似普通感冒,持续 1~3 周。②痉咳期:阵发性咳嗽,常伴有鸡鸣样吼声,每日激烈阵咳可达 10~20 次,可持续 1~6 周。③恢复期:阵咳逐渐减轻至完全恢复,需数日至数月。因病程长,故称百日咳。

4. 免疫性 病后可获得持久免疫力,很少再感染。主要是黏膜局部分泌型 IgA 阻止细菌黏附气管黏膜细胞。

(三)微生物学检查

主要依靠细菌的分离鉴定。取鼻咽拭子直接接种于鲍 - 金培养基进行分离培养,观察菌落并进行染色和生化反应做初步诊断。确诊可用分离菌与血清做血清玻片凝集或免疫荧光染色等方法。

(四)防治原则

以自动免疫为主,目前我国采用“白百破”(DPT)三联疫苗(百日咳死疫苗、白喉类毒素、破伤风类毒素混合)进行人工自动免疫,效果较好。必要时可用高效价百日咳免疫球蛋白进行紧急预防。治疗选用敏感抗生素如红霉素、氨苄西林等。

七、嗜肺军团菌

1976 年美国费城的一次退伍军人大会期间,暴发流行一种原因不明的肺炎,当时称军团菌。与会 149 人中,有 34 人死亡。后从 4 例死亡者肺组织中分离出一种新的革兰氏阴性杆菌,在 1978 年军团病国际会议上将其命名为嗜肺军团菌。军团菌在自然界普遍存在,特别易存在于各种天然水源及人工冷、热水管系统中。

(一)生物学性状

1. 形态与染色 革兰氏染色阴性粗短杆菌,有时呈多形态。有菌毛、微荚膜和单端鞭毛,无芽胞(文末彩图 3-16)。常规染色不易着色,常用 Giemsa 染色(呈红色)或 Dieterle 镀银染色(呈黑褐色)。

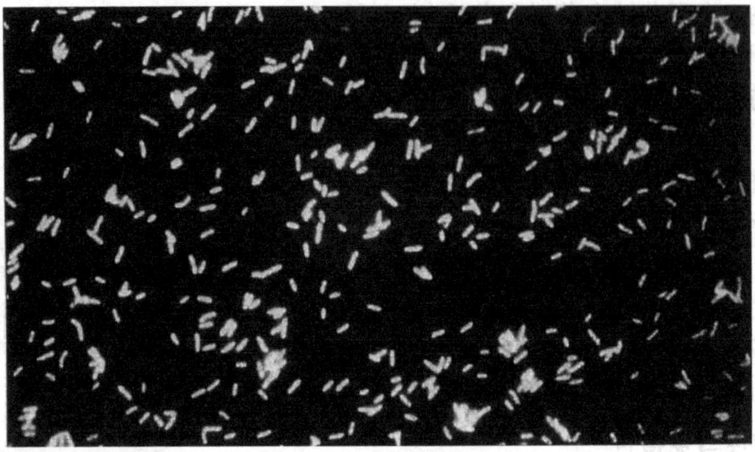

彩图 3-16 嗜肺军团菌

在呼吸道分泌物的嗜肺军团杆菌可通过荧光素标记抗体用荧光显微镜检测(荧光显微镜,放大 1000 倍)。

2. 培养特性 需氧,在 2.5%~5%CO_2 环境中生长良好。最适生长温度为 35℃,最适 pH 为 6.4~7.2。营养要求高,需用含半胱氨酸和铁的培养基培养。在活性炭酵母浸出液琼脂培养基上,3~5 天可形成 1~2mm 圆形、灰白色、湿润而有光泽的菌落。

3. 抵抗力 本菌在自然界生存能力强,在自来水中可存活 1 年以上。对常用化学消毒剂、干燥、紫外线较敏感。但对氯、酸有一定的抵抗力。

(二)致病性与免疫性

1. 致病物质 主要产生多种酶、毒素和菌毛的黏附、微荚膜的抗吞噬作用。

2. 传播途径 主要经呼吸道吸入带菌飞沫、气溶胶而感染。多流行于夏秋季节。该菌在自然界的水源中,如湖泊、溪流,在人工管道如循环水淋浴、热水管、空调冷凝水及呼吸机等产生的气溶胶中常被检出。

3. 所致疾病 引起军团菌病,是医院感染的病原菌之一。临床有三种类型:流感样型、肺炎型和肺外感染型。流感样型为轻症感染,表现为发热、寒战、肌肉酸痛等症状,延续 3~5 天症状缓解,预后良好,X 线无肺炎征象;肺炎型起病急骤,以肺炎症状为主,伴有多器官损害,病人出现高热寒战、头痛、肌痛剧烈,开始干咳,然后出现脓痰或咯血,常伴有中枢神经系统和消化道症状,不及时治疗可导致死亡,病死率可达 15%~20%;肺外感染型为继发性感染,出现脑、肾、肝等多脏器感染症状。

4. 免疫性 军团菌为胞内寄生菌,细胞免疫在抗感染中起主要作用。抗体、补体则能促进中性粒细胞对胞外菌的吞噬和杀菌作用。

(三)微生物学检查

取痰或肺活检组织涂片,镀银染色镜检。将标本接种在含有半胱氨酸和铁的培养基上,置 2.5%CO_2 条件下培养,根据菌落形态、生化反应进行鉴定。也可用免疫荧光法或 ELISA 法快速诊断。

(四)防治原则

目前尚无特异预防方法。加强水源管理及人工输水管道和设施的消毒处理,防止军团菌造成空气和水源的污染，是预防军团菌病扩散的重要措施。治疗可用红霉素、利福平等药物。

八、麻风分枝杆菌

麻风分枝杆菌是麻风的病原菌，其形态、染色类似于结核分枝杆菌；麻风分枝杆菌是至今唯一仍不能人工培养的细菌。对干燥、低温有抵抗力，对紫外线及湿润敏感。

麻风是一种慢性传染性病。病人是唯一传染源。病人鼻咽腔分泌物、皮疹渗出液、乳汁、精液及阴道分泌物中均含菌，故可经破损皮肤黏膜、呼吸道及密切接触传播。潜伏期长(1~5 年)。病原菌主要侵犯皮肤黏膜及周围神经，很少侵犯内脏。皮肤形成结节、红斑，面部结节融合可呈“狮面容”，周围神经变粗变硬，出现感觉、运动功能障碍。临床有瘤型、结核样型、未定类和界限类四种类型。

麻风免疫以细胞免疫为主。早发现、早隔离、早治疗病人为其防治措施。常用药物有砜类、利福平等。

项目能力检测

A1 型选择题

1. 在液体培养基中形成菌膜生长的细菌是(　　)
   A. 变形杆菌　　B. 麻风分枝杆菌　　C. 结核分枝杆菌
   D. 伤寒杆菌　　E. 大肠杆菌
2. 结核菌素试验属于(　　)
   A. Ⅰ型超敏反应　　B. Ⅱ型超敏反应　　C. Ⅲ型超敏反应
   D. Ⅳ型超敏反应　　E. 不属于超敏反应
3. 目前控制军团菌肺炎流行的主要措施是(　　)
   A. 接种减毒活疫苗
   B. 使用免疫增强剂
   C. 使用抗生素预防感染
   D. 对供水管道及循环水系统进行监测和消毒
   E. 接种疫苗
4. 脑膜炎球菌是(　　)
   A. 乙脑的病原体　　B. 流脑的病原体　　C. 隐脑的病原体
   D. SSPE 的病原体　　E. 流感的病原体
5. 卡介苗接种对象主要是(　　)
   A. 新生儿和结核菌素试验阴性的儿童　　B. 结核菌素试验阴性者
   C. 免疫功能低下者　　D. 肿瘤病人
   E. 所有人群
6. 常用的卡介苗接种方式是(　　)
   A. 口服　　B. 皮上划痕　　C. 皮内注射
   D. 肌内注射　　E. 静脉

7. 目前预防百日咳主要采用注射（　　）
A. 白百破三联疫苗　B. 类毒素　C. 减毒活疫苗
D. 抗毒素　E. 外毒素
8. 结核杆菌的特点中不包括（　　）
A. 抗酸染色阳性
B. 专性需氧
C. 生长缓慢
D. 对外界抵抗力低，不易产生耐药性
E. 营养要求高
9. 结核分枝杆菌与致病有关的是（　　）
A. 内毒素　B. 菌体成分　C. 外毒素
D. 侵袭性酶类　E. 类毒素
10. 结核分枝杆菌常用的染色法是（　　）
A. 革兰氏染色　B. 抗酸染色　C. 镀银染色
D. 瑞氏染色　E. 特殊染色

参考答案

1. C　2. D　3. D　4. B　5. A　6. C　7. A　8. D　9. B　10. B

（王　丹）

任务三　消化道感染细菌的致病特点分析

【学习目标】

能力目标：能对病人进行健康宣教。
知识目标：掌握常见消化道细菌生物学性状、所致疾病及防治原则。
了解常见消化道细菌检查方法。
素质目标：具有高度责任心，严谨的工作态度。

案例引导

案例十七：1994年5月22日中午，某大学六食堂约800人进餐，食谱为黄瓜肉丁、西红柿鸡蛋及烧西葫芦等14种。当日下午17时开始，学生中陆续有175人发病。表现为腹痛、腹泻（多数7~8次/d，最多20余次/d）。头痛、体温升高，有的病人温度在38℃以上。病人集中于22日在六食堂用餐的学生中，未在六食堂用餐的学生没有发病。多数病人吃了鸡蛋炒黄瓜，少数病人吃了黄瓜肉丁、西红柿鸡蛋等。确认是一起沙门菌食物中毒。

问题：①根据教学网络平台提供视频分析是哪种沙门菌感染造成的食物中毒，并做临床症状分析。②根据教学网络平台提供微课分析为何会造成此次食物中毒？预后如何？

消化道传播的细菌是通过粪－口途径进行传播的，即细菌经粪便排出污染环境，再通过各种媒介，如水、手、食物、器皿等经口进入机体。主要包括肠道杆菌、弧菌和幽门螺杆菌等。其中肠道杆菌属肠杆菌科，种类繁多，与医学有关的包括埃希菌属、志贺菌属、沙门菌属等。此菌属是一大群生物学性状相似，营养要求不高，生化反应活泼，抗原结构复杂的中等大小的革兰氏阴性杆菌。该类细菌无芽胞，多数有周鞭毛，少数有荚膜或包膜；多数是肠道的正常菌群，只在宿主免疫力下降或细菌寄居部位改变时成为条件致病菌引起疾病，如大肠杆菌、变形杆菌；少数是致病菌，寄生在肠道能引起某些肠道传染病，如致病性大肠杆菌、伤寒沙门菌、痢疾杆菌等。

肠杆菌科细菌共同生物学特性：

(1) 中等大小的 G^- 杆菌，无芽胞，多数有鞭毛和菌毛。

(2) 营养要求不高。

(3) 生化反应活跃，致病性肠道杆菌不分解乳糖。

(4) 抗原构造复杂，有菌体（O）抗原、鞭毛（H）抗原和荚膜或包膜抗原（K 抗原或 Vi 抗原）等。各菌种间可存在交叉抗原。

1) 菌体抗原（O 抗原）：存在于革兰氏阴性菌细胞壁的脂多糖层，具有种属特异性，其结构的变异是细菌光滑型 – 粗糙型（S–R）变异的基础。

2) 鞭毛抗原（H 抗原）：为细菌的鞭毛蛋白，失去鞭毛的细菌，H 抗原消失，O 抗原暴露，称为 H–O 变异。

3) 包膜抗原（K 抗原或 Vi 抗原）：为 O 抗原外的多糖类抗原。

(5) 抵抗力不强。

(6) 易产生耐药性变异及毒力变异。

一、埃希菌属

埃希菌属的细菌一般不致病，为肠道中的正常菌群，其中以大肠埃希菌最重要，是常见的临床分离菌。大肠埃希菌俗称大肠杆菌，人出生后数小时就进入肠道，并伴随终生。该菌是肠道中重要的正常菌群，并能为宿主提供一些具有营养作用的合成代谢产物（B 族和 K 族维生素等）。但当宿主免疫力下降或细菌侵入肠道外组织器官时，引起肠道外感染，以泌尿系统感染多见。某些血清型细菌株毒力强，可引起腹泻，称为致病性大肠杆菌。此外，大肠埃希菌在环境卫生和食品卫生学中，常被用做粪便污染的卫生学检测指标。

（一）生物学性状

1. 形态与染色 大小为（0.4~0.7）μm ×（1~3）μm，革兰氏阴性杆菌，多数菌株有周鞭毛，致病菌株有菌毛，有些菌株有多糖包膜。

2. 培养特性与生化反应 在普通琼脂平板经 37℃ 24 小时培养后，形成直径 2~3mm 的圆形凸起灰白色菌落。能分解多种糖类，产酸产气，在肠道选择培养基上，因糖产酸使菌落显红色，与志贺菌、沙门菌等致病菌易区别。乳糖试验可初步鉴定致病菌与非致病菌，致病菌一般不分解乳糖，而非致病菌大多分解乳糖。典型大肠杆菌的吲哚（I）、甲基红（M）、VP（Vi）和枸橼酸盐（O）利用实验（IMViC）的结果为“++––”。

3. 抵抗力 该菌对热的抵抗力较其他肠道杆菌强，加热 60℃ 15 分钟仍有部分细菌存活。在土壤、水中可存活数周至数月。对胆盐、煌绿敏感，对磺胺、链霉素、氯霉素敏感，但易产生耐药性。

（二）致病性与免疫性

1. 致病物质

(1) 定居因子：又称黏附素（adhesin），是由质粒控制产生的特殊菌毛。具有很强的黏附肠黏膜细胞的能力，以免细菌通过肠蠕动或肠分泌液排出体外。只产生肠毒素而无菌毛的菌株，不会引起腹泻。

(2)外毒素：肠产毒型大肠杆菌可产生多种外毒素，主要有：

1)不耐热肠毒素：为蛋白质，对热不稳定，60℃ 30分钟即被破坏。LT能激活肠黏膜细胞的腺苷酸环化酶，使ATP转化cAMP，导致细胞内cAMP增加，促使肠黏膜细胞过度分泌，肠腔积液，引起霍乱样腹泻。

2)耐热肠毒素：对热稳定，100℃ 20分钟不被破坏。ST能激活肠黏膜细胞的鸟苷酸环化酶，使cGMP升高，导致肠黏膜细胞过度分泌，肠腔积液发生腹泻。

3)志贺样毒素：肠出血型大肠杆菌产生、与痢疾志贺菌的志贺毒素基本相同，可引起血性腹泻。

4)肠集聚耐热毒素：由肠集聚型大肠杆菌产生，抗原上与肠产毒型大肠杆菌的ST有关，可导致大量液体分泌。

2. 所致疾病

(1)肠道外感染：多为内源性感染。多数大肠埃希菌在肠道内不致病，但移位至肠道外的组织或器官则可引起肠外感染。以年轻女性泌尿系统感染最常见，如尿道炎、膀胱炎、肾盂肾炎。亦可引起腹膜炎、胆囊炎、手术创口感染等。在婴幼儿、老年人或免疫功能低下者，可引起败血症及新生儿脑膜炎。

(2)肠道感染(胃肠炎)：某些血清型可引起人类胃肠炎，与食入污染的食品和饮用水有关，为外源性感染，根据其致病机制不同，主要有5种类型。

1)肠产毒性大肠埃希菌：是婴幼儿和旅游者腹泻最常见的病原菌，致病物质主要是肠毒素和黏附素。临床表现可从轻度腹泻至严重的霍乱样腹泻。污染的水源和食物在疾病的传播中有重要作用，人与人之间不传播。

2)肠侵袭性大肠埃希菌：较少见，主要侵犯较大儿童和成人。本菌不产生肠毒素，但能侵袭结肠黏膜上皮细胞并在其中生长繁殖，破坏局部组织细胞形成炎症、溃疡，产生黏液脓血便，引起类似痢疾样腹泻，应注意与志贺菌鉴别。

3)肠致病性大肠埃希菌：是婴幼儿腹泻的主要病原菌，严重者可致死亡，成人少见。不产生肠毒素，但其能黏附于小肠黏膜并大量繁殖，导致肠道黏膜上皮细胞结构和功能受损，引起严重的水样腹泻。腹泻具有自限性，但可以转为慢性。

4)肠出血性大肠埃希菌：能产生类志贺毒素，引起散发性或暴发性出血性结肠炎和溶血性尿毒综合征的病原体。夏季多见，症状轻重不一，可为轻度水样腹泻至伴剧烈腹泻的血便。约10%<10岁患儿可并发急性肾衰竭、血小板减少、溶血性尿毒综合征。主要因食用由EHEC污染的食品(如未消毒的牛奶、水、肉类等)而感染。

5)肠集聚性大肠埃希菌：产生毒素和黏附素。引起婴儿持续性腹泻，脱水，偶有便血，不侵袭细胞。

(三)微生物学检查法

1. 标本 肠外感染采取中段尿、血液、脓液、脑脊液等；胃肠炎则取粪便。

2. 分离培养与鉴定

(1)肠道外感染

1)涂片染色检查：除血液标本外，均需作涂片染色检查。

2）分离培养：血液接种肉汤增菌，待生长后再移种血琼脂平板。体液标本的离心沉淀物和其他标本直接划线分离于血琼脂平板。35~37℃孵育18~24小时后观察菌落形态。

3）鉴定：初步鉴定根据IMViC（++--）试验，最后鉴定根据系列生化反应。尿路感染尚需计数菌落量，每毫升尿中细菌数≥10万才有诊断价值。

（2）肠道内感染：将粪便标本接种于鉴别培养基，挑选可疑菌落并鉴定为大肠埃希菌后，再分别用ELISA、核酸杂交、PCR等方法进一步检测。

3. 卫生细菌学检查 大肠埃希菌为人和动物肠道寄生菌之一，它的存在表明：外环境、水和食物被人或动物粪便污染，且污染程度与其数量相关；或间接提示有肠道致病菌污染的可能。大肠菌群数及细菌总数，已列为水、食物和药品的卫生检测指标。

大肠菌群是指37℃ 24小时内发酵乳糖产酸产气需氧和兼性厌氧的肠道杆菌。大肠菌群指数是指每1000ml（g）样品中大肠菌群数。细菌总数是指每毫升或每克样品中所含的细菌数。我国卫生标准规定，每升饮用水中大肠菌群数不得超过3个，每100ml瓶装汽水或果汁中，大肠菌群数不得超过5个。

【课堂互动】大肠杆菌是益生菌吗？

（四）防治原则

疫苗接种预防已在畜牧业领域中开展了广泛研究。预防人类肠产毒型大肠埃希菌感染、的疫苗正在研究中。抗生素治疗应在药敏试验的指导下进行。

尿道插管和膀胱镜检查应严格无菌操作。对腹泻病人应进行隔离治疗。增强机体免疫力，防止内源性感染。

污染的水和食品是肠产毒型大肠埃希菌最重要的传染媒介，肠出血型大肠埃希菌则常由污染的肉类和未消毒的牛奶引起，充分的烹饪可减少感染的危险。加强饮食卫生和水源的管理。

治疗选择庆大霉素、诺氟沙星、新生霉素等。

二、志贺菌属

志贺菌属是人类细菌性痢疾的病原菌，俗称痢疾杆菌。

（一）生物学性状

1. 形态染色 革兰氏阴性杆菌，大小（0.5~0.7）μm×（2~3）μm，无芽胞，无荚膜，多数有菌毛（图3-17）。

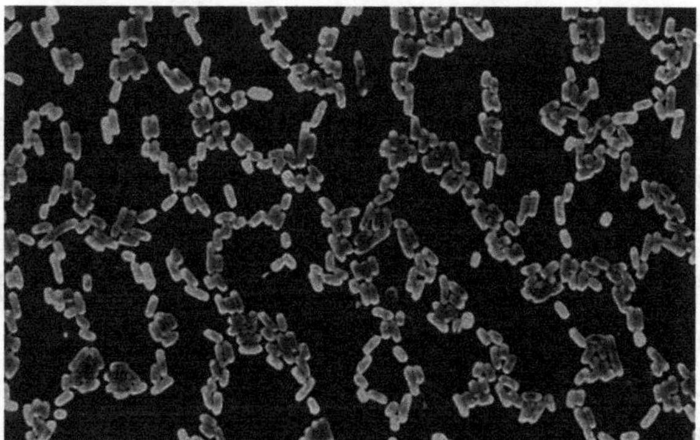

图3-17 鲍氏志贺菌

2. 培养特性与生化反应 营养要求不高。在普通琼脂平板上形成中等大小、半透明、光滑型菌落。在肠道选择培养基上形成无色半透明菌落。分解葡萄糖产酸不产气，除宋内痢疾杆菌能迟缓发酵乳糖外，一般不发酵乳糖。不产生 H_2S，不分解尿素。IMViC 试验结果为“-+--”。

3. 抗原构造与分类 本菌属有 O、K 抗原，K 抗原在细菌分类上无意义，但可阻止 O 抗原与相应抗体发生凝集，加热后可消除此作用。O 抗原是分类的依据，可分为群和型特异性抗原。根据 O 抗原和生化反应不同将志贺菌分为 4 群、40 多个血清型（包括亚型）。

我国以福氏志贺菌多见，其次是宋内志贺菌。痢疾病人中，痢疾志贺菌感染病情较重；宋内志贺菌感染病情较轻；福氏志贺菌感染易转为慢性，病情迁延。

4. 变异性 志贺菌属的抗原结构、生化反应、毒力及对药物的敏感性易发生变异，给细菌的鉴定和治疗带来一定困难，如对氯霉素、链霉素和磺胺的耐药率达 80%~100%，但利用耐药性变异制备的依赖链霉菌株疫苗可用于痢疾的特异性预防。

5. 抵抗力 本菌属对理化因素抵抗力较弱，56℃ 10 分钟即被杀死，对酸及一般消毒剂敏感。在粪便中志贺菌数小时内死亡，故病人粪便采集后应立即送检。在 1% 苯酚 15 分钟可杀死。

（二）致病性与免疫性

1. 致病物质 主要有侵袭力和内毒素。有些菌株还可以产生外毒素。

(1) 侵袭力：志贺菌通过菌毛黏附到回肠末端和结肠黏膜的上皮细胞，并进入细胞内生长繁殖，使肠壁黏膜固有层形成感染病灶，引起炎症反应。

(2) 内毒素：志贺菌所有菌株均具有强烈的内毒素，它作用于肠黏膜使其通透性增强，促进内毒素吸收，引起发热、神志障碍，甚至中毒性休克等一系列全身中毒症状。内毒素破坏肠黏膜，导致炎症、溃疡、出血，形成典型黏液脓血便。内毒素还可作用于肠壁自主神经系统，使肠功能紊乱，肠蠕动失调和痉挛，尤以直肠括约肌痉挛最为明显，故出现腹痛、腹泻、里急后重（频繁便意）等临床症状。

(3) 外毒素：A 群志贺菌 Ⅰ 型和 Ⅱ 型能产生志贺毒素，它有三种生物学活性。①肠毒性：具有类似大肠杆菌、霍乱弧菌肠毒素的活性，引起疾病早期的水样腹泻；还可抑制小肠对糖和氨基酸的吸收。②细胞毒性：对肝细胞、肠黏膜细胞有毒性，使细胞变性坏死。③神经毒性：损伤中枢神经系统，引起致死性感染（假性脑膜炎昏迷）。

2. 所致疾病 志贺菌引起细菌性痢疾（菌痢）。菌痢是最常见的肠道传染病，一年四季均有发生，夏秋季发生较多。传染源是病人和带菌者，传播途径主要是粪 - 口途径。人对志贺菌普遍易感，常见的志贺菌感染有三种类型。

(1) 急性细菌性痢疾：起病急，潜伏期 1~3 天，常伴有畏寒发热、腹痛、腹泻，里急后重，黏液脓血便等典型菌痢症状。若及时治疗，预后良好。但在体弱儿童和老人，水分和电解质的丧失，可导致失水、酸中毒，在不少病例中还可引起溶血性尿毒症，甚至死亡。痢疾志贺菌引起的细菌性痢疾特别严重，死亡率可高达 20%。急性中毒性菌痢多见于小儿，各型志贺菌都可以引起。常无明显的消化道症状，而由内毒素引起的全身中毒症状，全身微血管痉挛、缺血、缺氧，导致 DIC、多功能衰竭、脑水肿。临床以高热、休克、中毒性脑病为症状。可迅速发生循环、呼吸衰竭，若抢救不及时，往往造成死亡。

(2) 慢性细菌性痢疾：病程迁延超过 2 个月。通常因急性菌痢治疗不彻底或症状不典型误诊者、营养不良、胃酸过低伴有肠寄生虫病及免疫功能低下者，易转为慢性菌痢。部分病人可成为带菌者，不能从事饮食、保育等工作。

(3) 中毒性细菌性痢疾：多见于小儿，各型志贺菌都可以引起。常无明显的消化道症状而表现为全身中毒症状。原因是患儿对志贺菌内毒素特别敏感，内毒素迅速吸收入血，使微血管痉挛、缺血和缺氧，导致 DIC、多功能衰竭和脑水肿。临床表现为发病急骤，突然出现高热（≥40℃）、惊厥、昏迷，病情凶险，病死率高。若抢救不及时，往往造成死亡。

3. 免疫性 志贺菌感染一般局限于肠黏膜，不侵入血液，故抗感染免疫主要是肠道黏膜产生 sIgA。但病后免疫期短。由于志贺菌型别多，各型之间无交叉免疫，故痢疾病后免疫力不牢固，不能防止再感染。

（三）微生物学检查法

1. 标本 取材应挑取粪便的脓血和黏液部分，避免与尿混合。应在使用抗生素之前采样，标本应新鲜，若不能及时送检，宜将标本保存于 30% 甘油缓冲盐水或专门运送到培养基内。中毒性痢疾病人可取肛拭。

2. 分离培养与鉴定 标本接种于肠道鉴别或选择培养基上，37℃孵育 18~24 小时。挑取无色半透明可疑菌落，作生化反应和血清学试验，鉴定菌群和菌型。

3. 快速诊断法

(1) 免疫染色法：将粪便标本与志贺菌抗血清混合，在光学显微镜下观察有无凝集现象。

(2) 免疫荧光菌球法：将标本接种于含有荧光素标记的志贺菌免疫血清液体培养基中，37℃孵育 4~8 小时。若标本中含有相应型别的志贺菌存在，则生长繁殖后与荧光抗体凝集成小球，在荧光显微镜下易被检出。

(3) 协同凝集试验：以志贺菌 IgG 抗体与 Cowan Ⅰ 葡萄球菌结合成为试剂，用来检测病人粪便中有无志贺菌可溶性抗原。

(4) 乳胶凝集试验：用志贺菌抗血清致敏乳胶，使与粪便中的志贺菌抗原起凝集反应。也可用志贺菌抗原致敏乳胶，来诊断粪便中有无志贺菌抗体。

(5) 分子生物学方法：PCR 技术、基因探针检测 140MD 的大质粒等。

（四）防治原则

非特异性预防：加强饮水、食物和牛奶的卫生学监测与管理，加强粪便与垃圾处理；防蝇、灭蝇；对病人早诊断、早隔离、早治疗；消毒病人排泄物；检测发现亚临床病例和带菌者，特别是饮食从业人员；抗生素治疗感染个体，如诺氟沙星、氨苄西林、庆大霉素等。

但此菌很易出现多重耐药菌株，给防治工作带来很大困难。

免疫防御现致力于活疫苗的研究。主要分为 3 类，即减毒突变株、用不同载体菌构建的杂交株以及营养缺陷减毒株，例如链霉素依赖株。

三、沙门菌属

1885 年 Salmon 首次分离到猪霍乱沙门菌，因对沙门菌属研究的贡献较大而得名。沙门菌属的血清型现已达 2463 种，广泛分布于自然界。对人致病的只有少数，如引起肠热症的伤寒沙门菌、甲型副伤寒沙门菌、肖氏沙门菌和希氏沙门菌。其他沙门菌一般仅对动物致病，也可以传染给人引起食物中毒或败血症，如鼠伤寒沙门菌、猪霍乱沙门菌、肠炎沙门菌等。

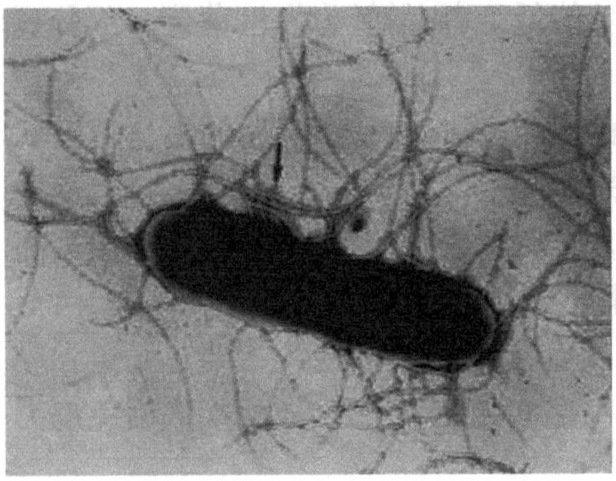

图 3-18 沙门菌鞭毛

(一)生物学性状

1. 形态染色 革兰氏阴性杆菌,大小为(0.6~1.0)μm×(2~4)μm,多数有菌毛。除个别菌外,都有周鞭毛,一般无荚膜,均无芽胞(图 3-18)。

2. 培养特性与生化反应 营养要求不高,在普通琼脂平板上形成中等大小、圆形、无色半透明S型菌落;在肠道鉴别培养基上因不分解乳糖形成无色菌落,与痢疾杆菌菌落相似;与大肠杆菌有色菌落易区别。

生化反应对本属细菌的鉴定有重要参考价值。

3. 抵抗力 沙门菌对理化因素的抵抗力较弱,湿热65℃ 15~30分钟即被杀死。对一般消毒剂敏感,但对胆盐、煌绿等耐受性较其他肠道菌强,故用做沙门菌选择培养基的成分。本菌在水中能存活2~3周,粪便中可存活1~2个月,在冰中能存活更长时间。对氯霉素极敏感。

(二)致病性与免疫性

1. 致病物质 主要有侵袭力和内毒素,有些菌株可产生肠毒素。

(1)侵袭力:具有Vi抗原的沙门菌靠菌毛吸附于小肠黏膜上皮细胞表面,并可穿过上皮细胞层到达皮下组织。细菌可被吞噬细胞吞噬,但不被杀死,并能在吞噬细胞内生长繁殖,并随游走的吞噬细胞将细菌带至机体的其他部位。

(2)内毒素:沙门菌死亡裂解后释放内毒素,可引起发热、白细胞减少、中毒性休克等全身症状。还能激活补体系统,吸引白细胞,引起肠道局部炎症。

(3)肠毒素:某些沙门菌如鼠伤寒沙门菌能产生类似肠产毒性大肠杆菌的肠毒素,引起水样腹泻。

2. 所致疾病 人类沙门菌感染主要有以下3种类型:

(1)肠热症(即伤寒帮副伤寒):包括由伤寒沙门菌引起的伤寒,以及甲型副伤寒沙门菌、肖氏沙门菌和乙型和丙型副伤寒沙门菌引起的副伤寒。伤寒与副伤寒的致病机制和临床症状基本相似,只是副伤寒的病情较轻,病程较短。

伤寒沙门菌随食物进入消化道,如未被胃酸杀死则抵达小肠上部,以菌毛吸附于小肠黏膜表面,之后穿过小肠黏膜上皮细胞到达肠壁固有层集合淋巴结内,被巨噬细胞吞噬后继续生长繁殖。部分细菌经淋巴液到达肠系膜淋巴结大量繁殖后,经胸导管进入血流,引起第一次菌血症。病人出现发热(体温逐渐升高)不适、乏力、全身酸痛等症状。细菌随血流入骨髓、肝、胆、脾、肾等器官,被吞噬细胞吞噬后继续大量生长繁殖,细菌再次入血,并释放大量内毒素,出现第二次菌血症(病程第2~3周)。病人中毒症状加重,可出现持续高热(>39℃)、相对缓脉(90次/min左右)肝脾肿大、胸腹部皮肤出现玫瑰疹(皮肤毛细血管被细菌栓塞所致)外周血白细胞减少(与骨髓抑制有关)等临床症状。但胆囊中细菌可随胆汁进入肠道,一部分随粪便排出体外;另一部分再次侵入肠壁淋巴组织,使致敏的组织发生超敏反应,导致肠壁局部坏死、溃疡,若不注意饮食容易发生肠出血、肠穿孔等严重并发症,病死率较高。肾中细菌可随尿排出。第3周后(恢复期),机体免疫功能增强,如无并发症,病情好转,体温逐渐恢复正常。病原菌逐渐被消灭，病人逐渐恢复健康。血清抗体效价增高，肥达反应可协助诊断。部分病人痊愈后一段时间内继续排菌，是重要的传染源。

(2) 胃肠炎（食物中毒）：是最常见的沙门菌感染，多为集体食物中毒，因食污染大量鼠伤寒沙门菌、猪霍乱沙门菌，肠炎沙门菌等食物引起。潜伏期短，一般为4~24小时，有发热、头痛、恶心、呕吐、腹痛、腹泻等症状。一般2~4天可完全恢复，病后很少有慢性带菌者。除免疫缺陷外，仅2%~4%发生菌血症，血培养通常为阴性，粪便培养为阳性。

(3) 败血症：多见于儿童或免疫功能低下的成人。以猪霍乱沙门菌、鼠伤寒沙门菌、丙型副伤寒沙门菌、肠炎沙门菌等常见。细菌侵入肠道后很快进入血液，肠道病变不明显，但败血症症状严重，病人高热、寒战、贫血、厌食等，常伴脑膜炎、骨髓炎、心内膜炎、胆囊炎等，血培养通常阳性率高，粪便培养为阴性。

3. 免疫性 伤寒或副伤寒病愈后可获得牢固的细胞免疫，很少再感染，主要依靠细胞免疫。沙门菌侵入机体，虽然会被吞噬细胞吞噬，但不易被杀灭，可以在细胞内生长繁殖，故是胞内寄生菌。体液免疫中，sIgA具有特异性阻止伤寒沙门菌黏附到肠黏膜表面的能力；抗O和抗Vi的循环抗体也有抗感染的作用。

食物中毒的病程短，细菌不侵入血流，故免疫力不显著。败血症病人细胞免疫和体液免疫均起重要作用。

（三）微生物学检查法

1. 标本 肠热症可因病程不同采取不同标本。第1周取外周血，第2周起取粪便，第3周起还可取尿液，从第1周至第3周均可取骨髓。副伤寒病程较短，因此采样时间可相对提前。胃肠炎取粪便和可疑食物。败血症取血液。胆道带菌者可取十二指肠引流液。

2. 分离培养和鉴定 血液和骨髓需先用胆汁肉汤增殖；粪便或经离心沉淀的尿沉淀物可直接接种于SS琼脂等肠道选择培养基，37℃孵育18~24小时后，挑取无色半透明的菌落，涂片，革兰染色镜检，并接种双糖铁培养基，疑为沙门菌时，作生化反应和玻片凝集试验予以鉴定。

3. 肥达试验 定义：用已知伤寒沙门菌菌体(O)抗原和鞭毛(H)抗原，以及副伤寒的甲型副伤寒沙门菌、肖氏沙门菌和希氏沙门菌鞭毛(H)抗原的诊断菌液与受检血清做试管或微孔板定量凝集试验，测定受检血清中有无相应抗体及其效价的试验。肥达试验结果的解释必须结合临床表现、病程、病史，以及地区流行病学情况。

(1) 正常值：一般是伤寒沙门菌O凝集效价＜1∶80，H凝集效价＜1∶160，引起副伤寒沙门菌H凝集效价＜1∶80。只有当检测结果等于或大于上述相应数值时才有诊断价值。

(2) 动态观察：有时单次效价增高不能定论，可在病程中逐周复查。若效价逐次递增或恢复期效价比初次效价≥4倍者即有诊断意义。

(3) O与H抗体的诊断意义：患伤寒或副伤寒后，O抗体(IgM)出现较早，维持时间短，仅半年左右。H抗体(IgG)出现稍晚，维持时间长，可长达数年。O、H凝集效价均超过正常值，则患伤寒或副伤寒的可能性大；如两者均低，患病可能性小；若O不高H高，有可能是预防接种或非特异性回忆反应；如O高H不高，则可能是感染早期或其他沙门菌感染引起的交叉反应。

(4) 少数病例在整个病程中，肥达试验始终在正常范围内，其原因可能是早期应用大量抗生素或免疫功能低下等因素。

4. 伤寒带菌者的检出 一般先用血清学方法检测可疑者 Vi 抗体进行筛选,若效价≥1∶10,再反复取粪便或尿液等标本进行分离培养,以确定是否为伤寒带菌者。

(四)防治原则

做好水源和食品的卫生管理,防止被沙门菌感染的人和动物的粪便污染。感染动物的肉类、蛋等制品要彻底烹饪。

发现、确诊和治疗带菌者。带菌期间不能从事饮食行业的工作,并严格遵守卫生注意事项。

过去的伤寒、副伤寒死疫苗,皮下接种虽有一定保护作用,但效果低、不良反应大,不理想。目前国际上公认的新一代疫苗是伤寒 Vi 荚膜多糖疫苗,我国也已正式批准使用。该疫苗安全,不良反应少,易于保存,注射一针免疫力至少维持 3 年。肠热症的治疗目前使用的有效药物主要是环丙沙星。

四、弧菌属

弧菌属细菌是一大群短小、弯曲呈弧状、运动活泼的革兰氏阴性菌。广泛分布于自然界,以水中最多。本菌属目前有 56 个种,其中至少有 12 个种与人类感染有关,主要有霍乱弧菌和副溶血性弧菌,分别引起霍乱和食物中毒,偶尔引起浅部创伤感染。

霍乱弧菌

霍乱弧菌是引起烈性消化道传染病霍乱的病原菌。霍乱发病急,传染性强,病死率高,为我国甲类法定传染病。

1. 生物学性状

(1)形态与染色:霍乱弧菌为革兰氏阴性弯曲菌,大小 0.3~0.8μm,从病人体内新分离出的细菌形态典型,呈弧状或逗点状。经人工培养后,易失去弧形而呈杆状,与肠道杆菌难以区别。在菌体一端有一根单鞭毛,运动活泼,病人米泔水样粪便做悬滴法检查,可见穿梭样或流星状运动的细菌。涂片染色呈鱼群状排列。有菌毛,无芽胞,有些菌株(如 O139)有荚膜(图 3-19)。

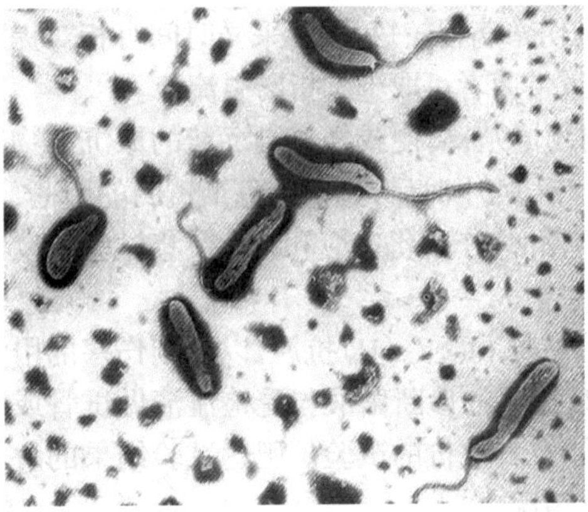

图 3-19 霍乱弧菌

(2)培养特性与生化反应:兼性厌氧,营养要求不高,耐碱不耐酸,在碱性琼脂平板上经 12~18 小时培养可形成圆形、扁平、透明的光滑菌落。在 pH 8.8~9.0 的碱性蛋白胨水中生长良好,常用于初次分离霍乱弧菌的增菌培养。常用的选择培养基为硫代硫酸盐 - 枸橼酸盐 - 胆盐 - 蔗糖琼脂平板(TCBS),霍乱弧菌经 37℃孵育 18 小时,可形成较大的黄色菌落,其他细菌被抑制生长。

两型霍乱弧菌均能分解甘露醇、葡萄糖、蔗糖、麦芽糖,产酸不产气,缓慢发酵乳糖。还原硝酸盐,吲哚反应阳性,故当霍乱弧菌在含硝酸盐和色氨酸的培养基中孵育后,产生的亚硝酸盐和吲哚,在浓硫酸存在时,生成红色化合物,称为霍乱红反应阳性。

(3)抵抗力:较弱。对热、干燥、日光和消毒剂均敏感,55℃ 15 分钟、100℃ 1~2 分钟杀死;耐碱不耐酸,在正常胃酸中仅存活 4 分钟;以 1∶4 漂白粉水溶液处理病人的排泄物或呕吐物1小时可达到消毒目的。埃尔托生物型在自然界的生存能力较古典型强,可在河水、井水及海水中存活1~3周,有时还可在水中越冬。对链霉素、氯霉素敏感,对庆大霉素、多黏菌素B有耐药性。

2. 致病性与免疫性

(1)致病物质

1)鞭毛和菌毛:霍乱弧菌的鞭毛运动活泼,有助于细菌穿过肠黏膜表面黏液层;有毒株还能产生的黏液素酶,有液化黏液的作用;细菌依靠普通菌毛黏附于小肠黏膜上皮细胞刷状缘的微绒毛上,迅速生长繁殖。

2)霍乱肠毒素:是一种不耐热的聚合蛋白,由一个A亚单位和5个相同的B亚单位组成。A亚单位是霍乱肠毒素毒性物质,B亚单位是结合单位,后者可与小肠黏膜上皮细胞上神经节苷脂结合,结合后的毒素分子变构,使A亚单位脱离B亚单位进入细胞膜,经蛋白酶作用A亚单位裂解为A1、A2两条多肽,A1为毒性部分,作为腺苷二磷酸核糖基转移酶可使NAD上的腺苷二磷酸核糖转移到G蛋白上,称Gs,为腺苷环化酶的一部分。Gs的活化可使细胞内ATP转变为cAMP,使cAMP浓度升高,肠黏膜上皮细胞分泌功能亢进,致使肠液大量分泌,导致严重的呕吐与腹泻,使大量水和电解质丢失,严重者可因肾衰竭、休克而死亡。

(2)所致疾病:引起烈性肠道传染病霍乱,为我国的甲类法定传染病。

在自然情况下,人是霍乱弧菌的唯一易感者。霍乱的传染源是病人或带菌者,传播途径主要是通过污染的水源或未煮熟的食物如海产品、蔬菜经口摄入进入消化道发生感染。正常胃酸条件下需大量细菌进入方可感染,当胃酸低时,少量细菌即可感染。病菌通过胃酸屏障后进入小肠,黏附在小肠表面迅速生长繁殖,霍乱弧菌不入侵细胞内,霍乱肠毒素是主要致病因素。一般在吞食细菌后2~3天发病,表现为剧烈的腹泻和呕吐,排出如米泔水样的腹泻物,由于大量丧失水分和电解质而导致脱水、代谢性酸中毒、低碱血症、低血容量性休克及肾功能衰竭。如未及时治疗,死亡率可达25%~60%,但若及时给病人补充液体及电解质,死亡率小于1%。

病愈后,一些病人可短期带菌,一般不超过3~4周,真正的慢性带菌者罕见。少数带Eltor弧菌者带菌时间长达数月或数年,病原菌主要存在于胆囊中,成为传染源。

(3)免疫性:病后可获得牢固免疫力,再感染者少见。主要是体液免疫,包括肠毒素抗体(IgG)、抗菌抗体(IgM)和肠道黏膜表面的sIgA的中和作用。

3. 微生物学检查方法

(1)标本:取病人米泔水粪便或呕吐物、污染的水样,病人肛拭子;注意粪尿不能混合。标本应尽早送检,若不能及时送检,应将标本置于保存液中,严密包装,专人送检。

(2)直接镜检:悬滴法观察细菌呈穿梭样运动;涂片革兰氏染色镜检,发现革兰氏染色阴性鱼群状排列弧菌,可初步报告检出霍乱弧菌。

(3)分离培养和鉴定:将标本首先接种碱性蛋白胨水增菌,37℃孵育6~8小时后直接镜检并分离培养。目前常用的选择培养基为TCBS,该培养基含有硫代硫酸盐、枸橼酸盐、胆盐及蔗糖,因霍乱弧菌分解乳糖菌落呈黄色。其他分离培养基还有碱性平板、血平板。

4. 防治原则 及时发现、隔离、治疗病人,严格处理病人吐泻物;加强过境检疫,做好疫情报告;加强饮水、食品、粪便的卫生管理。养成良好的饮食卫生习惯,不生食贝壳类海产品等。接种霍乱疫苗,提高人群免疫力。治疗以补液和纠正水、电解质紊乱为主,预防大量失水导致的低血容量性休克和酸中毒,同时用抗生素治疗。

五、副溶血性弧菌

副溶血性弧菌是一种嗜盐性弧菌。存在于近海海水、海底沉积物及鱼、贝等海产品中。食入其污染的食物，常引起食物中毒，是夏秋季节沿海地区常见的一种病原菌。

本菌呈弧形、杆状、丝状等多形态，革兰氏染色阴性。有单端鞭毛，运动活泼，无芽胞和荚膜。营养要求不高，但嗜盐，在含有 35g/L NaCl、pH 7.5~8.5 的培养基中生长良好；无盐则不能生长，但当 NaCl 浓度高于 80g/L 时不能生长。能发酵葡萄糖、甘露醇，产酸不产气；不发酵蔗糖、乳糖，产生吲哚。某些菌株在含高盐(7%)的人 O 型血或兔血及 D- 甘露醇作为碳源的我妻琼脂平板上产生 β 溶血，称为神奈川现象，是鉴定致病菌与非致病菌的一项重要指标。本菌抵抗力弱，56℃ 5 分钟可被灭活，1% 乙酸 5 分钟、淡水中 2 天内死亡，海水中可存活 47 天或更长。

人因食入未煮熟的海产品(如海蜇、海鱼、海虾及各种贝类等)或污染本菌的盐腌制品而感染。潜伏期 5~72 小时，平均 24 小时。主要症状是腹痛、腹泻、呕吐、脱水和低热。粪便多为水样或糊状，少数为黏液血便，应注意与菌痢的区别。病程 1~7 天，一般恢复较快，病后免疫力不强，可重复感染。该病常年均可发生，多发生在夏秋季。

其确切的致病机制尚待阐明。

微生物学检查是取病人粪便、肛拭或剩余食物直接分离培养于 SS 琼脂平板或嗜盐选择平板，如出现可疑菌落作生化反应和耐盐试验，最后用神奈川试验和诊断血清进行鉴定。

预防措施：动物性食物要煮熟；生熟食物操作要分开；海蜇等海产品食用前必须用冷开水反复冲洗，并用食醋调味杀菌。

治疗可用庆大霉素、复方新诺明、诺氟沙星等，严重病例需输液和补充电解质。

六、肉毒梭菌

肉毒梭菌主要存在于土壤及海洋沉淀物中，偶尔也可存在于动物粪便中。在厌氧条件下，该菌可分泌毒性极强的肉毒毒素，引起人和动物肉毒病。死亡率极高。

(一)生物学特性

该菌为革兰氏阳性粗大杆菌，芽胞呈椭圆形，粗于菌体，位于次极端。使细胞呈汤匙状或网球拍状。有鞭毛，无荚膜。严格厌氧，可在普通琼脂平板上生长，能产生脂酶，在卵黄培养基上，菌落周围出现混浊圈。

肉毒梭菌芽胞抵抗力很强，可耐热 100℃ 1 小时以上，干热 180℃ 2 小时、湿热 121℃ 30 分钟才能将其芽胞杀死。肉毒毒素不耐热，煮沸 1 分钟即可被破坏，但对酸的抵抗力较强。

(二)致病性

1. 致病物质 在目前已知毒素中，肉毒毒素是毒性最强的一种外毒素，其毒性比氰化钾强 1 万倍。纯结晶的肉毒毒素 1mg 能杀死 2 亿只小鼠，对人的致死量约为 0.1μg。肉毒毒素为嗜神经毒素，不易被消化液破坏。毒素经胃肠道吸收入血后，作用于脑神经核、外周神经肌肉接头处以及自主神经末梢，抑制乙酰胆碱的释放，进而影响神经冲动的传导，引起肌肉出现弛缓性麻痹。

2. 所致疾病

(1)食物中毒：肉毒毒素引起的食物中毒在我国十几个省、自治区均有发现，新疆较多。

引起食物中毒的食物国外以罐头、香肠、腊肠等制品为主；据统计国内新疆由发酵豆制品（臭豆腐、豆瓣酱等）引起的食物中毒占80%以上，发酵面制品（甜面酱等）占10%左右。在当前食品种类发生变化的情况下，也应对肉类食品的肉毒中毒保持警惕。其症状主要表现为神经末梢麻痹。胃肠道症状很少见，有别于其他食物中毒。潜伏期可短至数小时，先有乏力、头痛继之出现复视、斜视、眼睑下垂等眼肌麻痹症，再是吞咽、咀嚼困难、口齿不清等咽部肌肉麻痹症状，进而膈肌麻痹、呼吸困难、直至呼吸停止导致死亡。

(2)婴儿肉毒病：1976年美国首先报告。1岁以下，特别是6个月以内的婴儿，因其肠道的特殊环境及缺乏能拮抗肉毒梭菌的正常菌群，食入被肉毒梭菌芽胞污染的食品（如蜂蜜）后，芽胞发芽、繁殖，产生的毒素被吸收而致病。症状与肉毒毒素食物中毒类似，最先引人注意的症状是便秘、吸乳、啼哭无力。婴儿肉毒病死亡率不高（1%~2%）。

此外，亦有因肉毒梭菌感染伤口或手术改变了胃肠道环境的成人因肉毒梭菌定植而产生肉毒病的病例。

（三）防治原则

加强食品卫生管理和监督；个人防护包括低温保存食品，防止芽胞发芽；80℃加热食品20分钟破坏毒素，对病人应尽早根据症状作出诊断。迅速注射A、B、E三型多价抗毒素，同时加强护理和对症治疗，特别是维持呼吸功能，以降低死亡率。

七、幽门螺杆菌

1982年澳大利亚学者Marshall和Warren首次从人胃黏膜组织中分离出幽门螺杆菌。1989年Goddwin根据其超微结构、形态特征、菌体脂肪酸组成、生长特点和酶活力将其从弯曲菌属中划分出来，称为幽门螺杆菌。

（一）生物学性状

革兰氏染色阴性，菌体弯曲，呈螺旋状、U形、S形或海鸥状。菌体大小为0.5~1.0μm。镜下常呈鱼群样排列或聚集成团状。新鲜培养物中菌体长，弯曲度小，呈多形态。传代培养后，菌体可变为球形、着色不均匀。菌体一端或两端可有多根鞭毛，运动活泼微需氧，生长时需二氧化碳。营养要求高，培养时需血液或血清。最适温度37℃，最适pH为6.0~8.0。生长缓慢，培养3~6天后可见针尖状无色透明菌落。在血琼脂平板上轻度溶血，因本菌对多种抗生素不敏感，为抑制其他细菌生长，有必要在培养基中加入万古霉素、多黏菌素B等。生化反应不活泼，不分解糖类。氧化酶和过氧化氢酶阳性。尿素酶试验呈强阳性，是鉴定该菌的主要依据之一，可作为本菌的快速诊断方法。

（二）致病性与免疫性

幽门螺杆菌与慢性胃炎、胃和十二指肠溃疡的关系密切。在胃炎和胃溃疡病人的胃黏膜活检标本中，检出率高达80%~100%，据今研究，该菌与胃黏膜相关淋巴样组织（MALT）淋巴瘤及胃腺癌有相关性，成人感染率达50%以上。其致病机制尚不清楚。目前认为本菌的鞭毛、黏附物质、尿素酶、蛋白酶、空泡毒素和细胞毒素相关蛋白等作用可能与致病有关。如尿素酶可迅速分解食物中尿素产氨，氨可中和胃酸使局部pH增高，使细菌不被胃酸杀灭。病人常出现上皮细胞增生，胃内亚硝胺、亚硝基化合物增多，一氧化氮的合成可致DNA亚硝化脱氨作用，有可能使细胞发生病变。有人认为本菌感染后可能通过Ⅳ型或Ⅱ型变态反应造成组织损伤。人体感染后产生特异性抗体，并能维持数年之久，可产生多种细胞因子，但作用各不相同。

（三）微生物学检查

标本最好采取胃黏膜活体组织。

1. 直接镜检 活检标本的组织检查。采用 Warthin-Starry 银染法观察细菌，其特异性和敏感性可达 100%。

2. 检测尿素酶活性 可直接用临床活检标本或分离培养物。一般 2 小时内可检测到尿素酶的碱性副产物。临床活检标本的敏感性可达 75%~95%；特异性为 100%。

3. 分离培养 可将活体组织磨碎后接种于鉴别培养基，经 2~7 天培养后再进行鉴定。分离培养的敏感性决定于多种因素，如活检标本的数目等。

（四）防治原则

目前尚无有效的预防措施，因尿素酶和热休克蛋白是唯一表达在细菌表面的蛋白，以其作为抗原开发幽门螺杆菌的疫苗正在研究中。治疗可用抗菌法。多采用以枸橼酸铋钾或抑酸剂为基础，再加两种抗生素的三联疗法。

八、空肠弯曲菌

（一）生物学性状

空肠弯曲菌形态细长，呈逗点状、S 状、螺旋形或海鸥展翅状。一端或两端有鞭毛，呈直线或螺旋形运动。无芽胞，无荚膜，革兰氏染色阴性。在新鲜营养物中本菌单个存在、呈弯曲形、排列成带状，在陈旧培养基中，易变成球形。

本菌必须在微氧的条件下（5%O_2、10%CO_2 和 85%N_2）42℃培养才能生长良好，此温度可抑制其他细菌生长。营养要求高，在血琼脂平板上培养 48 小时，出现两类菌落：一类为圆形、凸起、不溶血、发亮、边缘整齐的单个小菌落；另一类为溶血、灰色、湿润、有光泽、边缘不规则、有扩散倾向的菌落。生化反应不活泼，不发酵糖类，氧化酶阳性，马尿酸盐分解试验阳性。抗原构造分为菌体 O 抗原，鞭毛 H 抗原。根据 O 抗原不同将空肠弯曲菌分为 42 个血清型，抵抗力弱，易被阳光直射、干燥、一般消毒剂所杀灭。56℃ 5 分钟即被杀死。

（二）致病性与免疫性

空肠弯曲菌是禽类肠道正常寄生菌，人通过接触禽和病人粪便，或通过食物污染和水源传播。空肠弯曲菌能产生霍乱样肠毒素。主要引起婴儿急性肠炎。可暴发流行或集体食物中毒。由于空肠弯曲菌对胃酸敏感，至少食入 10^4 个细菌才有可能致病，该菌在小肠内繁殖，侵入小肠上皮细胞引起炎症。本菌可通过肠黏膜进入血液引起败血症或其他器官感染。临床表现为痉挛性腹痛、腹泻。血便或果酱样便，量多。伴有头痛、全身不适、发热。本病有自限性，病程 1 周左右。

机体感染空肠弯曲菌后体内可产生特异性抗体，能通过调理作用和活化补体等作用增强吞噬功能。

九、变形杆菌

变形杆菌属是一群运动活泼、产生 H_2S、苯丙氨酸和尿酶阳性的革兰氏阴性杆菌，广泛存在于泥土、水、垃圾和人及动物肠道中。变形杆菌属包括普通变形杆菌、奇异变形杆菌、产黏变形杆菌和潘变形杆菌4种。大小(0.4~0.6)μm×(1~3)μm,革兰氏染色阴性,有明显多形性,可呈球状或丝状。有鞭毛和菌毛,无芽胞和荚膜。在普通琼脂平板上呈扩散生长,形成以接种部位为中心,厚薄相间的、同心圆形的波纹状菌苔,称为迁徙生长现象。在肠道选择培养基形成圆形、半透明无色菌落。产生H_2S的菌种在SS培养基上菌落中心呈黑色,与沙门菌十分相似,能迅速分解尿素是本菌属的一个重要特征。

本属菌为条件致病菌,奇异变形杆菌和普通变形杆菌是仅次于大肠杆菌引起泌尿系统感染的主要病原菌。还可引起创伤感染、慢性中耳炎、肺炎、腹膜炎和败血症,有的菌株可引起食物中毒、婴幼儿腹泻。另外,肾结石和膀胱结石的形成可能与变形杆菌感染有关。

项目能力检测

A1型选择题

1. 可产生菌血症的细菌是(　　)
   A. 志贺菌　B. 肉毒梭菌　C. 破伤风梭菌
   D. 伤寒沙门菌　E. 大肠埃希菌
2. 与海产品密切相关的食物中毒病原菌是(　　)
   A. 葡萄球菌　B. 副溶血性弧菌　C. 沙门菌
   D. 肉毒梭菌　E. 大肠埃希菌
3. 典型霍乱病人,发病后最先出现的常见症状是(　　)
   A. 畏寒、发热　B. 声音嘶哑　C. 剧烈腹泻、继之呕吐
   D. 腹部绞痛　E. 肌肉痉挛
4. 引起婴儿和旅游者腹泻的大肠埃希菌是(　　)
   A. 肠产毒型大肠埃希菌　B. 肠致病型大肠埃希菌
   C. 肠侵袭型大肠埃希菌　D. 肠出血型大肠埃希菌
   E. 肠集聚型大肠埃希菌
5. 感染后粪便呈泔水样的细菌是(　　)
   A. 副溶血性弧菌　B. 志贺菌　C. 大肠埃希菌
   D. 霍乱弧菌　E. 大肠埃希菌
6. 下列肠道杆菌中有胞内寄生特点的是(　　)
   A. 大肠埃希菌　B. 痢疾志贺菌　C. 伤寒沙门菌
   D. 变形杆菌　E. 肺炎克雷伯菌
7. 感染后病人的免疫以细胞免疫为主的致病菌是(　　)
   A. 大肠埃希菌　B. 痢疾志贺菌　C. 伤寒沙门菌
   D. 变形杆菌　E. 霍乱弧菌
8. 耐碱的细菌是(　　)
   A. 霍乱弧菌　B. 志贺菌　C. 结核分枝杆菌
   D. 副溶血性弧菌　E. 大肠埃希菌

9. 与胃溃疡有关的细菌是(　　)

A. 空肠弯曲菌　　B. 志贺菌　　C. 结核分枝杆菌

D. 幽门螺杆菌　　E. 大肠埃希菌

参考答案

1. D　2. B　3. C　4. A　5. D　6. C　7. C　8. A　9. D

(李　冰)

任务四　其他病原菌的致病特点分析

【学习目标】

能力目标:能对病人进行健康宣教。

知识目标:掌握常见性传播疾病细菌的生物学性状、所致疾病及防治原则。常见动物源性疾病的细菌的生物学性状、所致疾病及防治原则。

素质目标:严谨的工作态度,保护病人隐私。

案例引导

案例十八:病人男,46岁,躯干、手足红斑半个月。半月前无明显诱因躯干、手足出现红斑,无痛痒。曾按湿疹脱敏治疗未见好转。既往无药物过敏史,1个多月前生殖器出现溃疡,不治自愈。1年前患淋病已治愈。体格检查:躯干、手足散在的豆粒大红斑,手足铜红色斑片,伴领围状脱屑。

问题:①根据教学网络平台提供视频分析该病人患的是什么病?②根据教学网络平台提供微课分析如何预防该病感染他人?

性传播疾病指性传播细菌主要通过性行为传播,引起生殖泌尿道,甚至整个系统感染的疾病称为性传播疾病,国内俗称性病。性传播疾病目前已成为世界性的严重社会问题和公共卫生问题,被认为是当今危害人群健康的主要疾病之一。近年来,性传播疾病在我国死灰复燃,传播出现迅猛势头,侵扰着人们的正常生活及家庭和睦,为揭开性传播疾病"神秘"的面纱,首先需要认识引起性传播疾病的病原体。那么引起性传播疾病的病原体有哪些呢?

一、淋病奈瑟菌

淋病奈瑟菌俗称淋球菌,是人类淋病的病原菌。在我国,淋病是发病率最高的性传播疾病。

(一)生物学性状

1. 形态与染色　革兰氏染色阴性,菌体呈肾形或豆形,在脓汁中常位于中性粒细胞内。常成双排列,直径0.6~0.8μm。无鞭毛及芽胞,有菌毛,部分菌株有荚膜。

2. 培养特征　专性需氧菌,营养要求高,在巧克力色平板上可形成灰白色光滑型菌落。最适生长温度35~37℃,pH 7.5,在5%~10%CO_2及湿润环境中生长良好。

3. 抵抗力　淋球菌抵抗力弱,对热、冷、干燥及消毒剂非常敏感,湿热42℃ 20分钟、

55℃ 5 分钟死亡。干燥环境中可活 1~2 小时。对磺胺及抗生素敏感，但易产生耐药性，已有抗青霉素菌株和抗四环素菌株出现。

（二）致病性

1. 致病物质 淋球菌的致病物质主要有菌毛、荚膜、外膜蛋白、IgA1 蛋白酶、脂多糖等。菌毛使菌体黏附到泌尿生殖道上皮细胞上繁殖，再侵入细胞内；荚膜有抗吞噬的作用。外膜蛋白 I 可直接插入中性粒细胞膜中，使细胞膜损伤；IgA1 蛋白酶可破坏特异性抗体 IgA1，增强细菌的侵入力；脂多糖可使上皮细胞坏死脱落、中性粒细胞凝集。

2. 所致疾病 人是淋球菌的唯一自然宿主。淋球菌主要经性接触传染，也可通过间接接触被污染的衣服、毛巾、浴盆等传染。病菌侵入泌尿生殖道，潜伏期 2~5 天，主要引起男女泌尿生殖道化脓性感染。成人感染初期，主要引起男性前尿道炎，女性尿道炎、阴道炎和宫颈炎。病人出现尿频、尿急、尿痛、尿道和宫颈可见脓性分泌物等，如未经治疗可扩散到生殖系统引起慢性感染，如男性前列腺炎、输精管炎、附睾炎等；女性子宫内膜炎、输卵管炎、盆腔炎等，导致不育。孕妇患淋病后，可经羊水致胎儿宫内感染，影响胎儿发育导致流产。新生儿经产道时可被感染，引起新生儿淋菌性眼结膜炎，眼内有大量脓性分泌物，称为脓漏眼。

【课堂互动】网络平台微课述说新生儿硝酸银滴眼适用范围。

人类对淋球菌无天然抵抗力，普遍易感。多数病人可自愈，体内虽出现 IgG、IgM 和 sIgA 抗体，但免疫力不持久，人类再次感染和慢性感染较普遍。

（三）微生物学检查

1. 标本 用无菌棉拭子蘸取泌尿生殖道脓性分泌物或子宫颈口表面分泌物。取脓性分泌物涂片，革兰氏染色镜检，发现中性粒细胞内有革兰氏阴性双球菌，有诊断价值，但要注意与非致病性奈瑟菌相鉴别。此法对急性病人检出率高，而慢性病人检出率低。

2. 分离培养与鉴定 将脓性分泌物及时接种于含多种抗生素（万古霉素、多黏菌素 B 等抑制杂菌生长）的巧克力色血琼脂平板或淋球菌选择性培养基（T-M 培养基），置 5%~10% CO_2 环境中，37℃孵育 24~48 小时后，取可疑菌落涂片染色镜检，并作生化反应鉴定。慢性淋病的检查多用此法。子宫颈内拭子培养诊断女性淋病，一次阳性检出率高达 80%~90%。由于本菌抵抗力弱，采集标本后应注意保暖保温，并立即送检接种。

（四）防治原则

淋病是一种性传播疾病，目前尚无有效的疫苗进行特异性预防。预防淋病重要措施是开展卫生宣传教育，杜绝不正当的两性关系，取缔娼妓。对病人要及时正确诊断，彻底治疗，治疗首选青霉素，因近年耐药菌株增加，必要时应作药敏试验，合理选择用药。新生儿出生后，不论产妇有无淋病，均应对新生儿以 1% 硝酸银滴眼，以预防新生儿淋菌性眼结膜炎的发生。

二、梅毒螺旋体

梅毒螺旋体又称苍白密螺旋体，是人类梅毒的病原体。梅毒是性传播疾病中危害较严重的一种病，在许多国家均有流行。新中国成立前，我国梅毒的发病率很高。中华人民共和国成立后，积极防治梅毒，取得了显著成效。但近年来，由于多种因素的影响，使梅毒在社会上仍有一定程度的流行。

(一)生物学性状

1. 形态与染色 菌体细长,长 6~20μm,宽 0.1~0.2μm,有 8~14 个规则致密的小螺旋,两端尖直,运动活泼。运动方法多样,有移行、屈伸、滚动等。革兰氏染色阴性,但不易着色。Fontana 镀银染色法可将螺旋体染成棕色。新鲜标本不用染色,在暗视野显微镜下,即可观察其形态和运动方式。

2. 培养特性 人工培养至今尚未取得成功。近年研究证明,有些梅毒螺旋体能在家兔睾丸或眼前房内缓慢生长。

3. 抵抗力 梅毒螺旋体的抵抗力极弱。对温度和干燥特别敏感。离体干燥 1~2 小时或加热 50℃ 5 分钟即死亡。在血液中 4℃放置 3 天可死亡,故血库冷藏 3 天以上的血液就无传染梅毒的危险。用肥皂水处理或加热 100℃立刻死亡。对化学消毒剂敏感,1%~20% 苯酚处理数分钟内即死亡。对青霉素、四环素、红霉素或砷剂敏感。

(二)致病性

1. 致病物质 目前尚未证明梅毒螺旋体有外毒素和内毒素,其致病机制也未明了。可能与梅毒螺旋体表面的类似荚膜的黏多糖和黏多糖酶有关,前者对螺旋体有保护作用,后者可能有助于螺旋体黏附于泌尿生殖道黏膜上皮细胞上,并可阻止补体激活,干扰补体的杀菌作用。此外螺旋体产生的前列腺素 E_2、透明质酸酶等也有一定致病作用。

2. 所致疾病 即梅毒。因其传播方式和受染机体反应性的不同,可分为先天性梅毒和获得性梅毒 2 种。

(1)先天性梅毒:又称胎传梅毒。梅毒螺旋体从受染母体经胎盘进入胎儿体内,并扩散至肝、脾、肾上腺等器官大量生长繁殖,引起胎儿全身性感染,可导致流产、早产、死胎;或生出梅毒儿,表现为马鞍鼻、锯齿形牙、间质性角膜炎、先天性耳聋等特殊体征。

(2)后天性梅毒:又称获得性梅毒。主要通过性接触传染。后天梅毒有反复发作、潜伏、再发等特点。其分为 3 期。

1)一期梅毒:主要表现为外生殖器硬下疳,大约在感染后 3 周出现。起初为一小红斑或丘疹,后为硬结,并很快糜烂或溃疡。典型硬下疳为圆形,直径 1~2cm,边界清楚,周围呈堤状隆起,基底呈肉红色并含少量渗出物,渗出物中有大量梅毒螺旋体,此期传染性最强。硬下疳可不治而愈。但入血的梅毒螺旋体则潜伏于体内,经 2~3 个月的无症状期进入第二期。

2)二期梅毒:主要表现为躯干、四肢近端皮肤出现梅毒疹及口腔或生殖道黏膜白斑,全身淋巴结肿大,并可累及骨、关节、眼及中枢神经系统。在皮疹、黏膜斑及淋巴结中均含有梅毒螺旋体。上述病情可在 3 周至 3 个月自行消退,但梅毒螺旋体仍潜伏在体内,常发生复发性二期梅毒,又出现新的皮疹。大多在经过 2 年的隐伏,部分病人又可被激活而进入第三期。一、二期梅毒传染性强,但破坏性小。

3)三期梅毒:又叫晚期梅毒。此期的病损可累及机体的任何器官和组织。主要是形成结节性梅毒疹、树胶肿、愈后形成瘢痕。严重者在经过 10~15 年以后,引起心血管系统和中枢神经系统病变,如动脉瘤、脊髓痨、麻痹性痴呆、脑膜炎等。此期梅毒的病灶中不易找到螺旋体,传染性小,破坏性大,病程长。可危及生命。

梅毒的免疫属传染性免疫。有梅毒螺旋体感染时才有免疫力,包括细胞免疫和体液免疫,以前者为主。病人体内有两类抗体:抗梅毒螺旋体抗体和反应素抗体,前者对机体具有保护作用;后者对机体无保护作用,仅用于梅毒的血清学诊断。

（三）微生物学检查

1. 直接镜检　对一、二期梅毒，可取硬下疳渗出液、梅毒疹渗出液或淋巴结抽出液，直接在暗视野显微镜下观察，如见有运动活泼的梅毒螺旋体有助于诊断。或作涂片染色后镜检。也可用直接免疫荧光技术或ELISA法检查。

2. 血清学试验　有非梅毒螺旋体抗原试验和梅毒螺旋体抗原试验两类。

（1）非梅毒螺旋体抗原试验：此类试验是用正常牛心肌的心类脂作为抗原，检测病人血清中的反应素。目前常用的方法有：性病研究实验室试验、血清不加热反应素玻片试验、快速血浆反应素试验。这些方法均用于初步筛选，一期梅毒阳性率为70%，二期梅毒阳性率可达100%，三期梅毒阳性率较低。上述试验其抗原为非特异性抗原，非梅毒病人如类风湿关节炎、红斑狼疮、结核、麻风等病人均可出现阳性反应。

（2）梅毒螺旋体抗原试验：本法是用梅毒螺旋体作为抗原，测定病人血清中抗梅毒螺旋体抗体。敏感性和特异性均高，常用于确证实验。目前采用的方法有：荧光梅毒螺旋体抗体吸收试验、梅毒螺旋体血凝试验等方法。

（3）梅毒螺旋体制动试验：用感染兔睾丸的活梅毒螺旋体与病人血清及补体混合，35℃孵育16小时，在暗视野显微镜下观察失去活力的螺旋体百分数。该试验用以检测血清中有无存在抑制梅毒螺旋体活动的特异性抗体。

（4）分子生物学方法：用免疫印迹法检测血清中特异性梅毒螺旋体抗体IgM，用以诊断梅毒已获得成功。PCR技术也可以用于梅毒的诊断，但影响因素较多，目前尚难常规应用。

（四）防治原则

梅毒是一种性传播疾病。因此，除应该加强性卫生宣传教育，严格社会管理外，对病人还应尽早确诊，彻底治疗以控制传染源。药物治疗主要用青霉素，疗效短，效果好。但必须早期、足量、完成正规疗程，并定期检测病人的血清抗体。如治疗3个月至1年血清抗体转阴即表示治愈，否则仍需要继续接受治疗。

三、沙眼衣原体

（一）生物学性状

1. 发育周期　沙眼衣原体有独特的发育周期，在宿主细胞内可见到两种颗粒。①原体：球形，有致密的结构，是宿主细胞外的静止状态，具有高度传染性的衣原体。②始体：球形，也称网状体，是原体进入宿主细胞后发育增大而成，疏松呈网状，代谢活跃，以二分裂方式繁殖，发育出许多子代原体，最后破坏细胞，子代原体释出。始体是衣原体在宿主细胞内的繁殖状态。

2. 培养特性　我国第一代医学病毒学家汤飞凡（1897—1958）在1955年采用鸡胚卵黄囊接种法在世界上首次分离培养出沙眼衣原体。现已可采用多种细胞对其进行分离培养。

3. 分类　沙眼衣原体分为三个亚种：沙眼生物亚种、性病淋巴肉芽肿亚种和鼠亚种。

4. 抵抗力　沙眼衣原体抵抗力弱，60℃ 5~10分钟即被灭活，0.1%甲醛、75%乙醇短时间内也能杀灭衣原体，对利福平、红霉素、四环素及磺胺药均敏感。

（二）致病性

沙眼衣原体感染易感细胞后可在其吞噬体中增殖并进一步形成包涵体，通过产生类似革兰氏阴性菌内毒素样的物质损伤易感宿主细胞。它引起的疾病主要有：

1. 沙眼 主要通过眼－手－眼或眼－眼的途径进行传播。沙眼衣原体感染眼结膜上皮细胞后，在其中增殖并在细胞质形成散在型、帽型、桑葚型或填塞型包涵体，引起局部炎症。沙眼的早期症状是流泪，有黏液脓性分泌物，结膜充血及滤泡增生。后期出现结膜瘢痕、眼睑内翻、倒睫以及角膜血管翳引起的角膜损害，影响视力或致盲，是目前世界上致盲的第一位病因。

2. 包涵体结膜炎 成人可经性接触、手－眼或间接接触感染；新生儿系经产道感染。引起化脓性结膜炎（也称包涵体性脓漏眼），其分泌物中含大量衣原体。病变类似沙眼，但不出现角膜血管翳，不形成瘢痕，一般经数周或数月痊愈。

3. 泌尿生殖道感染 经性接触传播引起的非淋菌性泌尿生殖道感染，其中有50%~60%系沙眼衣原体所致。通常引起男性尿道炎、前列腺炎；女性尿道炎、宫颈炎、输卵管炎、盆腔炎等。

动物源性细菌是人畜共患病的病原菌，即一种病原菌同时可引起动物和人类的某些传染病，称为人畜共患病，其中绝大多数是以动物作为传染源的称其为动物源性疾病。

四、钩端螺旋体

钩端螺旋体（简称钩体）种类很多，分致病性与非致病性两大类。致病性钩端螺旋体能引起人和动物的钩体病，该病呈世界性分布，在我国绝大多数地区有不同程度的流行，尤以南方各省最为严重。

（一）生物学性状

1. 形态与染色 在电镜下观察呈圆柱形，菌体纤细，长短不一，一般长6~20 μm，宽0.1~0.2 μm，具有细密而规则的螺旋，菌体一端或两端弯曲呈钩状，常为c、s或问号状。在暗视野显微镜下观察，形似细小珍珠排列成的细链，菌体一端或两端弯曲成钩状。在外膜和肽聚糖层之间有两根周生鞭毛，运动活泼。革兰氏染色阴性，但不易着色（文末彩图3-20）。常用Fontana镀银染色法，钩体被染成棕褐色，但其螺旋不能显示出来。

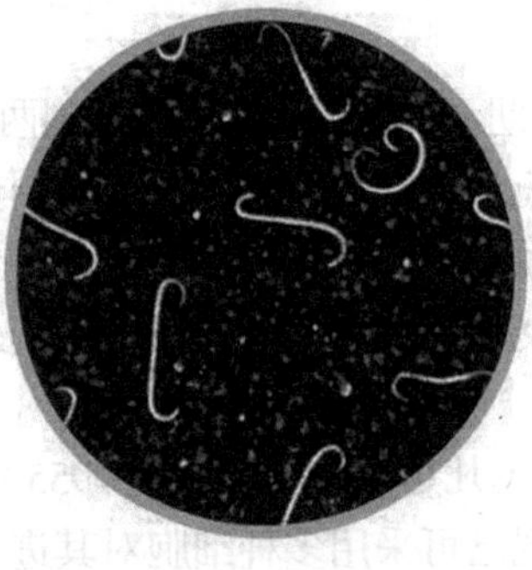

钩端螺旋体暗视野显微镜下观察

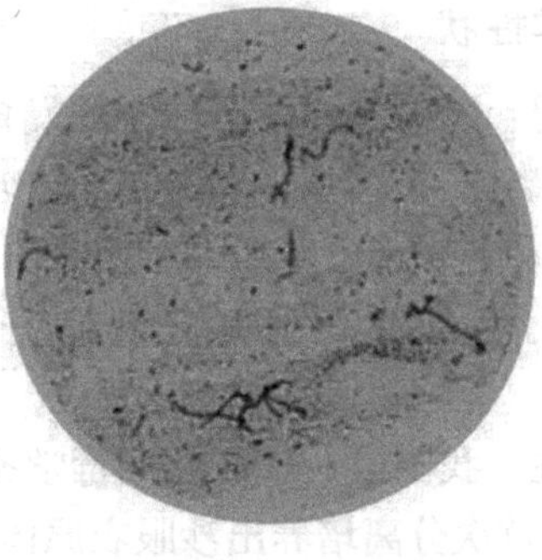

钩端螺旋体镀银染色

彩图3-20 钩端螺旋体

2. 培养特性 钩体是唯一可用人工培养基培养的螺旋体，但营养要求高，常用柯氏培养基进行培养。最适温度28~30℃，pH 7.2~7.5，生长缓慢，在固体培养基上，一般需经1~3周才可形成透明、不规则的细小菌落。1~2周后，在液体培养基靠近表面部位，可见呈半透明云雾状混浊生长。钩体生化反应不活泼，不分解糖类和蛋白。有些菌株有溶血现象。

3. 抵抗力　钩体对理化因素的抵抗力较其他致病性螺旋体强，在水和湿土中可存活数周至数月。但对干燥、热、日光直射的抵抗力弱。56℃ 10 分钟即被杀死。对青霉素、庆大霉素等敏感。

（二）致病性

1. 致病物质

(1) 溶血毒素：不耐热，对氧稳定，能破坏红细胞膜而溶血，注入小羊体内可出现贫血、出血坏死、肝大、黄疸和血尿等。

(2) 细胞毒因子：在试管内对哺乳动物细胞有致细胞病变作用，小鼠脑内接种 1~2 小时后出现肌肉痉挛，呼吸困难，最后死亡。

(3) 内毒素样物质：其性质不同于一般细菌的内毒素，毒性较低，但也能使动物发热，引起炎症和坏死。

此外，钩体在宿主体内的代谢产物如有毒脂类以及某些酶类：如脂酶、脱氢酶、萘酰氨酶、三油酸酯酶、脲酶等，可损害毛细血管壁，使其通透性升高，引起广泛出血，对肾也有损害，可致血尿、蛋白尿等。

2. 所致疾病　钩体病为自然疫源性疾病，在野生动物和家畜中广泛流行。钩体在肾小管中生长繁殖，从尿中排出。肾长期带菌的鼠和猪是钩体的重要储存宿主和传染源。猪、鼠的尿污染的水源、稻田、小溪、塘水等称为疫水，人在参加田间运动、防洪、捕鱼等接触疫水时，由于钩体有较强的侵袭力，能穿过正常或破损的皮肤和黏膜，侵入人体。进食被病鼠排泄物污染的食物或饮水时，钩体可经消化道黏膜进入人体，也可经胎盘感染胎儿引起流产；此外，钩体还可经吸血昆虫传播。

钩体通过皮肤黏膜侵入机体，在局部经 7~10 天潜伏期，然后进入血液大量繁殖，引起早期钩体败血症。在此期间，由于钩体及其释放的毒性产物的作用，出现发热、恶寒、全身酸痛、头痛、结膜充血、腓肠肌痛。钩体在血中约存在 1 个月，随后钩体侵入肝、脾、肾、肺、心、淋巴结和中枢神经系统等组织器官，引起相关脏器和组织的损害和体征。由于钩体的菌型、毒力、数量不同以及机体免疫力强弱不同，病程发展和症状轻重差异很大，临床上常见有下列几种类型：流感伤寒型、黄疸出血型和肺出血型，此外，还有脑膜脑炎型、肾衰竭型、胃肠炎型等。

人群普遍对钩体易感，发病率高低与接触疫水的机会和机体免疫力有关。农民、支农外来人员、饲养员及农村青少年发病率较高。钩体病主要有在多雨、鼠类等动物活动频繁的夏、秋季节流行，这时节的环境被钩体污染严重，加上农忙，人们与疫水接触机会多。

钩体隐性感染或病后可获得对同型钩体的持久免疫力，以体液免疫为主，细胞免疫作用不大。

（三）微生物学检查

1. 直接镜检　钩体病在发病 7~10 天取病人血液，2 周后取尿液或脑脊液直接镜检或分离培养后检查。

2. 血清学检查　一般在病初及发病 2~3 周各采血一次进行下列试验。

(1) 直接凝集试验：是目前常用的方法，用标准株或当地常见菌株作抗原，分别与病人不同稀释倍数的血清混合，在 37℃作用 2 小时，然后滴片做暗视野显微镜检查。若待检血清中有某型抗体存在，则在同型抗原孔中可见钩体凝集成团，形如小蜘蛛，一般病人凝集效价在1∶400以上或晚期血清比早期血清效价高4倍以上有诊断意义。

(2)间接凝集试验：将钩体属特异性抗原吸附于载体上成为具有钩体属特异性的颗粒抗原，常用的载体有绵羊红细胞、活性炭、乳胶颗粒等，这些抗原致敏的颗粒在玻片上与病人血清中相应的抗体作用，可出现肉眼可见的凝集。此法敏感性差，但快速简便，尤其是炭凝集及乳胶凝集试验，适于基层医疗单位作钩体病的辅助诊断。

另外，补体结合试验、间接免疫荧光试验、ELISA等血清学方法亦可用于诊断。

(四)防治原则

消灭传染源、切断传播途径、增强机体抗钩体感染的免疫力是预防钩体病的主要措施。做好防鼠灭鼠工作，加强对携带钩体家畜的管理，保护水源，避免或减少与污染的水和土壤接触。对易感人群接种钩体多价死疫苗。治疗钩体病首选青霉素。

五、鼠疫耶尔森菌

鼠疫耶尔森菌俗称鼠疫杆菌，是鼠疫的病原菌。鼠疫是一种人兽共患的自然疫源性烈性传染病，人类鼠疫多为疫鼠的跳蚤叮咬而感染，是我国法定的甲类传染病。历史上帝国主义也曾将该菌作为致死性生物武器。历史上曾发生过三次世界性鼠疫大流行，新中国成立前我国也曾发生过多次流行。至今，鼠疫依然威胁着人类，世界各地尚有散在病例发生。

(一)生物学性状

1. 形态与染色 鼠疫耶尔森菌为革兰氏染色阴性短粗杆菌，菌体两端钝圆且浓染，亦易被苯胺染料着色。大小为(0.5~1.0)μm×(1.0~2.0)μm。一般分散存在，偶尔成双或呈短链排列。无鞭毛，不形成芽胞，有荚膜。在陈旧培养物或在含3%氯化钠的高盐培养基中，菌体呈明显多形性，有球形、杆形、哑铃形等。

2. 培养特性 兼性厌氧。最适生长温度27~30℃，最适pH为6.9~7.2。在普通培养基中能够生长，但生长较缓慢。在含血液或组织液的营养培养基中，经24~48小时形成可见菌落。菌落细小，圆形，无色半透明，中央厚而致密，边缘薄而不规则。有毒菌株形成灰白色，黏液性菌落。在肉汤培养基中沉淀生长和形成菌膜，液体一般不混浊，稍加摇动，菌膜下沉呈钟乳石状，此特征有一定鉴别意义。

3. 抵抗力 鼠疫杆菌对理化因素抵抗力较弱，湿热70~80℃ 10分钟或100℃ 1分钟死亡，5%来苏或苯酚、0.2%的升汞可在20分钟内杀死痰液中的病菌。在自然环境的痰液中能存活36天，在蚤粪、土壤中能存活一年左右。

(二)致病性

1. 致病物质 鼠疫耶尔森菌毒力很强，少数几个细菌即可使人致病。其致病性主要与F1抗原、V/W抗原和鼠毒素等相关。表现为在37℃宿主体内的抵抗吞噬细胞吞噬和细胞杀菌作用，引起细胞变性、坏死等细胞毒性等。

2. 所致疾病 鼠疫是自然疫源性传染病，鼠疫耶尔森菌主要寄生于啮齿类动物，传播媒介以鼠蚤为主。蚤因吸吮了受染动物的血液而变为有传染性。病菌在蚤肠内大量繁殖，直至蚤前胃腔全被菌堵塞，而使食物无法通过，饿蚤极力吸血时，先将前胃内容物从吻注入宿主伤口，然后吸血，由此造成传播。在人类鼠疫流行之前，往往先有鼠类鼠疫流行，当大批病鼠死亡，鼠蚤失去原宿主而转向人类，引起人类鼠疫。人患鼠疫后，可通过人蚤或呼吸道途径在人群间流行。临床上常见的鼠疫类型有腺型、败血症型和肺型三种类型。

(1)腺鼠疫：最常见，多发生于流行初期。病菌通过疫蚤叮咬的伤口进入人体后，被吞噬细胞吞噬，在细胞内繁殖，并沿淋巴管到达局部淋巴结，引起出血坏死性淋巴结炎。多见于腹股沟淋巴结。

(2)败血症型鼠疫：可原发或继发。前者常因机体抵抗力弱，病原菌毒力强，侵入体内菌量多所致；后者多继发于腺型鼠疫，病菌侵入血流所致。此型病情凶险，发病初期体温高达39~40℃，皮肤黏膜出现出血点，若抢救不及时，可在数小时至2~3天发生休克而死亡。

(3)肺鼠疫：由于吸入带菌尘埃飞沫可直接造成肺部感染(原发型)，或由腺鼠疫、败血症型鼠疫继发而致。病人高热，咳嗽，痰中带血及大量病菌，可在2~3天死于休克、心力衰竭等。死者皮肤常呈黑紫色，故有“黑死病”之称。

被鼠疫耶尔森菌感染后，能够获得牢固持久免疫力，再次感染者罕见。持久的免疫主要依靠细胞免疫作用。

(三)微生物学检查

鼠疫耶尔森菌的检查必须严格执行烈性传染病的病原菌管理规定，应由专人在专门实验室内进行。按不同病型采取淋巴结穿刺液、痰、血液等。淋巴结穿刺液、痰直接涂片，干燥后用甲醇固定，革兰氏染色或亚甲蓝染色，镜检观察形态和染色特点。特异而敏感的免疫学诊断方法有间接血凝试验、反向间接血凝试验、ELISA、同相放射免疫分析等。

(四)防治原则

灭鼠灭蚤是切断鼠疫传播环节、消灭鼠疫的根本措施。预防措施包括土埋病死动物，喷杀疫区跳蚤，提醒人们不要进入疫区。确诊病人应立即以“紧急疫情”向卫生防疫机构报告。对于常和此菌接触的工作人员，预防接种是有效的，并且必需。用抗生素治疗必须早期足量。

六、布鲁杆菌

布鲁杆菌是一类革兰氏阴性的短小杆菌。羊、猪等家畜易感染，常引起母畜传染性流产。人类与病畜接触或食用其染菌肉类、乳制品等可感染，称为布鲁菌病。我国流行的主要是羊布鲁菌、牛布鲁菌和猪布鲁菌，尤以羊布鲁菌最常见。

(一)生物学性状

1. 形态与染色特性　革兰氏阴性小球杆菌，两端钝圆，偶见两极浓染，无鞭毛，无芽胞。光滑型有荚膜。

2. 培养特性　专性需氧菌。初次分离培养时需要5%~10%的CO_2，营养要求较高。在血琼脂平板上，表现不溶血37℃培养48小时才出现透明光滑型小菌落。在液体培养基中，呈均匀混浊生长，不形成菌膜，犬种布鲁菌可生成黏液状沉淀。

3. 抵抗力　布鲁杆菌对物理、化学因素抵抗力不强。直射日光数分钟至4小时即可杀死，对湿热抵抗力差，60℃ 30分钟、100℃ 1~2分钟死亡，而干热60℃需80分钟、100℃ 10分钟才可杀死；对低温抵抗力较强，在水、土壤、粪便及皮毛上可存活数月；对常用的广谱抗生素敏感。

(二)致病性

本属细菌不产生外毒素,其内毒素是一种脂多糖,其中羊布鲁杆菌的内毒素毒力最强。猪布鲁杆菌次之,牛布鲁杆菌最弱。本菌主要侵染牛、山羊、猪,母畜因受本菌感染后可引起流产。在病畜的大小便中,乳液和流产物中,可有病菌存在,因此病畜是主要的传染源。人类被传染主要是因饮用有病菌污染的乳液、食用了病畜的肉或被污染的饮水及其他一些被污染的食品而引起的。牧场的工作人员因与病畜接触而被感染,也是常见的。布鲁杆菌侵入机体后,即被吞噬细胞吞噬,因其荚膜能抵抗吞噬细胞的裂解而成为胞内寄生菌,并经淋巴管到达局部淋巴结,生长繁殖形成感染灶。当布鲁杆菌在淋巴结中繁殖到一定数量后,突破淋巴结屏障侵入血流,出现发热等菌血症症状。此后,布鲁杆菌随血流侵入肝、脾、淋巴结及骨髓等处,形成新的感染灶。血液中的布鲁杆菌逐渐消失,体温也逐渐正常。细菌在新感染灶内繁殖到一定数量时,再进入血,又出现菌血症而致体温升高。如此反复使病人呈现不规则的波浪状热型,临床上称为波浪热。因布鲁杆菌为胞内寄生菌,抗菌药物及抗体等均不易进入细胞内,因此,本病较难根治,易转为慢性,反复发作。感染布鲁杆菌后,病人布鲁菌素皮肤试验常呈阳性。因此认为布鲁杆菌的致病与迟发型超敏反应有关。

(三)防治措施

控制和消灭家畜布鲁菌病,切断传播途径和免疫接种是三项主要的预防措施。免疫接种以畜群为主,疫区人群也应接种减毒活疫苗,有效期约一年。急性病人用抗生素治疗,慢性者除继续用抗生素治疗外,应采用综合疗法以增强机体免疫力,也可用特异性疫苗进行脱敏治疗。

七、炭疽芽胞杆菌

炭疽芽胞杆菌是引起动物和人类炭疽的病原菌,主要感染牛、羊等草食动物;革兰氏阳性杆菌,菌体两端平切,排列成长链状;芽胞在有氧条件下形成,椭圆形,位于菌体中央,不大于菌体。芽胞抵抗力强。荚膜与炭疽毒素是主要的致病物质。主要感染草食动物,人则因接触患病动物或其尸体、皮毛而被感染。引起皮肤炭疽、肠炭疽、肺炭疽,病后可获持久性免疫力,主要与体液免疫有关。预防重点为家畜感染的防治及牧场的防护,病畜应严格隔离或处死深埋,死畜严禁剥皮或煮食,流行区易感人群及家畜应进行炭疽减毒活疫苗接种。

八、立克次体

立克次体是一类专性寄生于真核细胞内的原核生物。是介于细菌与病毒之间,而接近于细菌的一类原核生物。是引起斑疹伤寒、恙虫病、Q 热等传染病的病原体。立克次体目前对人类致病的有 5 个属:立克次体属、柯克斯体属、东方体属、埃立克体属和巴通体属。立克次体的共同特点是:①专在细胞内寄生,以二分裂方式繁殖;②有 DNA 和 RNA 两类核酸;③有多种形态,主要为球杆状,革兰氏染色阴性,大小介于细菌和病毒之间;④与节肢动物关系密切,寄生在吸血节肢动物体内,使其成为寄生宿主,或为储存宿主,或同时为传播媒介;⑤大多是人畜共患病的病原体;⑥对多种抗生素敏感。

(一)生物学性状

立克次体呈多形态性,球杆状或杆状,长为 0.8~2μm,宽为 0.25~0.6μm。革兰氏染色阴性,但着色不明显。立克次体在活细胞内生长，以二分裂方式繁殖，繁殖一代需 6~10 小时。

（二）致病性

1. 感染途径 人类感染立克次体主要通过节肢动物如人虱、鼠蚤、蜱或螨的叮咬而传播。

普氏立克次体是流行性斑疹伤寒的病原体。病人是唯一传染源，体虱是主要传播媒介，传播方式为虱－人虱。虱叮咬病人后，立克次体进入虱肠管上皮细胞内繁殖。当受染虱再去叮咬健康人时，立克次体随粪便排泄于皮肤上，进而可从搔抓的皮肤破损处侵入体内。此外，立克次体在干虱粪中能保持感染性达两个月左右，可经呼吸道或眼结膜使人感染。该病的流行多与生活条件的拥挤、不卫生有关，因此多发生于战争、饥荒及自然灾害时期。

斑疹伤寒立克次体是地方性斑疹伤寒的病原体。鼠是主要储存宿主，传播媒介主要是鼠蚤或鼠虱，感染的自然周期是鼠－蚤－鼠。鼠蚤叮吮人血时，可将立克次体传染给人。带有立克次体的干燥蚤粪有可能经口、鼻、眼结膜进入人体而致病。

2. 所致疾病 由立克次体引起的疾病统称为立克次体病。不同的立克次体所引起的疾病各不相同，主要包括流行性或地方性斑疹伤寒、斑点热等。流行性斑疹伤寒是人感染普氏立克次体后，经两周左右的潜伏期骤然发病，主要症状为高热、头痛、皮疹，有的伴有神经系统、心血管系统或其他脏器损害。地方性斑疹伤寒是人感染斑疹伤寒立克次体后所引起，该病的临床症状与流行性斑疹伤寒相似，但发病缓慢、病情较轻，很少累及中枢神经系统、心肌等。

3. 免疫性 立克次体是严格细胞内寄生的病原体，故体内抗感染免疫以细胞免疫为主，体液免疫为辅。病后可获得较强的免疫力。

（三）防治原则

预防立克次体病的重点是控制和消灭其中间宿主及储存宿主，如灭鼠、杀灭媒介节肢动物，加强自身防护，能有效地防止斑疹伤寒、恙虫热、斑点热的流行。特异性预防主要是接种死疫苗或减毒活疫苗。氯霉素、四环素类抗生素（包括多西环素）对各种立克次体均有效。

项目能力检测

A1 型选择题

1. 波浪热是下列哪一种细菌的临床表现（　　）
   A. 结核杆菌　　B. 鼠疫杆菌　　C. 伤寒杆菌
   D. 布鲁杆菌　　E. 炭疽杆菌
2. 感染动物后引起母畜流产的病原是（　　）
   A. 鼠疫杆菌　　B. 炭疽杆菌　　C. 布鲁杆菌
   D. 钩端螺旋体　　E. 伤寒杆菌
3. 炭疽芽胞杆菌对人体损害多见于（　　）
   A. 败血症　　B. 肠炭疽　　C. 肺炭疽
   D. 皮肤炭疽　　E. 脑炭疽

4. 导致炭疽病死亡的原因是( )
A. 炭疽毒素　　B. 荚膜　　C. 内毒素
D. 肠毒素　　E. 外毒素
5. "黑死病"是用于形容哪一种细菌感染的临床表现( )
A. 鼠疫杆菌　　B. 麻风分枝杆菌　　C. 布鲁杆菌
D. 钩端螺旋体　　E. 伤寒杆菌
6. 引起细胞免疫为主的人畜共患菌是( )
A. 布鲁杆菌　　B. 伤寒杆菌　　C. 结核杆菌
D. 麻风杆菌　　E. 鼠疫杆菌

参考答案

1. D　2. C　3. D　4. A　5. A　6. C

(王术华)

子项目二 常见病毒致病特点分析

任务一 呼吸道感染病毒的致病特点分析

【学习目标】

能力目标:能对病人进行健康宣教。
知识目标:掌握常见消化道细菌生物学性状、所致疾病及防治原则。
了解常见消化道细菌检查方法。
素质目标:具有高度责任心,严谨的工作态度。

案例引导

案例十九:病人男,5岁,双侧腮腺肿大,触之疼痛,面色无红,肌痛,乏力,查体T 39.5℃。临床诊断:流行性腮腺炎。

问题:根据教学网络平台提供视频分析流行性腮腺炎致病特点。

呼吸道传染病是人类常见疾病,而引起呼吸道传染病的病原体主要是呼吸道病毒,急性上呼吸道感染有70%~80%由病毒引起。呼吸道病毒是指一大类以呼吸道为侵入门户,在呼吸道黏膜局部增殖,引起呼吸道局部感染或呼吸道以外组织器官病变的病毒。主要的呼吸道病毒包括正黏病毒科的流感病毒,副黏病毒科的麻疹病毒、腮腺炎病毒,冠状病毒科的冠状病毒,以及其他病毒科中的风疹病毒等。多数呼吸道病毒具有感染力强、传播快、潜伏期短、发病急和易继发细菌感染等特点。

一、流行性感冒病毒

流行性感冒病毒简称流感病毒,有甲、乙、丙三型,是人类流行性感冒(简称流感)的病原体。甲型流感病毒除了感染人外,还可引起动物(猪、马、海洋哺乳动物和禽类等)感染。甲型流感病毒由于抗原性易发生变异，近 100 多年来曾多次发生世界性流感大流行，其中最严重的流行发生于 1918~1919 年，世界人口的 50% 被感染，死亡人数超过 2000 万，比第一次世界大战死亡总人数还要多。乙型流感病毒仅感染人且致病性较低，一般呈局部流行或小流行。丙型流感病毒仅引起人类不明显或轻微的上呼吸道感染，很少引起流行。三型流感病毒的生物学性状基本相同。

（一）生物学性状

1. 形态与结构　流感病毒为 RNA 病毒，核衣壳呈螺旋对称，有包膜。病毒颗粒多呈球形，直径为 80~120nm，初次从病人体内分离出的病毒有时呈杆状或丝状。其结构从内到外可分为两部分。

病毒的核心为病毒的核衣壳，包括病毒核酸、包绕核酸的核蛋白和 RNA 多聚酶。流感病毒的核酸为分节段的单链负股 RNA，这一特点使病毒在复制中易发生基因重组，导致新病毒株的出现。甲型、乙型流感病毒核酸分 8 个片段，丙型流感病毒核酸分 7 个片段，每一个片段即为一个基因组，能编码一种结构或功能蛋白。病毒核蛋白为可溶性抗原，具有型的特异性，其抗原性稳定。

流感病毒的包膜分两层。①内层为基质蛋白（M 蛋白），具有保护核心及维持病毒外形的作用。M 蛋白由病毒基因编码可表达于感染细胞膜，使复制后的核衣壳能选择性地从该部位出芽释放。M 蛋白抗原性较稳定，亦具有型的特异性。②外层为脂质双层，来源于宿主细胞膜。甲型和乙型流感病毒其上镶嵌有两种由病毒基因编码的糖蛋白刺突：一种为血凝素（HA），呈柱状，主要介导病毒吸附和穿入宿主细胞并可引起红细胞凝集，其产生的抗体可抑制血凝现象并具有中和病毒作用；另一种为神经氨酸酶（NA），呈蘑菇状，具有水解受感染细胞表面糖蛋白末端的 N- 乙酰神经氨酸的作用，能促使病毒的释放；其抗体可抑制该酶的水解作用，从而抑制病毒扩散。HA 及 NA 为流感病毒的表面抗原，其抗原性极不稳定，常发生变异，是划分流感病毒亚型的重要依据（图 3-21）。

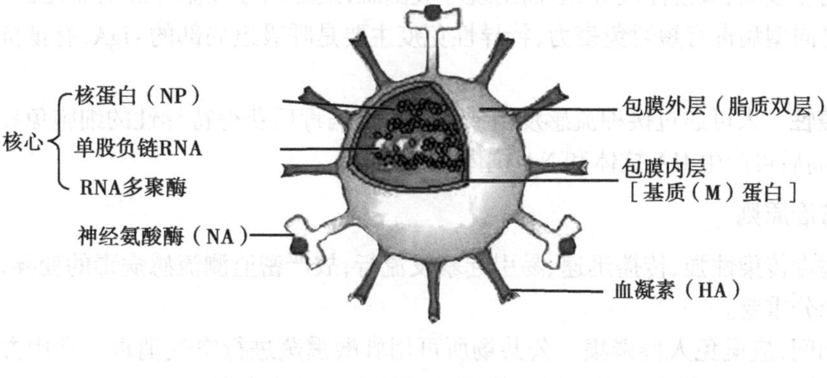

图 3-21　流感病毒结构

2. 分型与变异　根据核蛋白和 M 蛋白抗原性的不同可将流感病毒分为甲、乙、丙四型。甲型流感病毒的表面抗原（HA 和 NA）很易发生变异，根据其 HA 及 NA 的抗原性不同分为若干亚型。如果变异幅度小，系量变，只造成中、小规模的流行，称为抗原漂移。如果变异幅度大，则可形成一个新的亚型，系质变，可引起大规模流行，甚至世界范围的大流行，称为抗原转换。目前已发现的 HA 有 15 种（H1~H15），NA 有 9 种（N1~N9）抗原。乙型和丙型流感病毒至今尚未发现亚型。

流感病毒抗原变异的具体机制还不十分清楚，主要学说有两种。①突变与选择学说：认为旧亚型经过一系列突变，再经过机体的自然筛选形成新的亚型。②基因重组学说：认为由动物流感病毒与人类流感病毒经基因重组形成新的亚型。

3. 培养特性 流感病毒可在鸡胚和培养细胞中增殖。病毒在鸡胚和细胞中均不引起明显的病变，需用红细胞凝集试验或红细胞吸附试验以及免疫学方法检测培养系统中是否有病毒的存在。

4. 抵抗力 抵抗力较弱，不耐热，56℃ 30分钟被灭活，-70℃以下或冷冻真空干燥可长期保存。对干燥、紫外线以及乙醚、甲醛等化学药物敏感。

（二）致病性与免疫性

1. 致病性 流感病毒传染性强，传播迅速，四季均可发病，但以冬季为多，人群普遍易感。传染源主要为病人和隐性感染者。病毒主要通过空气飞沫传播，病毒神经氨酸酶能水解呼吸道表面的黏液，有利于HA与呼吸道上皮细胞表面的受体结合。病毒核衣壳进入细胞内增殖，引起呼吸道纤毛上皮细胞变性、坏死和脱落。病毒仅在局部增殖，一般不入血。全身症状可能与病毒感染刺激机体产生的干扰素和免疫细胞释放的细胞因子有关。流感的潜伏期为1~4天，根据临床表现可分为两种类型。

(1)典型流感：为最常见的临床类型，病人突然发病，有畏寒、发热、头痛、肌痛、厌食、乏力、鼻塞、流涕、咽痛和咳嗽等症状。体温可达30~40℃，一般持续2~3天后渐退，退热后全身症状逐渐好转但呼吸道症状较明显并持续3~4天。少数抵抗力低下的病人在感染后5~10天，可继发细菌感染，引起继发性细菌性肺炎，可危及生命。

【课堂互动】埃博拉是流感吗？

(2)病毒性肺炎：此型少见，多发于老年人、婴幼儿、心肺功能不全者和使用免疫抑制剂的病人。发病早期的临床表现与典型流感相同，但1~2天后症状迅速加重，表现为高热、衰竭、烦躁、剧烈咳嗽、咳血性痰等，继而出现呼吸困难，最终因呼吸循环衰竭而死亡。

病后对同型病毒有短暂免疫力，特异性免疫主要是呼吸道局部的sIgA，有抵抗再感染的作用。

2. 免疫性 人可通过接种流感疫苗或者在感染病毒后获得特异性的细胞免疫和体液免疫，一般一周后可产生HA抗体和NA抗体。

（三）防治原则

流感病毒传染性强、传播迅速、易引起暴发流行，故严密监测流感病毒的变异，切实做好预防工作十分重要。

流行期间，应避免人群聚集。公共场所可用乳酸熏蒸进行空气消毒。常用方法为乳酸2~4ml/100m^3，溶于10倍水，加热熏蒸，能灭活空气中的流感病毒。

接种疫苗是预防流感最有效的方法，但疫苗株必须与当前流行株抗原型别基本相同。

流感无特效疗法，盐酸金刚烷胺及其衍生物可用于流感的预防，发病24~48小时使用可减轻病状。此外，干扰素及中药板蓝根、大青叶等有一定疗效。

（四）流感疫苗

流感疫苗接种后，能迅速在人体内产生保护性抗体，通常两周内就会产生效果，保护性抗体能在人体内持续1年，但由于接种疫苗后人体内产生的抗体水平会随着时间的延续而下降，并且每年疫苗所含毒株成分因流行优势株不同而有所变化，所以每年都需要接种当年度的流感疫苗。可以保护与疫苗毒株抗原性类似的毒株感染发病或减轻发病症状。由于抗体水平下降，每年疫苗所含毒株因流行株不同而不同，每年都需要接种当年的流感疫苗，才能达到最佳的免疫效果。

接种流感疫苗的最佳时机是在每年的流感季节开始前。在我国，特别是北方地区，冬、春季是每年的流感流行季节，因此，9、10月份是最佳接种时机。当然，在流感流行开始以后接种也有预防效果。

接种对象主要有：6~35个月的婴幼儿；60岁以上的老年人；慢性病病人及体弱多病者；医疗卫生机构工作人员，特别是一线工作人员；小学生和幼儿园儿童；养老院、老年人护理机构、托幼机构工作人员；服务行业从业人员，特别是出租车司机、民航、铁路、公交司乘人员、商业及旅游服务从业人员等；经常出差、出国人员；重要工作岗位人群等。

二、SARS冠状病毒

冠状病毒在自然界分布广泛，感染宿主范围广泛，包括猪、猫、犬、牛、兔、鼠、火鸡、禽类等；对多种组织器官有嗜性，主要为呼吸道、肠道，也可累及肾、肝、心、脑等。人冠状病毒以往是普通感冒的主要病原体，引起轻型感染，也可引起腹泻或胃肠炎。现证实2002年11月至2003年6月世界流行的严重急性呼吸综合征（SARS）的病原体也是一种新型冠状病毒，被称为SARS冠状病毒。

（一）生物学性状

SARS冠状病毒其形态与普通冠状病毒基本一致，多为圆形或椭圆形，直径60~220nm。有包膜，其包膜表面有向四周伸出的突起，形如花冠（文末彩图3-22）。核衣壳呈螺旋对称形，核酸为单股正链RNA，编码20多个蛋白。常规细胞培养分离病毒困难，病毒对理化因素的耐受力较差，37℃数小时便丧失感染性，对乙醚、氯仿等脂溶剂及紫外线敏感。

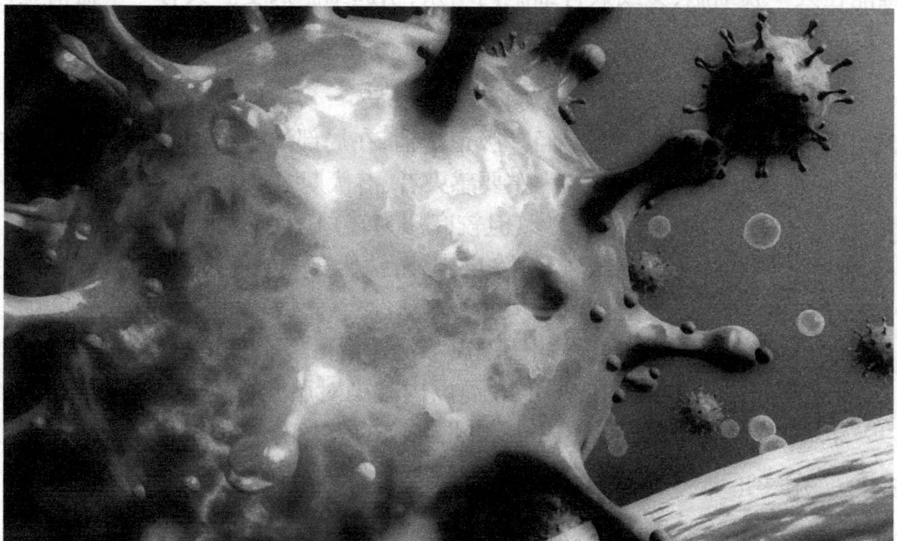

彩图3-22 SARS冠状病毒

(二)致病性与免疫学

SARS 冠状病毒主要经飞沫传播,同时可以通过接触病人呼吸道分泌物经口、鼻、眼传播,不排除经粪－口等其他途径传播的可能性。该病在密闭的环境中易于传播,故有家庭和医院明显聚集现象。流行的主要季节是 12 月至次年的 5 月。

SARS 冠状病毒感染后潜伏期为 2~10 天,以发热为首发症状,体温高于 38℃,可伴有头痛、乏力、关节痛等,继而出现干咳、胸闷气短等症状;肺部 X 线片出现明显病理变化,双侧或单侧出现阴影;严重者肺部病变进展很快,出现呼吸困难和低氧血症、休克、DIC 等症状,死亡率很高,如有糖尿病、冠心病、肺气肿等基础病的老年病人死亡率可达 40%~50%。机体感染 SARS 冠状病毒后,可产生抗病毒的特异性抗体,同时亦产生细胞免疫应答,机体可产生免疫病理损伤。

(三)防治原则

对 SARS 的预防措施主要有隔离病人、切断传播途径和提高机体免疫力。隔离是预防冠状病毒的最有效手段;此外,还要保持个人良好卫生习惯,坚持户外锻炼,增强抵抗力。治疗主要采用支持疗法,如早期氧疗及适量激素疗法等。给予抗病毒类药物和大剂量抗生素,可防止病情发展及并发症的发生。

三、风疹病毒

风疹病毒属披膜病毒科,是风疹的病原体。风疹是一种以全身红色斑疹伴随耳后淋巴结肿大为特征的急性呼吸道传染病,是人类重要致畸病毒之一。

(一)生物学性状

风疹病毒呈不规则球形,直径 50~70nm,核酸为单股正链 RNA。衣壳呈 20 面体立体对称,外有脂蛋白双层包膜,包膜上有突刺,具有血凝和溶血活性。

风疹病毒抵抗力弱,56℃ 15 分钟或 37℃ 24 小时均能灭活,对紫外线、乙醚、氯仿敏感。风疹病毒能在人羊膜细胞、兔或猴肾细胞内增殖,引起细胞病变。只有一个血清型,人是风疹的唯一传染源。

(二)致病性与免疫性

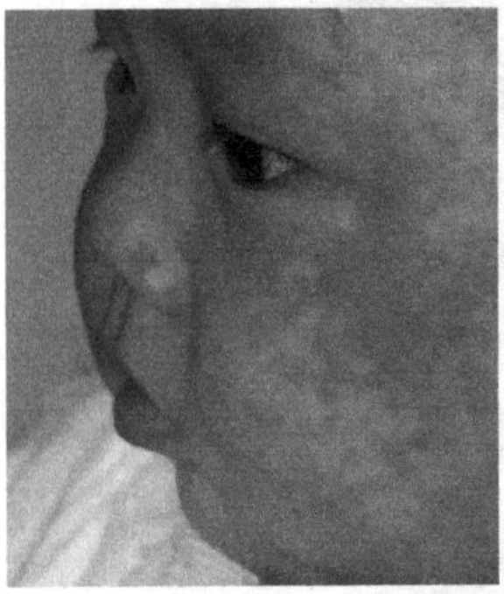

彩图 3-23 风疹患儿

病毒经呼吸道传播,在局部淋巴结增殖后,进入血流播散全身。儿童为主要感染者,潜伏期 10~21 天,主要临床表现为发热、麻疹样皮疹(但较麻疹为轻)耳后及枕下淋巴结肿大;成人感染后症状较重,除皮疹外,常伴有关节疼痛、血小板减少、出疹后脑炎等。风疹一般为自愈性疾病,病后可获得牢固免疫力。

妊娠期感染风疹病毒后可经垂直传播导致胎儿先天畸形。孕妇在孕期 20 周以内感染对胎儿危害最大,胎龄越小、危害越严重。感染后胎儿细胞的有丝分裂和染色体结构均可发生变化,引起胎儿死亡或畸形(先天风疹综合征),表现为先天性心脏病、耳聋、失明、智力低下等(文末彩图 3-23)。

(三)防治原则

风疹减毒活疫苗是预防风疹的有效措施,接种对象为风疹抗体阴性的育龄妇女及学龄前儿童，免疫效果良好。风疹抗体阴性的孕妇，如接触风疹病人应立即大剂量注射丙种球蛋白进行被动免疫。

四、麻疹病毒

麻疹病毒是麻疹的病原体。麻疹是小儿常见的一种传染病，传染性强、发病率高，易并发支气管炎、肺炎等。麻疹病毒呈球形、单股 RNA、有包膜病毒、直径 80~120nm，抗原性稳定，抵抗力较弱，56℃ 30 分钟灭活，-20℃可保存数月，对紫外线敏感。

病人是传染源，出疹前 2~3 天传染性最强、潜伏期 9~12 天，病后 4 天出疹。通过呼吸道或眼结膜感染，导致麻疹，口颊黏膜处出现灰白色外绕红晕的 Kopliks 斑。病后可获得持久的免疫力，主要是细胞免疫 IgG 持续多年。原发性麻疹感染后，绝大多数病人随免疫性的出现而病毒被消除。只有极少数病倒，病毒隐匿于中枢神经系统的组织细胞中，几年后继发 SSPE，死亡率高，SSPE 病人对麻疹病毒抗原呈特异性耐受状态。

防治原则：接种麻疹减毒活疫苗。8 月龄初种，7 岁时必须再次进行免疫。对接触过麻疹的易感者，使用丙种球蛋白或胎盘球蛋白作紧急预防处理，以防止发病或减轻症状和并发症。

五、腮腺炎病毒

腮腺炎病毒属副黏病毒科。单股负链 RNA，球形，包膜上有血凝素和融合因子刺突。多核巨细胞病变不明显。本病型别单一，人是唯一宿主，经飞沫或污染物品在人与人之间传播，学龄前儿童易感，好发于冬春季节。

本病毒侵犯呼吸道上皮细胞和面部局部淋巴结，增殖后入血，经血流侵入腮腺及其他器官。临床表现：腮腺肿大、疼痛、发热、乏力、肌痛等（文末彩图 3-24）。可引起不育症和儿童期获得性耳聋。病后免疫力牢固。接种 MMR（腮腺炎病毒、麻疹病毒、风疹病毒）疫苗或单价减毒活疫苗进行预防。

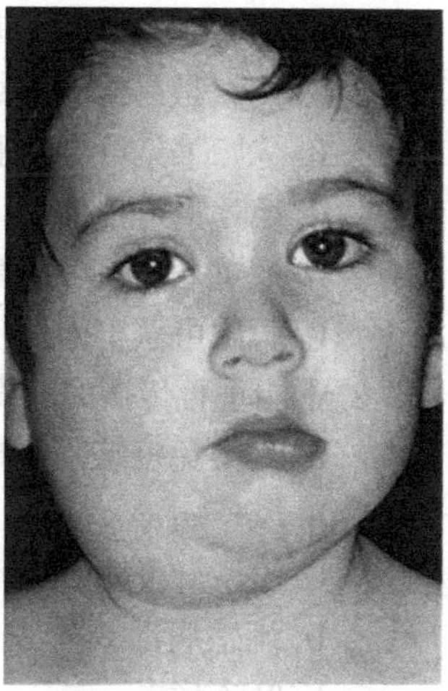

彩图 3-24 腮腺炎患儿

项目能力检测

A1 型选择题

1. 最易发生变异的病毒是（　　）
   A. 流感病毒　　B. 麻疹病毒　　C. 脊髓灰质炎病毒
   D. 腮腺炎病毒　　E. 艾滋病毒
2. 发生流感大流行的主要原因是（　　）
   A. 抗原性漂移　　B. 抗原性转换　　C. 病毒型别多
   D. 病毒抗原结构复杂　　E. 病毒繁殖速度快
3. SSPE 的病原体是（　　）
   A. 麻疹病毒　　B. 腮腺炎病毒　　C. HIV
   D. EB 病毒　　E. 艾滋病毒

4. 孕妇在什么时期感染风疹病毒，胎儿患先天性风疹综合征的发病率最高（　　）
A. 孕期 4 个月内　B. 分娩前 1 周　C. 分娩前 1 个月
D. 胎儿出生时　E. 胎儿出生后

5. 下列病毒中不能引起持久免疫的病毒是（　　）
A. 流感病毒　B. 麻疹病毒　C. 脊髓灰质炎病毒
D. 腮腺炎病　E. 艾滋病毒

6. 不引起呼吸道感染的一组病毒是（　　）
A. 冠状病毒、脊髓灰质炎病毒
B. 风疹病毒、乙型肝炎病毒
C. 人类免疫缺陷病毒、麻疹病毒
D. 麻疹病毒、ECHO 病毒
E. 脊髓灰质炎病毒、轮状病毒

7. 下列对风疹病毒致病性的叙述，错误的是（　　）
A. 儿童是易感者，感染后引起风疹综合征
B. 孕妇感染可导致胎儿先天感染
C. 经呼吸道传播
D. 通过病毒血症播散引起全身感染
E. 病后可获牢固免疫力

8. 不能垂直传播的病毒是（　　）
A. 人类免疫缺陷病毒
B. 风疹病毒
C. 乙型肝炎病毒
D. 流感病毒
E. 麻疹病毒

参考答案

1. A　2. B　3. A　4. A　5. A　6. E　7. D　8. D

（孟　磊）

任务二　肠道感染病毒的致病特点分析

【学习目标】

能力目标：能对病人进行健康宣教。
知识目标：掌握常见消化道病毒生物学性状、所致疾病及防治原则。
了解常见消化道病毒检查方法。
素质目标：具有高度责任心，严谨的工作态度。

案例引导

案例二十：患儿男，3 岁，持续发热 2 天，口腔溃疡疼痛，流涎拒食。入院检查：口腔内颊

部、舌出现疱疹。手足心、肘部出现小米粒大小、周围发红的灰白色小疱疹。实验室检查：WBC 9×10^9/L，中性粒细胞0.40，淋巴细胞0.50，嗜酸性粒细胞0.30，嗜碱性粒细胞0，单核细胞0.70。诊断：手足口病。

问题：根据教学网络平台提供视频对手足口病临床症状进行分析。

肠道病毒是指经粪－口途径传播，首先在肠道增殖，引起肠道病变或全身病变的病毒。在分类上归属于小核糖核酸科。人类肠道病毒主要包括脊髓灰质炎病毒、柯萨奇病毒、埃可病毒、轮状病毒及新型肠道病毒等。肠道病毒的共同特征：①病毒颗粒呈球形，无包膜，直径22~30nm，衣壳为20面体对称；②核酸为单链RNA；③耐酸，在pH 3~5环境下稳定，不易被胃酸和胆汁灭活、在污水和粪便中可存活4~6个月，56℃ 30分钟可灭活，对干燥、紫外线敏感；④主要经粪－口途径传播，在肠道细胞中增殖，但很少引起肠道疾病。病毒可经血液循环侵入肠道外器官而引起肠道外疾病，可导致麻痹、无菌性脑炎、心肌损伤、腹泻等多种临床表现。

一、脊髓灰质炎病毒

脊髓灰质炎病毒是脊髓灰质炎的病原体。该病毒可侵犯脊髓前角运动神经细胞，引起暂时性或弛缓性肢体麻痹症，多见于儿童。

（一）生物学性状

脊髓灰质炎病毒为球形，直径27~30nm，核心为单正链RNA，核衣壳为20面体立体对称，无包膜。核衣壳由4种衣壳蛋白组成，分别称为VPl、VP2、VP3和VP4。其中VP1~VP3位于病毒体表面，是与宿主细胞结合的部位；VP4则完全不暴露，但在维持病毒结构中起重要作用。病毒可在人胚肾、人胚肺、人羊膜及猴肾细胞等灵长类细胞中增殖，引起典型的细胞病变，导致细胞变圆、堆积、坏死和脱落。

病毒对理化因素的抵抗力较强，在污水和粪便中可生存数月。在pH为3~9的环境中稳定，对胃酸和胆汁有抵抗力，因而易通过胃和十二指肠到达肠道组织增殖。而各种氧化剂，如高锰酸钾、过氧化氢溶液、漂白粉等可使之灭活。对紫外线、干燥及热敏感，56℃ 30分钟可被灭活，煮沸时病毒立即死亡。在室温下病毒可存活数日。

（二）致病性与免疫性

病毒侵入人体后，先在咽喉部、扁桃体、肠黏膜及肠道集合淋巴结中增殖，90%以上感染后，由于机体免疫力较强，病毒仅限于肠道，不进入血流，不出现症状或只有微热、咽痛、腹部不适等轻症感染或隐性感染。少数感染者由于机体抵抗力较弱，在肠道局部淋巴结内增殖的病毒侵入血流，引起第一次病毒血症。临床上出现发热、恶心、头痛等症状。当病毒随血流播散至全身的淋巴组织或其他易感的神经外组织中进一步增殖后，大量病毒再度入血流形成第二次病毒血症。病人全身症状加重，表现为发热、头痛、乏力、咽痛和呕吐等症状，机体免疫力的强弱显著影响其结局。若抵抗力强，则迅速恢复。少数病人由于免疫力弱，则病毒经血流播散至靶器官，如脊髓前角运动神经细胞、脑膜、心肌等引起细胞病变，病毒在细胞内大量复制和释放，阻断宿主细胞的核酸和蛋白质合成，轻者发生暂时性肌肉麻痹，以四肢多见，下肢尤甚。重者可造成肢体弛缓性麻痹后遗症。极少数病人发展为延髓麻痹，导致呼吸、心脏功能衰竭死亡。

脊髓灰质炎病毒感染后，机体可获得对同型病毒的牢固免疫力。在保护性免疫中，体液免疫发挥着重要作用。主要有sIgA和血清中IgG、IgM和IgA发挥作用。SIgA能清除咽喉部和肠道内病毒，防止其侵入血流。血清中和抗体可清除血流中的病毒，阻止病毒向中枢神经系统扩散。中和抗体在病毒感染后2~6周达高峰，可持续多年，甚至终生。因此，再度感染同型病毒极为少见。婴幼儿可通过胎盘接受母体给予的IgG抗体或通过初乳给予的sIgA获得自然被动免疫，因而6个月以内的婴儿较少发生感染。

（三）防治原则

疫苗接种是预防脊髓灰质炎的有效措施。脊髓灰质炎病毒可用脊髓灰质炎灭活疫苗和口服活疫苗进行特异性预防。我国自1986年卫生部颁布实行2月龄开始连续3次口服脊髓灰质炎减毒活疫苗，即三价混合糖丸疫苗，每次间隔1个月，4岁时加强一次的措施，脊髓灰质炎发病率持续下降。目前，我国已无新发病例，但因流动人口增强，加强对流动儿童疫苗接种的监测及补充接种是预防脊髓灰质炎的重要工作之一。

目前尚无特异性治疗脊髓灰质炎病毒感染的药物。

二、轮状病毒

人类轮状病毒属于呼肠病毒科，是1973年发现的，1975年国际病毒分类委员会正式命名为轮状病毒。是秋、冬季婴幼儿腹泻的主要病原体，其特点是发病率高、流行广、死亡率高。轮状病毒呈球形，直径60~80nm，核心为双链RNA，由11个基因节段组成。有双层衣壳，从内向外呈放射状排列，形同车轮的辐条，故称为轮状病毒。具有双层衣壳的病毒体才具传染性。根据内衣壳的免疫原性不同，可将其分为7个组（A~G）。该病毒无包膜。

轮状病毒的抵抗力较强，在粪便中可存活数天到数周，在室温中其传染性能保持7个月，耐酸，故能抵抗胃内的酸性环境。轮状病毒生长要求严格，不易培养。常用恒河猴肾细胞、非洲绿猴肾传代细胞培养，常不出现明显细胞病变，因此分离病毒成功率较低（50%）。为提高细胞培养的阳性率，病毒标本处理以及细胞维持液中均加入胰蛋白酶，以增强其感染性。人类感染轮状病毒的传染源是病人和无症状带毒者，粪－口是主要的传播途径，潜伏期为24~48小时。病毒侵入人体后在小肠黏膜绒毛细胞内增殖，造成细胞溶解、死亡及微绒毛萎缩、变短、脱落至肠腔释放大量病毒，随粪便排出。腺窝细胞增生、分泌增多，导致电解质平衡失调，大量水分进入肠腔，引起严重水样腹泻。起病突然并伴有发热、呕吐、腹痛等症状。腹泻严重者，可出现脱水、酸中毒而导致死亡。轻者病程3~5天，可完全恢复。

A、B、C三组轮状病毒能引起人类和动物腹泻，D~G组只引起动物腹泻。其中A组轮状病毒最为常见，有60%以上婴幼儿急性胃肠炎是由A组轮状病毒引起，以6个月至2岁婴幼儿多见，是导致婴幼儿死亡的主要原因之一；B组病毒可在年长儿童和成人中产生暴发流行，据我国报道，1982~1983年该组病毒曾在我国东北、西北矿区青壮年工人中暴发大规模霍乱样腹泻流行，病人达数十万人；C组对人的致病性类似A组，但发病率很低，迄今仅见个别报道。

轮状病毒感染后机体可产生特异性抗体IgM、sIgA和IgG，但主要发挥保护作用的抗体是肠道局部sIgA。由于抗体只对同型病毒有中和作用，且6个月至2岁婴幼儿sIgA含量较低，故病愈后还可重复感染。

三、柯萨奇病毒

柯萨奇病毒是1948年首次从美国组约州柯萨奇镇2名疑似脊髓灰质炎患儿的粪便中分离出来的，因而命名为柯萨奇病毒。

柯萨奇病毒的生物学性状与脊髓灰质炎病毒相似，病毒体直径为28nm，核酸为单股RNA，但在RNA碱基组成方面明显不同。该病毒可在多种组织细胞中增殖，并引起细胞病变。新生乳鼠有较高的敏感性，少数病变株能在人羊膜细胞、人胚肺成纤维细胞中生长。根据病毒在乳鼠细胞内的致病特点不同分为A、B两组。A组有23个血清型，能使新生乳鼠产生广泛性骨骼肌炎，导致弛缓性麻痹；B组分为6个血清型，引起新生乳鼠病变特征是局灶性肌炎、脑炎等。

人是柯萨奇病毒唯一的天然宿主，接触是其重要的感染方式，大多数人感染后无症状或仅有轻微症状，常不被人们所重视。但近年来，有关此病毒严重感染的报道逐渐增多，尤其是婴幼儿感染，使人们对其有了更深的认识。

柯萨奇病毒所致疾病的临床表现主要如下：

1. 疱疹性咽喉炎 主要由A组病毒的某些型别所致。病人突然发热，在软腭悬雍垂周围出现散在性水疱性溃疡为典型症状。

2. 无菌性脑膜炎 与B组及A组的某些型别病毒感染有关。病人发热不适，头痛恶心，起病初出现颈项强直、呕吐等脑膜刺激症状，有的病人出现肢体肌张力减弱、轻度麻痹，常与脊髓灰质炎病毒感染相混淆。

3. 心肌损害 多由B组病毒引起，A组的4型、14型病毒也可致急性心肌损害。

4. 流行性胸痛 主要由B组病毒引起，症状为突发性发热及双侧胸部和胸骨下疼痛，胸部活动时疼痛加剧，病程大约在2周内可自愈，但偶可反复发作。

5. 普通感冒 A组的某些型以及B组的3型病毒可致此病。

6. 手足口病 柯萨奇病毒A组的16、4、5、9、10型，B组的2、5型均可引起手足口病，多发于5岁以下儿童，可引起手、足、口腔等部位的疱疹，少数患儿可引起心肌炎、肺水肿、无菌性脑膜脑炎等并发症。个别重症患儿如果病情发展快，则导致死亡。

柯萨奇病毒感染后，机体对同型病毒有牢固免疫力，以体液免疫为主。

由于本病毒所致临床症状多样化的特点，因此，仅仅根据临床症状不能对病因做出准确诊断，必须进行病毒分离或血清学检查，双份血清抗体检测结果，效价增高4倍以上的可辅助病因诊断。

四、埃可病毒

埃可病毒是1951年在脊髓灰质炎流行期间，偶尔从健康儿童的粪便中分离出来的。当时不知它与人类何种疾病相关，故称其为“孤儿”病毒，现称为人类肠道致细胞病变孤儿病毒。

埃可病毒的理化性质与柯萨奇病毒类似，细胞培养与脊髓灰质炎病毒近似，对人胚肾、猴肾细胞敏感，但对猴和黑猩猩不引起明显感染。目前已确定埃可病毒有34个血清型，但不是所有血清型都对人类致病。

埃可病毒主要经消化道传播为主，病人及隐性感染者为传染源，其致病机制与柯萨奇病毒相似。在病人咽部分泌物及粪便中可检出病毒。个别血清型能侵及神经组织。临床上常见的埃可病毒感染引起的疾病有：无菌性脑膜炎、暴发性婴幼儿腹泻、普通感冒、麻痹性疾病等。1岁以下的婴儿感染后常因神经性后遗症导致智力障碍。这在脊髓灰质炎已基本消灭的地区，应引起注意。埃可病毒感染后产生特异性中和抗体，对同型病毒感染可获牢固免疫力。

知识链接

手足口病预防

1. 饭前便后、外出后要用肥皂或洗手液等给儿童洗手，不要让儿童喝生水、吃生冷食物，避免接触患病儿童。

2. 看护人接触儿童前、替幼童更换尿布、处理粪便后均要洗手，并妥善处理污物。

3. 婴幼儿使用的奶瓶、奶嘴使用前后应充分清洗。

4. 本病流行期间不宜带儿童到人群聚集、空气流通差的公共场所，注意保持家庭环境卫生，居室要经常通风，勤晒衣被。

5. 儿童出现相关症状要及时到医疗机构就诊。患儿不要接触其他儿童，父母要及时对患儿的衣物进行晾晒或消毒，对患儿粪便及时进行消毒处理；轻症患儿不必住院，宜居家治疗、休息，以减少交叉感染。

6. 每日对玩具、个人卫生用具、餐具等物品进行清洗消毒。

7. 托幼单位每日进行晨检，发现可疑患儿时，采取及时送诊、居家休息的措施；对患儿所用的物品要立即进行消毒处理。

8. 患儿增多时，要及时向卫生和教育部门报告。根据疫情控制需要当地教育和卫生部门可决定采取托幼机构或小学放假措施。

项目能力检测

A1 型选择题

1. 小儿麻痹症的病原体是（　　）
   A. 脊髓灰质炎病毒　B. 乙型脑炎病毒　C. 麻疹病毒
   D. 单纯疱疹病毒　E. 艾滋病毒
2. 脊髓灰质炎病毒的致病特点不包括（　　）
   A. 传播方式主要是粪－口途径
   B. 可形成两次病毒血症
   C. 多表现为显性感染
   D. 易感者多为5岁以下儿童
   E. 病后可获得对同型病毒的牢固免疫力
3. 引起婴幼儿急性胃肠炎的主要病原体是（　　）
   A. 新型肠道病毒　B. 志贺菌　C. 轮状病毒
   D. 大肠埃希菌　E. 艾滋病毒

4. 脊髓灰质炎病毒的最常见感染类型是（　　）

A. 隐性感染　　B. 急性感染　　C. 潜伏感染

D. 顿挫感染　　E. 不发生感染

5. 轮状病毒的常见感染类型是（　　）

A. 隐性感染　　B. 急性感染　　C. 潜伏感染

D. 顿挫感染　　E. 不发生感染

参考答案

1. A　2. C　3. C　4. A　5. B

（单作刚）

任务三　肝炎病毒的致病特点分析

【学习目标】

能力目标：能对病人进行健康宣教。

知识目标：掌握肝炎病毒生物学性状、所致疾病及防治原则。

素质目标：具有高度责任心，严谨的工作态度，保护病人隐私。

案例引导

案例二十一：病人男，30岁，因全身倦怠，食物诱发恶心，尿黄而就诊。4个月前献血检查时HBsAg(-)。3个月前结婚，妻子有肝炎病史。化验检查抗HAV(-)，抗HCV(-)，HBsAg(+)，HBeAg(-)，抗HBc IgM(+)，抗HBc IgG(-)，抗HBe(-)，抗HBs(-)。按病毒性肝炎治疗1个月，症状好转不明显。化验检查显示：HBsAg(+)，HBeAg(+)，抗HBc IgM(+)，抗HBc IgG(+)，抗HBe(-)，抗HBs(-)。改用IFN治疗2个月后症状消失，肝功能正常，化验示HBsAg(-)、HBeAg(-)、抗HBc IgG(+)、抗HBe(-)、抗HBs(+)。

问题：根据教学网络平台提供微课分析HBV各指标意义。

肝炎病毒是引起病毒性肝炎的病原体，也是目前常见的病原体之一，根据世界卫生组织估计全球HBV携带者就有35亿人，2010年卫生部估计我国有9300万人已经感染了HBV。现知引起肝炎的主要病毒有A、B、C、D、E、F、G7型，在我国被译为甲、乙、丙、丁、戊、已、庚型肝炎病毒。这些病毒分别属于不同的病毒科，生物学特性也显著不同，但均引起病毒性肝炎。此外，还有一些病毒如巨细胞病毒、EB病毒、黄热病病毒等也可引起肝炎，称为“过客肝炎病毒”，但不列入肝炎病毒范畴。

一、甲型肝炎病毒

甲型肝炎病毒（HAV）是引起甲型肝炎的病原体。甲型肝炎呈世界性分布，HAV从感染者粪便排出，污染食物或水源可引起流行，主要感染儿童和青少年。人类感染HAV后，大多数表现为隐性感染或亚临床型感染，仅少数人发生急性甲型肝炎。急性甲型肝炎一般可以完全恢复，不转为慢性，长期携带病毒者极为罕见。

(一)生物学特性

1. 形态与结构 HAV属小RNA病毒科肠道病毒属第72型。病毒体呈球形，直径27~32nm，呈20面体立体对称结构，无包膜，核心为单股正链RNA，于5′末端具有基因组病毒蛋白，衣壳由60个微粒组成，每个微粒由4种不同的多肽即VPI、VP2、VP3、VP4组成。

2. 培养与动物模型 黑猩猩和狨猴对HAV易感，经口或静脉注射可使动物发生肝炎，并能在肝细胞质中检出HAV。近年来HAV的组织培养有很大进展，HAV可在非洲绿猴肾细胞，非洲绿猴肝细胞、人胚肾细胞、人胚肺二倍体细胞内增殖，但增殖非常缓慢，且不引起细胞病变。

3. 抵抗力 HAV对乙醚和氯仿稳定，在pH为3的酸性环境中稳定，60℃ 1小时不被灭活，在25℃干燥条件下至少存活1个月，但100℃煮沸5分钟灭活，过氧乙酸、甲醛等均可消除其传染性。

(二)致病性

1. 传染源 甲型肝炎的主要传染源是病人和隐性感染者。甲型肝炎的潜伏期为15~50天，平均30天。在潜伏期末、临床症状出现前，即有大量病毒从感染者粪便排出。发病后2周开始，随肠道中抗-HAV IgA及血清中抗-HAV IgM、IgG的产生，粪便中不再排出病毒。

2. 传播方式 HAV主要由粪-口途径传播，通过污染的水源、食物、海产品等引起散发流行或暴发流行。1988年上海曾发生因食用HAV污染的毛蚶而暴发甲型肝炎流行，病人多达30余万，危害十分严重。

3. 致病机制与免疫性 HAV经口侵入人体，首先在口咽部或唾液腺中早期增殖，然后到达肠黏膜与局部淋巴结中大量增殖，并侵入血流形成病毒血症，最终侵入靶器官肝脏，在肝脏增殖后通过胆汁排入肠道并随粪便排出。甲型肝炎病人有明显的肝脏炎症，肝细胞肿胀、变性、溶解，在临床上表现为疲乏，食欲减退、恶心、呕吐、黄疸、肝脾肿大、血清转氨酶升高等。肝炎病毒引起肝细胞的损伤机制尚不十分清楚，目前认为其致病机制主要与免疫病理反应有关。甲型肝炎一般为自限性疾病，预后良好，不发展为慢性肝炎或慢性携带者。

(三)免疫性

在甲型肝炎的显性或隐性感染中，机体都可产生抗HAV的IgM和IgG抗体，IgM类抗体在急性期和恢复早期出现；IgG类抗体在恢复后期出现，并可维持多年，对HAV的再感染有免疫力。

(四)微生物学检查

一般不做甲肝病原体直接检查，免疫学检查主要是检测病人血清HAV-IgM抗体。检测方法为ELISA法和放射免疫测定(RIA)。病人血清HAV-IgM检测是甲型肝炎早期诊断最实用的方法。一般抗HAV-IgM只持续2~4个月。用双份血清做HAV-IgG检测，若抗体效价有4倍以上增长表明近期有HAV感染。若仅有抗HAV-IgG阳性，且动态观察效价未呈4倍增高，则说明是既往感染。血清HAV-IgG检测主要用于流行病学调查。

(五)防治原则

一般预防措施是加强卫生宣传教育，加强粪便管理，保护水源、搞好食品卫生等，切断传播途径。特异性预防是保护易感人群，使用甲型肝炎减毒活疫苗(H_2株)进行主动免疫，使用丙种球蛋白或胎盘球蛋白进行被动免疫。

二、乙型肝炎病毒

乙型肝炎病毒(HBV)是乙型肝炎的病原体,属嗜肝DNA病毒科。乙型肝炎的危害性比甲型肝炎大,HBV感染后,易发展成慢性肝炎,部分可演变为肝硬化或原发性肝细胞癌。

(一)生物学性状

1. 形态与结构　电子显微镜观察HBV有3种形态,大球形颗粒、小球形颗粒和管形颗粒。

(1)大球形颗粒:是完整的HBV,亦称Dane颗粒,呈球形,有双层衣壳结构,具有感染性(文末彩图3-25)。外衣壳相当于包膜,由脂质双层与蛋白质组成。脂质双层内含有乙型肝炎病毒表面抗原(HBsAg)前S1和前S2抗原。内衣壳相当于核衣壳,呈二十面体立体对称,其表面为病毒衣壳,由乙型肝炎病毒核心抗原(HBcAg)组成。用强去垢剂或酶处理则能暴露出e抗原(HBeAg)。Dane颗粒核心内部含有HBV的DNA和DNA多聚酶。

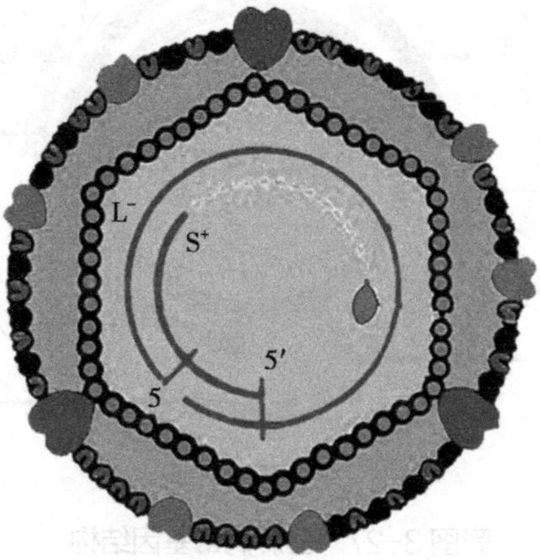

彩图3-25　大球形颗粒

(2)小球形颗粒:为中空颗粒,成分主要为HBsAg,不含HBVDNA和DNA多聚酶,可大量存在血流中,无感染性(文末彩图3-26)。

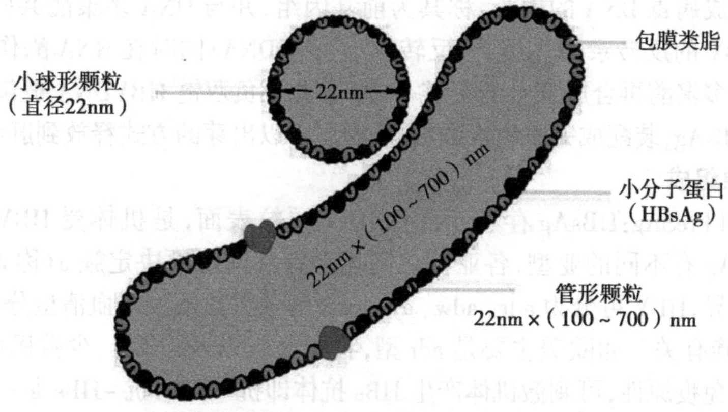

彩图3-26　小球形颗粒和管形颗粒

(3)管形颗粒:由小球形颗粒连接而成的。小球形和管形颗粒均不是完整的HBV颗粒,而是HBV在感染肝细胞内增殖合成过剩的病毒衣壳形成的。

2. HBV基因结构 HBVDNA是由长链L(负链)和短链S(正链)组成的不完全双链环状DNA。HBV负链DNA载有编码病毒蛋白质的全部基因,有4个开放读码框架(ORF),分别称为S、C、P和X区。S区包括S基因、PreSI与PreS2基因,分别编码HBsAg、PreS1和PreS2Ag。C区基因编码HBeAg、HBcAg。P区基因编码HBVDNA多聚酶、反转录酶及RNA酶等。X区基因编码X蛋白称为HBxAg,X蛋白可反式激活细胞的某些癌基因及病毒的基因等,与肝癌的发生发展有关(文末彩图3-27)。

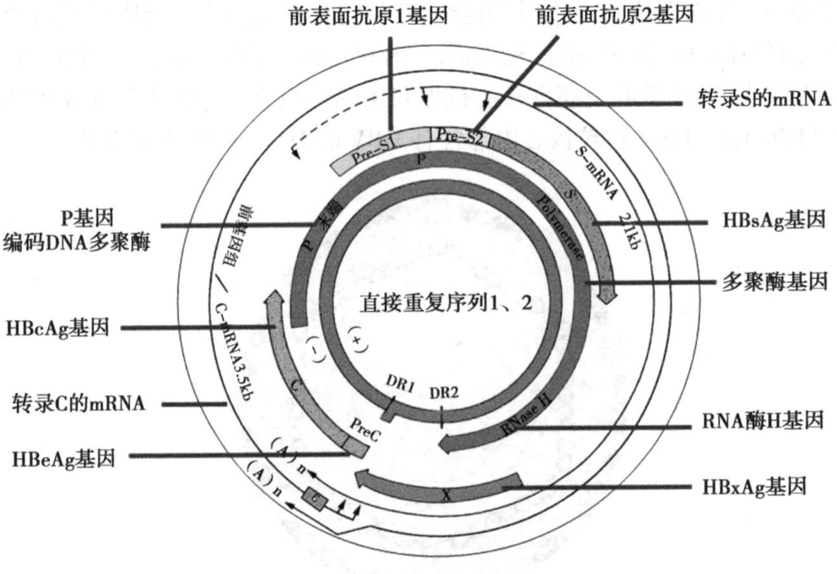

彩图3-27 乙肝病毒基因结构

3. HBV复制 HBV的复制过程大致为:① HBV侵入机体到达肝脏,通过包膜蛋白的PreS1和PreS2与肝细胞受体特异结合,吸附并侵入肝细胞内,脱去衣壳释放出HBVDNA;② HBVDNA进入核内后,在HBVDNA多聚酶作用下,正链DNA以负链DNA为模板延长修补短链区,形成完整的双股环状DNA,继而形成超螺旋结构;③在细胞RNA多聚酶作用下,以负链DNA为模板进行转录,形成RNA,进入胞质中部分翻译成蛋白质(PreS1、PreS2和S蛋白),有部分合成病毒DNA的模板,称其为前基因组,并与DNA多聚酶共同被包入HBV内壳中;④在HBV的反转录酶作用下,反转录出负链DNA;同时在RNA酶作用下RNA链被水解,由DNA多聚酶再合成互补的正链DNA;⑤此正负双链HBVDNA被包装于内壳中,再获得包膜及HBsAg,装配成完整病毒颗粒,从胞质中以出芽的方式释放到肝细胞外。

4. HBV抗原组成

(1)HBsAg和PreSAg:HBsAg存在于3种HBV颗粒表面,是机体受HBV感染的主要标志之一。HBsAg有不同的亚型,各亚型之间均含有共同抗原决定簇a(称a抗原)。根据HBsAg抗原性差异,HBV可分为adr、adw、ayr、ayw等4种血清型。血清型分布有明显的地区差异,并与种族有关。如欧美主要是adr型,我国汉族以adr多见、少数民族以ayw为多见。HBsAg具有免疫原性,可刺激机体产生HBs抗体即抗-HBs,抗-HBs是一种中和抗体,对机体有保护作用。血清中出现HBsAg是HBV感染的标志,反之,血清中出现抗-HBs可视为乙型肝炎恢复的标志。PreS1 和 PreS2 抗原存在吸附肝细胞受体的表位,其抗原性比 HBsAg 更强,抗 -PreS1 和抗 -PreS2 通过阻断 HBV 与肝细胞的结合而起抗病毒作用。

(2)HBcAg:为 HBV 的核心蛋白,是内壳成分。存在于 Dane 颗粒核衣壳表面。由于 HBcAg 主要定位于感染细胞核内,而且 HBcAg 外面包裹 HBsAg,故 HBcAg 不易游离于血液循环当中,因此不易从病人血清中检出。HBcAg 抗原很强,能刺激机体产生抗 -HBc,但无中和作用。检出高效价抗 -HBe,特别是抗 -HBe IgM 则表示 HBV 在肝内处于复制状态,具有高度的感染性和传染性。

(3)HBeAg:由于 HBeAg 和 Dane 颗粒出现时间相一致,与 HBV DNA 多聚酶在血流中的消长动态也基本一致。因此,HBeAg 可作为 HBV 复制及血清具有传染性的标志。急性乙型肝炎进入恢复期时 HBeAg 消失,抗 -HBe 阳性,对机体有一定保护作用,被认为是预后良好的征象;但抗 -HBe 亦见于携带者及慢性乙型肝炎病人血清中。

5. 培养与动物模型 因至今 HBV 尚不能在传统细胞中进行分离培养,目前常采用细胞培养系统作为病毒 DNA 转染系统。黑猩猩是 HBV 最敏感的动物,但来源困难。近年来从鸭、土拨鼠、地松鼠中分别发现了与 HBV 基因结构相似的肝炎病毒,已被列入嗜肝 DNA 病毒科。可以应用嗜肝 DNA 病毒感染鸭、土拨鼠、地松鼠,建立乙型肝炎动物模型。

6. 抵抗力 HBV 对理化因素的抵抗力相当强,对低温、干燥、紫外线均有抵抗性,70% 乙醇等一般消毒剂不被灭活。高压灭菌、100℃ 10 分钟及环氧乙烷等可使 HBV 灭活。0.5% 过氧乙酸、5% 次氯酸钠、3% 漂白粉液及 0.2% 苯扎溴铵等也可用于消毒。上述消毒手段可使 HBV 失去感染性,但仍可保持 HBsAg 的抗原性。

(二)致病性

1. 传染源 主要传染源是乙型肝炎病人及无症状 HBsAg 携带者。乙型肝炎病人潜伏期、急性期和慢性活动期的血清均有传染性。特别是无症状 HBsAg 携带者,因不易被察觉,其危险性更大。

2. 传播途径 乙型肝炎传播途径主要是经血或血制品传播、垂直传播和性传播三种途径传播。此外,凡含有 HBV 的体液(唾液、乳汁、羊水、精液和分泌物等)直接进入或通过破损的皮肤、黏膜进入体内也可造成传播。

(1)血液、血液制品传播:输血、血浆和各种制品(包括丙种球蛋白等)均可传播乙型肝炎,医院内污染的器械也可引起传播。

(2)垂直传播:主要是围生期感染,即分娩时新生儿经产道通过微小伤口或受母体血、羊水或分泌物的病毒感染所致。也可由宫内感染(<10%),或者通过哺乳而传播。凡母亲血液为 HBeAg 阳性者,其婴儿被感染的机会多,可达 90% 以上。HBeAg 阴性者,婴儿被感染的机会相对较少。

(3)性传播及密切接触传播:HBV 可以经过性接触传播,尤其男性同性恋者和性乱者及静脉药瘾者,因此,在西方国家将乙型肝炎列为性传播疾病之一。另外共用牙刷、剃须刀等也可引起 HBV 感染。尿液、鼻液和汗液传播的可能性很小。

3. 致病性 乙型肝炎的临床表现呈多样性,可表现为无症状病毒携带者、急性肝炎、慢性肝炎及重症肝炎、肝硬化、原发性肝癌等。HBV 的致病机制尚未完全清楚,除了 HBV 对肝细胞直接损害外,主要是通过免疫病理损伤引起肝细胞的破坏。

(1)细胞介导的免疫病理损伤:乙型肝炎时机体细胞免疫以杀伤性 T 细胞(CTL)作用

为主。

(2)体液免疫所致免疫病理损伤：抗原抗体复合物引起Ⅲ型超敏反应。

(3)自身免疫所致的损伤：HBV 感染肝细胞后，肝细胞表面自身抗原的改变，CTL 通过直接或间接作用损害肝细胞。

(4)免疫耐受：婴幼儿的免疫耐受主要是因为 HBV 特异性淋巴细胞克隆被删除或免疫系统发育不完全造成，成人主要是因为 T 细胞被大量消耗而造成免疫耐受。

(5)免疫变异与免疫逃避：HBV 主要是 S 基因和 C 基因等发生变异而产生免疫逃逸。

(三)免疫性

HBV 在造成免疫病理损伤同时，还表现有免疫防御作用。免疫防御主要是依靠体液免疫中和抗体和细胞免疫中产生的 CTL。体液免疫主要是在机体受 HBV 感染后，能产生一系列抗体。其中有免疫防御作用的主要是抗 -HBs 和抗 -PreS2。抗 -HBe 有一定的保护作用，抗 -HBc 无保护作用。细胞免疫主要依靠 CTL。

(四)微生物检查方法

对乙型肝炎进行实验室诊断，最常用的是采用血清学方法检测病人血清中 HBV 抗原、抗体，并根据这些标志进行分析判断。此外，近年来临床上也常采用 PCR 技术对乙型肝炎进行辅助诊断。

1. HBV 抗原、抗体的检测 检测 HBV 抗原、抗体常用的方法有 RIA、ELISA 法、对流免疫电泳、双向琼脂扩散法等，其中最敏感的方法是 RIA、ELISA。检测的抗原、抗体主要包括 HBsAg 和抗 -HBs、HBeAg 和抗 -HBe 以及抗 -HBc IgM 和抗 -HBc IgG。必要时也可检测 PreS1 和 PreS2 的抗原和抗体，但不常用。HBcAg 仅存在于肝细胞内，故不用于常规检查。根据 HBV 抗原、抗体血清学标志综合分析方可有助于临床诊断。

HBV 抗原、抗体在感染机体内消长情况与临床表现相关。

(1)HBsAg 和抗 -HBs：检出 HBsAg 表示机体感染了 HBV。HBsAg 阳性而长期无临床症状者为 HBV 携带者。抗 -HBs 阳性表示机体已获得对 HBV 的免疫力，若为病人则显示已恢复或痊愈，预后良好；若为乙肝疫苗接种者则标志对 HBV 产生了免疫力。

(2)抗 HBc：包括抗 HBc IgM 和抗 HBc IgG，抗 HBc IgM 常出现于感染早期。慢性 HBV 感染者，抗 HBc IgG 持续阳性。抗 HBc IgM 阳性表示体内有病毒复制，该抗体下降速度与病人病情相关，如一年内不降至正常则提示有转为慢性肝炎的可能。

(3)HBeAg 和抗 -HBe：HBeAg 阳性是体内有 HBV 复制和血液传染性强的标志。急性乙肝 HBeAg 呈短暂阳性，如持续阳性提示预后不良。孕妇 HBeAg 阳性者，新生儿感染 HBV 阳性率高。抗 -HBe 见于急性乙肝的恢复期，此时，血清 HBeAg 消失，表示机体已产生一定免疫力，血液传染性降低。

2. 血清 HBV DNA 检测 核酸分子杂交及 PCR 技术检测 HBV DNA 可用于乙型肝炎的诊断及流行病学调查。

(五)防治原则

预防乙型肝炎要采取切断传播途径为主的综合性措施。

1. 一般措施 主要是要切断传播途径，对乙肝病人及携带者的血液、血制品等严格消毒灭菌，严格筛选献血员，防止血液传播；加强婚前检查和性教育，防止性传播；对乙肝病人及携带者的分泌物和医疗器械等必须严格消毒，防止密切接触传播和医源性传播。

【课堂互动】结合教学平台视频分析乙肝疫苗注射的必要性。

2. 特异性预防　对高危人群要进行特异性预防，包括人工主动免疫和被动免疫。

(1) 主动免疫：接种乙型肝炎疫苗是最有效的预防措施。

(2) 被动免疫：乙肝免疫球蛋白（HBIg）主要用于以下情况：①医务人员或皮肤损伤被乙型肝炎病人血液污染伤口者；②母亲为 HBsAg、HBeAg 阳性的新生儿；③发现误用 HBsAg 阳性的血液或血制品者；④ HBsAg、HBeAg 阳性者的性伴侣。先注射 HBIg，间隔 1~2 周后再全程接种乙肝疫苗对新生儿作被动－主动免疫，可提高阻断母婴传播率。

3. 对症治疗　目前治疗乙型肝炎尚无特效药物和方法，治疗常用抗病毒药物（如干扰素、拉米夫定、阿德福韦酯等）免疫调节剂和清热解毒、活血化瘀的中草药等。

三、丙型肝炎病毒

丙型肝炎病毒（HCV）于 1989 年被命名，是丙型肝炎的病原体，HCV 体外培养很困难，在血流中存在量很少。1991 年被归属于黄病毒科丙型肝炎病毒属。HCV 多见于有输血史和静脉药瘾者，易形成慢性肝炎和病毒携带状态。

（一）生物学特性

HCV 为球形，有包膜，单正链 RNA 病毒，对乙醚、氯仿等脂溶剂敏感，煮沸、紫外线、甲醛等可使之灭活。HCV 基因组由 9 个基因区组成，其 5' 端非编码区序列保守性强，在各株病毒间少有变异，可用于诊断。基因组中的包膜蛋白（E1、E2）区和非结构蛋白 1 区基因易发生变异，包膜蛋白的抗原性变异而不被原有的抗包膜抗体识别，病毒得以持续存在。这可能是 HCV 引起的丙型肝炎易发展成为慢性肝炎的原因之一。

HCV 毒株的基因型可分为 6 种基因型，欧美各国流行株多为 HCV1 型，亚洲地区为 HCV2 型，东南亚（泰国等）为 HCV4 型，我国为 HCV2 型。HCV2 型复制产生的病毒量多，较难治疗。

（二）致病性与免疫性

丙型肝炎的传染源是病人和病毒携带者，传播途径主要是通过输血、注射、性接触等非胃肠道途径，传播途径与 HBV 相似。HCV 急、慢性病人临床症状均较轻，大多数丙型肝炎病人不出现症状，50%~60% 的急性病人可转为慢性肝炎，慢性肝炎症状轻重不等，10%~30% 可发展成肝硬化，部分诱发肝癌。

HCV 的致病机制尚未完全清楚，一般认为与病毒的直接作用和免疫病理损伤有关。HCV 的复制可直接损伤肝细胞，特异性 CTL 可直接杀伤肝细胞和诱导细胞凋亡。感染 HCV 后可产生 IgM 和 IgG 抗体，但是几乎无保护能力，提示免疫力不牢固。细胞免疫也无足够的保护作用。

（三）防治原则

丙型肝炎的防治与乙型肝炎相似，但是目前无有效的疫苗。

四、丁型肝炎病毒

丁型肝炎病毒是 1977 年在慢性乙型肝炎病人的肝细胞核内发现的一种新的肝炎病

毒。现已正式命名为丁型肝炎病毒(HDV)。HDV 为球形 RNA 病毒，核心为单股负链环状 RNA 基因组，长度仅为 1.7Kb，是已知动物病毒中最小的基因组，病毒核心上有 HDV 抗原，核心结构外包以 HBsAg，HBsAg 的基因由 HBV 提供。HDV RNA 与 HBV DNA 无同源性。HDV 为缺陷病毒，不能独立复制，必须在 HBV 或其他嗜肝 DNA 病毒辅助下才能复制。

HDV 主要通过输血或使用血制品传播，也可通过密切接触或通过母婴垂直传播。由于 HDV 为缺陷病毒，因此必须在同时感染 HBV(协同感染)或先有 HBV 或其他嗜肝 DNA 病毒感染(重叠感染)的条件下，HDV 才能复制增殖；如能抑制乙肝病毒，则 HDV 亦不能复制。HDV 和 HBV 协同感染或重叠感染常常导致原有感染症状加重，使病情恶化。故在重症肝炎发生时，应注意是否有 HDV 重叠感染。

HDV 与 HBV 有相同的传播途径。预防乙肝的措施同样适用于丁肝。

五、戊型肝炎病毒

戊型肝炎病毒(HEV)，呈球形，无包膜，为 RNA 病毒。HEV 未能在细胞培养中复制，猕猴对其敏感。

HEV 的传染源是病人，传播途径为粪 – 口，病人粪便污染水源可引起暴发型流行。HEV 感染后可表现为临床型和亚临床型，成人中多见临床型。症状与典型肝炎类似。病情较重，病死率高，极少转为慢性。多数病人于发病后 6 周即好转并痊愈。少数病人可表现为重症肝炎，甚至可导致死亡。孕妇感染 HEV 则发病率高、病情重，尤其以怀孕 6~9 个月最为严重，常发生流产或死产。孕妇病死率可达 10%~20%。

流行病学调查表明，HEV 感染者遍布全世界，我国以新疆地区受 HEV 感染者最多，东北、西南及沿海城市也有散发病例。

目前临床诊断常用抗 HEVIgM 的方法，抗 HEVIgM 阳性，则可确诊病人受 HEV 感染。病原学诊断可对病人粪便用电镜查 HEV 颗粒，也可用 PCR 法检查粪便中的 HEVRNA。其防治主要是切断传播途径，避免 HEV 污染水源。

知识链接

乙肝病人护理

通过交谈、电话等方式详细地指导病人院外继续治疗，注意休息、营养，调整良好心态，提升病人自身保健意识，增加治疗的依从性，树立战胜疾病的信心，积极配合治疗。采取专人专护的护理方法，具体措施如下：

一、心理护理与自我调适指导

乙肝病人的心理是复杂、多种多样的，临床常见的有焦虑与恐惧、抑郁、悲观失望、无助无望、愤怒、固执、易冲动和过分依赖等心理特征。掌握每个乙肝病人的心理特点，针对不同心理给予相应的心理护理。

二、焦虑抑郁型心理

此类病人情绪极不稳定，自认为此病传染性大、难治愈，表现为精神高度紧张、失眠、恐惧等。护理人员要采取疏导的措施，多与病人展开深层次的沟通与交流，耐心地向病人及家属讲解有关乙肝的知识,最大限度地给病人以安全感,消除病人的各种疑虑,保持心情愉快,指导病人进行自我调节。

三、自卑自怜型心理

表现为无能为力、悲愤自怜、无可奈何的精神状态。由于乙肝无特效药、易传染,常引起周围人群的恐慌,进而造成对病人的疏远与歧视,使病人感到自卑自怜,变得沉默寡言。心理护理方法:医护人员应尊重理解、关心病人,向病人及家属进行健康指导,讲解乙肝原因、传播途径、转归以及治疗进展,使病人明白乙肝可通过一定的途径预防和阻止其传播,消除自卑心理。

四、孤独寂寞型心理

亲朋好友对乙肝病人避而远之,生怕自己被传染,导致探视减少甚至不来探视病人,就使病人产生一种孤独感。心理护理方法:应有针对性的对其进行心理疏导,尽量满足病人心理上的需求;帮助指导病人尽可能地进行自我护理,发挥自我护理的作用,走出孤独的阴影,主动融入社会。

五、猜疑型心理

由于病人治疗时间长,病情不稳定,易怀疑医师隐瞒自己的病情,对周围的事情特别敏感,易对周围的人产生猜疑。心理护理方法:护士应全神贯注地倾听病人的倾诉,讲究语言艺术,用亲切和蔼、温暖的话语进行沟通,避免用刺激性语言。

六、无助无望型心理

病人表现为抑郁,感觉自己的疾病很难治愈,自己不被人理解、关心,没人能帮助他,没有药物能治疗他,对康复失去信心,失去活下去的勇气。心理护理方法:应给予正确引导,提供一些治疗乙肝的新进展,鼓励病人与疾病作斗争,防止病人的极端行为,使病人面对现实,学会自我调节。

七、健康教育

应注意休息、适当锻炼;饮食应以蛋白质、豆制品、鸡蛋、牛奶、鸡、鱼、瘦肉等为主,禁忌饮酒,忌服损害肝脏的药物;保持乐观的情绪、良好的心情、合理的膳食、充足的睡眠。乙肝主要是通过血液和密切生活接触传播的,养成良好的生活习惯和卫生习惯,一般不会相互传染。

项目能力检测

A1 型选择题

1. 乙肝大三阳时,除下列哪项应该是阳性的(　　)

A. HBsAg　　B. HBeAg　　C. HBcAg

D. 抗 HBc　　E. 表面抗原

2. HAV 感染者粪便排毒高峰期是(　　)

A. 潜伏早期　　B. 潜伏期末　　C. 转氨酶高峰期

D. 急性期末　　E. 恢复期

3. 缺陷病毒本质上指的是（　　）

A. 包膜表面刺突缺损

B. 衣壳缺损

C. 基因组不完整

D. 复制周期不完整

E. 基因不可复制

4. 辅助病毒的作用是（　　）

A. 增加另一种病毒的产量

B. 抑制干扰素的产生

C. 与另一种病毒发生基因重组

D. 为缺陷病毒提供其所需要的基因

E. 基因不可复制

5. HBV 感染的主要标志是（　　）

A. HBsAg　　B. 抗 -HBs　　C. HBeAg

D. HBcAg　　E. 抗 -HBe

6. 可高度传染乙型肝炎的血液中含有（　　）

A. HBsAg、HBcAg、HBeAg

B. HBsAg、抗 HBe、抗 HBc

C. HBsAg、抗 HBs、HbeAg

D. HBsAg、抗 HBc、HBeAg

E. HBsAg、抗 HBs、HBcAg

7. 血清阳性表示 HBV 复制，有高度传染性的是（　　）

A. HBsAg　　B. HBcAg　　C. HBeAg

D. 抗 HBe　　E. 抗 HBc

参考答案

1. C　2. B　3. C　4. D　5. A　6. D　7. C

（孟　磊）

任务四　其他病毒的致病特点分析

【学习目标】

能力目标：能对病人进行健康宣教。

知识目标：掌握 HIV、狂犬病毒、乙脑病毒生物学性状、所致疾病及防治原则。

了解常见虫媒病毒所致疾病防治原则。

素质目标：具有高度责任心，严谨的工作态度。

案例引导

案例二十二：病人男，39 岁，自感乏力、厌食 1 个月余，并持续发热、头痛、恶心、肌肉痛、夜间盗汗、持续腹泻、体重明显下降。体查：颈部和腋下淋巴结肿大，咽喉部红肿。实验室检查：HIV 抗体阳性，$CD4^{+}T$ 细胞总数＜$200/mm^3$。诊断为艾滋病。

问题：①根据教学网络平台提供微课，分析 HIV 导致机体免疫功能下降机制。②根据教学网络平台提供微课，分析如何防止 HIV 的感染？

一、人类免疫缺陷病毒

人类免疫缺陷病毒(HIV)属反转录病毒科慢病毒属。反转录病毒的主要共同特性：①病毒球形，有包膜，表面有刺突，直径 80~120nm；②病毒基因组由两条相同的单正链 RNA 组成，病毒体含有反转录酶和整合酶；③病毒复制时先反转录为双链 DNA，然后整合到细胞染色体 DNA 中，构成前病毒；④具有 gag、poL、env3 个结构基因和多个调节基因；⑤宿主细胞受体决定病毒的组织嗜性，成熟病毒以芽生方式释放。

HIV 是引起获得性免疫缺陷综合征即艾滋病(AIDS)的病原体。HIV 有两型即 HIV-1 与 HIV-2。世界大部分地域的艾滋病由 HIV-1 所致，HIV-2 主要在西非和西欧流行。HIV 主要通过性接触、输血、注射等方式传播，感染后损伤免疫系统，导致免疫功能低下直至缺陷。

(一)生物学性状

1. 形态与结构 HIV 为球形有包膜病毒，直径为 100~120nm，包膜上镶嵌有 gp120 和 gp41 两种病毒特异的糖蛋白刺突。gp120 能与多种细胞膜上的 CD4 分子结合，与 HIV 吸附、穿入易感细胞有关，并能被中和抗体所识别；gp41 为跨膜蛋白，介导病毒包膜与宿主细胞膜的融合。包膜糖蛋白具有易变异性，使 HIV 易发生免疫逃避，导致慢性感染。核衣壳的核心呈圆柱形，内含两条相同的正链 RNA、反转录酶、蛋白酶及整合酶。核心外包绕着双层衣壳，内层为衣壳蛋白 p24，外层为内膜蛋白 p17(文末彩图 3-28)。

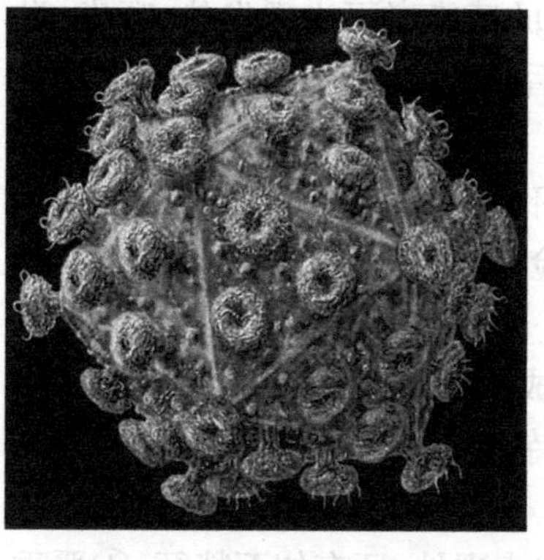

A

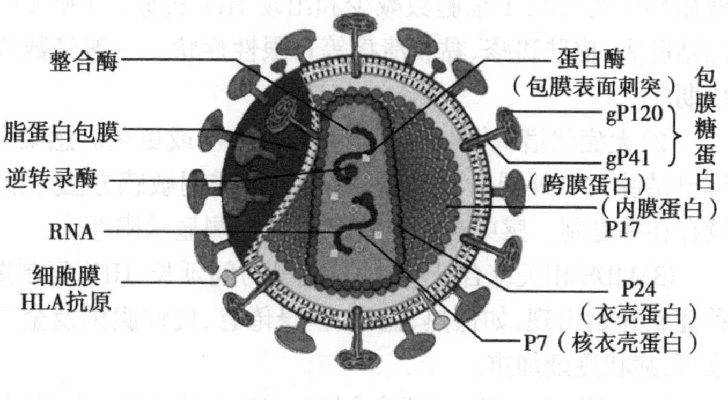

B

彩图 3-28 HIV

2. 抵抗力 HIV 抵抗力较弱，56℃ 30 分钟即被灭活。常用消毒剂 0.5% 次氯酸钠、10% 漂白粉、2% 戊二醛、70% 乙醇、5% 来苏儿等处理 10~30 分钟均可灭活病毒。加热 56℃ 10 分钟可灭活液体及 10% 血清中的 HIV。冻干血液制品必须加热 68℃ 72 小时才能彻底灭活 HIV。HIV 对紫外线及电力辐射有较强的抵抗力。

(二)致病性与免疫性

1. 传染源与传播途径 艾滋病的传染源是 HIV 无症状携带者和艾滋病病人,其血液、精液、阴道分泌物、乳汁、唾液、泪液、脑脊液、骨髓、皮肤和中枢神经组织等标本中均可有 HIV 存在。

艾滋病的主要传播方式有 3 种。①性传播:通过同性或异性间的性行为传播。②血液传播:包括输入含 HIV 的血液或血制品、器官或骨髓移植、人工授精、静脉药瘾者共用污染的注射器及针头等传播。③母婴传播:包括经胎盘、产道或经哺乳等方式引起的母婴传播。

2. 致病机制 HIV 侵入机体后,通过 gp120 刺突选择性地与表达 CD4 分子的细胞结合而侵入细胞,表达 CD4 分子的细胞主要是 $CD4^+T$ 细胞,其次为单核 – 巨噬细胞、树突状细胞、神经胶质细胞、肠道黏膜的杯状细胞等。HIV 侵入细胞后,经反转录合成的 DNA 双链整合到宿主细胞 DNA 中,呈前病毒形式潜伏于细胞内或以较低水平的慢性增殖、持续感染状态存在。当机体受到各种刺激,激发 HIV 大量增殖时,才出现临床症状。病人除表现为严重的细胞免疫缺陷外,还出现体液免疫功能障碍和迟发型超敏反应减弱或消失等。

HIV 感染引起细胞损伤的机制可能为:① HIV 在细胞内增殖对细胞的直接损伤作用;② HIV 感染后,在受染细胞表面出现 HIV 糖蛋白抗原,引发机体的免疫应答,CTL 能直接杀伤受染细胞,产生的抗体也可通过 ADCC 作用破坏受染细胞;③受染细胞膜上的 gp120 与非感染细胞膜表面的 CD4 分子结合,造成细胞融合,形成多核巨细胞而导致细胞死亡;④ HIV 的 gp120 与细胞膜上的 MHC-Ⅱ类分子有同源区,抗 gp120 的抗体能与这类 T 细胞起交叉反应,造成免疫病理损害;⑤ HIV 感染后通过对 $CD4^+$ 细胞的信号激活而导致细胞凋亡,可能亦是细胞损伤机制之一。

3. 临床表现 未经治疗的 HIV 感染可持续约十年,经历原发感染急性期、无症状潜伏期、AIDS 相关综合征期、典型 AIDS 期 4 个阶段。感染者通常在出现临床症状后 2 年内死亡。

(1)原发感染急性期:HIV 进入人体后,即开始大量复制,引起病毒血症,此时感染者血液循环中的 $CD4^+T$ 细胞数减少和出现 HIV 抗原。70% 以上的感染者可出现发热、咽炎、淋巴结肿大、皮肤斑疹、黏膜溃疡等自限性症状。一般经数周后,症状自行消退进入无症状潜伏期。

(2)无症状潜伏期:此期可持续 2~10 年或更久。感染者不表现临床症状,或仅有无痛性淋巴结肿大。外周血 HIV 数量很低,常需用敏感方法才能检测出来,但 HIV 在淋巴结内持续存在并复制。感染者血中 HIV 抗体检测显示阳性。

(3)AIDS 相关综合征期:随着感染时间延长,HIV 复制造成机体免疫系统进行性损伤,各种症状开始出现,如低热、盗汗、全身倦怠、慢性腹泻及全身持续性淋巴结肿大,反复出现疱疹等,症状逐渐加重。

(4)典型 AIDS 期:此期病人除有 AIDS 相关综合征期基本表现外,还有如下特征:①严重的机会性感染:由于机体免疫功能严重缺损,艾滋病病人的抗感染能力显著下降,一些对正常机体无明显致病作用的病毒(如巨细胞病毒、EB 病毒)、细菌(如结核杆菌、鸟型结核菌)、真菌(如白假丝酵母菌、卡氏肺孢子菌)等,常可造成致死性感染;② AIDS 相关的恶性肿瘤:即因免疫缺陷所引起的肿瘤,如 Kaposi 肉瘤及恶性淋巴瘤等;③严重的全身症状:病人全身症状加重,并可出现神经系统症状,如头痛、癫痫、进行性痴呆等。此期病人血中能稳定检出高水平的 HIV,病人血中 $CD4^+T$ 细胞明显下降,大多未治疗病人往往在临床症状出现后两年内死亡。

4. 免疫性 HIV 感染后，机体可产生多种特异性抗体及效应 T 细胞。二者可通过中和病毒、攻击病毒感染细胞等限制病毒感染，但不能完全清除病毒。这与病毒能逃逸免疫作用以及 $CD4^+T$ 细胞功能的早期丧失有关。

（三）微生物学检查法

1. 检测病毒抗体 常用 ELISA 方法进行 HIV 感染的初筛，阳性者必须再用免疫印迹法或免疫荧光染色法做确认检测，检测待检血清中的 HIV 衣壳蛋白（p24）抗体和糖蛋白（gp41、gp120/160）抗体，若血清中同时检出两种或两种以上抗体，可确诊为受 HIV 感染。

2. 检测病毒抗原 通常 HIV 抗体在感染 4~8 周（少数感染者长达 6 个月）后才能在血液中检出，因此，在感染急性期可采用 ELISA 法检测血浆中 HIVp24 抗原作为早期辅助诊断，检出率比 HIV 抗体低。

3. 检测病毒核酸 常用的方法有 RT-PCR、定量 RT-PCR 和核酸杂交等，不仅用于诊断，也可监测疾病进展和检测药物治疗效果。

（四）防治原则

预防艾滋病的主要措施为开展广泛的宣传教育，认识艾滋病的传播方式及其严重危害性；杜绝吸毒和性滥交；加强管理艾滋病病人及 HIV 感染者，对高危人群实行监测；对血液及血液制品严格检测确保安全；加强国境检疫，严防艾滋病的传入。

预防艾滋病的疫苗正在研制，但由于 HIV 突变率较高，复制特殊，与宿主细胞 DNA 整合呈潜伏状态，逃避免疫系统的清除，所以给疫苗研制带来很大困难。

目前治疗 HIV 感染的药物主要有 4 类：核苷类反转录酶抑制剂、非核苷类反转录酶抑制剂、蛋白酶抑制剂、融合抑制剂。为防止耐药性的产生，目前治疗 HIV 感染使用多种抗病毒药物的联合方案，称为高效抗反转录病毒治疗。

抗病毒药物可大大减少血液中的病毒量，但目前尚不能治愈 AIDS。

【课堂互动】结合教学平台视频，说说艾滋病的护理措施。

二、狂犬病病毒

狂犬病病毒是一种嗜神经性病毒。属于弹状病毒科，狂犬病毒属。多种野生动物和家畜等可以发生狂犬病病毒的自然感染与传播，并且可以通过咬伤、抓伤或密切接触等形式感染人类而引起狂犬病。狂犬病是人畜共患的自然疫源性传染病，目前尚无有效的治疗方法，一旦发病，死亡率几乎为 100%。

（一）生物学性状

狂犬病病毒形如子弹状，一端钝圆，另一端扁平，平均大小为（130~300）nm ×（60~85）nm。中心为螺旋形对称的核衣壳，由单负链 RNA. 核蛋白、多聚酶蛋白和基质蛋白组成。核衣壳外面是由脂质双层组成的胞膜，其表面有许多跨膜糖蛋白组成的刺突，长约 10nm，可识别细胞表面的受体，并具有抗原性，可诱导机体产生中和抗体和细胞免疫，在病毒的致病和免疫中起重要作用。

狂犬病病毒的动物感染范围较广，所有温血动物对该病毒均易感。在家畜中，犬、猫和牛最易感。小鼠和地鼠是实验室中常用的敏感动物。病毒在易感动物或人的中枢神经细胞（主要是大脑海马回的锥体细胞）中增殖时，在胞质内形成嗜酸性包涵体，称内基小体，在诊断上很有价值。病毒可在多种培养细胞上增殖，但通常不出现细胞病变。

狂犬病病毒可以发生毒力变异。从自然感染的动物体内分离得到的病毒称为野毒株或街毒株。将野毒株在家兔脑内连续传代后，病毒对家兔致病的潜伏期随传代次数的增加而逐渐缩短；传代至50代左右时，潜伏期可由原来的4周左右缩短为4~6天；但继续进行传代，潜伏期不再缩短。这种变异的狂犬病病毒被称为固定毒株，其重要特点是对家兔的致病性增强，对犬和人的致病性明显减弱。用固定毒株制成灭活疫苗，可预防狂犬病的发生。

狂犬病病毒易为日光、紫外线、季胺类化合物、脂溶剂和碘酊等所灭活。加热56℃ 30~60分钟或100℃ 2分钟亦可使之丧失活性。-70℃能存活数年。

（二）致病性与免疫性

狂犬病是一种人畜共患病。野生动物（如狼、狐狸、臭鼬等）为其储存宿主和传播媒介，通过动物间的撕咬而传播。家畜中的狂犬病由野生动物传播而来。病犬是人狂犬病的主要传染源，其次是猫、猪、牛、马等。人通过带毒动物咬伤而感染。

在动物发病前5天，其唾液中可含有病毒。人被其咬伤后，病毒通过伤口进入体内。潜伏期一般为1~3个月，但亦有短至1周或长达数年才出现症状者。潜伏期的长短与伤口部位、感染的病毒量、病毒的毒力及病人的个体差异等因素有关。

病毒的感染过程分为三个阶段。病毒首先在感染局部的肌细胞中少量增殖，亦可不经增殖，直接侵入末梢神经组织。随后沿神经轴索上行至中枢神经系统，在脊髓背根神经节大量增殖，侵犯脊髓、脑干和小脑等处，引起急性弥漫性脑脊髓炎。最后，病毒从中枢神经下行向周围神经扩散，到达唾液腺和其他组织。典型的临床表现是早期对刺激兴奋性增高，表现为恐惧不安，对声、光、风刺激均高度敏感。恐水是其特有的症状，病人吞咽或饮水时，甚至闻水声亦可引起严重的喉头肌肉痉挛，故又称恐水病。经3~5天后，病人转入麻痹期，最后因昏迷、呼吸及循环衰竭而死亡，病死率几乎达100%。

病毒胞膜糖蛋白和核蛋白均含有保护性抗原和T细胞免疫表位，可诱导机体产生体液和细胞免疫。但由于病程短，病情进展快，免疫保护作用难以发挥效应。

（三）微生物学检查法

人被犬或其他动物咬伤后，检查动物是否患有狂犬病，对采取防治措施极为重要。一般不宜将动物立即杀死，应将其捕获隔离观察。若经7~10天不发病，一般可认为该动物不是狂犬病或咬人时唾液中尚无狂犬病病毒。若观察期间发病，即将其杀死，制备脑组织切片，检查病毒抗原或内基小体。

对狂犬病病人的生前诊断，最近应用反转录PCR法检测标本中的狂犬病病毒RNA。此法敏感、快速且特异，值得在有条件的实验室推广应用。

（四）防治原则

捕杀野犬，加强家犬管理，注射犬用疫苗，是预防狂犬病的主要措施。人被动物咬伤后，应采取下列预防措施：

1. 伤口处理 立即用20%肥皂水、0.1%苯扎溴铵或清水反复冲洗伤口，再用70%乙醇及碘酒涂擦。

2. 被动免疫 用高效价抗狂犬病病毒血清或狂犬病免疫球蛋白在伤口周围与底部行浸润注射及肌内注射，剂量为40IU/kg。如与狂犬病疫苗联用效果更佳。

3. 疫苗接种 狂犬病的潜伏期一般较长，人被咬伤后如及早接种疫苗，可以预防发病。我国目前用地鼠肾原代细胞或二倍体细胞培养制备的灭活病毒疫苗，于第1、3、7、14、28天各肌内注射1ml，免疫效果好，副作用少。

知识链接

狂犬疫苗注射具体方法

(1)咬伤后预防。对一般咬伤，即皮肤无流血的轻度擦伤、抓伤或破损皮肤被舔舐，应于0(第1天，注射当天)、3(第4天，以下类推)、7、14、30天各注射该疫苗1安瓿，儿童用量相同。对严重咬伤，除应按上述方法注射该疫苗外，应于0、3天注射加倍量疫苗，并在0天注射疫苗的同时用抗狂犬病血清(40IU/kg)或狂犬病免疫球蛋白(20IU/kg)，浸润咬伤局部和肌内注射。凡联合使用抗狂犬病血清或免疫球蛋白者，必须在疫苗全程注射完毕后，再加强注射2~3针疫苗，即在全程注射后第15、75天或第10、20、90天分别加强注射1针。

凡注射疫苗1天前注射抗狂犬病血清、慢性病人如肝硬化、免疫缺陷症、服用免疫抑制药物、老人、严重营养不良和咬伤后48小时才开始免疫等7种情况，均应于初种时加2~3倍疫苗量，分部位注射，才有较好的免疫效果。此外，有的虽属轻伤，但侵入的病毒量较多或伤及富含神经部位，亦可出现潜伏期短而单用疫苗无效病例。最近世界卫生组织重新建议，不论任何部位的破皮咬伤均应合用抗血清。

(2)对未咬伤健康者预防注射，可按0、7、21天注射3针。1年后加强1针，以后每隔1~3年再加强1针。

(3)该疫苗供上臂三角肌肌内注射。儿童应在大腿前外侧区肌内注射。

(4)使用前将疫苗振摇成均匀悬液。

虫媒病毒是指一大类能在节肢动物体内增殖，通过吸血的节肢动物叮咬易感的脊椎动物而传播疾病的病毒。虫媒病毒是根据流行病学特点归纳在一起的病毒，有500多种，对人致病的至少有128种。主要引起脑炎或脑脊髓膜炎、发热性疾病、出血热及肝炎等。在我国流行的主要有乙型脑炎病毒、森林脑炎病毒、登革病毒和新疆出血热病毒等。

三、流行性乙型脑炎病毒

流行性乙型脑炎病毒简称乙脑病毒，属黄病毒科、黄病毒属。1935年由日本学者首先从脑炎病人的脑组织中分离获得，故国际上称为日本脑炎病毒。库蚊是流行性乙型脑炎病毒的主要传播媒介。病毒感染呈明显的季节性，主要引起人流行性乙型脑炎，临床表现多样，死亡率达10%~40%。

(一)生物学性状

乙脑病毒呈小球形，直径40~70nm，核衣壳为20面体对称，有胞膜，抗原性稳定，较少变异，迄今只发现一种血清型。乙脑病毒能在地鼠肾、猪肾、鸡胚等原代细胞中增殖，在白蚊伊蚊C6/36、Vero及BHK-21等传代细胞中也能增殖，并引起明显的细胞病变。最易感的动物为小鼠或乳鼠。

乙脑病毒抵抗力弱。对热敏感，56℃ 30 分钟或 100℃ 2 分钟可灭活；但在低温中能保存较长时间，-20℃可以存活数月，在 -70℃可以保存数年。对乙醚、丙酮等脂溶剂较敏感。在短时间内可被 3%~5% 的苯酚液等消毒剂灭活。

（二）流行病学特点

1. 传染源 乙脑病毒的传染源是带毒蚊子叮咬过的家畜，如猪、牛、马、驴、羊等。在我国，幼猪是最重要的传染源和中间宿主或扩散宿主。新生的幼猪缺乏免疫力，具有高的感染率和显著的病虫媒病毒和出血热病毒毒血症，经过流行季节的幼猪，感染率可达 100%。猪的感染高峰期比在人群中流行约早 3 周，通过检查猪的感染率可预测当年的流行趋势。人感染病毒后仅发生短暂的病毒血症，且血中病毒滴度不高，不是主要的传染源。

2. 传播媒介 乙脑病毒的传播媒介是蚊子。在我国主要是三节吻库蚊，此外致乏库蚊、白蚊伊蚊、蠛蠓及尖蠓等亦可作为传播媒介。由于蚊子可携带病毒越冬并可经卵传代，因此蚊子不仅是传播媒介又是重要的储存宿主。

蚊子吸血后，病毒先在其肠管细胞中增殖，然后移行至唾液腺，经叮咬家畜或禽类而传播。动物感染病毒后，不出现明显的症状及体征。但在病毒血症期间的动物则可成为更多蚊子的传染源。病毒通过蚊子作为传播媒介而在蚊 - 动物 - 蚊中不断循环，期间带毒蚊子若叮咬易感人群则可引起人的感染。

3. 流行特征 东南亚和西太平洋地区是乙脑的主要流行区。目前在我国除西藏、青海、新疆三省（区）外，所有地区（包括台湾省）均有流行性乙型脑炎的发生。乙脑的流行有明显的季节性。我国华南地区的流行高峰期在 6~7 月，华北地区为 7~8 月，东北地区则为 8~9 月，都与各地区蚊子密度的高峰期相一致。易感者主要是 10 岁以下的儿童，尤以 2~9 岁年龄组发病为多。近年来由于在儿童中普遍接种疫苗，故成年人和老年人的发病率相对增高。

（三）致病性与免疫性

病毒经带毒蚊子叮咬进入人体后，先在皮肤毛细血管内皮细胞和局部淋巴结等处增殖。随后病毒入血，引起第一次病毒血症。病毒随血流播散到肝、脾等处的单核巨噬细胞中继续增殖后，再次入血，引起第二次病毒血症，出现发热、寒战、全身不适等症状。绝大多数感染者病情不再继续发展，成为顿挫感染。少数免疫力不强的病人，病毒可突破血脑屏障侵犯中枢神经系统在脑组织内增殖，引起脑实质和脑膜炎病变。临床上，病人可表现出轻型、普通型、重型及极重型感染，轻型和普通型的病人多可顺利恢复，重型和极重型病人出现高热、昏睡、惊厥、抽搐、头痛、呕吐、颈项强直，脑膜刺激征等神经系统症状和体征，并可进一步发展为昏迷、中枢性呼吸衰竭或脑疝等，病死率可高达 10%~40%。幸存者 5%~20% 可留下后遗症，表现为痴呆、失语、瘫痪等。

乙脑病毒感染的免疫以体液免疫为主，但完整的血脑屏障和细胞免疫也起重要作用。感染后一周左右即产生 IgM 型中和抗体，感染后 2 周 IgM 型抗体达高峰，并出现 IgG 型中和抗体及血凝抑制抗体。IgG 型抗体维持时间长，可达数年之久。感染后 3~4 周可出现补体结合抗体，但这类抗体无免疫保护作用，半年后逐渐消失。乙脑病后免疫力稳定而持久，隐性感染同样可获得免疫力。

（四）微生物学检查方法

病毒的分离可采取早期病人的血液或脑脊液用细胞培养法或乳鼠脑内接种法；可用细

胞病变、红细胞吸附试验或单克隆抗体免疫荧光试验等方法鉴定。

可用免疫荧光或 ELISA 技术检测发病初期病人血液或脑脊液中的乙脑病毒抗原，阳性结果有早期诊断意义。

用 ELISA、免疫荧光试验等技术检测病人血清或脑脊液中的特异性 IgM 抗体，是目前早期快速诊断较好的方法。此外，亦可取双份血清作中和试验、补体结合试验、血凝抑制试验等。若特异性抗体效价有 4 倍以上升高则有诊断意义。

用 RT-PCR 法检测病毒核酸片段具有较好的特异性和敏感性，在感染早期抗体尚未出现时即可检出，可用于早期快速诊断。

（五）防治原则

对流行性乙型脑炎尚无有效的治疗方法。预防乙脑的关键措施包括防蚊灭蚊、疫苗接种和动物宿主的管理。

目前国际上使用的疫苗主要是鼠脑来源的乙脑病毒灭活疫苗，其免疫效果佳，安全性好。我国普遍使用的疫苗是地鼠肾细胞培养的灭活疫苗，接种后免疫保护率达 60%~90%。一般在流行前 1~2 个月接种，初次接种采取皮下注射 2 次，间隔 7~10 天，其后于 2、3、7、13 岁时分别再加强接种 1 次。完成全程免疫后可获得持久的免疫力。1988 年我国研制成功并生产地鼠肾细胞减毒活疫苗，近年来对 1~5 岁儿童进行的大规模免疫接种，1 次接种后抗体转阳率达 85% 以上，一年后加强免疫一次，中和抗体阳转率可高达 94%~100%。该疫苗安全、价廉、免疫效果好，在我国将会逐渐普遍使用。

猪是乙脑病毒主要传染源和中间宿主，有条件时可给幼猪接种疫苗，减少幼猪感染乙脑病毒，可降低乙脑发病率。

四、登革病毒

登革病毒感染引起登革热和登革出血热 / 登革休克综合征，此病广泛流行于全球热带和亚热带地区，我国广东、海南、广西、澳门均有此病流行和暴发流行。

（一）生物学性状

根据抗原性不同，登革病毒分为 4 个血清型，即 1、2、3 和 4 型，各型病毒间有交叉抗原性，各型病毒与乙脑病毒和西尼罗病毒亦存在不同程度的交叉抗原性。病毒易在 C6/36、Vero 等细胞中增殖，并产生细胞病变，亦可在蚊体内和乳鼠脑内增殖，蚊体胸内接种、乳鼠脑内接种可用于分离培养病毒。病毒对乙醚、氯仿、胆汁和去氧胆酸盐等敏感，50℃ 30 分钟或 54℃ 10 分钟、紫外线、乳酸、高锰酸钾、甲紫等均可使之灭活。

（二）致病性与免疫性

在自然界，人和猴是登革病毒的储存宿主，病毒通过埃及伊蚊和白纹伊蚊等媒介传播。病毒感染人体后可在毛细血管内皮细胞和单核细胞中增殖，然后经血流播散，引起登革热和登革出血热 / 登革休克综合征。登革热病情较轻，主要表现为发热、头痛、全身肌肉和关节酸痛、淋巴结肿大及皮疹等。登革休克综合征是登革病毒引起的严重临床类型，初期有典型登革热的症状，随后病情迅速发展，出现严重出血，表现为皮肤大片紫癜及瘀斑、消化道出血等，并进一步发展为休克，死亡率高。

登革病毒的致病机制还未完全清楚，多数学者认为，依赖抗体的促进病毒感染的作用是登革休克综合征的重要发病机制，该学说认为初次感染登革病毒后机体可产生非中和类IgG型抗体，当再次感染同型或异型登革病毒时，IgG的Fab段与登革病毒结合，而Fc段则与单核吞噬细胞表面的Fc受体结合，从而促进病毒对细胞的吸附和感染。因此，登革休克综合征常发生于过去有过登革病毒感染的儿童或成人。此外，部分学者认为登革休克综合征的发生与病毒的毒力有关，一般认为，登革病毒2型比其他型有更强的毒力，感染后更易发生登革休克综合征。

（三）微生物学检查

可采取早期病人血清接种白纹伊蚊C6/36株细胞或新生小白鼠进行病毒分离培养，亦可用白纹伊蚊或埃及伊蚊做胸腔接种分离病毒。检测登革病毒血凝抑制抗体，是诊断登革病毒感染最常用的血清学试验，如病人早期和恢复期血清抗体滴度呈4倍或以上升高，则有诊断意义。

抗体捕获ELISA法及斑点免疫测定法检测登革热病人血清中特异性IgM抗体，可作为登革热的早期快速诊断。应用反转录聚合酶链反应技术检测登革病毒核酸，可用于病毒的快速诊断及病毒的分型。

（四）防治原则

登革病毒疫苗尚未研制成功。1~4型登革病毒的减毒活疫苗、灭活全病毒疫苗、亚单位疫苗及DNA疫苗正在研制中。

五、森林脑炎病毒

森林脑炎病毒是一种蜱传脑炎病毒。该病毒引起的森林脑炎为自然疫源性疾病。由于该病毒引起的疾病首先在俄罗斯的远东地区发现，以春夏季发病为主，故又称俄罗斯春夏型脑炎病毒。目前森林脑炎在世界范围内广泛分布，我国东北和西北林区也有本病流行。

多种动物对森林脑炎病毒敏感，以小鼠的敏感性最高，多种接种途径均能使之感染。不同来源的毒株，其毒力差异较大，但其抗原性较一致。森林脑炎病人的血清与乙型脑炎和圣路易脑炎病人血清在血凝抑制试验中有交叉反应。

森林脑炎是一种中枢神经系统的急性传染病，多种野生动物均可作为该病的传染源，蜱是传播媒介。病毒不仅能在蜱体内增殖，还能经卵传代，并能在蜱体越冬，因此，蜱既是传播媒介又是储存宿主。在自然疫源地，病毒通过蜱叮咬兽类和野鸟而在动物间增殖和循环，易感人群进入自然疫源地被叮咬而受感染。此外，病毒亦可通过胃肠道传播，感染病毒的山羊可通过乳汁排出病毒，饮用生羊奶可引起感染；实验室工作者以及与带毒动物密切接触者还可以通过吸入气溶胶而感染。人感染病毒后，大多数成为隐性感染，少数感染者经7~14天的潜伏期后突然发病，出现高热、头痛、呕吐，颈项强直、肢体迟缓性瘫痪等症状。重症病人可出现发音、吞咽困难、呼吸及循环衰竭等延髓麻痹症状，死亡率可高达30%。感染后不论是否发病，均可获得持久的免疫力。

目前，森林脑炎的特异性预防方法是对有关人员接种灭活疫苗。

出血热病毒是一类由节肢动物或啮齿类动物传播，以出血和发热为主要临床症状的病毒。分别属于黄病毒科、布尼雅病毒科、丝状病毒科、披膜病毒科和沙粒病毒5个不同的病毒科。近年来在非洲地区由丝状病毒科的埃博拉病毒引起的埃博拉出血热以共发病快、传播迅速、死亡率高而引起世界的广泛关注。在我国流行的有汉坦病毒、新疆出血热病毒和登革病毒。

六、汉坦病毒

在病毒分类上,汉坦病毒属于布尼雅病毒科汉坦病毒属。汉坦病毒引起以发热、出血和严重的肾功能衰竭等为主要症状的肾综合征出血热。本病主要流行于欧亚大陆,在我国流行地域较广,但主要集中在东北三省、长江中下游和黄河下游各省。

(一)生物学性状

病毒呈圆形,有胞膜,直径约122nm,核衣壳为螺旋对称。根据抗原性不同,汉坦病毒可分为10个血清型,我国流行的有黑线姬鼠传播的Ⅰ型病毒(汉滩病毒)和褐家鼠传播的Ⅱ型病毒(汉城病毒)。汉坦病毒对脂溶剂敏感,对酸、热的抵抗力弱。病毒在60℃ 60分钟可被灭活,在4~20℃较稳定,可长时间维持其感染性。

(二)致病性与免疫性

在我国汉坦病毒的传染源主要是黑线姬鼠、褐家鼠和林区的大林姬鼠,流行有明显的季节性和地方性,这主要与鼠类的分布及活动有关。病毒在鼠体内增殖,随唾液、尿、呼吸道分泌物及粪便排出体外而污染环境,人和动物经呼吸道、消化道或直接接触等方式被感染。我国学者已证实数种厉螨和小盾恙螨是汉坦病毒的传播媒介,也是储存宿主。

汉坦病毒感染机体后,可引起流行性出血热,又称肾综合征出血热(haemorrhagic fever with renal syndrome,HFRS),我国是HFRS危害最严重的国家,全世界约90%的病例发生在我国。此病隐性感染率低,病毒侵入机体后,经1~3周潜伏期而急性起病,典型的临床表现为高热、出血和肾功能损害。发病初期,病人眼结膜、咽部、软腭等处充血,软腭、腋下、前胸等处有出血点,常伴有三痛(头痛、眼眶痛、腰痛)和三红(面、颈、上胸部潮红)。几天后病情加重,可表现为多脏器出血及肾功能衰竭。HFRS的典型临床经过分为5期,即发热期、低血压期、少尿期、多尿期和恢复期。病死率为3%~20%,与病毒类型、病情轻重、治疗时间的早晚以及治疗措施是否得当有关。

根据传染源的不同,HFRS主要分为3个类型。①野鼠型:由野外黑线姬鼠和大林姬鼠传播,多发生在农业区和林区,青壮年易感,一般病情较重。②家鼠型:由褐家鼠传播,农村和城市均可发生,多无典型的临床经过。③实验动物型:发生在以大白鼠、小鼠等为实验对象的实验中,实验室工作人员及饲养员等可能被感染。

目前认为HFRS的致病机制与病毒的直接损伤和免疫病理损害有关,病毒可直接损伤全身小血管和毛细血管、影响血管舒缩功能、引起血管通透性增高和微循环障碍;病毒抗原与抗体形成的免疫复合物及活化的T淋巴细胞可导致血管、肾脏的免疫病理性损伤,增加了疾病的严重程度。病后可获得对同型病毒的持久免疫力。

(三)微生物学检查方法

病人急性期血清、死者脏器和感染动物肺、肾等组织均可用于病毒分离。

常用VeroE-6或A549细胞分离和培养病毒。还可通过免疫荧光抗体染色,检查细胞胞质内的病毒抗原。黑线姬鼠、大鼠或初生小鼠接种标本后,经2周左右可检测肺组织中的特异性病毒抗原。应用感染动物分离病毒时,应采取严格隔离预防措施,避免发生实验室感染。也可用 RT-PCR 法检测标本中是否存在病毒 RNA 片段，若采用不同的特异性引物，该方法还可用于诊断和区分病毒不同的亚型。

血清学诊断是将感染病毒的鼠肺抗原或培养细胞抗原涂片，用间接免疫荧光染色法检查病人血清中特异性 IgM 或 IgG 抗体。单份血清标本 IgM 阳性或双份血清 IgG 呈现 4 倍或 4 倍以上增高者，均有诊断价值。

（四）防治原则

采取有效措施灭鼠，并注意处理鼠的排泄物，加强实验动物的管理。加强个人防护，避免经呼吸道或密切接触啮齿类动物及其污染物等而感染。并保证食品卫生和个人生活环境的管理。目前使用的疫苗包括细胞培养疫苗、纯化乳鼠脑灭活疫苗和基因工程重组疫苗。我国主要使用金黄地鼠肾细胞、长爪沙鼠肾细胞等培养制备的灭活疫苗；免疫接种分别于第 1 天、第 14 天和第 30 天各接种 1 次，12 个月后加强免疫 1 次进行，可获得 95% 以上的免疫保护效果。在韩国等地使用纯化乳鼠脑灭活疫苗也获得了满意的预防作用。另外，正在制备汉坦病毒 S 或 M 基因节段重组表达的基因工程疫苗。

七、新疆出血热病毒

新疆出血热病毒是从我国新疆塔里木盆地出血热病人的血液、尸体内脏及疫区的硬蜱中分离的一种 RNA 病毒，属于布雅尼病毒科内罗病毒属的克亚 - 刚果出血热病毒组。

病毒呈球形，有胞膜，基因组为单负链 RNA，其结构、培养特性和抵抗力与汉坦病毒相似，但抗原性、传播方式和致病性不同。

新疆出血热是一种自然疫源性疾病，主要分布于有硬蜱活动的荒漠牧场。野生啮齿类动物以及羊、牛、马、骆驼等家畜是病毒主要的储存宿主。硬蜱特别是亚洲璃眼蜱，既是传播媒介又是储存宿主，病毒可经蜱卵传代。病毒可通过带毒硬蜱叮咬或与带毒动物直接接触而传播，亦可通过破损的皮肤黏膜而侵入人体。潜伏期 5~7 天，以高热和出血为主要临床特征。人感染后可获得持久的免疫力。

防蜱、灭蜱，加强医务人员的防护，严格病人隔离，以及对病人血液、分泌物、排出物的消毒处理，可以减少新疆出血热病毒的感染。用乳鼠脑组织培养制备的灭活疫苗有一定的预防效果。

八、单纯疱疹病毒

疱疹病毒是一类中等大小、结构相似、有胞膜的 DNA 病毒，广泛分布于哺乳类、鸟类、两栖类、鱼类等动物中，其中与人类有关的疱疹病毒有单纯疱疹病毒和水痘 - 带状疱疹病毒。

单纯疱疹病毒（HSV）是疱疹病毒的典型代表，由于在感染急性期发生水疱性皮疹即所谓单纯疱疹而得名。HSV 包括 HSV-1 和 HSV-2 两个血清型，两型病毒的 DNA 有 50% 同源性。HSV 主要特点是宿主范围广、复制周期短、容易破坏感染细胞、在感觉神经节中形成潜伏感染。

（一）生物学性状

HSV 直径 120~150nm，有胞膜，胞膜表面有糖蛋白刺突，核衣壳为 20 面体立体对称。基因组为线性双链 DNA，可诱导机体产生中和抗体。

HSV 能在多种细胞中增殖，常用原代兔肾、人胚肺、人胚肾细胞或地鼠肾等传代细胞分离培养病毒。HSV对动物的感染范围也较广，常用的试验动物有家兔、豚鼠、小鼠等。

（二）致病性与免疫性

人群中HSV感染非常普遍。病人和健康带毒者是传染源。直接密切接触与性接触为主要传播途径，亦可经空气飞沫传播。病毒经口腔、呼吸道和生殖器黏膜以及破损皮肤侵入人体。病毒先在局部繁殖并导致感觉神经末梢感染。人感染HSV后大多无明显症状，最常见的临床表现是黏膜或皮肤的局部疱疹，偶尔也可产生严重甚至致死性的全身感染。

1. 原发感染 HSV-1的原发感染多见于儿童，以腰以上的感染为主，常表现为疱疹龈口炎，在牙龈、咽颊部黏膜出现成群疱疹，疱疹破裂后形成溃疡，病灶内含大量病毒。此外，还可以引起疱疹性角膜炎、皮肤疱疹性湿疹或疱疹性脑炎等。HSV-2的原发感染多起于性生活后，主要引起腰以下及生殖器的感染。原发性生殖器疱疹较严重，表现为皮肤、黏膜水疱性溃疡，有剧痛。少数生殖器疱疹也可由HSV-1引起。

2. 潜伏感染与复发性感染 HSV原发感染后，如机体不能彻底清除病毒，HSV则由感觉神经纤维逆轴索传递到感觉神经节，以潜伏状态长期存在。潜伏的病毒并不复制，因此对作用于病毒DNA合成的药物不敏感。HSV-1潜伏于三叉神经节和颈上神经节，HSV-2潜伏于骶神经节。当人体受到各种非特异性刺激，如发热、寒冷、日晒、月经、某些细菌或病毒感染、使用肾上腺皮质激素或情感压力等，潜伏的病毒可被激活，转为增殖性感染。此时病毒沿感觉神经纤维轴索下行返回末梢，在原发感染灶附近进行增殖而引起复发性局部疱疹。由于机体存在免疫记忆反应，复发性疱疹一般病程较短，组织损伤较轻，感染多为局限化。

HSV原发感染后1周左右，血中出现中和抗体，3~4周达高峰，可持续多年。这些抗体可中和游离病毒，阻止病毒在体内扩散，但不能清除隐伏于神经节中的病毒和阻止复发。一些细胞免疫缺陷或长期使用免疫抑制治疗的病人，局部或全身性HSV感染均加重，表明机体在抗HSV感染的免疫中，细胞免疫较体液免疫起更重要的作用。

3. 先天性及新生儿感染 妊娠期妇女因HSV-1原发感染或潜伏感染的病毒被激活，病毒可经胎盘感染胎儿，诱发流产、早产、死胎或先天性畸形。孕妇有生殖器疱疹病损者，分娩时病毒可通过产道或出生后接触传给婴儿而发生新生儿疱疹感染。

此外，HSV-2可能与宫颈癌的发生密切相关。

（三）微生物学检查方法

病毒的分离培养是确诊HSV感染的可靠方法。采集水疱液、唾液、脑脊液、角膜刮取物、阴道拭子等标本，接种于人胚肾、人羊膜或兔肾等易感细胞进行分离培养。病毒增殖很快，一般于2~3天后即可出现CPE，其病变特点为细胞肿胀、变圆，形成融合细胞等，据此可初步判定。再用中和试验、DNA酶切电泳分析及HSV-1和HSV-2的单克隆抗体免疫荧光试验等进一步进行分型鉴定。

快速诊断包括：刮取疱疹病损的基底部材料，或取脑组织活检材料作涂片，用荧光素标记或酶标记的单克隆抗体进行染色，检查细胞内的特异性疱疹病毒抗原和检测病毒DNA。

（四）防治原则

目前尚无特异性的预防方法，亚单位疫苗较为理想，正在研究中。应注意避免与病人密切接触，切断传播途径。如孕妇产道有 HSV-2 感染，可进行剖宫产以避免新生儿感染。新生儿 HSV 感染应及早给予有效的抗病毒药物治疗。阿昔洛韦治疗 HSV 感染的效果较好，但不能防止潜伏感染的复发。

九、水痘 – 带状疱疹病毒

水痘 – 带状疱疹病毒（VZV）是水痘和带状疱疹的病原体，在儿童期初次感染表现为水痘，病愈后病毒潜伏在体内，少数人在青春期或成年后潜伏病毒复发感染引起带状疱疹，故称为水痘 – 带状疱疹病毒。

VZV 与 HSV 有许多共性，包括：①在感觉神经节中形成潜伏感染；②细胞免疫反应在疾病控制中起重要作用；③对抗病毒药物敏感等。但与 HSV 不同的是，VZV 通过呼吸道感染，病毒在局部淋巴组织增殖后，通过全身感染累及皮肤。

（一）生物学性状

VZV 的生物学性状与 HSV 相似，但只有一个血清型。VZV 对外界的抵抗力弱，对温度、酸碱度相当敏感，对各种有机溶剂也很敏感。病毒的分离培养可用人二倍体成纤维细胞，如原代人胚肺成纤维细胞等，病毒在细胞中增殖并缓慢的产生局灶性细胞病变，受染细胞出现嗜酸性核内包涵体和多核巨细胞。

（二）致病性与免疫性

人是 VZV 的唯一自然宿主，水痘病人是唯一的传染源。其传染性极强，主要通过空气飞沫传播，亦可通过密切接触传播。皮肤是病毒的主要靶细胞。VZV 经上呼吸道侵入人体后，首先在呼吸道黏膜上皮细胞内增殖，然后进入血流引起第一次病毒血症。随后，病毒进入单核吞噬细胞系统，再次增殖后入血，引起第二次病毒血症。最后，病毒随血流播散到全身各器官，特别是皮肤表皮棘细胞和黏膜组织，引起水痘。无免疫力的儿童初次感染 VZV 后，约经 2 周潜伏期，开始出现皮疹。皮疹呈向心性分布，先见于躯干、头部，逐渐扩散到面部和四肢。开始为斑疹，数小时后变为丘疹，再经数小时后发展为水疱疹，亦可进一步发展为脓疱疹。皮疹发展快是水痘的特征。水痘病情一般较轻，预后良好。在细胞免疫缺陷、白血病、恶性肿瘤或长期使用肾上腺皮质激素及某些抗肿瘤药物者，可发生重症水痘，病人全身症状严重，皮疹可密布全身，甚至累及内脏。成人首次感染 VZV 者，常发生重症水痘，病情较重，病死率亦较高。孕妇在妊娠早期发生水痘可引起流产、死产或胎儿先天性水痘综合征，表现为胎儿畸形及意识运动障碍等。

带状疱疹仅发生于过去有水痘病史的人，成人和老人多发。儿童在水痘病愈后，病毒能长期潜伏于脊髓后根神经节和脑神经的感觉神经节中。中年以后，当机体免疫力下降、外伤或其他诱因作用下，潜伏在神经节细胞中的病毒基因组被激活，沿感觉神经纤维轴索下行到达所支配的胸腹或脸部皮肤细胞内增殖，引起复发性感染。由于疱疹沿感觉神经支配的皮肤分布，串连成带状，故称带状疱疹。

（三）微生物学检查

水痘和带状疱疹的临床症状都较典型，一般可不依赖实验室诊断。必要时可从疱疹基底部取材进行涂片染色，检查嗜酸性核内包涵体，或用单克隆抗体免疫荧光染色法检查 VZV 抗原，有助于快速诊断。

(四)防治原则

VZV减毒活疫苗已研制成功,可用于12月龄以上健康未感染VZV的易感者进行预防。给免疫抑制病人注射带状疱疹免疫球蛋白(VZVIg),对预防或减轻VZV感染有一定效果。

正常儿童水痘一般不需要抗病毒治疗。抗病毒药物用于治疗免疫抑制患儿的水痘、成人水痘、带状疱疹。对VZV有效的抗病毒药物包括阿昔洛韦和干扰素等。

十、人乳头瘤病毒

人乳头瘤病毒(HPV)属于乳多空病毒科。现已发现HPV有60多个血清型。

HPV呈球形,直径52~55nm,20面体对称,无胞膜。病毒核酸为双链环状DNA。

HPV的传播途径主要是直接接触感染者的病损部位或间接接触被病毒污染的物品。生殖器感染主要由性交传播。新生儿可在通过产道时受感染。病毒感染仅停留于局部皮肤和黏膜中,不产生病毒血症。

HPV在细胞内复制能诱导表皮的基底细胞过度增生,使表皮变厚、角质化,在颗粒层常出现嗜碱性核内包涵体。此为其感染的基本特征。上皮增殖形成乳头状瘤,也称为疣,皮肤疣一般为良性。某些型别的HPV感染后,病毒的基因组可整合于宿主细胞基因组中,引起细胞转化,与生殖道癌前病变和恶性肿瘤的发生密切相关。

HPV对皮肤和黏膜上皮细胞有高度亲嗜性。根据感染部位不同,分为嗜皮肤性和嗜黏膜性两大类。前者主要感染皮肤,引起各种类型的皮肤疣,如寻常疣、跖疣、扁平疣等。后者主要感染生殖道和呼吸道黏膜,引起生殖道尖锐湿疣、喉乳头瘤及子宫颈癌等。近年研究表明,HPV16、18、31和33等型可引起宫颈上皮肉瘤与子宫颈癌。

HPV的免疫防御机制尚不十分清楚。有证据表明,特异性细胞免疫在控制HPV感染中起重要作用。非特异性细胞免疫异常者,如免疫抑制、免疫缺陷者,青年扁平疣的患病率高。

近来,用免疫组化方法检测病变组织中的HPV抗原,用核酸杂交法和PCR法检测HPV的DNA序列,已被广泛用于疣的确诊和HPV致病关系的研究。

知识链接

注射狂犬疫苗常见问题

1. 什么是狂犬疫苗?

狂犬疫苗是一个历史悠久的疫苗,最早制造狂犬疫苗的是法国的巴斯德。1882年他成功地应用连续传代减弱病毒毒力的方法,用适应毒种来制造疫苗。我国现在制造的狂犬疫苗系用狂犬病毒固定毒接种于原代地鼠肾细胞,培养后,收获毒液,经浓缩、纯化、精制并加氢氧化铝佐剂,经全面检定合格后即为预防狂犬病的疫苗。

2. 为什么注射狂犬疫苗能预防狂犬病?

狂犬病毒只有一种血清型,世界各地的狂犬病毒抗原性质是相同的。接种狂犬疫苗后,人体血液中可出现抗狂犬病毒抗体,这些抗体可防止病毒在细胞间直接传播,减少病毒的增殖量,同时还能清除游离的狂犬病毒,阻止病毒的繁殖和扩散,从而达到预防狂犬病。

3. 被动物咬伤后怎么办?

如果被动物(如犬、猫、狼等)咬伤而又不能确定该动物是否为健康无毒动物时,应及时到医院处理伤口,或先自行用肥皂水对伤口进行反复彻底清洗干净,这样可将侵入的病毒大部分冲洗掉,然后尽快到卫生防疫部门注射狂犬疫苗。对重度咬伤者,除局部彻底清洗消毒外,还应在伤口周围应用狂犬血清浸润注射。随后再注射狂犬疫苗。被咬的伤口不宜包扎和缝合,尽可能让伤口暴露。

注射狂犬疫苗的免疫效果与注射的时间有直接关系。咬伤后,注射越早,免疫效果越好,获得保护的机会越大。

4. 注射狂犬疫苗有哪些禁忌证?

由于狂犬病是致命性疾病,发病后的死亡率几乎100%,至目前为止,世界上仍未有一种有效的治疗方法。所以,凡被狂犬或不清楚是否带毒的动物咬伤后,都应立即注射狂犬疫苗。孕妇被咬伤,也应及时全程注射狂犬疫苗。注射狂犬疫苗无禁忌证。

5. 动物咬后皮肤未伤,只有牙印是否需要注射狂犬疫苗?

被动物如犬、猫、狼等咬或抓后,只要皮肤确实未被咬破,狂犬病毒是很难通过完好无损的皮肤侵入机体,但在皮肤上留有牙印痕迹,就不能麻痹大意。有时虽然看不到有皮肤损伤,实际上牙印就意味着肉眼难以觉察的皮肤损伤。在这种情况下,狂犬病毒就有可能顺着牙印侵入人体。因此,应立即对被咬部位进行消毒处理用肥皂水彻底清洗有牙印的部位,并涂擦碘酒,然后全程注射狂犬疫苗。

6. 被疯动物咬伤后不注射狂犬疫苗会发生狂犬病吗?

被疯动物咬伤后,未注射狂犬疫苗,也不一定都会发生狂犬病。是否发生狂犬病,与咬人动物的种类,所含病毒株的毒力强弱,进入人体内的病毒量,受伤者的年龄,身体状况、咬伤部位,伤势轻重,咬伤后伤口局部处理情况等因素存在直接关系。

7. 注射疫苗后再次被咬伤是否还需注射?

被动物咬伤、抓伤后,全程注射狂犬疫苗,这时机体就产生抗狂犬病的抗体,但这种有效的抗体维持时间较短,如果这次咬伤距离前次注射疫苗在3~5个月内,加强2针就可以了。若已超过6个月以上,就应该再重新全程注射。

项目能力检测

A1 型选择题

1. 流行性出血热的病原体是(　　)

A. 登革病毒

B. 汉坦病毒

C. 流行性乙型脑炎病毒

D. 巨细胞病毒

E. HIV 病毒

2. 我国目前所用的狂犬疫苗类型是（　　）

A. 多糖疫苗

B. 基因工程疫苗

C. 灭活疫苗

D. 减毒活疫苗

E. 活疫苗

3. 下列哪项症状不是狂犬病的临床表现（　　）

A. 吞咽或饮水困难

B. 出现恐水症

C. 全身肌肉强直性抽搐

D. 昏迷、呼吸衰竭、循环衰竭

E. 怕光

4. 登革病毒的传播媒介是（　　）

A. 蚊　B. 蝇　C. 蚤　D. 虱　E. 蜱

5. 森林脑炎的传播媒介是（　　）

A. 蚊　B. 蝇　C. 蚤　D. 虱　E. 蜱

6. 预防乙脑的关键是（　　）

A. 注射干扰素

B. 接种丙种球蛋白

C. 防鼠灭鼠

D. 防蚤灭蚤

E. 防蚊灭蚊

7. 生殖器疱疹可与下列哪些病毒有关（　　）

A.EB 病毒

B. 巨细胞病毒

C. 单纯疱疹病毒Ⅰ型

D. 单纯疱疹病毒Ⅱ型

E. 水痘－带状疱疹病毒

8. 有关水痘－带状疱疹病毒叙述错误的是（　　）

A. 属于病毒的持续性感染

B. 儿童期引起水痘

C. 属于 DNA 病毒

D. 成人期引起带状疱疹

E. 可通过呼吸道感染

9. 通过性接触或吸毒共用污染注射器传播的病毒是（　　）

A. 人类免疫缺陷病毒

B. 水痘－带状疱疹病毒

C. 甲型肝炎病毒

D. 埃可病毒

E. 轮状病毒

10. 经携带病毒的动物咬伤而感染的病毒是（　　）
   A. 狂犬病毒
   B. 流行性感冒病毒
   C. 轮状病毒病毒
   D. 巨细胞病毒
   E. 埃可病毒
11. 被狂犬咬伤后的病人处理方式与下列哪项无关（　　）
   A. 用 20% 的肥皂水或 0.1% 的新洁尔灭反复冲洗伤口
   B. 75% 的酒精及碘酒涂擦
   C. 注射狂犬疫苗
   D. 注射大量抗生素
   E. 多价狂犬病病毒血清做局部侵润注射

参考答案

1. B　2. C　3. C　4. A　5. E　6. E　7. C　8. C　9. A　10. A　11. B

（崔红艳）

子项目三　其他微生物的致病特点分析

任务　真菌的致病特点分析

【学习目标】

能力目标：能对病人进行健康宣教。

知识目标：掌握真菌的生物学性状、致病性与免疫性。皮肤癣菌、白假丝酵母菌和新型隐球菌的致病

熟悉真菌的预防原则，曲霉菌和毛霉菌的致病性。

素质目标：具有高度责任心，严谨的工作态度。

案例引导

案例二十三：病人男，27 岁，因双脚趾间自觉瘙痒，有水疱出现而来院就诊。检查发现：双脚趾间有成群针头大小的红色丘疹或丘疱疹，逐渐向四周扩散，形成大小不等的环状损害，边缘清楚。由于机体免疫力作用，中央有自愈倾向，可见脱屑或结痂。初步诊断为足癣。

问题：①根据教学网络平台提供视频分析病人双脚趾间出现红色丘疹的症状。②病人痊愈后，以后针对该病可采取哪些预防措施？

真菌是一类细胞高度分化，具有完整的细胞器、不含叶绿素，不分化根、茎、叶的真核细胞型微生物。医学微生物所涉及的真菌许多，属于个体微小、需借助显微镜才能看到的真核细胞型微生物。真菌在自然里分布广泛，种类繁多，有 10 余万种，能引起人类疾病的有 300 余种，包括致病、条件致病，产毒及致癌的真菌。近年来真菌感染率明显上升，特别是条件致

病性真菌感染更为常见。这与滥用抗生素引起菌群失调和经常应用激素及免疫抑制剂、抗癌药物导致免疫功能低下有关，应给予高度重视。

一、概述

（一）生物学性状

1. 形态与结构 真菌的细胞结构比细菌复杂，具有典型的真核细胞结构。细胞壁较厚，不含肽聚糖，主要由多糖（80%~90%）、蛋白质（20%~13%）、脂质（2%~8%）及无机盐类组成。

真菌的形态有单细胞真菌和多细胞真菌两种。

（1）单细胞真菌：形态较为简单，常见的有酵母型或类酵母型真菌。前者一般呈圆形、卵圆形或圆柱形，不产生菌丝，芽生方式繁殖时，也不产生假菌丝；后者与酵母型真菌的区别主要在于芽生方式繁殖时，其延长的芽体可不与母细胞脱离，而相互连接成链状，形成假菌丝。

（2）多细胞真菌：形态较复杂，由菌丝和孢子两部分组成（图 3-29）。

1）菌丝：真菌在适宜的环境中，由成熟的孢子生出芽管逐渐延长成丝状，称为菌丝。菌丝继续生长并向两侧分支，交织成菌丝体。多细胞真菌也称为丝状菌，又称霉菌。

菌丝（或菌丝体）按功能可以分为 3 种。①营养菌丝体：是指伸入到培养基或被寄生的组织中以吸取营养的菌丝体。②气生菌丝体：是指向空气中生长的菌丝体。③生殖菌丝体：是指气生菌丝体中发育到一定阶段可产生孢子的那部分菌丝体，因孢子是真菌的重要繁殖结构而得名。

菌丝按结构可分为两类。①有隔菌丝：菌丝间隔一定距离由横隔或隔膜将其分隔成多个细胞，每一个细胞含有一个至数个核。②无隔菌丝：菌丝中无隔膜将其分段，其内含多个核，整条菌丝就是一个多核细胞。

菌丝形态各不相同，如螺旋状菌丝、球拍状菌丝、结节状菌丝、鹿角状菌丝和破梳状菌丝等菌丝形态因种类不同而异，故菌丝形态有鉴别价值。

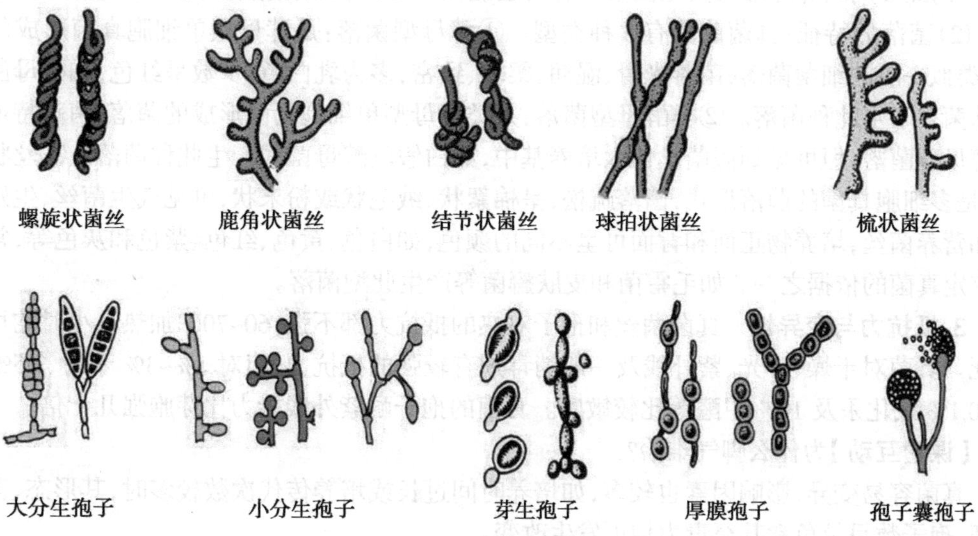

图 3-29 菌丝与孢子

2）孢子：孢子是真菌的繁殖结构，是由单细胞真菌的菌体细胞或多细胞真菌的生殖菌丝产生的一种重要繁殖体，一个菌体细胞或一条菌丝可形成多个孢子，而孢子在适宜环境条件下又发育为菌体细胞或发芽长出芽管，并逐渐发育成菌丝和菌丝体。孢子形态各异，是真菌鉴定和分类的主要依据。真菌孢子和细菌芽胞的英文名均为“spore”，但两者的生物学特性截然不同。

孢子可分为有性孢子和无性孢子两种。有性孢子是由同一菌体或不同菌体上的2个细胞融合经减数分裂形成；无性孢子是菌丝上的细胞分化或出芽生成。病原性真菌多形成无性孢子。根据无性孢子的形态，可将其分为3种。①叶状孢子：由单细胞真菌的菌体细胞或多细胞真菌生殖菌丝的细胞直接形成。也有3种，即芽生孢子，由菌丝体细胞出芽生成，如酵母菌、隐球菌可产生此类孢子，若芽伸长又不与母细胞脱离，则形成假菌丝；厚膜孢子，由菌丝内细胞质浓缩和细胞壁增厚而形成，常在不利环境中形成，抵抗力较强，当环境有利时又出芽繁殖；关节孢子，在陈旧的培养物中常见，菌丝细胞壁增厚，形成长方形的节段，呈链状排列。②分生孢子：由生殖菌丝末端及其分支先分化为一种特殊结构，即分生孢子梗，后由分生孢子梗顶端或侧面细胞分裂或浓缩形成的一类孢子。按形态分为大分生孢子和小分生孢子两种。常用于真菌的鉴定。大分生孢子，体大，由几个细胞组成，皮肤癣菌中常见的大分子孢子有3种形态，如纺锤状（见于小孢子菌属）、棒状（见于毛癣菌属）、梨形（见于絮状表皮癣菌）；小分生孢子，体小，一个孢子只有一个细胞，呈球形、卵圆形、梨形或棒状，如曲霉菌、青霉菌的小分生孢子，一般真菌均能产生小分生孢子，无特殊诊断价值。③孢子囊：孢子是在生殖菌丝末端膨大形成孢子囊，内含许多孢子，孢子成熟后则破囊而出，即为孢子囊孢子，如曲霉菌。

2. 培养特性

(1) 真菌的培养条件：真菌对营养要求较低，容易人工培养。实验室培养真菌常用沙保弱培养基，其成分相对简单，主要由蛋白胨、葡萄糖和琼脂等组成。由于真菌在不同的培养基上形成的菌落形态差异较大，为了统一标准，鉴定真菌时均以沙保弱培养基上形成的菌落形态为准。真菌的适宜生长温度为22~28℃，某些深部寄生的病原性真菌在37℃生长良好。适宜pH 4~6。真菌生长时需要较高的湿度和氧气。多数病原性真菌生长缓慢，如皮肤癣菌，约经2周培养才形成典型菌落。有的也能在1~2天长出菌落，如类酵母菌。

(2) 菌落的特征：真菌菌落有3种类型。①酵母型菌落：是酵母型单细胞真菌形成的菌落，类似一般的细菌菌落，菌落光滑、湿润、柔软、致密，多为乳白色，少数呈红色，如酵母菌及隐球菌多产生此种菌落。②类酵母型菌落：是类酵母型单细胞真菌形成的菌落，菌落特征类似酵母型菌落，但可见到假菌丝伸入培养基中，如白假丝酵母菌即产生此种菌落。③丝状菌落：是多细胞真菌的菌落形式，菌落疏松，呈棉絮状、绒毛状或粉末状，可见气生菌丝、生殖菌丝和营养菌丝，培养物正面和背面可呈不同的颜色，如白色、黄色、红色、紫色和灰色等，常作为鉴定真菌的依据之一。如毛霉菌和皮肤癣菌等产生此型菌落。

3. 抵抗力与变异性 真菌菌丝和孢子对热的抵抗力都不强，60~70℃加热1小时均可被杀死。真菌对干燥、日光、紫外线及一般消毒剂有较强的抵抗力，但对1%~3%苯酚、2.5%碘酒、0.1%氯化汞及10%甲醛等比较敏感。真菌的孢子耐紫外线能力比芽胞强几十倍。

【**课堂互动**】为什么脚气难治？

真菌容易变异，影响因素也较多，如培养时间过长或培养传代次数较多时，其形态、菌落特征、孢子数目及色素甚至毒力均可发生改变。

(二) 致病性与免疫性

1. 致病性 真菌可通过多种方式致病。

(1)致病性真菌感染:主要是一些外源性真菌感染。浅表寄生的真菌如皮肤癣菌有嗜角质特性,并能产生角蛋白酶水解角蛋白,易在角质层内繁殖,通过机械性刺激和代谢产物的作用,引起炎症。深部寄生的真菌感染后被吞噬,能在吞噬细胞内生存、繁殖,引起慢性肉芽肿或组织溃疡坏死。

(2)条件致病性真菌感染:常见于内源性真菌感染,如白假丝酵母菌,这些真菌的致病性不强,只有在机体抵抗力降低时如肿瘤、免疫缺陷病、糖尿病、放疗等,或在菌群失调时发生,也可在应用导管手术等过程中继发感染。若进入血液,可播散全身。

(3)真菌超敏反应性疾病:过敏体质者接触、吸入或食入某些真菌的菌丝或孢子时可出现多种超敏反应性疾病,如过敏性鼻炎、哮喘、过敏性皮炎、荨麻疹等。

(4)真菌毒素性中毒:许多真菌能产生真菌毒素,人可经食用污染有真菌毒素的霉变食物而导致急慢性中毒与损伤,称为真菌中毒症。因毒素致病机制各异,导致临床表现多样化。有的可引起肝、肾损害,有的引起血液系统变化,有的作用于神经系统引起抽搐、昏迷等症状。真菌中毒症与粮食受潮霉变有关。所以,发病有季节性和区域性,但无传染性。

(5)真菌毒素与肿瘤:已证实有些真菌毒素与肿瘤有关。研究最多的是黄曲霉毒素。黄曲霉毒素是一种双呋喃氧杂萘邻酮衍生物,毒性甚强,小剂量即有致癌作用。大鼠试验饲料中含 0.015 μg 即可诱发肝癌。在肝癌高发区的玉米、花生、粮油作物中,黄曲霉污染率很高,其毒素含量可高达 1 μg。除黄曲霉外,黑曲霉、赤曲霉、寄生曲霉等也能产生黄曲霉毒素。

2. 免疫性 固有免疫应答在阻止真菌病的发生上起重要作用,而适应性免疫应答与真菌病的恢复密切相关。①固有免疫应答方面,皮肤黏膜屏障发挥着重要作用,如儿童皮肤的皮脂腺发育不完善,具有杀真菌作用的不饱和脂肪酸分泌量不足,故易患头癣;成人因手、足汗较多,且掌跖部缺乏皮脂腺而易患手足癣;吞噬细胞在抗真菌感染中有一定的作用。②适应性免疫应答方面,Th1 应答占优势的细胞免疫在抗深部真菌感染中起重要作用,如患 AIDS、恶性肿瘤或应用免疫抑制剂的人,其 T 细胞功能低下,易并发播散性真菌感染,并导致死亡;抗体对深部感染真菌的免疫作用可能有限;浅部感染真菌未与机体免疫系统充分接触,细胞免疫和体液免疫均产生不足,作用受限。

(三)微生物学检查法

1. 标本采集 浅部感染真菌取病变部位的皮屑、毛发、指(趾)甲屑等标本检查。深部感染可取痰、脑脊液等检查。

2. 病原检查

(1)直接镜检:皮屑、毛发、指(趾)甲屑等标本可经 10%KOH 微加温处理,压盖玻片,用显微镜检查,如见到菌丝或成串的孢子可初步诊断为真菌感染。深部真菌感染可取体液标本或其离心沉淀物作涂片后革兰氏染色镜检,若发现卵圆形、着色不均、并有芽生孢子甚至假菌丝的革兰氏阳性菌体即可初步诊断为白假丝酵母菌等感染;怀疑新型隐球菌感染时,可取脑脊液作墨汁负染色,镜检看有无厚荚膜的酵母型菌体出现。

(2)分离培养:直接镜检不能确诊时,或需确定感染真菌的种类时,应做真菌培养。皮屑、毛发、指(趾)甲屑标本需经 75% 酒精或 2% 苯酚浸泡 2~3 分钟杀死杂菌,用无菌盐水洗净后接种于含抗生素的沙保弱培养基上,25℃培养数日至数周,观察菌落特征。必要时做小培养,于镜下观察菌丝、孢子的特征,进行鉴定。若为血标本需先增菌,脑脊液则取沉淀物接种于血平板上，37℃培养后再进行鉴定。

(3)显色鉴别培养：其原理是利用不同真菌的代谢产物而使其菌落显示不同的颜色，如科玛嘉显色培养基可鉴别不同的假丝酵母菌种。

3. 免疫检查 血清学检查可作为真菌感染的辅助诊断方法。近年来对深部真菌病检查有一定进展，如用对流免疫电泳检测内脏真菌病的沉淀素，ELISA法检测血清中特异性抗体或抗原，并可检测真菌毒素，对加强食品中真菌毒素的快速检测有重要意义。

此外，可以用分子生物学技术检测真菌的核酸，提高诊断水平。

(四)真菌感染的防治原则

真菌感染目前尚无特异性预防方法，可采用综合性非特异预防措施。浅部寄生的真菌易在潮湿温暖的环境中繁殖，故要注意皮肤清洁卫生，避免与病人共用物品，保持鞋袜干燥，防止真菌孳生；预防深部寄生的真菌感染要去除诱发因素，增强免疫力。对于药物治疗，由于真菌是真核生物，故对细菌敏感的常用抗生素不敏感，治疗真菌感染可选用两性霉素B，制霉菌素、咪康唑、酮康唑、氟康唑和伊曲康唑等药物。

二、常见病原性真菌

(一)浅部真菌

浅部真菌引起表面角化组织，如角化的皮肤、毛发、指(趾)甲的感染，一般不侵入皮下等深部组织或内脏。浅部真菌引起的感染称为浅部真菌病，简称为癣。浅部真菌可分为皮肤癣菌和角层癣菌两类。人类多为接触病人、患畜或染菌物体而被感染。

1. 皮肤癣菌 皮肤癣菌有嗜角质蛋白的特性，侵犯部位仅限于角化的表皮、毛发和指(趾)甲，引起各种癣症。其病理变化是由真菌的增殖及其代谢产物刺激引起的。皮肤癣特别是手足癣是人类最常见的真菌病。皮肤癣菌分为毛癣菌、表皮癣菌和小孢子癣菌3个属。

皮肤癣菌在沙保弱培养基上生长良好，形成丝状菌落。根据菌落的形态、颜色和所产生的大分生孢子，可对皮肤癣菌做出初步鉴定。

(1)毛癣菌属：主要有红色毛癣菌、紫色毛癣菌、须发毛癣菌、许兰毛癣菌等。在沙保弱培养基上的菌落为灰白、红、橙或棕色，表面呈绒毛状、粉粒状或蜡状。镜检可见细长薄壁棒状大分生孢子和多种形态的菌丝。可引起头癣、体癣、手足癣和甲癣。

(2)表皮癣菌属：主要有絮状表皮癣菌。其菌落初为鹅毛状后转为黄绿色粉末状。镜检可见梨形薄壁大分生孢子。引起体癣、股癣、足癣和甲癣(灰指甲)，不侵犯毛发。

(3)小狍子菌属：主要有铁锈色小孢子癣菌，其菌落为灰色、橘红色或棕黄色，由绒毛状逐渐变至粉末状，镜检可见厚壁梭形大分生孢子和球拍状、破梳状菌丝。主要侵犯毛发和皮肤，引起头癣和体癣。

2. 角层癣菌 角层癣菌是腐生与皮肤角层很浅表及毛干表面的浅部感染，引起角层型和毛发型病变。前者代表菌种是秕糠状鳞斑癣菌，后者代表菌种是何德毛结节菌和白色毛结节菌。秕糠状鳞斑癣菌可引起皮肤表面出现黄褐色的花斑癣，好发于颈、胸、腹、背和上臂，形如汗渍斑点，俗称汗斑，只有碍美观，不影响健康；何德毛结节菌和白色毛结节菌主要侵犯头发，在毛干上形成坚硬的砂粒状结节，黏着于发干上，引起黑毛结节病和白毛结节病，俗称砂毛。

(二)深部真菌

深部真菌是侵犯皮下组织和内脏,引起全身性感染的真菌,包括白假丝酵母菌(白色念珠菌)新型隐球菌、曲霉菌和毛霉菌等,多为地区性分布,但传染性强。

1. 白假丝酵母菌 白假丝酵母菌又称白色念珠菌,为人体的正常菌群。常存在于人口腔、上呼吸道、肠道与阴道黏膜上。当菌群失调或机体免疫力下降时可引起疾病。假丝酵母菌中对人致病的有9种,一般以白假丝酵母菌最多见。

(1)生物学性状:本菌细胞呈圆形或卵圆形,直径2~4μm。革兰氏染色阳性,着色不均匀;有芽生孢子,孢子生长成芽管,不与母体脱离,形成假菌丝。白假丝酵母菌在普通琼脂平板、血琼脂平板和沙保弱培养基上生长良好,在室温或37℃培养2~3天,形成乳白色类酵母型菌落。在玉米培养基上可长出厚膜孢子;在血清中能形成芽管,故厚膜孢子和芽管有助于鉴定。另外,还可做糖发酵或糖同化试验进行鉴定。

(2)致病性与免疫性:多为内源性感染,菌群失调和机体免疫力下降是本菌感染的主要原因。白假丝酵母菌可侵犯口腔黏膜、皮肤、肺、肠、肾、脑及阴道黏膜,也可侵入血液引起念珠菌败血症。常见的感染类型有:①皮肤感染好发于潮湿、皱褶处,如腋窝、腹股沟、肛门周围、会阴部及指(趾)间,易与湿疹混淆。黏膜感染则有鹅口疮、口角糜烂及阴道炎等,其中以鹅口疮最常见,多见于体质虚弱的初生婴儿。②内脏感染,有肺炎、支气管炎、肠炎、膀胱炎和肾盂肾炎。偶见念珠菌败血症。③中枢神经系统感染,可有脑膜炎、脑膜脑炎、脑脓肿等。

抗感染以细胞免疫为主,本菌能抑制机体免疫功能。sIgA在抗本菌感染中有一定作用。

2. 新型隐球菌 新型隐球菌又名溶组织酵母菌,是土壤、鸽粪、牛乳、水果等处腐生菌,也可存在于人口腔中,可侵犯人和动物,一般为外源性感染,但也可为内源性感染,对人类而言,它通常是条件致病菌。本菌为圆形的酵母型真菌,外周有肥厚的荚膜,折光性强,一般染料不易着色,难以发现,故称隐球菌。无菌丝,有的可见圆形芽管,用墨汁负染色法染色后镜检,可见在黑色背景中有圆形或卵圆形的透亮菌体。非致病的隐球菌无荚膜。在沙保弱培养基或血琼脂平板上,经35℃培养3~5天形成酵母型菌落,表面黏稠,由乳白色转变为橘黄色,最后形成棕褐色,有的菌落日久液化,可以流动。

本菌一般为外源性感染,主要经呼吸道吸入至肺部引起轻度感染,能自愈。亦可由破损皮肤及肠道侵入。部分病人特别是免疫功能低下者发生血行播散而累及中枢神经系统和骨、内脏器官等组织。主要引起亚急性或慢性脑膜炎。

预防本菌感染,除应增强机体免疫力外,还应避免创口污染土壤及鸟粪等。治疗药物可用碘化钾或碘化钠、大蒜精、两性霉素B,亦可两性霉素B与5-氟胞嘧啶联合应用,慢性肺损害或骨病损则可辅以外科切除。

3. 曲霉菌 曲霉菌广泛分布于自然界,种类繁多,为条件致病性真菌,常在许多因素降低机体免疫力时,继发传染引起疾病。本菌在沙保弱培养基上生长迅速,形成丝状菌落,初为白色随着分生孢子的产生而呈各种颜色。对人致病的多为烟曲霉菌。主要由呼吸道入侵,引起支气管哮喘或肺部感染。黄曲霉菌能产生黄曲霉毒素,食后引起中毒与致癌。

4. 毛霉菌 毛霉菌广泛存在于自然界,常引起食物霉变。本菌在沙保弱培养基上生长迅速,形成丝状菌落,初为白色,渐变为灰黄色或灰黑色,菌丝顶端有孢子囊,囊破裂后释放出孢子囊孢子。通常发生在机体抵抗力极度衰弱或重症疾病的晚期。侵袭耳、鼻、上颌及眼眶形成肉芽肿，累及脑、肺等引起脑膜炎、肺炎。可侵犯血管，形成栓塞，死亡率较高。由于本病发病急，病情进展快，故生前诊断困难，多通过尸检病理确诊。

5. 肺孢子菌 卡氏肺孢子菌（简称肺孢子菌），广泛存在于人和其他哺乳动物的肺组织内，可引起肺孢子菌性肺炎，或称肺孢子菌病。本菌为一种威胁人类健康的机会致病寄生菌。

健康人感染本菌多数为隐性感染，无症状，当宿主免疫力低下时，本菌即进行大量繁殖，并在肺组织内扩散导致间质性浆细胞性肺炎。肺组织的泡沫状渗出物为肺泡内蛋白性渗出伴脱落变性的肺泡细胞，少量巨噬细胞、菌体的滋养体和包囊等。

卡氏肺孢子菌肺炎临床表现可分为两种类型。

(1) 婴儿型：或称流行型（间质性浆细胞性肺炎），主要发生于早产儿及营养不良的虚弱婴儿，高发于出生后 6 个月内。患儿干咳突然发热、呼吸、脉搏增快，严重时呼吸困难和发绀，X 线胸检可见双肺弥漫性浸润灶，常进一步发生呼吸困难导致死亡。

(2) 成人型：或称散发型。先天性免疫功能不全，大量的免疫抑制剂，抗肿瘤药物及放射线照射等的应用易诱发本病。在病人免疫功能低下的情况下发病最多。症状为干咳、呼吸困难、发绀、精神不安，咳嗽几乎无痰，肺部无明显的啰音。X 线显示两肺弥漫性阴影或斑点状阴影。急性期时，血沉快，原发病加重，如诊断不及时，2~6 周死亡。本病的发病多与淋巴细胞白血病、恶性淋巴瘤、恶性淋巴瘤、器官移植术后、艾滋病、长期饥饿、恶性营养不良及原发性免疫缺陷等有关。

国外曾报道卡氏肺孢子菌肺炎是艾滋病病人最常见的并发症，其中艾滋病成人病人感染率为 59%，儿童病人为 81%，是艾滋病病人主要死亡原因之一。由于艾滋病的流行，全世界的本病发病率逐年明显上升。

本病流行常发生于婴幼儿集中的场所，散发病例多见于儿童或成人，传播途径不甚清楚，根据人 - 人接触传播的事实，且包囊具有一定的抗干燥能力，可能与咳痰飞沫直接传染有关；另外菌体可能经血液从母体传给胎儿。世界性分布，第二次世界大战后先在欧洲流行，病例报告达数千例，以后美洲、亚洲、大洋洲、非洲均有报告，我国文献报告已有 10余例。

病如得不到及时治疗，死亡率很高，如及早治疗则可有 60%~80% 生存。常用药物有戊烷咪、乙胺嘧啶及复方磺胺甲噁唑。目前国内多数医院治疗白血病时加服磺胺噻唑合剂，对预防并发卡氏肺孢子菌肺炎有良好效果。

知识链接

足癣的预防

1. 要注意清洁，保持皮肤干燥，保持足部清洁，每天清洗数次，勤换袜子。

2. 洗脚盆及擦脚毛巾应分别使用，以免传染他人。

3. 平时不宜穿运动鞋、旅游鞋等不透气的鞋子，以免造成脚汗过多，脚臭加剧。趾缝紧密的人可用干净纱布或棉球夹在中间或选择分趾袜，以利于吸水通气。

4. 勿吃容易引发出汗的食品，如辣椒、生葱、生蒜等。

5. 情绪宜恬静，兴奋和激动容易诱发多汗，加重足癣。

6. 足癣是一种传染性皮肤病，应避免搔抓，防止自身传染及继发感染。

项目能力检测

A1 型选择题

属于真核细胞型微生物的是（　　）

A. 衣原体　　B. 螺旋体　　C. 真菌
D. 支原体　　E. 病毒

参考答案

C

（孟　磊）

项目四　人体寄生虫病的致病特点分析

任务一　医学蠕虫病致病特点分析

【学习目标】

能力目标:能对病人进行健康宣教。

知识目标:掌握寄生现象、寄生虫及寄生虫于宿主之间的相互关系。

素质目标:具有高度责任心,严谨的工作态度。

案例引导

案例二十四:病人男,56岁,退休工人。近几个月来出现手脚皮肤瘙痒、腹泻、头晕乏力,心慌气短。2周前出现双下肢踝关节水肿入院治疗。病人自述1年前在离家不远处的村庄种植一块农田,用人畜粪便施肥,自己猜测可能与种植农田有关。查体:病人呈贫血貌,面部及下肢微肿。血红蛋白50g/L,红细胞2.23×10^{12}/L。粪便为黑色稀便,大便潜血呈强阳性,检出钩虫卵。最终诊断结果为钩虫病引起的贫血。

问题:根据教学网络平台提供视频以钩虫为例分析对人体的致病作用。

人体寄生虫学概述

人体寄生虫学是一门研究与人类健康密切相关的寄生虫及其与宿主关系的学科,又称为医学寄生虫学,是临床医学的重要基础课程之一,属于预防医学的范畴,其研究范围包括医学原虫学、医学蠕虫学和医学昆虫学三部分。主要研究寄生虫的外部形态和内部结构,生长、发育和繁殖的规律,以及寄生虫对人的致病作用及机制、寄生虫病的诊断方法、流行因素和防治措施等,目的是消灭或控制医学寄生虫及有关的节肢动物,保护人类的健康。

(一)寄生现象、寄生虫与宿主的概念

1. 寄生现象　在物种进化过程中,自然界中的各种生物之间为了适应外界环境逐渐形成了错综复杂的关系。其中一种生物与另一种生物共同生活在一起的现象非常普遍,这种现象称为共生。根据两种生物之间的利害关系,共生可以分为以下3种类型:

(1)互利共生:两种生物生活在一起,双方均受益的关系。如白蚁及其消化道中的鞭毛虫就属于这种关系。白蚁以木屑为食物,但体内缺乏消化木屑的酶类;而居住在白蚁肠道的鞭毛虫能合成这种酶,不仅将木屑分解成白蚁可以利用的营养物质,本身也从中得到营养。所以二者形成了相互依赖、相互受益的互利共生关系。

(2)共栖:两种生物生活在一起,一方受益,另一方既不受益也不受害的关系。如生活在人类结肠的结肠内阿米巴,对人没有致病作用,而人为其提供了居住场所和细菌等营养物

质，两者形成了共栖关系。

(3)寄生：两种生物生活在一起，一方受益，另一方受害的关系。受益的一方称为寄生物，受害的一方称为宿主。宿主为寄生物提供居住的场所、生命活动所需的营养等，而寄生物可以对宿主引起不同程度的损害，如病原菌和人的关系。

2. 寄生虫的分类 寄生虫是指营寄生生活的多细胞无脊椎动物和单细胞原生生物，如蛔虫、疟原虫等。寄生虫的种类繁多，依据寄生虫寄生的部位及其与宿主的关系可以分为以下几种：

(1)体表寄生虫：如蚊、虱、蚤、白蛉、蜱、螨等。这些节肢动物寄生在宿主的体表或短暂吸血后便离开。

(2)体内寄生虫：如蛔虫、蛲虫、钩虫、丝虫、疟原虫、血吸虫等。这些寄生虫寄生在宿主的细胞、组织和器官内，引起各种损害。

(3)兼性寄生虫：如粪类圆线虫等。这些虫体不仅可以在自然界营自生生活，也可侵入宿主营寄生生活。

(4)专性寄生虫：如钩虫、蛔虫、蛲虫等。这些虫体生活史的某一阶段或生活史的每个阶段必须营寄生生活。

(5)机会性致病寄生虫：如刚地弓形虫、隐孢子虫等。这些寄生虫在宿主体内一般呈隐性感染状态，当宿主免疫功能受累时，虫体大量繁殖，而且致病力增强。

3. 宿主的分类 在生活史过程中，有的寄生虫仅需要一个宿主，有的寄生虫则需要两个或两个以上的宿主。根据寄生虫不同发育阶段对宿主的需求，可将其分为以下几类：

(1)终宿主：指寄生虫成虫期或有性生殖阶段寄生的宿主。如华支睾吸虫的成虫寄生在人或一些哺乳动物的肝胆管，人或这些动物即是华支睾吸虫的终宿主。

(2)中间宿主：指寄生虫幼虫期或无性生殖阶段寄生的宿主。如果有两个及两个以上的中间宿主，按照顺序称为第一、第二或第三中间宿主。如卫氏并殖吸虫的幼虫寄生于两种宿主，即淡水鱼或淡水虾是第一中间宿主，石蟹或蝲蛄是第二中间宿主。

(3)保虫宿主：有些蠕虫的成虫或原虫的某一发育阶段既可以寄生于人体，又可以寄生于某些脊椎动物。脊椎动物体内的寄生虫在一定条件下可以传播给人。从流行病学角度来看，这些动物称为保虫宿主，也称为贮存宿主。如水牛可以作为日本血吸虫的保虫宿主。

(4)转续宿主：有些寄生虫的幼虫侵入非正常宿主体内，不能继续发育，长期保持幼虫状态。当有机会进入正常宿主体内，可以继续发育为成虫。这种非正常宿主即是该种寄生虫的转续宿主。如野猪是卫氏并殖吸虫的转续宿主。

4. 寄生生活对寄生虫的影响 在寄生关系中，随着寄生虫对宿主的体内和体外环境的不断适应，寄生虫发生了以下几方面的变化：

(1)形态学改变：寄生虫生活在营养丰富的宿主环境中，其运动器官和消化器官便逐渐退化或消失；寄生在腔道的寄生虫往往具有一些特化的器官，如吸盘、钩齿等；寄生在体表的寄生虫体形会发生一些变化以适应其寄生的环境。

(2)生理和代谢途径改变：寄生虫的生理和代谢途径的改变使其能适应在宿主体内的寄生生活。如在消化道寄生的寄生虫具有抵抗宿主分泌的消化酶的能力；由于肠道内的低氧环境，寄生虫失去了有氧代谢的能力，能量的提供主要来源于糖酵解途径。

(3)特殊入侵机制的形成：寄生生活使寄生虫形成了其特有的入侵宿主的机制，如血吸虫的尾蚴、溶组织内阿米巴等都能分泌蛋白水解酶，溶解并侵入邻近的组织。

(4) 繁殖能力增强：寄生生活使寄生虫具有发达的生殖系统，生殖方式也变得多种多样，如有性生殖、无性生殖，或二者兼有的世代交替方式。

(二) 寄生虫与宿主的相互作用

1. 寄生虫对宿主的作用　寄生虫在细胞、组织或腔道内寄生，以多种方式对宿主造成损伤。

(1) 夺取营养：寄生在宿主体内的寄生虫，尤其是肠道寄生虫，以宿主消化或半消化的食物为营养来源，致使宿主营养丢失。

【课堂互动】为什么说寄生虫对人体危害大？

(2) 机械性损伤：寄生虫在入侵、移行和定居过程中，由于机械性作用直接破坏宿主的细胞和损伤组织；体型较大的寄生虫还可以压迫邻近组织、器官或造成腔道堵塞，如：巨大棘球蚴压迫邻近组织、器官，蛔虫扭曲成团引起的肠梗阻。

(3) 化学刺激和免疫病理损伤：寄生虫的分泌物、排泄物或代谢产物可以直接刺激宿主产生病理变化；另外寄生虫抗原可引起宿主的免疫病理损伤。

2. 宿主对寄生虫的作用　宿主对寄生虫的防御包括非特异性免疫和特异性免疫两种。

非特异性免疫即先天免疫，宿主的遗传因素决定了其对某种寄生虫具有先天不感染性。宿主的皮肤、黏膜屏障作用，消化液的消化作用和吞噬细胞的吞噬作用等都属于非特异性免疫。

特异性免疫又称为获得性免疫，包括细胞免疫和体液免疫。寄生虫抗原进入宿主后，免疫系统产生特异性抗体、免疫效应细胞及其分泌的细胞因子等作用于入侵的寄生虫，起到杀死体内全部或部分虫体、抵御寄生虫再感染等作用。由于寄生虫的生活史中包括很多不同阶段，而且结构比较复杂，因此寄生虫抗原种类也复杂多样。根据生活史中的不同发育阶段，寄生虫抗原可分为共同抗原和阶段特异性抗原。共同抗原不仅存在于虫体不同发育阶段之间，还存在于不同的科、属及种之间。根据虫体的结构可分为体抗原、表面抗原和分泌排泄抗原等。宿主感染寄生虫后产生的特异性免疫可以分为消除性免疫和非消除性免疫两种类型。消除性免疫是指感染寄生虫后，宿主产生的免疫力可以消除所有的寄生虫，并且对再感染具有完全的抵抗力，如热带利什曼原虫引起的免疫就属于这种类型。大部分寄生虫感染后引起非消除性免疫，如疟原虫感染后引起的带虫免疫和血吸虫感染后引起的伴随免疫。疟原虫感染后获得的免疫力可以杀死体内大部分原虫，并能抵抗同种疟原虫的再感染。一旦虫体完全消失，免疫力也随之消失，所以称之为带虫免疫。血吸虫感染后产生的免疫力对体内寄生的成虫没有作用，成虫可以继续存活并产卵，但对童虫的感染具有一定的抵抗力，称为伴随免疫。

另外，宿主的遗传特征、饮食及营养状况等因素对寄生虫感染的后果也起着重要作用。

3. 宿主与寄生虫相互作用的结果　宿主与寄生虫相互作用的结果一般可以分为 3 类：①宿主清除了体内所有的寄生虫，宿主产生的特异性免疫可以防御寄生虫的再感染，但这种类型比较少见；②宿主清除大部分或未能完全清除体内寄生虫，但对寄生虫再感染具有一定的抵抗力，大多数寄生虫感染属于这种类型，宿主与寄生虫之间维持相当长时间的寄生关系；③宿主不能控制寄生虫在体内的生长繁殖，如不及时治疗，宿主可以死亡，体内的寄生虫也会随之死亡。

4. 寄生虫感染与寄生虫病 寄生虫侵入人体后并能生活一段时间，但人体并未出现明显的临床表现，这种现象称为寄生虫感染。由于体内携带寄生虫，所以寄生虫感染者是寄生虫病流行的重要传染源之一，这些感染者称为带虫者。人体感染寄生虫后，如果出现明显的临床表现，即是寄生虫病。寄生虫感染与寄生虫病之间是可以转化的，主要受感染寄生虫的数量、宿主的免疫状态和营养等因素的影响。寄生虫感染与寄生虫病具有以下几个特点：

(1) 带虫者、慢性感染和隐性感染：寄生虫侵入人体内一般生存时间较长，急性临床症状后常会转入持续的慢性感染状态。还有些寄生虫感染人体后既没有临床表现，又不易用常规诊断方法检出寄生虫，这种寄生现象称为隐性感染，如一些机会性致病寄生虫原虫（弓形虫、隐孢子虫等）。

(2) 多寄生现象：人体消化道内常常会出现有两种以上寄生虫同时寄生，而且还会伴随细菌等其他微生物感染，这种现象非常普遍。不同寄生虫及微生物共同生存在同一个环境中，相互之间可以制约或促进。

(3) 幼虫移行症与异位寄生：一些蠕虫的幼虫偶尔侵入非正常宿主后，长期以幼虫状态存在，不能继续发育为成虫。这些幼虫在体内组织和器官间移行引起的疾病称为幼虫移行症。如人不是广州管圆线虫的正常宿主，其侵入人体后幼虫移行可引起脑膜炎或脑膜脑炎。异位寄生是指有些寄生虫在常见寄生部位以外的组织器官寄生，引起异位损害。如卫氏并殖吸虫主要寄生于肺，但也可出现脑、腹腔、皮下等组织器官的异位寄生。

(4) IgE 水平上升及嗜酸性粒细胞增多：很多寄生虫感染人体后会出现 IgE 水平上升和嗜酸性粒细胞增多，尤其是蠕虫感染。IgE 水平上升主要是由于虫体的变应原刺激机体引起的；嗜酸性粒细胞增多是由于虫体抗原引起肥大细胞、T 淋巴细胞、补体反应及寄生虫的嗜酸性粒细胞趋化因子诱发的。

（三）寄生虫病的传播、流行与防治

1. 寄生虫病传播、流行的基本环节 与其他传染病一样，寄生虫病的传播、流行必须具备传染源、传播途径和易感人群三个基本环节。

(1) 传染源：指感染了寄生虫的人或动物，即病人、带虫者和保虫宿主。其体内含有的寄生虫进入生活史中的下一个宿主体内继续发育，如感染卫氏并殖吸虫的病人、带虫者和猫科或犬科动物都可以为该病的传染源。

(2)传播途径：指寄生虫自传染源体内排出至另一个易感宿主的过程。寄生虫通过食物、水体、土壤、直接或间接接触、空气、媒介节肢动物等途径进行传播；寄生虫的感染期进入人体的方式包括经口、皮肤、媒介昆虫、接触等几种。

(3) 易感人群：指对某种寄生虫缺乏免疫力的人群。

因此，寄生虫病防治的基本措施要从寄生虫病流行的三个基本环节入手，即消灭传染源、切断传播途径和保护易感人群，使寄生虫的生活史无法顺利完成。

2. 寄生虫病传播、流行的影响因素 寄生虫病在一个地区的传播、流行除了需要上述三个基本环节以外，还受自然因素、生物因素和社会因素的影响。自然因素包括气温、湿度、光照、雨量等气候因素、地理因素及生物物种等。其中气候因素和地理因素不仅直接影响寄生虫的种群数量、分布及季节活动，而且还可以通过影响生物物种的分布及活动而间接影响寄生虫病的流行。生物因素，即寄生虫生活史中的中间宿主和媒介节肢动物，对寄生虫病的传播、流行有决定作用。如日本血吸虫中间宿主钉螺的分布特点决定了血吸虫病只在我国南

方地区流行。社会因素包括政治、经济、文化、教育、生产活动和生活习惯等。自然因素与社会因素往往共同影响寄生虫病的流行，而且自然环境的不断改变使生物因素也受到不同程度的影响，从而影响寄生虫病的流行。所以，寄生虫病防治要充分考虑影响寄生虫病的自然因素、生物因素和社会因素，才能更好地控制寄生虫病传播和流行。

3. 寄生虫病的流行特点　寄生虫病的流行具有地方性、季节性和自然疫源性等特点。

(1) 地方性：一个地区的气候条件、地理特点、生物种群的分布情况及当地居民的生产、生活习惯等因素决定了某种寄生虫病在某个地区内经常发生，即地方性的流行特点。如细粒棘球绦虫病主要在以畜牧业为主的草原地区流行；日本血吸虫病的流行区与钉螺的分布基本一致；旋毛虫病、猪带绦虫病和牛带绦虫病等与当地居民的生活、饮食习惯密切相关。

(2) 季节性：随着季节的变更，气温、湿度、雨量和光照等气候因素的变化导致媒介节肢动物和中间宿主等生物种群的数量呈现季节性消长，因此寄生虫病的流行具有明显的季节性。如疟疾的流行季节主要是夏秋季，是因为夏秋季是蚊子最主要的滋生繁衍季节。

(3) 自然疫源性：有些寄生虫病可在人和脊椎动物间传播，这种寄生虫病称人兽共患寄生虫病。人兽共患寄生虫病可在人迹罕至的原始森林或荒漠地区的动物间自然地进行传播，并不需要人的参与，称为自然疫源性，这种地区称为自然疫源地。如果人偶然进入该地区后，这种寄生虫病也可由动物传播给人。

知识链接

医学蠕虫包括线虫、吸虫和绦虫三部分，隶属于线形动物门、扁形动物门和棘头动物门。“蠕虫”一词现在虽然已无真正的生物分类学意义，但是因其沿用已久，已被学术界所公认。医学蠕虫在人体的很多组织、器官寄生，对机体造成损害，如可引起蛔虫病、猪带绦虫病、肺吸虫病等。

线虫

线虫在自然界的分布范围十分广泛，种类繁多，有1万余种。其中只有少数线虫营寄生生活，对人体危害较大的线虫包括寄生在肠道的似蚓蛔线虫、蠕形住肠线虫、钩虫、毛首鞭形线虫和寄生在组织中的丝虫、旋毛形线虫等10余种。

线虫的形态各异，大小从不足1cm到1m不等。成虫一般呈圆柱形，左右对称，不分节。线虫为雌雄异体，雄虫一般较雌虫小，尾部向腹面卷曲或膨大。虫体的体壁自外向内由角皮层、皮下层和纵肌层组成。角皮层由皮下层分泌而成，无细胞结构，覆盖虫体的体表和口孔、肛孔、排泄孔、阴道等向外开口部位，并且形成唇瓣、乳突、翼、嵴、交合伞、交合刺等体表的特征性结构，有些是虫体分类的重要依据。皮下层无细胞界限，由合胞体组成。皮下层在虫体背面、腹面和两侧的中央向内增厚、突出形成4条纵索，即背索、腹索和2条侧索。背索和腹索内有神经干，两条粗大的侧索内有排泄管通过。消化道呈管形，由口孔、口腔、咽管、中肠、直肠和肛门组成，是完整的消化道。雌性生殖系统为双管型，包括卵巢、输卵管、子宫、受精囊、阴道等结构，开口于阴门；雄性生殖系统为单管型，包括睾丸、输精管、贮精囊、射精管及交配附器等结构，开口于泄殖腔。神经系统的中枢在咽部神经环，向前或向后发出3~4对神经干，控制虫体的运动和感觉。排泄系统分管型和腺型两种。管型的基本结构是一对长排泄管，由短横管连接形成H形、U形或倒U形，横管中央腹面有一小管开口于体表的排泄孔。虫卵为黄色、棕黄色或无色。一般为卵圆形，无卵盖。卵壳自外向内包括受精膜、壳质层和蛔甙层。有的虫种在卵壳外还有一层子宫壁分泌的蛋白质膜，如蛔虫卵。有的虫卵内含有一个未分裂或多个正在分裂的卵细胞，如蛔虫卵、鞭虫卵、钩虫卵；有的虫卵内含有蝌蚪期胚，如蛲虫卵；有的虫种的卵在子宫内发育幼虫，从阴门排出，如丝虫。

线虫的生活史根据是否需要中间宿主分为土源性线虫和生物源性线虫。前者生活史不需要中间宿主，在体外环境中可以发育为对人具有感染性的阶段，继而感染人体，又称为简单型或直接型生活史，如寄生在肠腔的线虫；后者生活史需要中间宿主，虫体在中间宿主体内发育至感染期，继而经皮肤或经口感染人体，又称为复杂型或间接型生活史，如寄生在组织内的线虫。线虫幼虫发育过程中的一个重要特征是蜕皮。幼虫的发育一般经历4次蜕皮，分为4期，第4次蜕皮后进入成虫期并逐渐发育成熟。

(一)似蚓蛔线虫

似蚓蛔线虫简称蛔虫或人蛔虫，是寄生在人体肠道内体型最大的线虫。成虫除寄生于人体的小肠，有时也会侵入开口于小肠的胆道、胰管、阑尾等部位，可以引起蛔虫病。我国古代医书上称之为“蛻”，还有许多关于蛔虫病的临床表现的叙述。蛔虫病分布范围广泛，一般农村的感染率高于城市。

1. 形态

(1)成虫：虫体外形似蚯蚓，呈细长的圆柱形，头端和尾端均较细。虫体表面有细环纹，两侧有明显的侧线，活体呈淡红色或微黄色，死后呈灰白色。消化道开口位于虫体前端，口孔周围有“品”字形排列的唇瓣，其内缘有一列细齿，其侧缘有一对乳突。雌雄异体。雌虫较大，长20~35cm，最宽处直径为3~6mm，尾端直而钝圆，生殖器官为双管型。雄虫较雌虫小，长15~31mm，最宽处直径为2~4cm，尾端向腹面卷曲，生殖器官为单管型，有1对镰状交合刺。

(2)虫卵：包括受精卵和未受精卵两种。受精卵呈宽椭圆形，大小为(45~75)μm×(35~50)μm。卵壳无色透明，较厚，从外到内包括受精膜、壳质层和蛔甙层。卵壳外包绕一层凹凸不平的蛋白质膜，被胆汁染成棕黄色。新排出的虫卵内含1个尚未分裂的卵细胞，并且在卵细胞和卵壳的两端有新月形间隙。未受精卵呈长椭圆形，大小为(88~94)μm×(39~44)μm，卵壳及蛋白质膜均较薄，无蛔甙层。虫卵内不含卵细胞，而是折光性强的卵黄颗粒。两种虫卵的蛋白质膜可脱落，虫卵呈无色，非常容易与钩虫卵混淆。

2. 生活史 蛔虫的生活史比较简单，不需要中间宿主，受精卵从人体排出后仅需在外界土壤中发育为感染性虫卵，即可感染人体，属于土源性线虫。

成虫寄生于人体小肠。虫体发育成熟后雌雄交配，雌虫开始产卵。1条雌虫每天可产卵134 000~360 000个。虫卵随粪便排出体外。在适宜温度(21~30℃)下，受精卵在荫蔽、潮湿、氧气充足的土壤中经2周左右的时间发育为含蚴卵。再经约1周时间，卵内的幼虫蜕皮1次发育为感染性卵。

人如果误食了感染性卵，虫卵在小肠内孵化。卵内的幼虫分泌孵化液，其中含有酯酶、壳质酶及蛋白酶，可以消化卵壳。幼虫孵出后随即钻入小肠黏膜层和黏膜下层，并进入静脉或淋巴管，随血流或淋巴循环经右心到达肺部。幼虫穿过毛细血管进入肺泡，并在肺泡中进行2次蜕皮，然后沿支气管、气管逆行至咽。随着人的吞咽动作，幼虫进入消化道，在小肠内经第4次蜕皮后发育为成虫。成虫的寿命为1~2年，从误食感染性卵到成虫产卵需要2~2.5

个月的时间。

3. 致病 蛔虫的成虫和幼虫对人体均有致病作用。

(1) 幼虫致病：幼虫在人体内移行过程中不仅引起组织的机械性损伤，而且幼虫生长、发育包括蜕皮过程中产生的代谢产物等可以引起全身和局部的超敏反应，出现血中 IgE 水平升高和嗜酸性粒细胞增多。肺组织病变最为明显，出现局部水肿、出血，支气管扩张及黏液分泌增多。肺泡内渗出增多或有出血，并有嗜酸性粒细胞及脱落的上皮细胞。病人可出现发热、咳嗽、咳痰、咯血、呼吸困难或哮喘、荨麻疹、血管神经性水肿等肺部及全身症状。有些病人的痰中可以检到蛔蚴。病情多在 2~3 周自行缓解。极少数情况下，幼虫可通过肺毛细血管经左心进入体循环，异位寄生于脑、淋巴结、眼、肝、脾和肾等组织和器官，引起相应的病理损害和临床表现。

(2) 成虫致病：成虫在小肠内以半消化的食物为食，从人体获取大量的营养物质，造成营养不良。虫体的唇瓣和细齿等结构可以机械性损伤肠黏膜，加之代谢产物引起的化学性损伤，肠道出现炎症反应，导致肠道消化和吸收功能障碍，影响营养物质的吸收，加重了营养不良。重度感染的儿童可能出现身体和智力发育障碍。病人可出现间歇性脐周痛、腹泻或便秘、恶心、呕吐、消化不良、发热、荨麻疹、皮肤瘙痒等局部和全身症状。

除上述临床表现外，成虫还能引起并发症，严重者甚至可以危及生命。如成虫有钻孔习性，寄生环境的变化（如发热、食入刺激性食物和驱虫不当等）可使虫体钻入开口于肠道的胆道、胰管、阑尾等，引起胆道蛔虫症、蛔虫性胰腺炎、阑尾炎等严重疾病；虫体可以通过肠壁病变的薄弱处钻入腹腔，形成肠穿孔，引起急性腹膜炎；多条蛔虫寄生时还可能扭曲成团，引起肠梗阻。

4. 流行与防治 蛔虫是一种人体常见的肠道寄生虫，分布范围遍及全世界。在卫生条件差的地区，人群感染率较高，一般农村高于城市，儿童高于成人。蛔虫病的传染源包括病人和带虫者。如未经处理的人粪施肥、随地大便等使感染性卵污染了土壤、水及蔬菜、水果等，随之经口感染人。蝇可携带并播散虫卵，增加了人们感染蛔虫的机会。另外，蛔虫感染还与季节、气候、生产活动、生活习惯、经济条件及文化水平等有关。

引起蛔虫广泛传播的原因有：①雌虫产卵量大；②蛔虫生活史简单，不需要中间宿主，虫卵在外界环境中可以直接发育为感染期；③虫卵卵壳较厚，可抵抗理化因素的影响；④粪便污染土壤及环境；⑤不良的卫生习惯。

蛔虫病的防治应采取综合措施，从控制流行的三个基本环节入手，即筛查并治疗病人和带虫者，加强粪便管理以切断传播途径，建立好的卫生习惯等以预防感染。目前常用的驱虫药物有阿苯达唑（丙硫咪唑）、甲苯达唑及噻嘧啶等。

（二）蠕形住肠线虫

蠕形住肠线虫简称蛲虫，成虫寄生于人体回盲部和结肠，引起蛲虫病。蛲虫呈世界性分布，一般儿童的感染率高于成人，城市的感染率高于农村。

1. 形态

(1) 成虫：体型较小，乳白色。因为形似线头，所以俗称为“线头虫”。雌虫大小为 (8~13)mm × (0.3~0.5)mm，虫体中部膨大为长纺锤形，尾端直而尖细，约为体长的 1/3，生殖系统为双管型。雄虫较雌虫小，其大小为 (2~5)mm × (0.1~0.3)mm，尾端向腹面卷曲，有 1 根交合刺，生殖系统为单管型。

(2)虫卵：卵壳较厚，无色透明，大小为(50~60)μm×(20~30)μm。虫卵两侧不对称，一侧较平，一侧略凸出。虫卵从子宫排出时，内含一个蝌蚪期胚。

2. 生活史 蛲虫的生活史很简单，不需要中间宿主，虫卵排出后仅需6小时即具有感染性。成虫寄生于人体盲肠、结肠及回肠末端，主要以肠内容物和组织液为食。雌、雄虫交配后，雄虫很快死亡，随粪便排出。雌虫脱离肠壁，向肠腔下端移行。人熟睡后肛门括约肌松弛，雌虫从肛门爬出，由于外界条件的改变(如温度、湿度、空气氧分压)促使其在肛门周围皮肤上大量产卵。每条雌虫子宫内有5000~17 000个虫卵。大部分雌虫产卵后随即死亡，但也有少数虫体返回肛门或钻入阴道、尿道等处引起异位寄生。

虫卵在适宜条件下(温度34~36℃，相对湿度90%~100%，氧气充足)蜕皮1次，6小时后发育为感染性卵。感染性卵污染了手、物品及食物或飘浮在空气中，被人食入或吸入。虫卵在十二指肠内孵出幼虫，幼虫向下移行的过程中蜕皮2次，到结肠后再蜕皮1次发育为成虫。从感染性卵进入人体到虫体发育成熟并产卵，需要2~6周。雌虫的寿命为2~4周，最长可达101天。

3. 致病 雌虫产卵会刺激肛周和会阴部皮肤，引起皮肤瘙痒，抓破后可继发细菌等微生物感染。患儿由于睡眠受到影响，常出现烦躁、失眠、夜惊、食欲下降等症状。由于虫体附着于肠壁，损伤黏膜，可引起消化功能紊乱。如果雌虫产卵后误入阴道、尿道，可引起泌尿生殖系统及盆腔炎症，如阴道炎、子宫内膜炎、输卵管炎、尿道炎。蛲虫钻入阑尾会引起阑尾炎。

4. 流行与防治 蛲虫病的传染源为人和带虫者，其传播途径与方式有三种。①“肛门-手-口”途径：是自体感染的主要方式。蛲虫卵很快发育为感染性卵、患儿夜间不自觉地抓挠瘙痒的肛门处皮肤及不良的卫生习惯是导致患儿反复感染蛲虫病的重要原因。②间接感染及吸入感染：虫卵污染了玩具、食物、床单、被褥等可引起间接感染。虫卵飘浮在空气中，吸入后再吞咽到消化道也可引起感染。③逆行感染：有观点认为虫卵可在肛门外孵出幼虫，幼虫经肛门返回肠腔发育为成虫，即逆行感染。人类对蛲虫病普遍易感。由于儿童还没有养成好的卫生习惯，尤其是在幼儿园、托儿所等过集体生活的儿童，感染率高于成人及散居的儿童。

蛲虫成虫寿命短，对阿苯达唑、甲苯咪唑等驱虫药物比较敏感，因此治疗效果明显。但是由于其简单的生活史、虫卵在外界发育速度快、虫卵的抵抗力强等特点，使蛲虫病的预防比较困难，因此在集体生活环境中，应对桌椅、玩具、衣服、被褥等进行定期消毒。另外，要加强卫生宣传教育，普及蛲虫病的知识，注意环境及个人卫生，尤其要培养儿童养成良好的卫生习惯。

(三)十二指肠钩口线虫和美洲板口线虫

寄生于人体消化道的钩虫主要包括十二指肠钩口线虫和美洲板口线虫。十二指肠钩口线虫简称十二指肠钩虫，美洲板口线虫简称美洲钩虫，两种钩虫均寄生在小肠，引起钩虫病。钩虫咬附在肠黏膜上并吸食血液及组织液，导致病人慢性失血及肠道功能紊乱，是肠道寄生虫中对人损害最严重的虫种。

1. 形态

(1)成虫：虫体呈细长的圆柱形，体长1cm左右。活虫为肉红色，死后为灰白色。虫体前端稍向背侧弯曲，一个发达的角质口囊位于顶端。十二指肠钩虫口囊呈扁椭圆形，腹侧缘有2对钩齿；美洲钩虫口囊呈椭圆形，腹侧缘有1对板齿。成虫咽管长约为体长的1/6，咽管壁肌肉发达，后端膨大形成咽管球。雄虫末端角质层向后延伸形成膨大的膜质交合伞，内有肌肉性指状辐肋，根据其部位分为腹辐肋、侧辐肋和背辐肋，其中背辐肋的分支特点是虫种鉴定的重要形态学依据之一。交合伞内还有两根从泄殖腔伸出的细长可收缩的交合刺。雌虫比雄虫稍大，末端呈圆锥形，有的虫种具有尾刺，其形态特点可作为鉴别虫种的依据。另外，虫体前端有3种腺体：1对头腺、3个咽管腺和1对排泄腺。头腺主要分泌抗凝素和乙酰胆碱酯酶；咽管腺主要分泌乙酰胆碱酯酶、蛋白酶和胶原酶；排泄腺主要分泌蛋白酶。

(2)虫卵：长椭圆形，大小为(56~76)μm×(36~40)μm。卵壳无色透明，较薄。新排出的虫卵内含2~8个正在分裂的细胞，细胞与卵壳间有明显的空隙。因便秘或粪便放置过久，卵内细胞可继续分裂至多细胞期。两种钩虫卵极为相似，不易区分。

2. 生活史 钩虫属于土源性线虫，生活史比较简单，不需要中间宿主，虫卵从人体排出后在外界土壤中即可发育为对人具有感染性的丝状蚴。

成虫寄生于人体小肠上段，以钩齿或板齿咬附在肠黏膜上，通过吸食宿主血液、淋巴液、脱落的肠上皮细胞获取营养。虫体发育成熟后雌雄交配，雌虫开始产卵。十二指肠钩虫平均每条雌虫每天可产卵10 000~30 000个；美洲钩虫5000~10 000个。虫卵随粪便排出体外。在适宜温度(25~30℃)下，虫卵在荫蔽、潮湿、氧气充足的土壤中24小时内孵出第一期杆状蚴。第一期杆状蚴以土壤中的有机物、细菌等为食，在48小时内蜕皮1次发育为第二期杆状蚴。5~6天后，虫体变长，口孔封闭不进食，蜕皮1次发育为对人具有感染性的丝状蚴，又称感染期蚴。

丝状蚴生活在表层土壤中，依靠体内贮存的营养物质可生存几十分钟至数天，有的甚至可达15周以上或更久；其还能沿种植植物的茎、叶爬行，可高达22cm左右。感染期蚴能感受环境温度和湿度的变化，当其与人体皮肤接触时，虫体活动能力明显增强，从皮肤薄弱处、毛囊或汗腺口等处主动侵入。幼虫进入皮下的小血管或淋巴管，随血流或淋巴循环经右心到达肺部。幼虫穿过毛细血管进入肺泡，然后沿支气管、气管逆行至咽。随着人的吞咽动作，幼虫进入消化道，在小肠内经2次蜕皮后发育为成虫。从丝状蚴侵入皮肤到成虫产卵需要5~7周。美洲钩虫成虫的寿命为15年左右，十二指肠钩虫一般可活7年左右。

钩虫除了经皮肤感染，也可经口感染。丝状蚴可以经口腔或食管黏膜侵入血管，沿皮肤感染的移行途径，直至到达肠腔发育为成虫；如果胃酸不能杀死幼虫，则幼虫经胃到达肠腔，直接在肠腔发育为成虫。

3. 致病 钩虫的成虫和幼虫对人体均有致病作用。临床症状的有或无、轻或重与寄生虫体的数量、种类及宿主的体质、营养和免疫力有密切关系。

(1)幼虫致病

1)钩蚴性皮炎：由于接触污染的土壤、农作物等，丝状蚴侵入宿主皮肤，几分钟到1小时左右即可引起钩蚴性皮炎，俗称“粪毒”“着土痒”。患处皮肤奇痒，有针刺或烧灼感，出现充血、红肿、丘疹，1~2天内形成水疱，属Ⅰ型超敏反应。患处皮肤挠破后易继发细菌感染，形成脓疮。多见于手指、脚趾间皮肤较薄处。

2)呼吸系统症状：幼虫移行至肺脏，穿过肺毛细血管进入肺泡，机械性损伤和虫体的代谢产物可引起局部出血、水肿及炎症细胞浸润。病人可出现全身发热、喉痒、干咳、血痰、声音嘶哑、嗜酸性粒细胞性哮喘及呼吸困难等呼吸系统及全身症状，肺部X线检查可见浸润性阴影。病人常在感染后3~5天出现临床症状，大多数病人数日后可自愈，也有的长达1~2个月。

（2）成虫致病：成虫以钩齿或板齿咬附在肠黏膜上，吸食宿主血液、淋巴液、脱落的肠上皮细胞，可引起贫血及消化道症状。

1）贫血：成虫对人体最主要的危害是因长期慢性失血而导致病人发生贫血。钩虫引起病人慢性失血的原因包括：①虫体以钩齿或板齿咬附在肠黏膜上吸血；②虫体头腺分泌的抗凝素能防止血液凝固，不仅利于虫体吸血，而且使伤口不断往外渗血；③虫体经常更换咬附部位，原来的伤口还不断渗血；④虫体活动造成血管和组织损伤，也可引起血液流失。每条美洲钩虫所致失血量为0.01~0.10ml/d；十二指肠钩虫所致失血量较美洲钩虫多，为0.14~0.26ml/d。钩虫引起的贫血为小细胞低色素性贫血，主要是由于长期慢性失血引起铁和蛋白质不断损失，加上病人营养不良，使血红蛋白的合成速度慢于新生红细胞的速度。贫血病人出现皮肤和黏膜苍白、心率快、眩晕、眼花、耳鸣、乏力，活动后出现心慌气促，严重者出现全身水肿、腹水、胸腔积液、心包积液、心悸、气短等贫血性心脏病的表现，女性可出现闭经、流产等。

2）消化系统症状：成虫的钩齿或板齿损伤肠黏膜，病人可出现恶心、呕吐、食欲下降、腹泻等消化功能紊乱症状。消化道出血的病人出现黑便、柏油样便、血便和血水便，有的伴有呕血。少数病人喜食木屑、泥土、瓦片、茶叶、煤渣等，这种现象称为“异嗜症”。引起异嗜症的原因虽然不完全清楚，但补充铁剂后病人症状可自行消失，说明其与体内铁的缺失有关。

3）婴儿钩虫病：贫血严重，RBC多数在2×10^{12}/L以下，血中嗜酸性粒细胞明显增高。患儿表现为面色苍白、精神萎靡不振、食欲差、发育迟缓、腹泻、血便或柏油便。可并发心功能不全、肺感染、肠出血等，预后不良，病死率达3.6%~6.0%。

4）嗜酸性粒细胞增多症：钩虫病人外周血嗜酸性粒细胞明显增多。急性病人白细胞数高于正常，嗜酸性粒细胞升高明显，常常高于15%，最高可达86%。慢性病人白细胞数大多正常，嗜酸性粒细胞呈轻度或中度升高。随着病程的发展，重度贫血病人的嗜酸性粒细胞往往在正常范围之内。

4. 流行与防治 钩虫是一种人体常见的肠道寄生虫，分布范围广，遍及全世界。在我国，钩虫感染率农村高于城市，南方高于北方，尤其在淮河及黄河以南的广大地区，钩虫病的流行极为严重。据1988~1992年全国钩虫病调查结果显示，人群平均感染率为17.17%，感染率最高的三个省或自治区是海南、四川和广西，感染率分别为60.90%、40.88%和37.85%。十二指肠钩虫主要分布于温带，美洲钩虫主要分布于亚热带和热带。我国绝大多数地区两种钩虫同时存在，北方以十二指肠钩虫为主，南方以美洲钩虫为主。

钩虫病人和带虫者是本病的传染源。钩虫病的流行与下列因素有关：①粪便污染土壤及周围环境；②温暖、潮湿的自然环境适合虫卵、幼虫的发育；③人们在生产、生活活动中接触污染的土壤或农作物。

钩虫病的防治应采取综合措施，包括筛查并治疗病人和带虫者以控制传染源，加强粪便管理及无害化处理以切断传播途径，生产和生活中做好个人防护以预防感染。目前常用的驱虫药物有阿苯达唑和甲苯达唑等。

(四)毛首鞭形线虫

毛首鞭形线虫简称鞭虫,是人体常见的肠道寄生虫之一。成虫寄生于人体盲肠,引起鞭虫病。

1. 形态

(1)成虫:外形似马鞭。虫体前端细长,占虫体长度的3/5;后端较粗,占虫体长度的2/5。口腔极小,内有一尖刀状口矛。细长的咽管外包有杆状体,后者由一排念珠状排列的杆细胞组成。雌虫长35~50mm,尾端钝圆,阴门位于虫体中部之后的腹面。雄虫长30~45mm,尾端呈卷曲状,具1根交合刺。两性生殖系统均为单管型。

(2)虫卵:黄褐色,呈纺锤形或腰鼓形。虫卵大小为(50~54)μm×(22~23)μm。卵壳较厚,两端各有一个透明的盖塞。新排出的虫卵内含有一个尚未分裂的卵细胞。

2. 生活史 鞭虫为土源性线虫,其生活史比较简单,不需要中间宿主。成虫寄生于人体盲肠,感染较重时也可见于结肠、回肠末端和直肠。雌虫产卵,虫卵随粪便排出。在适宜条件下,虫卵在外界土壤中经3~5周发育为感染期卵。虫卵通过污染的食物或水源经口进入人体。在小肠内,虫卵内的幼虫从盖塞处逸出,并侵入肠黏膜进行发育。10天左右幼虫返回肠腔,移行至盲肠,细长的虫体前端钻入肠黏膜至黏膜下层发育为成虫。从误食感染期卵至成虫发育成熟并产卵为1~3个月。每条雌虫每天产卵5000~20 000个。成虫寿命为3~5年。

3. 致病 鞭虫的成虫是主要致病阶段。成虫以其细长的前端钻入肠黏膜或黏膜下层,甚至可深达基层。成虫对肠壁组织的机械性损伤和分泌物的化学性刺激导致局部肠黏膜出现水肿、充血、点状出血等慢性炎症反应,少数病人出现由细胞增生所致的肠壁组织增厚或肉芽肿病变。

轻度感染者一般没有明显症状,重度感染者可出现腹痛、腹泻、恶心、呕吐、消瘦、便中带血、直肠脱垂、嗜酸性粒细胞增多、头晕、荨麻疹等胃肠道症状及全身症状。有的病人由于鞭虫侵入阑尾导致急性阑尾炎。

4. 流行与防治 鞭虫的分布与蛔虫一致,主要分布在温暖、潮湿的热带、亚热带及温带地区,其感染率低于蛔虫。流行因素主要包括用人粪施肥或粪便管理不当导致虫卵污染土壤、水源、蔬菜;个人卫生习惯差;虫卵的抵抗力强等,因此其感染率呈现农村高于城市、儿童高于成人的特点。鞭虫病的预防措施包括加强粪便管理、注意环境卫生、保护水源、注意个人及饮食卫生等。常见的驱虫药物如阿苯达唑、甲苯咪唑等对鞭虫病有较好的治疗效果。

(五)丝虫

丝虫是由吸血节肢动物传播的一类组织内寄生线虫,因其形如丝线而得名。寄生于人体的丝虫有8种,主要寄生在皮下组织、胸腔、腹腔和淋巴系统。在我国只有班氏吴策线虫和马来布鲁线虫两种丝虫流行。近年来,也有少数回国人员感染罗阿丝虫、盘尾丝虫和常现丝虫的病例报告。班氏吴策线虫简称为班氏丝虫,马来布鲁线虫简称为马来丝虫。两种丝虫寄生于淋巴系统,引起淋巴丝虫病,该病导致全球约4300万人致残,因此被WHO列为第二大致残病因。我国古代医书中也有关于丝虫病的描述和记载,如癞疝重坠、囊大如斗、小便白如米汁、洽病(淋巴管炎)、莲病(象皮肿)、膏淋和热淋(乳糜尿)。班氏丝虫和马来丝虫在形态、结构、生活史和致病方面有很多相似之处。

1. 形态

(1) 成虫：虫体细长如丝线，乳白色，体表光滑，头端略膨大。雄虫生殖器官为单管型，尾端向腹面卷曲，有 2 根交合刺；雌虫较雄虫长，生殖器官为双管型。雌虫子宫近卵巢端含有虫卵，随着子宫的延伸，虫卵内的卵细胞逐渐发育为胚蚴，近阴门处卵壳伸长形成的鞘膜包绕着幼虫形成微丝蚴，后者从位于虫体头部后端的阴门产出。

(2) 微丝蚴：虫体无色透明，细长，前端钝圆，尾部尖细，外被有鞘膜，活时呈蛇形运动。染色后可见虫体弯曲，内有许多圆形或卵圆形的细胞核，即体核。头端没有体核的区域称为头间隙。位于虫体前 1/5 的神经环处也没有体核。有的虫种尾端有尾核（图 4–1）。根据微丝蚴的体态、头间隙、体核及有无尾核可以鉴别班氏微丝蚴和马来微丝蚴。

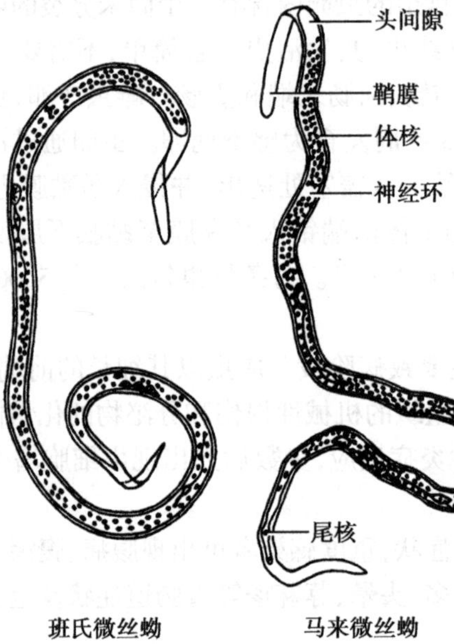

图 4–1 丝虫微丝蚴

2. 生活史 班氏丝虫和马来丝虫的生活史相似，均属于生物源性线虫，都需要在中间宿主蚊体内发育为对人具有感染性的丝状蚴，后者通过雌蚊叮咬皮肤侵入人体，在淋巴系统寄生并发育为成虫（图 4–2）。

(1) 在人体内的发育过程：当感染了丝虫的雌蚊叮咬人的皮肤时，蚊喙处的感染性幼虫（丝状蚴）经皮肤伤口侵入人体。丝状蚴进入人体后的移行途径至今尚不完全清楚，一般认为幼虫迅速进入皮下淋巴管，然后移行至大淋巴管或淋巴结内寄生。虫体以淋巴液为食，经 2 次蜕皮后发育为成虫。雌、雄成虫交配后，雌虫产出的微丝蚴经胸导管从淋巴系统移行至血液循环。自感染性幼虫侵入人体至性成熟产出微丝蚴经 3~5 个月。成虫的寿命一般为 4~10 年，但常因为反复发作的炎症而中途死亡。微丝蚴的寿命一般为 1~3 个月，在体外 4℃条件下可活 6 周。

微丝蚴在血管中的运行呈周期性，一般夜间出现在外周血中，白天滞留于肺毛细血管。微丝蚴在外周血中夜多昼少的现象，称为夜现周期性。根据微丝蚴在外周血出现的时间可将其分为夜现周期性、亚周期性、昼现周期性和无周期性等。我国流行的两种丝虫均为夜现周期性。班氏丝虫和马来丝虫的微丝蚴在外周血出现的高峰时间略有不同，前者为晚上 10 时至次日凌晨 2 时；后者为晚上 8 时至次日凌晨 4 时。夜现周期性的形成机制虽然目前尚

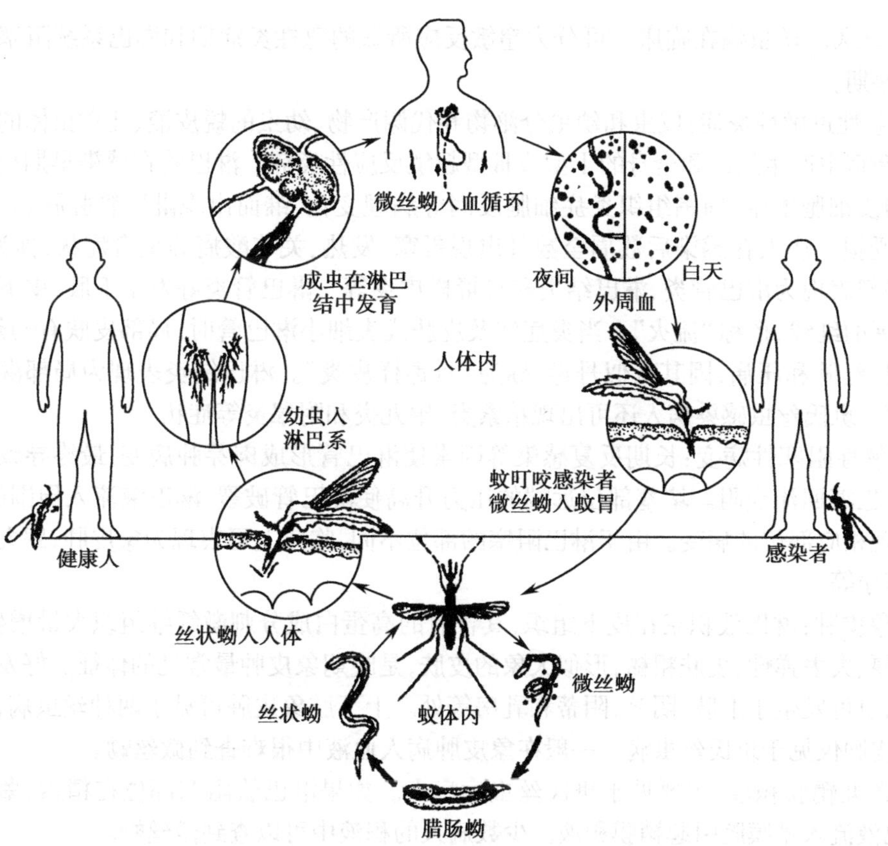

图 4-2　丝虫生活史

不完全清楚，但一些研究表明其与宿主中枢神经系统（特别是迷走神经）的兴奋性、肺的血氧含量及虫体自身的生物学特性有关。

（2）在蚊体内的发育过程：当雌蚊吸血时，病人外周血中的微丝蚴进入蚊胃。1~7 小时后，微丝蚴脱去鞘膜，穿过胃壁经血腔侵入胸肌，2~4 日后虫体变粗形成第一期幼虫，由于形似腊肠，又称腊肠期幼虫。蜕皮 2 次后，虫体继续发育为细长具有感染性的丝状蚴，即感染期幼虫。丝虫的幼虫在蚊体内只有发育过程：从微丝蚴经腊肠期幼虫最终发育为丝状蚴，但幼虫的数量并没有增加。丝状蚴从胸肌进入胸腔后到达蚊的下唇。当蚊再次叮咬人时，即可侵入人体。自微丝蚴进入蚊体内到发育为丝状蚴所需时间与外界环境条件有关，在适宜的温度、湿度条件下，班氏微丝蚴在淡色库蚊体内需要 10~16 天；马来微丝蚴在中华按蚊体内需要 7 天左右时间。

两种丝虫的终宿主不同。人是班氏丝虫的唯一终宿主；而马来丝虫除了可寄生于人体外，还能寄生于多种脊椎动物体内，包括猴、猫、狸猫、穿山甲等，因此马来丝虫病是一种重要的动物源性疾病。

3. 致病　丝虫对人的致病阶段包括成虫、微丝蚴和丝状蚴，以成虫为主。另外，在丝虫病的发病过程中，宿主的免疫力、丝虫的种类和数量、寄生部位、重复感染的次数及有无继发感染等因素影响了宿主感染丝虫后的临床表现。丝虫病的潜伏期为 4~5 个月，久的可达 1 年或更久。有的人感染丝虫后没有明显的临床症状，但是血中可检出微丝蚴，达到一定密度后趋于稳定，成为无症状的带虫者，这种现象称为微丝蚴血症。如不治疗，微丝蚴血症可持续10年之久。丝虫病在临床上可分为超敏反应所致的急性炎症期和淋巴系统阻塞所致的慢性阻塞期。

(1)急性过敏性炎症:成虫和幼虫分泌物和代谢产物、幼虫的蜕皮液、死亡虫体的分解产物等刺激宿主产生局部和全身的Ⅰ型或Ⅲ型超敏反应性炎症。淋巴管在感染早期呈现内膜肿胀、内皮细胞增生、周围组织炎症细胞浸润等病理变化,继而出现淋巴管肿胀、管壁增厚及瓣膜受损。病人在感染后数周至数月出现畏寒、发热、关节酸痛等全身症状,称为“丝虫热”。局部表现为淋巴管炎、淋巴结炎和丹毒样皮炎等。淋巴管炎好发于下肢,皮下出现离心性发展的红线,俗称“流火”。当炎症波及皮肤浅表细小淋巴管时,局部皮肤有灼热感,出现弥漫性红肿和压痛,因其状似丹毒,称为“丹毒样皮炎”。淋巴结炎表现为局部淋巴结肿大、压痛。班氏丝虫感染病人还可出现精索炎、睾丸炎和附睾炎等症状。

(2)慢性阻塞性病变:长期反复感染等因素使淋巴管形成肉芽肿病变,最终导致淋巴管堵塞,淋巴液回流受阻。堵塞部位远端的压力升高使淋巴管破裂,淋巴液流入周围的组织,因此出现相应部位的病变。由于淋巴阻塞的部位不同,临床上可表现为象皮肿、睾丸鞘膜积液、乳糜尿等。

1)象皮肿:淋巴液积聚在皮下组织,其含有的高蛋白成分刺激纤维组织大量增生,导致皮肤增厚、失去弹性、皮肤粗糙,形似大象的皮肤,是晚期象皮肿最常见的体征。好发于下肢和阴囊,也可发生于上肢、阴茎、阴蒂和乳房等处。上下肢象皮肿可见于两种丝虫病,而生殖系统象皮肿仅见于班氏丝虫病。一般在象皮肿病人血液中很难查到微丝蚴。

2)睾丸鞘膜积液:主要见于班氏丝虫病病人。如果淋巴管阻塞部位在精索、睾丸淋巴结,淋巴液流入鞘膜腔引起鞘膜积液。少数病人的积液中可以查到微丝蚴。

3)乳糜尿:主要见于班氏丝虫病病人。如果淋巴管阻塞部位在主动脉前淋巴结或肠干淋巴结,从小肠吸收的乳糜液经侧支流入肾淋巴管,经肾乳头黏膜破损处进入肾盂,与尿液混合排出。乳糜尿呈乳白色,似牛奶,可因肾毛细血管破裂混入红细胞而呈血性乳糜尿。有的病人乳糜尿中可查到微丝蚴。

4)隐性丝虫病:又称热带嗜酸性粒细胞增多症,约占丝虫病人的1%。临床表现为夜间阵发性哮喘、持续性的嗜酸性粒细胞增多和IgE水平明显上升,其机制主要是微丝蚴抗原引起的Ⅰ型超敏反应。病人外周血中查不到微丝蚴,但在肺或淋巴结的活组织中可查到微丝蚴。症状持续数周,可自然消失,但可再现,乙胺嗪治疗有效。

4. 流行与防治 班氏丝虫病遍及全世界,以亚洲和非洲较严重,马来丝虫病主要分布于亚洲的10个国家。全球感染人数达7860万,有7亿人受到淋巴丝虫病的威胁。1950年以前,我国的16个省(市、自治区)864个县(市)有丝虫病流行,病人达3099.4万,受威胁人口达3.3亿。经过数十年的积极防治,于1994年全国达到基本消灭丝虫病标准(人群微丝蚴率低于1%,人群平均微丝蚴密度低于5条/60μl血)。而且,中国已被WHO列入2005年实现消除丝虫病的国家。

血中带有微丝蚴的丝虫病人和带虫者是该病的传染源。慢性阻塞性病变病人由于血中很少能检出微丝蚴,因此不是丝虫病主要的传染源。只有血中微丝蚴的密度达到15条/20μl血以上时才能成功感染传播媒介(蚊);微丝蚴的密度过高(大于100条/20μl血)可致蚊死亡。班氏丝虫病的传播媒介主要是淡色库蚊和致倦库蚊,其次是中华按蚊;马来丝虫病的传播媒介主要是中华按蚊和嗜人按蚊。影响丝虫病流行自然因素主要为气温、湿度、雨量和地理环境等,这些因素通过影响蚊的生长、繁殖、吸血及丝虫幼虫在蚊体内的发育从而影响丝虫病的流行与传播。男女老少普遍易感，感染与否主要取决于受蚊叮咬次数的多少。

防治丝虫病的措施主要包括普查普治、防蚊灭蚊和监测。最有效的药物为乙胺嗪，其对丝虫的成虫和微丝蚴均有杀灭作用。另外，常用的药物还有呋喃嘧酮和伊维菌素。象皮肿病人可用绑扎法或烘绑法结合中医药治疗；鞘膜积液和阴囊象皮肿病人可采用手术治疗。防蚊灭蚊是消灭丝虫病的重要一环，如清除蚊的孳生地、喷洒或涂抹药物等。对流行区人群和感染者进行定期的血液微丝蚴检查、血清学检查和蚊媒丝虫感染度检查是重要的监测内容。

(六)旋毛形线虫

旋毛形线虫简称旋毛虫，可以感染人及多种动物引起旋毛虫病，是一种危害严重的人兽共患寄生虫病。旋毛虫的成虫寄生于小肠，幼虫寄生于横纹肌细胞，重度感染可致宿主死亡。

1. 形态

(1)成虫：细小如线状，前端较细，后端较粗。雌虫大小为(3.0~4.0)mm×(0.05~0.06)mm，雄虫较雌虫小，其大小为(1.4~1.6)m×(0.04~0.05)mm。虫体的咽管占体长的1/3~1/2，呈毛细管状，仅在咽神经环后稍膨大。咽管后段的背侧为45~55个杆状细胞组成的杆状体，其分泌物经微管排入咽管腔内。雌雄生殖系统皆为单管型。雌虫子宫较长，前段含有分裂的卵细胞，近阴门处含有幼虫，幼虫自位于虫体前1/5处的阴门产出，称为新生幼虫。

(2)幼虫：新生幼虫大小为124μm×6μm。成熟幼虫寄生在横纹肌细胞内，卷曲在梭形囊包内，称为幼虫囊包(图4-3)。幼虫囊包纵轴与肌纤维平行，大小为(0.25~0.50)mm×(0.21~0.42)mm。囊壁由退变的成肌细胞和增生的结缔组织形成，内含1~2条幼虫。

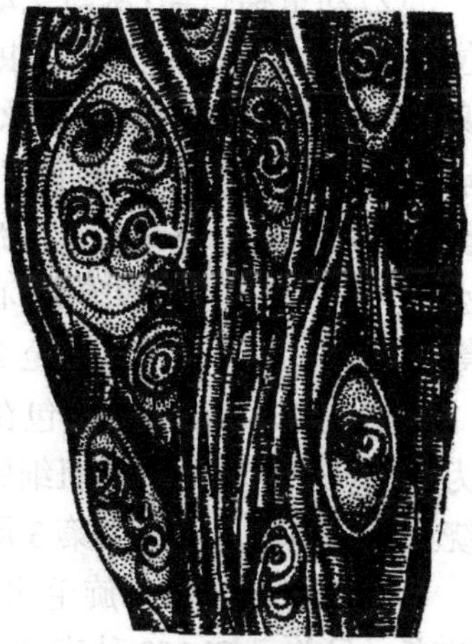
幼虫囊包

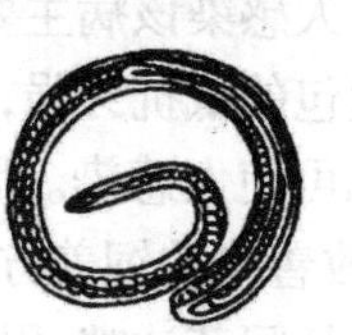
幼虫

图4-3 旋毛虫幼虫及幼虫囊包

2. 生活史 旋毛虫的生活史与其他线虫的生活史不同，成虫和幼虫分别寄生于同一宿主的小肠和横纹肌细胞；而且整个生活史中虫体无外界发育阶段，但完成生活史必须更换宿主。旋毛虫的宿主很多，包括人及多种哺乳动物，如猪、犬、猫、鼠、野猪、狼等。

幼虫囊包对人和动物具有感染性。如果宿主食入含活幼虫囊包的肉类食品，幼虫经消化液的作用，数小时内在十二指肠或空肠上段从囊包内逸出，随即钻入肠黏膜，经24小时的发育后返回肠腔。在感染后的48小时内，幼虫经4次蜕皮发育为成虫。雌、雄虫交配后，雄虫死亡并随粪便排出体外；雌虫钻入肠黏膜，也有虫体进入腹腔或肠黏膜淋巴结处寄生。感染后的5~7天，雌虫开始产出新生幼虫。一条雌虫一生可产1500~2000条幼虫，持续4~16周或更长。雌虫的寿命一般为1~2个月，有的可达3~4个月。

大多数新生幼虫可侵入肠黏膜局部的小静脉或小淋巴管，随血流或淋巴循环到达身体各处，但只有到达横纹肌细胞内的幼虫才可继续发育。幼虫对肌细胞的刺激引起炎症细胞浸润和纤维组织增生。在感染1个月左右，幼虫被纤维性囊壁包绕，形成幼虫囊包。幼虫囊包主要分布在血液供应丰富、活动较多的膈肌、舌肌、咽喉肌、胸肌、腓肠肌、腰大肌、肱二头肌等肌群。幼虫囊包只有再感染下一个宿主才能完成整个生活史，如果没有机会进入新宿主，半年左右囊包开始钙化，幼虫大多死亡，少数可存活数年至数十年之久。

3. 致病 旋毛虫的致病阶段包括成虫和幼虫，主要是幼虫致病。影响幼虫致病作用的因素包括食入囊包的数量及活力、幼虫侵入的部位及人体对旋毛虫的免疫力等。病人的临床表现复杂多样，轻者可无任何症状，重者可在发病后3~7周死亡。旋毛虫的致病过程可分为连续的3个阶段。

(1)侵入期：从幼虫在小肠内脱囊到发育为成虫的阶段，也称肠型期。成虫以肠绒毛为食和幼虫对肠壁损伤使肠黏膜出现充血、水肿、出血，甚至形成浅表溃疡，引起十二指肠和空肠的广泛炎症。病人发热、畏寒、厌食、乏力、恶心、呕吐、腹痛、腹泻等全身和胃肠道症状。此期病程较短，约为1周。

(2)幼虫移行期：从新生幼虫侵入血液或淋巴循环并移行至横纹肌的阶段，主要病变部位在肌肉，也称肌型期。幼虫在血管中移行过程中对血管造成的机械性损伤，其分泌物、代谢产物引起的超敏反应以及幼虫侵入肌细胞导致病人出现急性血管炎和肌炎。病人临床表现为全身肌肉酸痛(以腓肠肌、肱二头肌、肱三头肌最为明显)、颜面水肿、发热、血中嗜酸性粒细胞增多等。感染较重的病人出现吞咽、咀嚼、呼吸、发声障碍等。重症病人可出现全身水肿、肺炎、支气管、胸膜炎、心肌炎、心衰、脑炎、毒血症等，可死于心衰、脑炎、肺炎或败血症等。此期病程一般在2周至2个月以上。

(3)囊包形成期：是囊包在肌细胞中形成的阶段，也是损伤的肌细胞逐渐恢复的过程，称为恢复期。随着幼虫在肌细胞中不断长大、卷曲，被寄生的肌细胞膨大形成纺锤形的肌腔包绕虫体。病程从感染后第3周开始，病人的临床症状逐渐消退，但肌痛可持续数月之久。

4. 流行与防治 旋毛虫病是一种呈世界性分布的人兽共患寄生虫病，欧美的发病率较高。目前已知150种家畜和野生动物可自然感染旋毛虫病，可因动物间的相互吞食而传播。人感染该病主要是通过生食或半生食含幼虫囊包的肉类及其制品，尤其是猪肉，因为幼虫囊包的抵抗力强，熏、烤、腌、晒等不能杀死囊包。另外，被囊包污染的菜板、菜刀再加工熟食也可使人感染。因此，不吃生的或半生的肉类及其制品、注意饮食卫生、加强肉类卫生检疫、改善猪的饲养方法、消灭鼠类等是预防该病的主要措施和手段。治疗旋毛虫病的敏感药物包括阿苯达唑、甲苯咪唑、噻苯咪唑等。

吸虫

在人体内寄生的吸虫属扁形动物门的吸虫纲、复殖目。复殖目的吸虫种类繁多。大多数复殖目吸虫的成虫呈舌状或叶状，背腹扁平，两侧对称，具有口吸盘和腹吸盘。吸虫的体壁由体被和肌肉层构成，体被具有保护虫体、吸收营养和感觉的功能。内部实质组织包括消化、生殖、排泄和神经系统。吸虫没有体腔。消化系统包括口、前咽、咽、食管、肠管，后者常分为两个肠支，末端为封闭的盲端。吸虫的消化道没有肛门，为不完全的消化道。除裂体科外，复殖目吸虫的生殖系统为雌雄同体。雄性生殖系统由睾丸、输出管、输精管、贮精囊、射精管、阴茎袋、前列腺、阴茎等组成；雌性生殖系统由卵巢、输卵管、梅氏腺、卵模、卵黄腺、子宫等组成。雌雄生殖系统均开口于生殖窦。吸虫可进行自体或异体受精。复殖目吸虫生活史中具有有性生殖和无性生殖的世代交替。有性生殖大多在脊椎动物体内完成,无性生殖在软体动物体内完成。水环境在吸虫生活史中是必不可少的,虫卵必须在水中或在软体动物体内孵出毛蚴,毛蚴发育为胞蚴、雷蚴、尾蚴。尾蚴从软体动物体内逸出,钻入第二中间宿主体内或在某些物体上形成囊蚴,囊蚴经口感染终宿主。有的吸虫(血吸虫)的尾蚴可直接钻入终宿主皮肤。幼虫在终宿主体内移行至适宜的组织、器官并发育为成虫。

(一)华支睾吸虫

华支睾吸虫简称肝吸虫,其成虫寄生于人和一些动物的肝胆管内,引起华支睾吸虫病,或称肝吸虫病。

1. 形态

(1)成虫:虫体细长如葵花子状,背腹扁平,左右对称,前端尖细,后端钝圆,大小为(10~25)mm×(3~5)mm。口吸盘位于虫体前端,口位于口吸盘的中央。腹吸盘略小于口吸盘,位于虫体前1/5处。消化道由口、咽、食管和两个肠支组成,肠支的末端为盲端。雌雄同体。两个分支状的睾丸呈前后排列,位于虫体的后1/3处。分叶状的卵巢位于睾丸之前,椭圆形的受精囊位于卵巢和睾丸之间。滤泡状的卵黄腺位于虫体中段两侧(图4-4)。

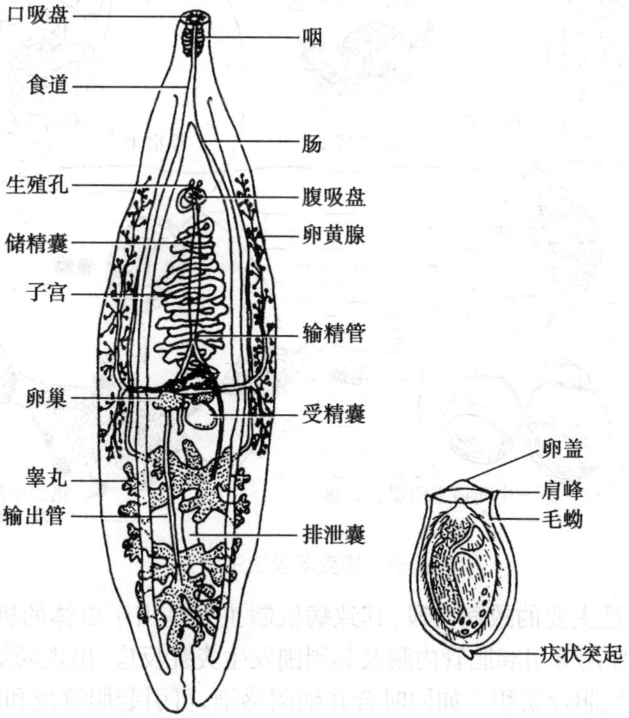

图4-4 华支睾吸虫成虫及虫卵

(2)虫卵:黄褐色,低倍镜下呈芝麻粒形状,高倍镜下形状似电灯泡。虫卵很小,平均为29μm×17μm,是人体蠕虫卵中最小的一种。虫卵窄的一端有一个明显的卵盖,卵盖周围的卵壳增厚凸出形成肩峰,卵盖对侧的卵壳上有一个小疣。卵内含1条成熟毛蚴。

2. 生活史 华支睾吸虫的生活史属于典型的复殖目吸虫生活史,成虫寄生于人和犬、猫等多种动物的肝胆管内,幼虫阶段包括毛蚴、胞蚴、雷蚴、尾蚴和囊蚴寄生于中间宿主淡水螺或淡水鱼、虾体内。

肝胆管内寄生的成虫发育成熟后开始产卵,虫卵可随胆汁进入十二指肠,并随粪便排出体外。如果虫卵有机会入水,被第一中间宿主淡水螺(豆螺、沼螺、涵螺等)吞入消化道,毛蚴孵出后穿过肠壁,在螺体内依次发育为胞蚴、雷蚴和尾蚴,尾蚴从螺体逸出再次入水。尾蚴如遇到第二中间宿主淡水鱼、虾,则侵入其体内发育为囊蚴。囊蚴内含有活跃的幼虫,可见口吸盘、腹吸盘及黑色的排泄囊。如果人或其他保虫宿主食入含有活囊蚴的淡水鱼、虾,囊蚴在消化液的作用下于十二指肠脱囊,幼虫逆胆汁流动方向进入肝胆管发育为成虫。自囊蚴进入人体到成虫产卵通常需要1个月左右,成虫寿命长达20~30年(图4-5)。

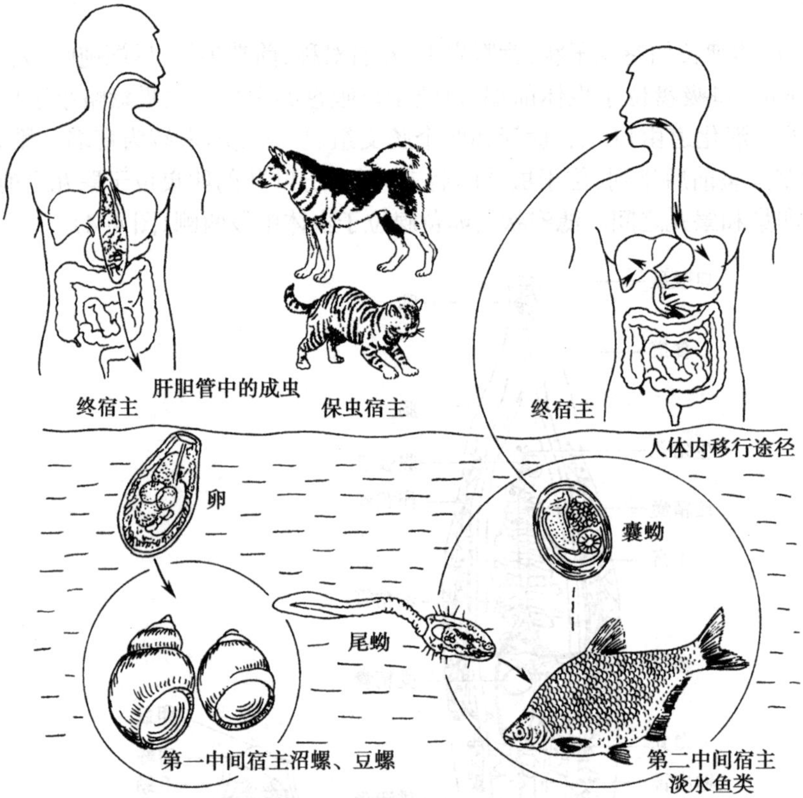

图4-5 华支睾吸虫生活史

3. 致病 成虫是主要的致病阶段,其致病机制主要是由于虫体的机械性阻塞、分泌物和代谢产物的刺激作用等引起胆管内膜及其周围发生炎症反应,出现局限性胆管扩张、管壁上皮增生、管腔狭窄、胆汁淤积。如同时合并细菌感染,可引起胆管炎和胆囊炎。病变部位主要在肝的次级胆管。重度感染可出现纤维组织增生和肝细胞的萎缩变性,甚至形成肝硬化。虫卵、死亡的虫体碎片、脱落的胆管上皮等均可能作为胆石核心,引起肝胆石症。有文献报道,华支睾吸虫可能诱发胆管上皮癌和肝细胞癌。

轻度感染者大部分无明显的临床症状。临床上病人主要表现为消化系统为主的症状,如腹胀、腹痛、腹泻、上腹不适、食欲不振、消化不良、头晕、疲乏等。常见体征有轻度水肿、肝大等。重症病人晚期可出现肝硬化、贫血、肝脾肿大,严重者可致死亡。有的儿童感染后还可出现侏儒症。

4. 流行与防治　华支睾吸虫病的流行与人们的饮食习惯密切相关，该病主要分布于中国、日本、朝鲜和越南等东南亚国家和地区。我国有25个省、市、自治区有不同程度流行，其中在有生食鱼虾习惯的珠江三角洲地区人群感染率非常高，个别村庄最高可达80%以上。很多动物可作为华支睾吸虫病的保虫宿主，如猫、野猫、犬、鼠、狐狸、兔、貂、水獭等。传染源包括病人、带虫者和保虫宿主。该病的传播途径包括粪便污染水源使虫卵有机会入水、水中存在适宜的中间宿主，人或动物生食或半生食含囊蚴的淡水鱼、虾等。居住于流行区的人几乎普遍易感。做好卫生宣传教育工作，提高群众对华支睾吸虫病传播途径的认识是预防该病的关键，通过宣传教育改变流行区居民的饮食习惯，不食生的或不熟的鱼虾；切生鱼和熟食的刀具、砧板、器皿等要分开；不用生鱼喂猫、犬等动物；加强粪便管理，避免未经无害化处理的粪便进入鱼塘。吡喹酮是治疗华支睾吸虫病的首选药物。

（二）布氏姜片虫

布氏姜片虫简称姜片虫，其成虫寄生在人和猪的小肠内，可引起姜片虫病，是一种人兽共患寄生虫病。

1. 形态

(1)成虫：活体呈肉红色，固定后为灰白色。虫体长20~75mm，宽8~20mm，厚0.5~3mm。形似姜片，长椭圆形，背腹扁平。口吸盘较小，位于虫体前端；腹吸盘呈漏斗状，较口吸盘大4~5倍，位于口吸盘之后，两个吸盘距离很近。消化道包括口、咽、食管及向后延伸直至虫体末端的两个肠支。雌雄同体。两个高度分支的睾丸前后排列于虫体后半部。卵巢位于睾丸之前，子宫盘曲于卵巢与腹吸盘之间。卵黄腺非常发达分布于虫体两侧。

(2)虫卵：淡黄色，椭圆形，大小为(130~140)μm×(80~85)μm，是人体蠕虫卵中最大的一种。卵壳较薄，卵盖较小，位于虫卵一端，内含一个卵细胞和20~40个卵黄细胞。

2. 生活史　布氏姜片虫的成虫寄生于人和猪、野猪的小肠上段，成虫发育成熟后开始产卵，一条成虫每天产卵15 000~25 000个。虫卵随粪便排出体外。如果虫卵有机会入水，在适宜温度下(26~32℃)虫卵经3~7周发育并孵出毛蚴。毛蚴侵入中间宿主扁卷螺体内，在淋巴间隙经1~2个月依次发育为胞蚴、母雷蚴、子雷蚴和尾蚴。成熟的尾蚴从螺体逸出后，在荸荠、菱角、茭白等水生植物或一些物体的表面脱去尾部，发育为囊蚴。尾蚴也可在水面成囊。人或保虫宿主食入含有活囊蚴的水生植物或饮用含活囊蚴的水，囊蚴在消化液和胆汁的作用下于十二指肠脱囊，吸附在肠黏膜上，经1~3个月发育为成虫。成虫寿命一般为10~20个月，有的长达4~4.5年(图4-6)。

3. 致病　成虫是主要的致病阶段，其致病机制主要是由于成虫发达的吸盘吸附于肠黏膜导致局部黏膜损伤，出现充血、水肿、炎症反应、点状出血、坏死、溃疡或脓肿。当感染虫数较多时，虫体遮盖肠黏膜，影响肠道的消化与吸收功能，加之虫体消耗大量营养物质，宿主出现消化功能紊乱和营养不良。

此外，虫体的代谢产物和分泌物可引起宿主血中嗜酸性粒细胞增多和超敏反应。如大量虫体寄生也可引起肠梗阻。

轻度感染者无明显的临床症状，或仅有食欲下降和腹部不适。中度感染者可出现间歇性腹痛，可伴恶心、呕吐、腹泻等症状。肠蠕动亢进，肠鸣音增强。重症病人表现为全身倦怠乏力，轻度水肿、消瘦、营养不良、贫血、腹水等。儿童病人可伴有不同程度的智力发育障碍。

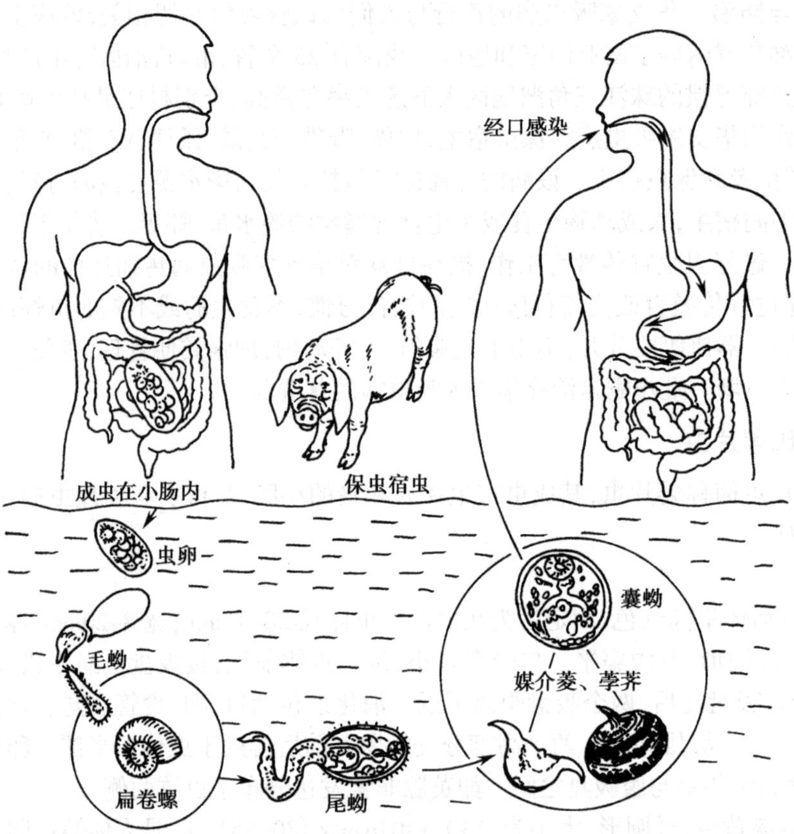

图 4-6 姜片虫生活史

4. 流行与防治 姜片虫病是一种人兽共患寄生虫病，主要分布于亚洲的亚热带和温带地区。在我国有 18 个省、自治区有该病流行，呈小面积的点状分布。猪是重要的保虫宿主。此外，野猪和猕猴也曾有过自然感染的报道。我国猪姜片虫病流行区大于人姜片虫病流行区。病人、带虫者和病猪是该病重要的传染源。姜片虫病流行的主要原因是含有姜片虫卵的粪便污染水源。水中若存在扁卷螺和水生植物，人或猪通过生食含囊蚴的水生植物或饮用含囊蚴的生水而感染。流行区有生食水生植物或饮用生水习惯的人们为该病的易感人群。姜片虫病的防治原则包括：①普查普治病人、带虫者及病猪，药物首选吡喹酮；②改变饮食习惯，不吃生的水生植物，不饮生水；③加强粪便管理，避免未经无害化处理的粪便污染水源。

（三）卫氏并殖吸虫

卫氏并殖吸虫的成虫寄生于人和一些食肉类动物的肺组织，又称肺吸虫，引起卫氏并殖吸虫病，或称肺吸虫病。

1. 形态

(1) 成虫：虫体肥厚，腹面扁平，背侧稍隆起，似半片黄豆或花生米样，活虫呈红褐色，形状因伸缩不断变化。固定后呈椭圆形，虫体长 7.5~12mm，宽 4~6mm，厚 3.5~5.0mm。口吸盘位于虫体前端，腹吸盘位于体中横线之前，两个吸盘大小相近。消化道包括口、咽、食管及两个弯曲的肠支，末端为盲端。雌雄同体。卵巢分叶状，与子宫并列于腹吸盘之后。两个睾丸呈指状分支，并列于虫体后 1/3 处（图 4–7）。

(2) 虫卵：金黄色，椭圆形，大小为(80~118)μm×(48~60)μm。卵盖较大，常稍倾斜，位于虫卵的一端。卵壳厚薄不均，卵盖对侧的卵壳较厚。内含一卵细胞及十余个卵黄细胞。

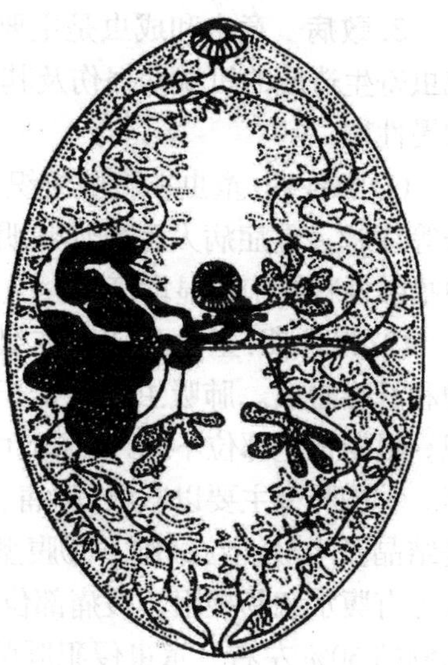

图 4-7 卫氏并殖吸虫成虫

2. 生活史 卫氏并殖吸虫的成虫寄生于人和犬、虎、狼等多种动物的肺组织，幼虫阶段包括毛蚴、胞蚴、母雷蚴、子雷蚴、尾蚴和囊蚴寄生于中间宿主川卷螺或石蟹、蝲蛄体内。

成虫寄生于肺组织，形成的虫囊与支气管相通。成虫产出的虫卵随痰液或被吞入消化道经粪便排出体外。如果虫卵有机会入水，在适宜温度下(25~30℃)虫卵经3周发育并孵出毛蚴。毛蚴侵入第一中间宿主川卷螺体内，依次经历胞蚴、母雷蚴和子雷蚴，最后发育为很多的尾蚴。成熟的尾蚴从螺体逸出，主动侵入第二中间宿主石蟹、蝲蛄体内发育为囊蚴。人或保虫宿主生食或半生食含有活囊蚴的石蟹、蝲蛄或转续宿主的肉而感染。囊蚴在消化液和胆汁的作用下于小肠脱囊发育为童虫。童虫穿过肠壁进入腹腔，在腹腔脏器间移行1~3周后穿过膈肌进入胸腔，在肺脏寄生并发育为成虫。自囊蚴进入人体到成虫产卵通常需要2个月左右。成虫寿命一般为5~6年，有的可长达20年(图4-8)。

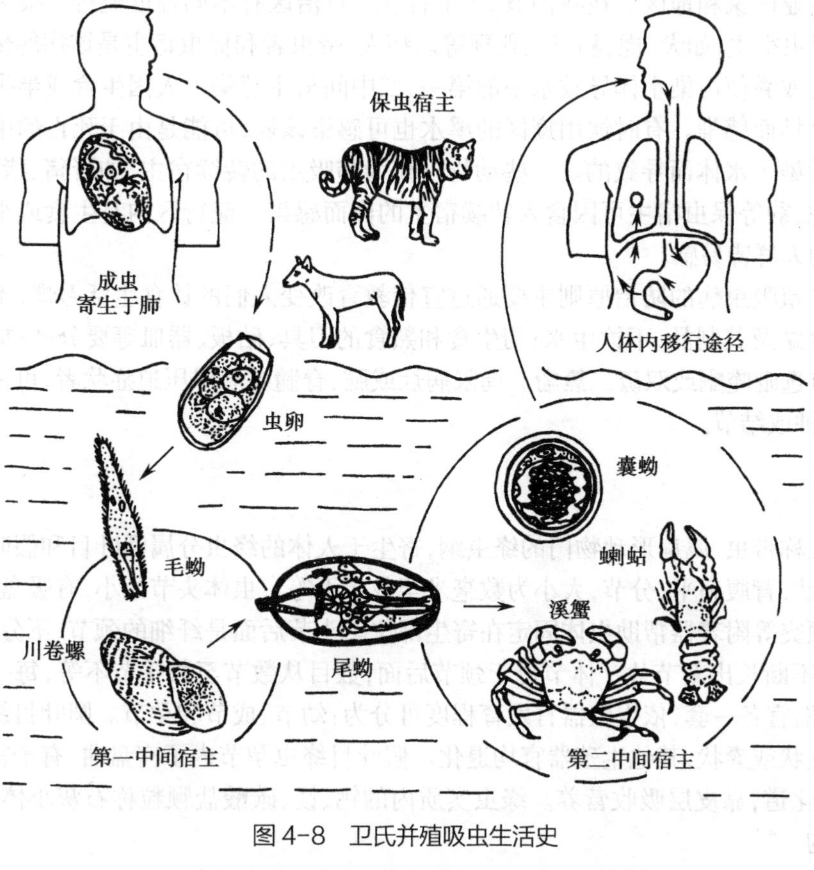

图 4-8 卫氏并殖吸虫生活史

3. 致病 童虫和成虫是主要的致病阶段，其致病机制主要是童虫在组织器官间移行和成虫寄生造成的机械性损伤及其代谢产物引起的免疫病理反应。病变发展过程分为急性期和慢性期。

(1)急性期：童虫在腹腔组织和器官间移行、窜扰引起病人出现食欲不振、乏力、低热、皮疹等症状。重症病人毒血症状明显，出现高热、胸闷、胸痛、腹痛、腹泻、肝大等临床表现，血中嗜酸性粒细胞明显增高。

(2)慢性期：童虫和成虫在组织内移行、寄生引起组织破坏、出血，相继发展为脓肿、囊肿和纤维瘢痕。肺吸虫除寄生于肺以外，还可以寄生于其他组织、器官，引起相应的临床表现。根据寄生部位不同，临床上可分为胸肺型、腹型、肝型、脑脊髓型、皮下包块型、亚临床型等。①胸肺型主要以咳嗽、胸痛、痰中带血或咳铁锈色痰为主，痰中可查到肺吸虫卵、夏科雷登结晶及嗜酸性粒细胞。②腹型占病例的30%左右，主要表现为腹痛、腹泻、大便带血，重者可有腹水和肠梗阻。腹痛部位不固定，常以隐痛为主。③肝型常见于儿童感染者，占儿童病例的50%左右。童虫侵犯肝脏引起肝大、嗜酸性脓肿及肝组织出血性病变。临床表现为肝大、肝区疼痛及肝功能异常及乏力、纳差、发热等全身症状。④脑脊髓型多见于儿童和青壮年，占病人的10%~20%。病人可出现头痛、癫痫、偏瘫、视力障碍、脑膜炎等症状和体征。⑤游走性皮下包块型占病例的10%左右。皮下出现单个的包块，具有游走性。好发部位除胸壁和腹壁外，也可见于腹股沟、腰背部、眼眶、阴囊、乳腺、颈、肩、会阴、睾丸、后枕、腋下等处。

4. 流行与防治 卫氏并殖吸虫病主要分布于日本、韩国、泰国、中国、马来西亚、印度、菲律宾等东南亚国家和地区。在我国有23个省、市、自治区有不同程度流行。很多动物可作为该病的保虫宿主，如犬、虎、豹、狼、狐狸等。病人、带虫者和保虫宿主是该病的传染源。含虫卵的痰液或粪便污染水体导致水中的第一、二中间宿主感染。人因生食或半生食含囊蚴的石蟹或蝲蛄而感染。有时饮用疫区的溪水也可感染该病，可能是由于死亡的中间宿主体内的囊蚴污染了水体而导致的。一些动物可作为肺吸虫的转续宿主，如野猪、猪、兔、鼠、鸡等。人或虎、豹等保虫宿主可因食入转续宿主的肉而感染。流行区内有生食或半生食蟹或蝲蛄习惯的人群皆易感。

卫氏并殖吸虫病的防治原则主要通过宣传教育改变人们的饮食生活习惯，不生食或半生食蟹或蝲蛄及其制品；不饮生水；切生食和熟食的刀具、砧板、器皿等要分开；加强粪便管理。治疗首选吡喹酮或双硫二氯酚。局限病灶或脑、脊髓有局限压迫症状者，可采用手术治疗，摘除囊肿或结节。

绦虫

绦虫又称带虫，属扁形动物门的绦虫纲，寄生于人体的绦虫分属圆叶目和假叶目。成虫乳白色，带状，背腹扁平，分节，大小为数毫米至数米不等。虫体头节细小，有吸盘、吸槽或吸沟、小钩、顶突等附着器帮助虫体固定在寄生部位。头节后面是纤细的颈节，不分节，具有生发功能，可不断长出新节片。体节位于颈节后面，数目从数节至数千节不等，每一体节内有雌、雄生殖器官各一套，依生殖器官发育程度可分为：幼节、成节和孕节。圆叶目绦虫孕节内子宫呈分支状或囊状，其他生殖器官均退化。假叶目绦虫孕节内子宫盘曲，有子宫孔。绦虫无口、无消化道，靠皮层吸收营养。绦虫实质内的钙、镁、碳酸盐颗粒称石灰小体，是绦虫的特征性结构。

绦虫各发育阶段均营寄生生活，成虫寄生于脊椎动物的消化道内，幼虫需在1~2个中间宿主体内发育，称为中绦期幼虫。圆叶目绦虫生活史中只需1个中间宿主，中绦期幼虫如囊尾蚴、似囊尾蚴、棘球蚴等被终宿主食入后，在消化道内发育为成虫。假叶目绦虫的生活史中需要水环境和2个生活在水中的中间宿主。终宿主因食入含裂头蚴的鱼、蛙等第二中间宿主而感染。

绦虫成虫因在消化道寄生，对人的致病作用主要为掠夺营养、吸盘及小钩对肠黏膜的机械性损伤和代谢产物的毒性刺激。绦虫的幼虫如裂头蚴、囊尾蚴、棘球蚴等常可在皮下、肌肉、眼、脑等脏器寄生并破坏组织，形成占位性病变，导致严重后果；而且幼虫的代谢产物及囊液可致过敏反应，如大量进入人体可致休克或死亡，因此幼虫的危害远大于成虫。

(一)链状带绦虫

链状带绦虫又称猪带绦虫、猪肉绦虫或有钩绦虫，属圆叶目，成虫寄生于人体小肠，引起猪带绦虫病；幼虫寄生于猪体内，也可在人体寄生，引起猪囊尾蚴病。

1. 形态

(1)成虫：乳白色，半透明，带状，背腹扁平，长2~4m，前端较细，向后逐渐变宽。头节球形，直径0.6~1mm，有4个吸盘，顶部中央突起部分有顶突及两圈小钩；颈节纤细、不分节；链体有700~1000个节片，近端为幼节，扁长方形，生殖器官未发育成熟；中段为成节，方形，具有成熟的雌雄生殖器官各一套；末端为孕节，长大于宽，膨大的子宫向两侧分支，每侧分7~13支，子宫内充满了虫卵，其他生殖器官均退化(图4-9)。

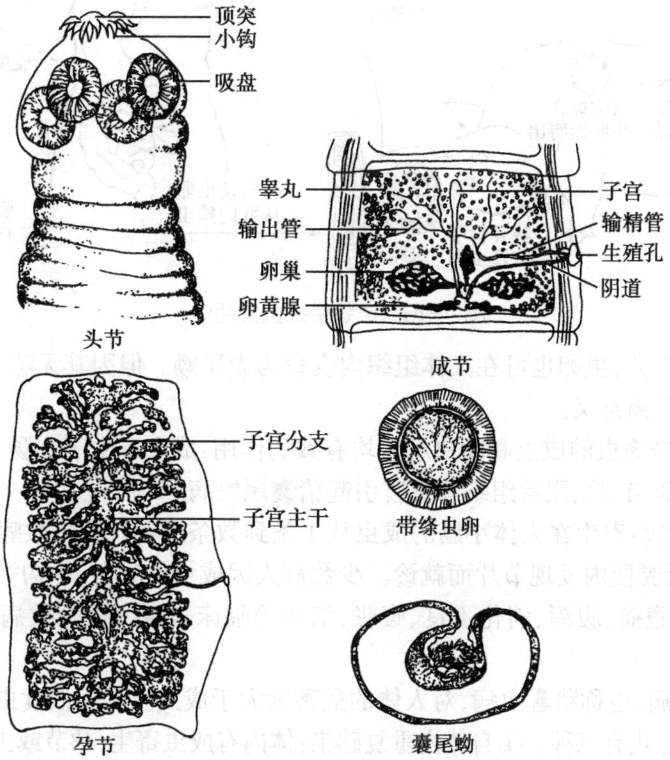

图4-9 链状带绦虫

(2) 虫卵：球形，卵壳很薄，易破碎。粪便中的虫卵大多是不完整虫卵，卵壳已脱落，圆球形，虫卵直径为 31~43 μm，最外层为棕黄色的胚膜，较厚且有放射状条纹，内含有一个六钩蚴。

(3) 猪囊尾蚴：俗称猪囊虫，为黄豆大小的乳白色半透明囊泡，囊壁薄，内含囊液及一小米粒大小的内翻头节。

2. 生活史 链状带绦虫的生活史中需要两个宿主，终宿主是人，中间宿主是猪，人也可作为其中间宿主。

成虫寄生于人体小肠上段，以头节上的吸盘和小钩固定在肠黏膜内。孕节单节或数节相连从链体脱落，随粪便排出。猪食入孕节或虫卵，虫卵在小肠内经消化液的作用下孵出六钩蚴。六钩蚴钻入肠壁，随血液和淋巴到达身体各处肌肉和其他组织，经 60~70 天发育为囊尾蚴：囊尾蚴在猪体内可存活数年之久。含有猪囊尾蚴的肉俗称“米猪肉”或“豆猪肉”。终宿主人因食入含有猪囊尾蚴的“米猪肉”或“豆猪肉”而感染。囊尾蚴在小肠消化液的作用下翻出头节，吸附在肠壁上，经 2~3 个月发育为成虫。成虫的寿命可达 25 年以上（图 4-10）。

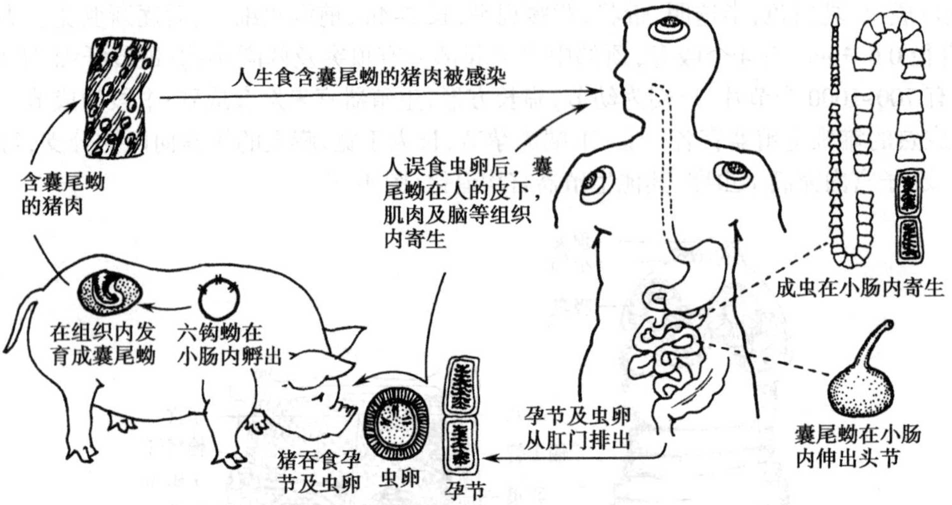

图 4-10 链状带绦虫生活史

如果人误食虫卵，虫卵也可在人体组织内发育为囊尾蚴。但因其无法发育为成虫，所以在流行病学上无传播意义。

3. 致病 猪带绦虫的成虫和幼虫对人均有致病作用：成虫寄生于小肠引起猪带绦虫病，幼虫寄生于皮下肌肉、脑、眼等组织和器官引起猪囊尾蚴病。

(1) 猪带绦虫病：寄生在人体小肠的成虫从 1 条到数条不等。大多数病人无明显症状或有轻微症状，多因粪便内发现节片而就诊。少数病人因成虫的吸盘、小钩等对肠黏膜造成的机械性损伤出现腹痛、腹泻、消化不良、腹胀、消瘦等临床表现。极少数病人还可出现肠梗阻、肠穿孔等。

(2)猪囊尾蚴病：也称猪囊虫病，对人体的危害远大于成虫。人因误食虫卵而患囊虫病。虫卵进入人体的方式有三种。①自体内重复感染：体内有成虫寄生，孕节或虫卵因肠逆蠕动返入胃内而感染。②自体外重复感染：体内有成虫寄生，排出的虫卵经口又感染了自己。③异体感染：经口误食他人排出的虫卵。囊尾蚴最常见的寄生部位为皮下及肌肉、脑和眼。此外，囊尾蚴还可寄生在心、肝、肺等组织器官，引起相应部位的症状。

1）皮下及肌肉囊尾蚴病：圆形或椭圆形的皮下结节，大小如黄豆，可移动，硬似软骨，无压痛。好发部位为头和躯干部，四肢较少。数目从1个到多个不等，常分批出现，可自行消失。如寄生于肌肉，病人出现肌肉酸痛、发胀。

2）脑囊尾蚴病：囊尾蚴在脑部寄生的部位、数量和机体反应的不同导致临床表现复杂多样，严重程度也有较大差异。轻者无明显症状，重者可猝死。临床上常见的三大症状包括癫痫发作、颅内压增高和精神症状，其中以癫痫发作最为常见。

3）眼囊尾蚴病：囊尾蚴可寄生在眼的任何部位，常见于眼球深部的玻璃体、视网膜下等部位。轻者出现视力障碍，重者可导致失明。囊尾蚴在眼内可存活1~2年。死亡虫体的分解产物可导致视网膜炎、脉络膜炎、视网膜脱离，甚至失明。

4. 流行与防治 猪带绦虫呈世界性分布。在我国，该虫的感染率各地差异很大，东北和华北地区感染率较高，广西、云南等少数地区呈区域性流行，其他地区可见散发病例。猪带绦虫病感染者是该病的传染源。流行因素包括：①人粪管理不当，如随地大便、新鲜粪便施肥；②猪的饲养方式，如散养、连茅圈等；③居民的饮食和生活习惯，如广西、云南等少数地区居民有食生肉、半生肉的习惯；炒、涮、烤、熏等烹调方法使猪肉没有熟透；生熟砧板、菜刀不分等。

对猪带绦虫的防治应采用综合措施。加强粪便管理，改变养猪方式。加强肉类检疫，严禁出售“米猪肉”。改变不良饮食和卫生习惯，切生、熟食的菜板和刀具要分开。猪带绦虫病病人可用槟榔、南瓜子等进行驱绦虫。囊虫病病人可用吡喹酮、阿苯达唑等药物进行治疗。

（二）肥胖带绦虫

肥胖带绦虫又称牛带绦虫、牛肉绦虫或无钩绦虫，属圆叶目，成虫寄生于人体小肠，引起牛带绦虫病。

1. 形态

（1）成虫：乳白色，带状，背腹扁平，节片肥厚，长4~8m，前端较细，向后逐渐变宽。头节方形，有4个吸盘，无顶突和小钩。颈节纤细，与头节紧密相连。链体有1000~2000个节片，近端为幼节，扁长方形，生殖器官未发育成熟；中段为成节，方形，具有成熟的雌雄生殖器官各一套；末端为孕节，长大于宽，膨大的子宫向两侧分支，每侧分15~30支，子宫内充满了虫卵，其他生殖器官均退化。

（2）虫卵：与猪带绦虫虫卵相似，很难区别。

2. 生活史 肥胖带绦虫的生活史中需要两个宿主，终宿主是人，中间宿主是牛。人不能作为其中间宿主。

成虫寄生于人体小肠上段，以头节上的吸盘固定在肠黏膜上。孕节单节或数节相连从链体脱落，随粪便排出或主动从肛门逸出。中间宿主牛食入孕节或虫卵，虫卵在小肠内经消化液的作用下孵出六钩蚴。六钩蚴钻入肠壁，随血液和淋巴到达身体各处肌肉和其他组织，经60~70天发育为囊尾蚴。人因食入含有活囊尾蚴的牛肉而感染。囊尾蚴在小肠消化液的作用下翻出头节，吸附在肠壁上，经2~3个月发育为成虫。成虫的寿命可达20~30年或更长。

3. 致病 牛带绦虫的成虫寄生于人体小肠引起牛带绦虫病。大多数病人无明显症状。多数病人能发现自己排出节片，常觉肛门及会阴瘙痒。少数病人因成虫的吸盘和体壁的微毛对肠黏膜造成的机械性损伤出现腹部不适、消化不良、饥饿痛、腹泻或体重减轻等症状。极少数病人还可出现肠梗阻、阑尾炎等。

4. 流行与防治 牛带绦虫呈世界性分布。我国20多个省、市、自治区存在散发病例，在喜食生或半生牛肉的地区和民族中流行广泛。牛带绦虫病感染者是该病的传染源。流行因素包括：①粪便污染环境及虫卵抵抗力强；②放牧时牛容易吃到虫卵或孕节；③居民有吃生的或未煮熟的牛肉的饮食习惯。防治措施包括控制传染源，在流行区进行普查，治疗病人和带虫者；加强粪便管理勿使人粪便污染牧场及水源；加强卫生宣教，改变不良饮食习惯和生活方式。牛带绦虫病的治疗与猪带绦虫病基本一致。

（三）细粒棘球绦虫

细粒棘球绦虫又称包生绦虫。成虫寄生于犬、狼等食肉动物的小肠；幼虫（棘球蚴）寄生于牛、马、羊等草食动物的组织器官内，亦可寄生于人体引起棘球蚴病或称包虫病，属人兽共患寄生虫病。

1. 形态

(1) 成虫：体长2~7mm，是体型较小的一种绦虫。头节上有4个吸盘、顶突及两个小钩。链体由幼节、成节、孕节各一节组成。孕节约占虫体全长的1/2，子宫不规则地向两侧突出形成侧囊，内含200~800个虫卵。

(2) 虫卵：与猪带绦虫和牛带绦虫卵相似，在光镜下难以区分。

(3) 幼虫：即棘球蚴，为大小不一的圆形或不规则形的囊状体，从不足1cm至数十厘米不等。囊壁分两层，外层为乳白色、无细胞结构的角皮层；内层为含有许多细胞核的生发层。生发层向囊内长出许多原头蚴和生发囊，后者囊壁为一层生发层，内含许多原头蚴。原头蚴和生发囊可进一步发育为子囊，其结构与母囊相似，内含许多原头蚴、生发囊及与子囊结构相似的孙囊。棘球蚴内充满囊液（棘球蚴液）。从囊壁上脱落的原头蚴、生发囊、子囊等漂浮在囊液中，称为棘球蚴砂。

2. 生活史 细粒棘球绦虫的生活史中需要两个宿主，终宿主是犬、狼等肉食动物，中间宿主是牛、羊、骆驼等草食动物。人也能作为其中间宿主。

成虫寄生于犬、狼等肉食动物的小肠，脱落的孕节随粪便排出，污染牧场、水及周围环境。中间宿主牛、羊、骆驼等草食动物如吞食了孕节或虫卵，虫卵在小肠内经消化液的作用孵出六钩蚴：六钩蚴钻入肠壁，随血液至全身各处，主要在肝肺等组织和器官，经3~5个月发育为棘球蚴（图4-11）。当终宿主食入含有棘球蚴的脏器，棘球蚴内的每个原头蚴可在小肠内发育为1条成虫，因此终宿主小肠内常有成百上千条成虫寄生，甚至可达上万条。成虫的寿命为5~6个月。

如果人误食虫卵，其也可在人体内肝、肺等组织和器官发育为棘球蚴。棘球蚴在人体内可存活40年或更久。

3. 致病 细粒棘球绦虫的幼虫棘球蚴寄生在人体引起棘球蚴病，其致病机制主要是因棘球蚴压迫寄生部位周围的组织引起的机械性损害，其次其抗原性物质可引起免疫化学损伤。该病的严重程度取决于棘球蚴的寄生部位、数量、体积等因素。棘球蚴最常见的寄生部位为肝和肺，还见于腹腔、肺、脑、肾、脾、骨、胸腔等部位。人体棘球蚴多为单个，生长较慢，往往在童年感染，到成年后才出现症状。临床表现复杂多样，常见症状包括：①因挤压周围的组织、器官引起的局部压迫症状。如肝棘球蚴病常有肝大、肝区痛；肺棘球蚴病可有呼吸急促、胸痛、咳嗽、咯血

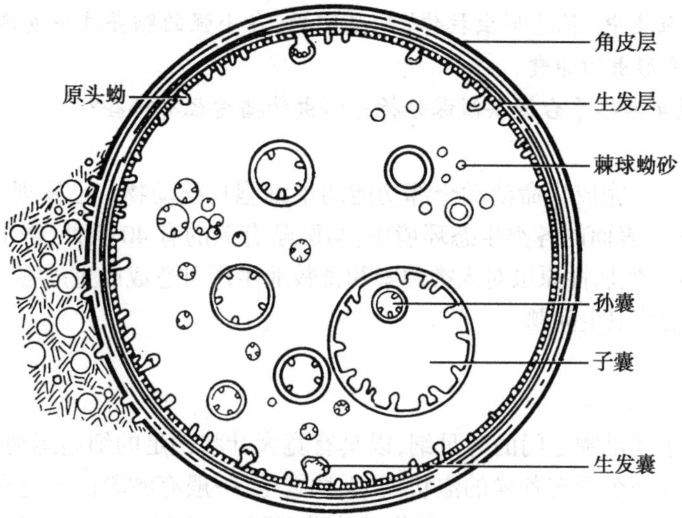

图 4-11　棘球蚴

等症状；骨棘球蚴病常有骨髓炎、病理性骨折等。②棘球蚴囊液透过囊壁进入机体引起超敏反应和中毒症状，病人出现荨麻疹、哮喘、血管神经性水肿和过敏性休克等症状。③浅表的棘球蚴可在体表触到包块，叩诊时可查到棘球蚴震颤。④棘球蚴破裂可使原头蚴、生发囊及子囊破入腹腔等部位引起继发性感染。大量的囊液还可引起过敏性休克甚至死亡。

4. 流行与防治　棘球蚴病呈世界性分布。在我国主要以畜牧业为主的地区是该病的高发区。传染源为犬、狼等食肉动物。流行因素包括：①虫卵污染环境，而且抵抗力强；②人们的生产、生活活动中密切接触犬及污染物；③病畜内脏处理不当。人们对该病普遍易感，尤其是与犬、羊等有密切接触人群。对该病应采取综合性防治措施：①加强卫生宣传，注意个人防护；②加强犬的管理，定期为犬驱虫，捕杀牧场周围野生食肉动物，控制传染源；③加强卫生法规建设，严格处理病畜内脏，深埋或焚烧，严禁乱抛或喂犬。治疗方法以外科手术为主。术中应注意取尽虫囊以防复发，避免囊液外溢。

（马天延）

任务二　医学原虫病致病特点分析

【学习目标】

能力目标：能对病人进行健康宣教。

知识目标：熟悉医学原虫的一般形态、生活史、致病和流行机制。

素质目标：具有高度责任心，严谨的工作态度。

案例引导

案例二十五：病人女，28 岁，怀孕足月后，羊水早破，娩出一个先天性脑积水并发脊柱裂胎儿，胎儿出生后不久死亡。病人得知后，立即昏迷过去，醒来后，与陪床的姐姐抱头痛哭。姐姐安慰妹妹，显得比妹妹更加伤心。询问病史得知，原来姐姐的儿子，5 岁，智力低下，语言障碍，只会称呼爸妈，且经常癫痫发作。姐俩自幼喜欢养猫，家中均养猫。抽血化验结果，姐妹俩和小强的血液中“抗弓形虫抗体”均呈阳性，在小强的脑脊液中发现弓形虫，还从家猫的粪便中检出弓形虫的卵囊。

问题：根据教学网络平台提供微课分析弓形虫传播途径有哪些？

原虫是指能独立完成生命活动全部功能的单细胞真核动物。已发现有65 000余种原虫，广泛分布于地球表面的各类生态环境中，与医学有关的有40余种，寄生于人体管腔、体液、组织或细胞内。致病性原虫对人类健康和畜牧业生产可造成严重危害，寄生虫原虫感染仍然是世界性的公共卫生问题。

一、叶足虫

叶足虫隶属于肉足鞭毛门的叶足纲，以具有宽大叶状伪足的细胞运动器为基本特征。多数种的生活型含一个形态各异的泡状核，无性繁殖，一般有滋养体和包囊两个期，个别种缺包囊期。寄生人体的常见种类多为消化道腔道型原虫，均归属于内阿米巴科，其中仅溶组织内阿米巴对人致病，可引起侵袭型阿米巴病。少数自生生活类型的非内阿米巴科的种类亦可偶然侵入人体引起严重疾病。

溶组织阿米巴

溶组织内阿米巴即痢疾阿米巴，为侵袭型阿米巴病的病原体，主要寄生于结肠，引起阿米巴痢疾和各种类型的阿米巴病，为全球分布，多见于热带与亚热带。全球阿米巴感染者超过5亿，每年不少于4万人死于阿米巴病，其重要性仅次于疟疾与血吸虫病。

1. 形态

(1)滋养体：系该阿米巴的基本生活型，通常在结肠腔内以二分裂法繁殖。直径10~40 μm，个体大小随种系而有差异，可大至60 μm以上。在光镜下观察活体，可见较白细胞稍大的折光性活动小体，在适宜温度下运动活泼，常伸出单一伪足做定向阿米巴运动(图4-12)。

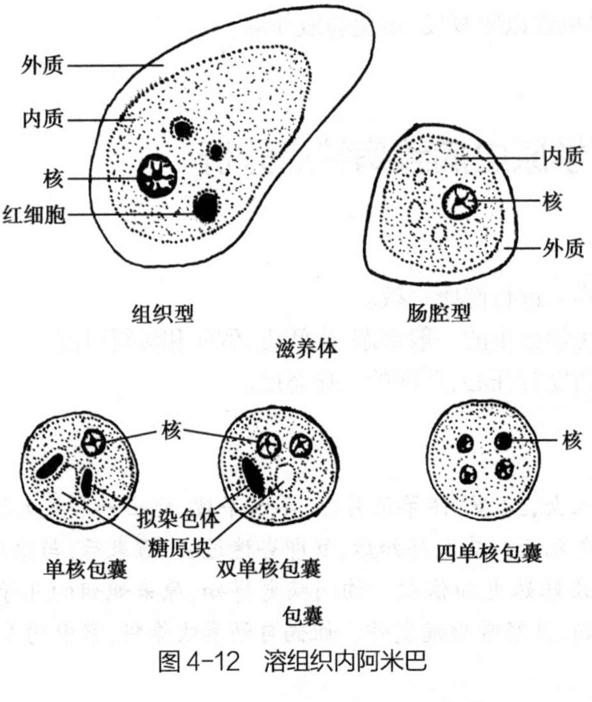

图4-12 溶组织内阿米巴

(2)包囊：直径为10~20μm，包囊初期只具一个胞核，随后二次分裂为4核，偶见8核，粪便中可查到成熟度不同的1核、2核或成熟的4核包囊，核的结构同滋养体期，在1或2核包囊可见糖原泡和棍状的拟染色体。包囊为阿米巴的传播阶段，仅见于宿主的粪便内，4核包囊具感染性，在传播上起重要作用，为阿米巴的传播阶段。

2. 生活史 溶组织内阿米巴的生活史有滋养体、囊前期、包囊和囊后滋养体各期，其中囊前期和囊后滋养体分别是滋养体转化为包囊和包囊转化为滋养体的短暂过渡期，仅出现于肠道寄生阶段。整个生活史过程仅须一种哺乳类宿主，人是主要的适宜宿主。

在肠腔内增殖的滋养体可随肠内容物下移，随着肠内环境的变化，如水分逐渐被吸收等，停止活动，团缩，排出未消化食物，形成囊前期，囊前期形成后，胞质分泌囊壁包裹于质膜之外，形成圆形的包囊期。

包囊仅见于宿主的粪便内，4核包囊具感染性，经碱性消化液作用后，囊壁变薄，虫体活跃，随即脱囊而出形成含4个胞核的囊后滋养体。脱囊后核很快各分裂一次，继之胞体分为8个个体较小的小滋养体，在回盲部定居于结肠黏膜皱褶或肠腺窝间，以宿主肠黏液、细菌及已消化食物为营养，发育至一定大小后不断以二分裂增殖。无症状带虫者的正常粪便中可排出大量包囊，成为流行病学上的重要传染源。据估计一个带虫者每天排出的包囊可逾5000多个。

3. 致病作用 由囊后滋养体增殖的虫体群大多在回盲部或少数在乙状结肠引起原发病灶。除重症者外，原发灶仅局限于黏膜层，肠镜观察为稍隆起的充血小灶，中央常有针尖状溃破口。在急性病例，增殖的滋养体能突破黏膜肌层，在疏松的黏膜下层繁殖扩展，引起液化坏死灶，形成口小底大的烧瓶样溃疡，在溃疡处可查见滋养体，溃疡间的黏膜正常，甚至与机体的修复机制并存。继发溃疡的好发部位以回盲部及乙状结肠最多，结肠的弯曲部分次之。重症病例则溃疡可深入肌层，或邻近的溃疡互相融合，致使大片黏膜脱落，因而阿米巴溃疡具有较大穿孔肌层，轻症或亚急性病例的肠壁损害可有黏膜微小溃疡至肉芽肿样溃疡的各种不同类型。慢性病例由于黏膜增生可出现阿米巴肿。在肠黏膜下层或肌层的阿米巴滋养体可侵入静脉，随血流截留于肝窦，引起继发性阿米巴病。初起为多发性坏死小灶，与病灶外围的白细胞浸润构成肝炎期。根据宿主的机体状况，其中的一个或偶尔多个小灶融合而发展为肝脓肿。脓肿的中央为含酱色性状的坏死区，滋养体则聚集在炎症病灶外围与正常组织交界的部位(脓肿壁)。大的肝脓肿可发展至婴儿头颅大小。此外痢疾阿米巴也可经血路或直接经膈向胸腔穿破入肺而致肺脓肿；侵入纵隔、心包甚至脑、脾等部位引起局部脓肿，但甚为少见。肝脓肿腹壁穿孔部位，手术切口或会阴附近的皮肤也可被侵袭而发生阿米巴皮肤溃疡；如累及生殖器官则可引起阿米巴性阴道炎或前列腺炎等。

典型的阿米巴痢疾以常伴有腹绞痛及里急后重、含脓血黏液便的急性腹型的痢疾已不多见，大多表现为亚急性或慢性迁延性肠炎，可伴有腹胀、消瘦、贫血等。肠外阿米巴病以阿米巴肝脓肿最多见，系血行播散，好发于肝右叶，常伴肠阿米巴病史，大多起病缓慢，有弛张热、肝大、肝区痛及进行性消瘦、贫血和营养性水肿等。阿米巴肺脓肿较少见，有肝源性和肠源性。

4. 防治原则

(1)查治病人和带虫者，特别要发现和治疗从事饮食工作的包囊携带者及慢性病人，必要时应鉴别虫种。目前抗虫治疗以甲硝唑为急性阿米巴病的首选药物，口服吸收良好，副作用少，但到达结肠浓度偏低，单纯用于治疗效果并不理想，可配合使用对肠腔型阿米巴有效的喹啉类药物，如喹碘方、碘氯羟喹等，以根治肠阿米巴病。氯喹亦为治疗肠外阿米巴病的有效药物。中药鸦胆子仁、大蒜素、白头翁等也有一定疗效，且副作用小。

(2) 管理粪便、保护水源，是切断阿米巴病传播途径的主要环节。因地制宜进行粪便无害化处理，杀灭其中包囊，并严密防止粪便污染水源，应是防治阿米巴病的关键措施。

(3) 注意饮食饮水卫生，养成良好个人习惯，消灭害虫，搞好环境卫生，防止病从口入，均属保护易感人群的有力措施。

二、鞭毛虫

鞭毛虫隶属于肉足鞭毛门的动鞭纲，是以鞭毛作为运动细胞器的原虫。无色素体。种类繁多，分布很广，生活方式多种多样。营寄生生活的鞭毛虫主要寄生于宿主的消化道、泌尿道、血液及阴道，对人体危害较大。

（一）阴道毛滴虫

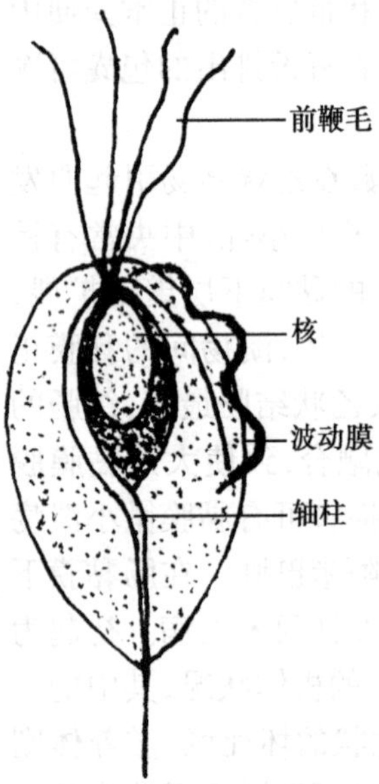

图 4-13 阴道毛滴虫

阴道毛滴虫是寄生在人体阴道及泌尿道的鞭毛虫，主要引起滴虫性阴道炎，是以性传播为主的一种传染病，全球性分布，人群感染较普遍。

1. 形态 本虫生活史仅有滋养体期无包囊期。滋养体呈梨形或椭圆形，10~15 μm 宽，长可达 30 μm，无色透明，有折光性，有 4 根前鞭毛和 1 根后鞭毛，后鞭毛向后伸展与虫体波动膜外缘相连，波动膜位于虫体前 1/2 处，为虫体做旋转式运动的器官。胞核位于前端 1/3 处，为椭圆形泡状核，核的上缘有 5 颗排列成杯状的基体，由此发出鞭毛。轴柱纤细透明，纵贯虫体，自后端伸出使虫体呈梨形，因富于黏性，常可见附有上皮细胞或碎片等。胞质内有深染的颗粒，沿轴柱平行排列，现已证明为氢化酶体，是该虫特有的酶系。虫体柔软多变，活动力强（图 4-13）。

2. 生活史 阴道毛滴虫生活史简单，仅有滋养体期。虫体以纵二分裂法繁殖，以吞噬和吞饮摄取食物。虫体在外环境生活力较强，有一定抵御不良环境的能力。滋养体为本虫的感染期，通过直接或间接接触方式而传染。主要寄生在女性阴道，以阴道后穹隆多见，也可在尿道内发现；男性感染者一般寄生于尿道、前列腺，也可在睾丸、附睾或包皮下寄生。

3. 致病 阴道毛滴虫的致病力随虫株及宿主生理状态而变化。正常情况下，健康妇女的阴道环境，因乳酸杆菌的作用而保持酸性（pH 3.8~4.4），可抑制虫体或其他细菌生长繁殖，这称为阴道的自净作用。如果泌尿生殖系统功能失调，如妊娠、月经后使阴道内 pH 接近中性，有利于滴虫和细菌生长。而滴虫寄生阴道时，消耗糖原，妨碍乳酸杆菌的酵解作用，影响了乳酸的浓度，从而使阴道的 pH 转变为中性或碱性，滴虫得以大量繁殖，更促进继发性细菌感染，加重炎症反应。

大多数虫株的致病力较低，许多妇女虽有阴道毛滴虫感染，但无临床症状或症状不明显；另一些虫株则可引起明显的阴道炎，病人阴道壁可见黏膜充血、水肿、上皮细胞变性脱落、白细胞浸润等病变,轻者阴道黏膜无异常发现。病人主诉阴部瘙痒,白带增多。严重时外阴感到灼热刺痛,性交痛,甚至影响工作和睡眠。阴检时可见阴道分泌物增多,呈灰黄色,带泡状,伴有臭味,也有呈乳白色的液状分泌物,当伴细菌感染时白带呈脓液状或粉红状。在滴虫侵犯尿道时可有尿频、尿急和尿痛症状,有时还可见血尿。男性感染者一般无症状而呈带虫状态,可招致配偶的连续重复感染。有时也会引起尿道前列腺炎,出现夜尿增多,局部压痛。

4. 流行　阴道毛滴虫呈世界性分布,感染率各地不同,以女性 20~40 岁年龄组感染率最高,平均感染率为 28%。构成流行的原因与下列因素有关:

(1)传染源:为滴虫性阴道炎病人和无症状带虫者或男性感染者。

(2)传染途径:直接传播,主要通过性交传播。在性开放的国家里,男女双方都可感染,娼妓感染率高;间接传播,主要通过公共浴池、浴具、公用游泳衣裤、坐式厕所而感染,尤其在卫生设施差的单位,常通过浴、厕引起流行。滋养体在外环境的抵抗力较大,黏附在厕所板上的滋养体可生存 30 分钟,在潮湿的毛巾、衣裤中可存活 23 小时,40℃水中能活 102 小时,2~3℃水中可活 65 小时,普通肥皂水中活 45~150 分钟,因而在忽视卫生、文明较差的社会中易相互传染。

5. 防治原则　发现无症状的带虫者及病人都应及时诊治以减少和控制传染源,尤其夫妇双方必须同时用药方能根治。常用的口服药物为甲硝唑(灭滴灵),局部可用乙酰胂胺。阴道保持酸性环境效果较好,可用 1∶5000 高锰酸钾液冲洗阴道。改善公共设施,净化公共浴厕,如改盆浴为淋浴,坐厕改为蹲厕,注意个人卫生与经期卫生等。

(二)蓝氏贾第鞭毛虫

蓝氏贾第鞭毛虫,简称贾第虫,寄生于人体小肠、胆囊、主要在十二指肠,可引起腹痛、腹泻和吸收不良等症状,致贾第虫病,为人体肠道感染的常见寄生虫之一,分布于世界各地。近十多年来,由于旅游事业的发展,在旅游者中发病率较高,故又称旅游者腹泻,已引起各国的重视。

1. 形态　生活史中有滋养体和包囊两个不同的发育阶段。

(1)滋养体:呈倒置梨形,长 9.5~21 μm,宽 5~15 μm,厚 2~4 μm。两侧对称,背面隆起,腹面扁平。腹面前半部向内凹陷成吸盘状陷窝,借此吸附在宿主肠黏膜上。有 4 对鞭毛,按其位置分别为前侧鞭毛、后侧鞭毛、腹鞭毛和尾鞭毛各 1 对,依靠鞭毛的摆动,可活泼运动。经铁苏木素染色后可见有 1 对并列在吸盘状陷窝的底部卵形的泡状细胞核,各核内有一个大的核仁。虫体有轴柱 1 对,纵贯虫体中部,不伸出体外。在轴柱的中部可见 2 个半月形的中体,轴柱前端,介乎二盘状陷窝前缘之间有基体复合器,为 4 对鞭毛的发源处。滋养体期无胞口,胞质内也无食物泡,以渗透方式从体表吸收营养物质(图 4-14)。

(2)包囊:为椭圆形,囊壁较厚,大小为(10~14)μm×(7.5~9)μm。碘液染色后呈黄绿色,囊壁与虫体之间有明显的空隙,未成熟的包囊有 2 个核,成熟的包囊具 4 个核,多偏于一端。囊内可见到鞭毛、丝状物、轴柱等。

2. 生活史　成熟的四核包囊是感染期,包囊随污染食物和饮水进入人体,在十二指肠内脱囊形成 2 个滋养体。滋养体主要寄生在人的十二指肠内,有时也可在胆囊内,借吸盘状陷窝吸附肠壁,营纵二分裂法繁殖。如果滋养体落入肠腔而随食物到达回肠下段或结肠腔后,就形成包囊,随粪便排出。

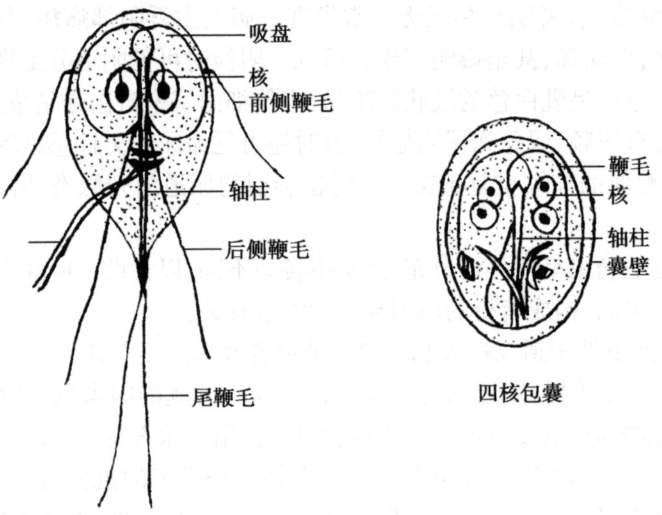

图 4-14 蓝氏贾第鞭毛虫

一般在硬度正常粪便中只能找到包囊。滋养体则可在腹泻者粪便中发现。包囊在外界抵抗力较强，为传播阶段。据估计，一次腹泻粪便中滋养体可超过 140 亿个，一次正常粪便中可有包囊 9 亿个。

3. 致病 多年来经临床观察，病理与免疫学以及流行病学调查研究，已确认本虫具有致病力。人体感染贾第虫后，无临床症状者称带虫者。本病主要症状是腹痛、腹泻、腹胀、呕吐、发热和厌食等，典型病人表现为以腹泻为主的吸收不良综合征，腹泻呈水样粪便，量大、恶臭、无脓血。儿童病人可由于腹泻，引起贫血等营养不良，导致生长滞缓。若不及时治疗，多发展为慢性，表现为周期性稀便，反复发作，大便甚臭，病程可长达数年。

当虫体寄生在胆道系统时，可能引起胆囊炎或胆管炎。如出现上腹疼痛、食欲不振、肝大及脂肪代谢障碍等。贾第虫的致病机制尚不完全清楚，一般认为，病人发病情况与虫株毒力、机体反应和共生内环境等多种影响因素有关。虫群机械阻隔，营养竞争，滋养体通过吸盘吸附于肠黏膜上造成的刺激与损伤，肠内细菌的协同作用等，在不同程度上可使肠功能失常。特别是宿主的免疫状态更是临床症状轻重不同的重要因素，如在低丙种球蛋白血症和免疫功能低下或艾滋病病人身上，均易发生严重的感染。

4. 流行 分布呈世界性，在前苏联特别严重，美国也接近于流行，发展中国家感染人数约为 2.5 亿。我国分布也很广泛，各地感染率为 0.48%~10%，儿童高于成人，夏秋季节发病率较高。

传染源为粪便内含有包囊的带虫者或病人。

传播途径：人饮用被包囊污染的食物或水而感染。因水源污染而引起贾第虫病的流行，在国外尤其是旅游者。包囊，在水中可存活 4 天，在含氯消毒水（0.5%）中可活 2~3 天。在粪便中包囊的活力可维持 10 天以上；但在 50℃或干燥环境中很易死亡。包囊在蝇消化道内可存活 24 小时；在蟑螂消化道内经 12 天仍有活力，表明昆虫在某些情况下可能成为传播媒介。旅游者、男性同性恋者、胃切除病人、胃酸缺乏及免疫球蛋白缺陷病人易受感染，儿童病人多见。

5. 防治原则 治疗常用药物有甲硝唑、阿苯达唑、氯硝唑等。近年来报告吡喹酮 60mg/kg

连服2天也有效。彻底治愈病人、带虫者,注意饮食卫生,加强水源保护是预防本病的重要措施。旅游者的饮水应煮沸后饮用。

(三)杜氏利什曼原虫

利什曼原虫的生活史有前鞭毛体和无鞭毛体两个时期。前者寄生于节肢动物(白蛉)的消化道内,后者寄生于哺乳动物或爬行动物的细胞内,通过白蛉传播。我国的黑热病是由杜氏利什曼原虫引起的。

1. 形态 无鞭毛体寄生于人和其他哺乳动物单核吞噬细胞内,又称利什曼型或利杜体,虫体很小,卵圆形虫体大小为(2.9~5.7)μm×(1.8~4.0)μm;圆形虫体直径为2.4~5.2μm,常见于巨噬细胞内。前鞭毛体寄生于白蛉消化道。成熟的虫体呈梭形,大小为(14.3~20)μm×(1.5~1.8)μm,核位于虫体中部,动基体在前部。基体在动基体之前,由此发现一鞭毛游离于虫体外。前鞭毛体运动活泼,鞭毛不停地摆动。在培养基内常以虫体前端聚集成团,排列成菊花状(图4-15)。

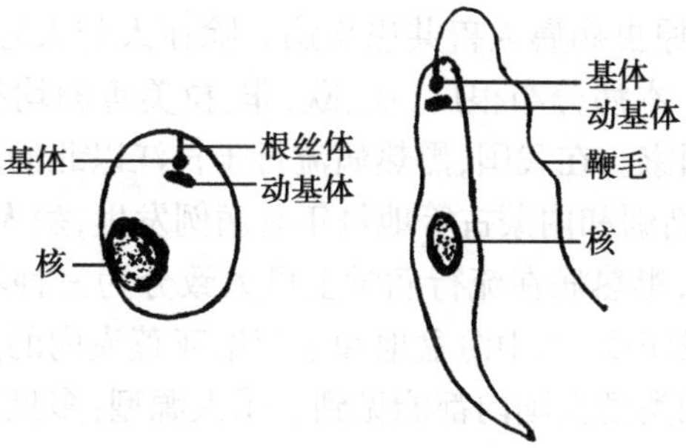

图4-15 杜氏利什曼原虫

2. 生活史 杜氏利什曼原虫的生活史发育过程中需要两个宿主即白蛉和人或哺乳动物。

(1)白蛉体内发育:当雌性白蛉(传播媒介)叮刺病人或被感染的动物时,血液或皮肤内含无鞭毛体的巨噬细胞被吸入胃内,经24小时,无鞭毛体发育为早期前鞭毛体。此时虫体呈卵圆形,鞭毛也已开始伸出体外。48小时后发育为短粗的前鞭毛体或梭形前鞭毛体。体型从卵圆形逐渐变为宽梭形或长度超过宽度3倍的梭形,此时鞭毛也由短变长。至第3、4天出现大量成熟前鞭毛体,长11.3~15.9μm(有时可达20μm),活动力明显加强,并以纵二分裂法繁殖,分裂时,基体、动基体及核首先分裂,然后虫体自前向后逐渐分为两个子体。原来的鞭毛留在一个基体上,另一个基体重新生出一根鞭毛。在数量激增的同时,逐渐向白蛉前胃、食管和咽部移动。1周后具感染力的前鞭毛体大量聚集在口腔及喙。当白蛉叮刺健康人时,前鞭毛体即随白蛉唾液进入人体。

(2)人体内发育:感染有前鞭毛体的雌性白蛉叮吸人体或哺乳动物时,前鞭毛体即可随白蛉分泌的唾液进入其体内。一部分前鞭毛体被多形核白细胞吞噬消灭,一部分则进入巨噬细胞。前鞭毛体进入巨噬细胞后逐渐变圆,失去其鞭毛的体外部分,向无鞭毛体期转化。同时巨噬细胞内形成纳虫空泡。此时巨噬细胞的溶酶体与之融合,使虫体处于溶酶体的包围之中。无鞭毛体在巨噬细胞的纳虫空泡内不但可以存活,而且进行分裂繁殖,最终导致巨噬细胞破裂。游离的无鞭毛体又进入其他巨噬细胞,重复上述增殖过程。

3. 致病 杜氏利什曼原虫的无鞭毛体主要寄生在肝、脾、骨髓、淋巴结等器官的巨噬细胞内，常引起全身症状，如发热、肝脾大、贫血、鼻出血等。在印度，病人皮肤常有暗的色素沉着，并有发热故又称黑热病。因其致病力较强，如不治疗常因并发症而死亡，病死率可高达90% 以上。

人体感染杜氏利什曼原虫后，经 3~5 个月或更长的潜伏期，即可出现症状及体征。无鞭毛体在巨噬细胞内繁殖，使巨噬细胞大量破坏和增生。巨噬细胞增生主要见于脾、肝、淋巴结、骨髓等器官。浆细胞也大量增生。细胞增生是脾、肝、淋巴结肿大的基本原因，其中脾大最为常见，出现率在 95% 以上。后期则因网状纤维结缔组织增生而变硬。病人血浆内清蛋白量减少球蛋白量增加，出现清蛋白、球蛋白比例倒置。球蛋白中 IgG 滴度升高。血液中红细胞、白细胞及血小板都减少，这是由于脾功能亢进，血细胞在脾内遭到大量破坏所致。此外，免疫溶血也是产生贫血的重要原因。已有实验表明：病人的红细胞表面附有利什曼原虫抗原；杜氏利什曼原虫的代谢产物中有 1~2 种抗原与人红细胞抗原相同。因而，机体产生的抗利什曼原虫抗体有可能直接与红细胞膜结合，在补体参与下破坏红细胞。病人经特效药物治疗后，痊愈率较高，一般不会再次感染，可获得终生免疫。

4. 流行 杜氏利什曼原虫病属人兽共患疾病。除在人与人之间传播外，也可在动物与人，动物与动物之间传播。本病分布很广，亚、欧、非、拉美等洲均有本病流行。主要流行于中国、印度及地中海沿岸国家。在我国，黑热病流行于长江以北的广大农村中。近年来主要在甘肃、四川、陕西、山西、新疆和内蒙古等地每年有病例发生，病人集中于陇南和川北。

根据传染来源的不同，黑热病在流行病学上可大致分为三种不同的类型，即人源型、犬源型和自然疫源型；分别以印度、地中海盆地和中亚细亚荒漠内的黑热病为典型代表。我国幅员辽阔，黑热病三种不同类型在国内都能见到。①人源型：多见于平原，主要是人的疾病，可发生皮肤型黑热病，病人为主要传染源，常出现大的流行。病人以年龄较大的儿童和青壮年占多数。传播媒介为空栖型中华白蛉和新疆的长管白蛉。②犬源型：多见于西北、华北和东北的丘陵山区，主要是犬的疾病，人的感染大都来自病犬（储存宿主），一般不会形成大的流行。病人多数是 10 岁以下的儿童。传播媒介为近野栖或野栖型中华白蛉。③自然疫源型：分布在新疆和内蒙古的某些荒漠地区，亦称荒漠型。主要是某些野生动物的疾病，在进入这些地区的人群中发生黑热病。病人几乎全是幼儿。来自外地的成人如获感染，可发生淋巴结型黑热病。传播媒介为野栖蛉种，主要是吴氏白蛉，亚历山大白蛉次之。有些地区，还能见到由荒漠型发展到犬源型或从犬源型过渡到人源型的各种中间类型。在犬源型黑热病流行的西北等山丘地区，很可能有自然疫源的同时存在，犬的感染可不断地来自某些野生动物中的保虫宿主。

5. 防治原则 由于在广大流行区采取查治病人，杀灭病犬和消灭白蛉的综合措施，我国在黑热病防治工作成绩卓著。

(1) 治疗病人：注射低毒高效的葡萄糖酸锑钠，疗效可达 97.4%。抗锑病人采用喷他脒（戊脘咪）、二脒替、羟脒替。经多种药物治疗无效而脾高度肿大且有脾功能亢进者，可考虑脾切除。

(2) 控制病犬：对病犬进行捕杀，但对丘陵山区犬类的管理确有一定困难，需寻找有效措施加以控制。

(3) 灭蛉、防蛉：在平原地区采用杀虫剂室内和畜舍滞留喷洒杀灭中华白蛉。在山区、丘陵及荒漠地区对野栖型或偏野栖型白蛉，采取防蛉、驱蛉措施，以减少或避免白蛉的叮刺。

三、孢子虫

孢子虫隶属于顶复门孢子纲，均为寄生性原虫。细胞内寄生阶段一般无运动细胞器，如有伪足则起摄食作用。生殖方式包括无性和有性两类，可在一个宿主或分别在两个宿主体内完成，有或无宿主更换。无性生殖有裂体增殖产生裂殖子，以及孢子增殖产生具感染性的子孢子；有性生殖是通过雌雄配子结合进行的配子生殖。

（一）疟原虫

疟原虫寄生于人及多种哺乳动物，少数寄生于鸟类和爬行类动物，目前已知有 130 余种。疟原虫有严格的宿主选择性，仅极少数的种类可寄生在亲缘相近的宿主。疟原虫是人体疟疾的病原体，疟疾是一种严重危害人体健康的寄生虫病，全世界约 1/2 人口受威胁。我国在 1949 年前疟疾流行猖獗，新中国成立初期称为五大寄生虫病之一。目前大部分地区疫情被控制或明显下降，但消灭疟疾的任务仍很艰巨。

寄生于人体的疟原虫共有 4 种，即间日疟原虫、三日疟原虫、恶性疟原虫和卵形疟原虫。在我国主要是间日疟原虫和恶性疟原虫，其他两种少见，近年偶见国外输入的一些病例。

1. 形态 人体疟原虫的生活史，都需要人和雌性按蚊作宿主，并经历了无性生殖和有性生殖两个世代的交替。人体 4 种疟原虫的生活史基本相同。现以间日疟原虫生活史为例叙述如下，疟原虫在红细胞内生长、发育、繁殖，形态变化很大，一般分为 3 个主要发育期。

(1) 滋养体：为疟原虫在红细胞内摄食和生长、发育的阶段。按发育先后，滋养体有早、晚期之分。早期滋养体胞核小，胞质少，中间有空泡，虫体多呈环状，故又称之为环状体。以后虫体长大，胞核亦增大，胞质增多，有时伸出伪足，胞质中开始出现疟色素。间日疟原虫和卵形疟原虫寄生的红细胞可以变大、变形，颜色变浅，常有明显的红色薛氏点；被恶性疟原虫寄生的红细胞有粗大的紫褐色茂氏点；被三日疟原虫寄生的红细胞可有齐氏点。此时称为晚期滋养体，亦称大滋养体。

(2) 裂殖体：晚期滋养体发育成熟，核开始分裂后即称为裂殖体。核经反复分裂，最后胞质随之分裂，每一个核都被部分胞质包裹，成为裂殖子，早期的裂殖体称为未成熟裂殖体，晚期含有一定数量的裂殖子且疟色素已经集中成团的裂殖体称为成熟裂殖体。

(3) 配子体：疟原虫经过数次裂体增殖后，部分裂殖子侵入红细胞中发育长大，核增大而不再分裂，胞质增多而无伪足，最后发育成为圆形、卵圆形或新月形的个体，称为配子体；配子体有雌、雄（或大小）之分：雌（大）配子体虫体较大，胞质致密，疟色素多而粗大，核致密而偏于虫体一侧或居中；雄（小）配子体虫体较小，胞质稀薄，疟色素少而细小，核质疏松、较大、位于虫体中央。

2. 生活史 寄生于人体的 4 种疟原虫生活史基本相同，需要人和按蚊两个宿主。在人体内先后寄生于肝细胞和红细胞内，进行裂体增殖。在红细胞内，除进行裂体增殖外，部分裂殖子形成配子体，开始有性生殖的初期发育。在蚊体内，完成配子生殖，继而进行孢子增殖。

(1) 在人体内的发育：分肝细胞内的发育和红细胞内的发育两个阶段。

1) 红细胞外期（简称红外期）：当唾腺中带有成熟子孢子的雌性按蚊刺吸人血时，子孢子随唾液进入人体，约经 30 分钟后随血流侵入肝细胞，摄取肝细胞内营养进行发育并裂体增殖，形成红细胞外期裂殖体。成熟的红细胞外期裂殖体内含数以万计的裂殖子。裂殖子胀破肝细胞后释出，一部分裂殖子被巨噬细胞吞噬，其余部分侵入红细胞，开始红细胞内期的发育。间日疟原虫完成红细胞外期的时间约为8天，恶性疟原虫约为6天，三日疟原虫为11~12天，卵形疟原虫为9天。

2）红细胞内期（简称红内期）：红细胞外期的裂殖子从肝细胞释放出来，进入血流后很快侵入红细胞。裂殖子侵入红细胞的过程包括以下步骤：①裂殖子通过特异部位识别和附着于红细胞膜表面受体；②红细胞广泛性变形，红细胞膜在环绕裂殖子处凹入形成纳虫空泡；③裂殖子入侵完成后纳虫空泡密封。在入侵过程中裂殖子的细胞表被脱落于红细胞中。侵入的裂殖子先形成环状体，摄取营养，生长发育，经大滋养体、未成熟裂殖体，最后形成含有一定数量裂殖子的成熟裂殖体。红细胞破裂后，裂殖子释出，其中一部分被巨噬细胞吞噬，其余再侵入其他正常红细胞，重复其红细胞内期的裂体增殖过程。完成一代红细胞内期裂体增殖，间日疟原虫约需48小时，恶性疟原虫需36~48小时，三日疟原虫约需72小时，卵形疟原虫约需48小时。恶性疟原虫的早期滋养体在外周血液中经十几小时的发育后，逐渐隐匿于微血管、血窦或其他血流缓慢处，继续发育成晚期滋养体及裂殖体，这两个时期在外周血液中一般不易见到。

疟原虫经几代红细胞内期裂体增殖后，部分裂殖子侵入红细胞后不再进行裂体增殖而是发育成雌、雄配子体。恶性疟原虫的配子体主要在肝、脾、骨髓等器官的血窦或微血管里发育，成熟后始出现于外周血液中，约在无性体出现后7~10天才见于外周血液中。配子体的进一步发育需在蚊胃中进行，否则在人体内经30~60天即衰老变性而被清除。

（2）疟原虫在按蚊体内的发育：当雌性按蚊刺吸病人或带虫者血液时，在红细胞内发育的各期原虫随血液入蚊胃，仅雌、雄配子体能在蚊胃内继续发育，其余各期原虫均被消化。在蚊胃内，雄配子体核分裂成4~8块，胞质也向外伸出4~8条细丝；不久，每一小块胞核进入一条细丝中，细丝脱离母体，在蚊胃中形成雄配子。雄配子体在蚊胃中游动，此后，钻进雌配子体内，受精形成合子。合子变长，能动，成为动合子。动合子穿过胃壁上皮细胞或其间隙，在蚊胃基底膜下形成圆球形的卵囊。卵囊长大，囊内的核和胞质反复分裂进行孢子增殖，从成孢子细胞表面芽生子孢子，形成数以万计的子孢子。子孢子随卵囊破裂释出或由囊壁钻出，经血淋巴集中于按蚊的涎腺，发育为成熟子孢子。当受染蚊再吸血时，子孢子即可随唾液进入人体，又开始在人体内的发育。在最适条件下，疟原虫在按蚊体内发育成熟所需时间：间日疟原虫为9~10天，恶性疟原虫为10~12天，三日疟原虫为25~28天，卵形疟原虫约为16天。

3. 致病 疟原虫的主要致病阶段是红细胞内期的裂体增殖期。致病力强弱与侵入的虫种、数量和人体免疫状态有关。

（1）潜伏期：指疟原虫侵入人体到出现临床症状的间隔时间，包括红细胞外期原虫发育的时间和红细胞内期原虫经几代裂体增殖达到一定数量所需的时间。潜伏期的长短与进入人体的原虫种株、子孢子数量和机体的免疫力有密切关系。恶性疟的潜伏期为7~27天；三日疟的潜伏期为18~35天；卵形疟的潜伏期为11~16天：间日疟的短潜伏期株为11~25天，长潜伏期株为6~12个月或更长。由输血感染诱发的疟疾，潜伏期一般较短。

（2）疟疾发作：疟疾的一次典型发作表现为寒战、高热和出汗退热三个连续阶段。

发作是由红细胞内期的裂体增殖所致，当经过几代红细胞内期裂体增殖后，血中原虫的密度达到发热阈值，如间日疟原虫为10~500个/ml血，恶性疟原虫为500~1300个/ml血。红细胞内期成熟裂殖体胀破红细胞后，大量的裂殖子、原虫代谢产物及红细胞碎片进入血流，其中一部分被巨噬细胞、中性粒细胞吞噬，刺激这些细胞产生内源性热原质，它和疟原虫的代谢产物共同作用于宿主下丘脑的体温调节中枢，引起发热。随着血内刺激物被吞噬和降解，机体通过大量出汗，体温逐渐恢复正常，机体进入发作间歇阶段。

由于红细胞内期裂体增殖是发作的基础，因此发作具有周期性，此周期与红细胞内期裂体增殖周期一致。典型的间日疟和卵形疟隔日发作1次；三日疟为隔2天发作1次；恶性疟隔36~48小时发作1次。若寄生的疟原虫增殖不同步时，发作间隔则无规律，如初发病人。不同种疟原虫混合感染时或有不同批次的同种疟原虫重复感染时，发作也多不典型。疟疾发作次数主要取决于病人治疗适当与否及机体免疫力增强的速度。随着机体对疟原虫产生的免疫力逐渐增强，大量原虫被消灭，发作可自行停止。

(3)疟疾的再燃和复发：疟疾初发停止后，病人若无再感染，仅由于体内残存的少量红细胞内期疟原虫在一定条件下重新大量繁殖又引起的疟疾发作，称为疟疾的再燃。再燃与宿主抵抗力和特异性免疫力的下降及疟原虫的抗原变异有关。疟疾复发是指疟疾初发病人红细胞内期疟原虫已被消灭，未经蚊媒传播感染，经过数周至年余，又出现疟疾发作。关于复发机制目前仍未阐明清楚，其中子孢子休眠学说认为由于肝细胞内的休眠子复苏，发育释放的裂殖子进入红细胞繁殖引起的疟疾发作。恶性疟原虫和三日疟原虫无迟发型子孢子，因而只有再燃而无复发。间日疟原虫和卵形疟原虫既有再燃，又有复发。

(4)贫血：疟疾发作数次后，可出现贫血，尤以恶性疟为甚。怀孕妇女和儿童最常见，流行区的高死亡率与严重贫血有关。贫血的原因除了疟原虫直接破坏红细胞外，还与下列因素有关：①脾功能亢进，吞噬大量正常的红细胞。②免疫病理的损害。疟原虫寄生于红细胞时，使红细胞隐蔽的抗原暴露，刺激机体产生自身抗体，导致红细胞的破坏。此外宿主产生特异抗体后，容易形成抗原抗体复合物，附着在红细胞上的免疫复合物可与补体结合，使红细胞膜发生显著变化而具有自身免疫原性，并引起红细胞溶解或被巨噬细胞吞噬。疟疾病人的贫血程度常超过疟原虫直接破坏红细胞的程度。③骨髓造血功能受到抑制。

(5)脾大：初发病人多在发作3~4天后，脾开始肿大，长期不愈或反复感染者，脾大十分明显，可达脐下。主要原因是脾充血和单核巨噬细胞增生。早期经积极抗疟治疗，脾可恢复正常大小。慢性病人，由于脾包膜增厚，组织高度纤维化，质地变硬，虽经抗疟根治，也不能恢复到正常。在非洲或亚洲某些热带疟疾流行区，出现"热带巨脾综合征"，可能是由疟疾的免疫反应所引起。病人多伴有肝大、门脉高压、脾功能亢进、巨脾症、贫血等症状；血中IgM水平增高。

(6)凶险型疟疾：凶险型疟疾绝大多数由恶性疟原虫所致，但间日疟原虫引起的脑型疟国内已有报道。多数学者认为，凶险型疟疾的致病机制是聚集在脑血管内被疟原虫寄生的红细胞和血管内皮细胞发生粘连，造成微血管阻塞及局部缺氧所致。此型疟疾多发生于流行区儿童、无免疫力的旅游者和流动人口。临床表现复杂，常见的有脑型和超高热型，多表现为持续高热、全身衰竭、意识障碍、呼吸窘迫、多发性惊厥、昏迷、肺水肿、异常出血、黄疸、肾衰竭、血红蛋白尿和恶性贫血等。凶险型疟疾来势凶猛，若不能及时治疗，死亡率很高。

脑型疟疾大多数发生于恶性疟病人，但国内已报道由间日疟引起的，是儿童和无免疫力成人病人的主要死亡原因，临床上中枢神经系统症状明显，如剧烈头痛、昏迷、谵妄、抽搐、惊厥、体温高达40~41℃，但个别也有不发热者，常因昏迷并发感染而死亡。

在不同疟疾流行区，凶险型疟疾的高发人群和临床表现都很不同。在稳定的高度疟疾流行区，出生几个月的婴儿和5岁以下的幼童是凶险型疟疾的高发人群，主要的临床表现是恶性贫血。在中度疟疾流行区,脑型疟疾和代谢性酸中毒是儿童常见的凶险型疟疾。在低度疟疾流行区,急性肾衰竭、黄疸和肺水肿是成年人常见的临床表现,贫血、低血糖症和惊厥在儿童中比较多见,而脑型疟疾和代谢性酸中毒在所有的年龄组都可有。

4. 流行 疟疾在世界上分布广泛,是严重危害人体健康的寄生虫病之一,是亚非拉广大地区的重要公共卫生问题。据统计,现在全球仍有1.2亿疟疾病人,带虫者约近3亿;非洲每年还有百万儿童死于疟疾。

(1)疟疾分布:四种疟原虫在世界的分布地区各有不同,间日疟原虫主要在温带地区,但也散在分布于寒带和热带地区。恶性疟原虫主要分布于热带和亚热带地区,特别是热带非洲和南美洲。三日疟原虫主要分布在热带非洲撒哈拉沙漠以南地区,为局部流行。卵形疟原虫分布范围最小,主要在热带非洲西海岸地区。

在我国流行最广的是间日疟,其次是恶性疟,三日疟病人已极少见,卵形疟仅发现几例。

(2)流行的三个环节

1)传染源:凡周围血液中存在成熟配子体的现症病人和带虫者都是传染源。间日疟原虫配子体在无性体血症2~3天后出现,恶性疟原虫配子体要在原虫血症之后7~11天才出现。因此间日疟病人在发病早期即可使蚊媒感染。血中带红内期者可经输血传播。

2)传播媒介:全世界450多种按蚊,已报告作为媒介的按蚊不超过20%。我国61种按蚊中,能起传播作用的有8种,其中分布广泛的是中华按蚊、嗜人按蚊和微小按蚊;局部分布的是大劣按蚊、日月潭按蚊、麦赛按蚊和萨氏按蚊。

3)易感人群:人群中除由于遗传基因决定对某些疟原虫具先天免疫力,及高疟区婴儿可从母体获得一定的抵抗力外,对疟原虫普遍易感。在流行区,成人反复感染的机会多,可呈带虫状态,而易感者主要是儿童。孕妇生理功能特殊,免疫力低,易感疟疾。此外,非疟区的无免疫力人群进入疟区,也为易感者,且可引起疟疾暴发流行。

(3)流行因素

1)自然因素:气候、地形等因素可影响疟疾的传播。地形不同,如山区或平原区,疟疾流行程度不同。尤其气候条件对疟原虫及其媒介按蚊的生存影响甚大,温度低于15~16℃,疟原虫不能在蚊体内发育,一般对疟原虫具有流行病学意义的温度界限为22~28℃。温度决定疟疾的传播季节和地理分布。雨量影响蚊虫孳生环境,并直接影响蚊媒的种群数量变动。疟疾发病高峰常与雨量有关。雨量的改变可导致疟疾暴发流行。

2)人口流动等均可影响疟疾的传播和流行。

5. 防治原则 我国对疟疾防治的对策是加强和落实灭蚊和传染源防治的综合措施,解决治疗抗疟药的研制和生产供应,严格执行流行人口疟疾管理制度。执行因地制宜、分类指导的原则。如以中华按蚊为媒介的地区,采取治疗传染源为主、减少蚊幼虫孳生地为辅的综合措施。在微小按蚊、嗜人按蚊和大劣按蚊为主要媒介地区,采取防治媒介结合治疗传染源的综合措施。

(1)预防:疟疾的预防指对易感人群的防护,包括个体预防和群体预防。个体预防系疟区居民或短期进入疟区的个体,为了防蚊叮咬、防止发病或减轻临床症状而采取的防护措施。群体预防是对高疟区、暴发流行区或大批进入疟区较长期居住的人群,除包括含个体预防的目的外,还要防止传播。

要根据传播途径的薄弱环节,选择经济、有效,且易为群众接受的防护措施。预防措施有蚊媒防制、预防服药或疫苗预防。

(2)治疗:疟疾治疗不仅是解除病人的疾苦,同时也是为了控制传染源、防止传播。现症病人要及时发现,及时根治。间日疟采用氯喹和伯氨喹治疗。恶性疟可单服氯喹。对间日疟病人,抗复发治疗可用伯氨喹。在恶性疟对氯喹产生抗性地区(如海南省、云南省)宜采用几种抗疟药合并治疗方案,如青蒿素、咯萘啶与磺胺多辛和乙胺嘧啶合用。

(3)加强流动人口疟疾管理:流动人口增加是导致我国南部地区疫情波动、恶性疟疾扩散、引起点状疟疾暴发流行的另一个重要原因。如云南、海南、广东、福建、湖南等省近年由于流动人口增加,输入大量传染源,引起局部地区疟疾暴发流行。所以要加强流动人口疟疾管理工作。可按卫生部等颁发的《流动人口疟疾管理暂行办法》的精神,根据法发情况制定相应的实施办法或条例。对严重流行区,应把外来流动人口管理列入本地区的疟防计划。

(4)坚持疟疾监测:疟疾防治取得成效,必须加强疟情和蚊媒的监测。监测和防治措施是疟疾防治工作的两大组成部分。监测的内容包括死亡率、发病率、暴发的疫情报告、个案调查、现场观察、媒介情况、人口及环境调查等。在确定防治策略、实施相应措施之后,就要进行监测,以考核防治效果,完善防治策略,并巩固防治成果。

(二)刚地弓形虫

刚地弓形虫是猫科动物的肠道球虫,由法国学者 Nicolle 及 Manceaux 在刚地梳趾鼠单核细胞内发现,虫体呈弓形,命名为刚地弓形虫。该虫呈世界性分布,人和许多动物都能感染,引起人畜共患的弓形虫病,尤其在宿主免疫功能低下时,可造成严重后果,属机会致病原虫。

1. 形态 弓形虫发育的全过程,包括 5 种形态的阶段:滋养体、包囊、裂殖体、配子体和卵囊。

(1)滋养体:滋养体是指在中间宿主细胞内营分裂繁殖的虫体,又称速殖子。游离的虫体呈弓形或半月形,一端较尖,一端钝圆;一边扁平,另一边较膨隆。速殖子长 4~7 μm,最宽处 2~4 μm。游离虫体能螺旋式转动。细胞内寄生的虫体呈纺锤形或椭圆形,可以内二芽殖、二分裂及裂体增殖三种方式不断繁殖,一般含数个至十多个虫体。被个被宿主细胞膜包绕的虫体集合体称假包囊,增殖至一定数目时,胞膜破裂,速殖子释出,随血流至其他细胞内继续繁殖。当虫体进行内二芽殖分裂时可见到:虫体内细胞器消失,胞核的前沿分裂成 2 个突起物,逐渐伸展形成 2 个子核,恢复所有细胞器,虫体分裂成 2 个虫体(图 4–16)。

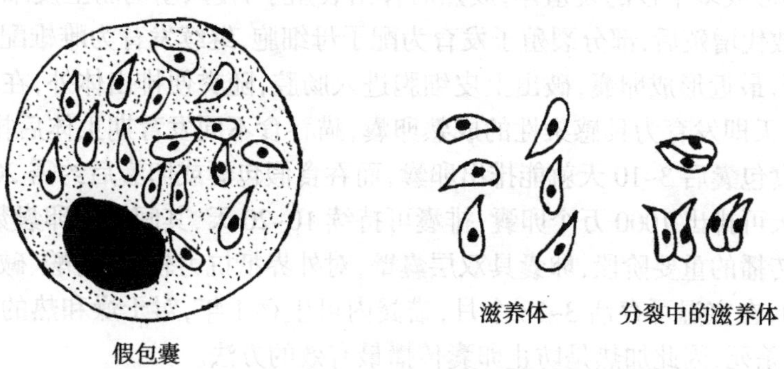

图 4–16 刚地弓形虫

(2)包囊:圆形或椭圆形,直径5~100μm,具有一层富有弹性的坚韧囊壁。囊内滋养体称缓殖子可不断增殖,内含数个至数百个虫体,在一定条件下可破裂,缓殖子重新进入新的细胞形成新的包囊,可长期在组织内生存。

(3)裂殖体:在猫科动物小肠绒毛上皮细胞内发育增殖,成熟的裂殖体为长椭圆形,内含4~29个裂殖子,以10~15个居多,呈扇状排列,裂殖子形如新月状,前尖后钝,较滋养体为小。

(4)配子体:由游离的裂殖子侵入另一个肠上皮细胞发育形成配子母细胞,进而发育为配子体,有雌雄之分。雌配子体呈圆形,成熟后发育为雌配子,其体积可不断增大达10~20μm;雄配子体量较少,成熟后形成12~32个雄配子,其两端尖细,长约3μm;雌雄配子受精结合发育为合子,而后发育成卵囊。

(5)卵囊:刚从猫粪排出的卵囊为圆形或椭圆形,大小为10~12μm;具两层光滑透明的囊壁,内充满均匀小颗粒。成熟卵囊含2个孢子囊,每个分别由4个子孢子组成,相互交错在一起,呈新月形。

2. 生活史 弓形虫生活史包括有性生殖和无性生殖阶段,全过程需两种宿主,在猫科动物体内完成有性生殖,同时也进行无性增殖,故猫是弓形虫的终宿主兼中间宿主。在其他动物或人体内只能完成无性生殖,作为中间宿主。有性生殖只限于在猫科动物小肠上皮细胞内进行,称肠内期发育。无性生殖阶段可在肠外其他组织、细胞内进行,称肠外期发育。弓形虫对中间宿主的选择极不严格,除哺乳动物外,鸟类、鱼类和人都可寄生,对寄生组织的选择也无特异亲嗜性,除红细胞外的有核细胞均可寄生。

(1)中间宿主内的发育:当猫粪内的卵囊或动物肉类中的包囊或假包囊被中间宿主如人、羊、猪、牛等吞食后,在肠内逸出子孢子、缓殖子或速殖子,随即侵入肠壁经血或淋巴进入单核吞噬细胞系统寄生,并扩散至全身各器官组织,如脑、淋巴结、肝、心、肺、肌肉等,进入细胞内发育繁殖,直至细胞破裂,速殖子重新侵入新的组织、细胞,反复繁殖。在免疫功能正常的机体,部分速殖子侵入宿主细胞后,特别是脑、眼、骨骼肌的虫体繁殖速度减慢,并形成包囊,包囊在宿主体内可存活数月、数年,甚至终身不等。当机体免疫功能低下或长期应用免疫抑制剂时,组织内的包囊可破裂,释出缓殖子,进入血流和其他新的组织细胞继续发育繁殖。包囊亦中间宿主之间或终宿之间互相传播的主要形成。

(2)终宿主内的发育:猫或猫科动物捕食动物内脏或肉类组织时,将带有弓形虫包囊或假包囊吞入消化道而感染。此外食入或饮入外界被成熟卵囊污染的食物或水也可得到感染。卵囊内子孢子在小肠腔逸出,主要在回肠部侵入小肠上皮细胞发育繁殖,经3~7天,上皮细胞内的虫体形成多个核的裂殖体,成熟后释出裂殖子,侵入新的肠上皮细胞形成第二、三代裂殖体,经数代增殖后,部分裂殖子发育为配子母细胞,继续发育为雌雄配子体,雌雄配子受精成为合子,最近形成卵囊,破出上皮细胞进入肠腔,随粪便排出体外,在适宜温度、湿度环境中经2~4天即发育为具感染性的成熟卵囊,猫吞食不同发育期虫体后排出卵囊的时间不同,通常吞食包囊后3~10天就能排出卵囊,而吞食假包囊或卵囊后约需20天以上。受染的猫,一般每天可排出1000万个卵囊,排囊可持续10~20天,其间排出卵囊数量的高峰时间为5~8天,是传播的重要阶段,卵囊具双层囊壁,对外界抵抗力较大,对酸、碱、消毒剂均有相当强的抵抗力,在室温可存活3~18个月,猫粪内可生存1年,对干燥和热的抵抗力较差,80℃ 1分钟即可杀死,因此加热是防止卵囊传播最有效的方法。

3. 致病

(1)致病机制:弓形虫的侵袭作用除与虫体毒力有关外,宿主的免疫状态亦起着重要作用,因此弓形虫病的严重程度取决于寄生虫与宿主相互作用的结果。根据虫株的侵袭力、繁殖速度、包囊形成与否及对宿主的致死率等,刚地弓形虫可分为强毒和弱毒株系,目前国际上公认的强毒株代表为RH株;弱毒代表为Beverley株,绝大多数哺乳动物、人及家畜家禽类对弓形虫都是易感中间宿主,易感性则因种而有所差异。

速殖子期是弓形虫的主要致病阶段,以其对宿主细胞的侵袭力和在有核细胞内独特的内二芽殖法增殖破坏宿主细胞。虫体逸出后又重新侵入新的细胞,刺激淋巴细胞、巨噬细胞的浸润,导致组织的急性炎症和坏死。

包囊内缓殖子是引起慢性感染的主要形式,包囊因缓殖子增殖而体积增大,挤压器官,使功能受到障碍。包囊增大到一定程度,可因多种因素而破裂。游离的虫体可刺激机体产生迟发性变态反应,并形成肉芽肿病变,后期的纤维钙化灶多见于脑、眼部等。宿主感染弓形虫后,在正常情况下,可产生有效的保护性免疫,多数无明显症状,当宿主有免疫缺陷或免疫功能低下时才引起弓形虫病,即使在隐性感染,也可导致复发或致死的播散性感染;近几年有报道,艾滋病病人因患弓形虫脑炎而致死。

(2)临床分类:有先天性和获得性弓形虫病两类。先天性弓形虫病只发生于初孕妇女,经胎盘血流传播。受染胎儿或婴儿多数表现为隐性感染,有的出生后数月甚至数年才出现症状;也可造成孕妇流产、早产、畸胎或死产,尤以早孕期感染,畸胎发生率高。据研究表明,婴儿出生时出现症状或发生畸形者病死率为12%,而存活中80%有精神发育障碍,50%有视力障碍。以脑积水、大脑钙化灶、视网膜脉络膜炎和精神、运动的障碍为先天性弓形虫病典型症候。此外,可伴有全身性表现,在新生儿期即有发热、皮疹、呕吐、腹泻、黄疸、肝脾大、贫血、心肌炎、癫痫等,融合性肺炎是常见的死亡原因。

获得性弓形虫病可因虫体侵袭部位和机体反应性而呈现不同的临床表现。因而无特异症状,须与有关疾病鉴别。病人多数与职业、生活方式、饮食习惯有一定关系。淋巴结肿大是获得性弓形虫病最常见的临床类型,多见于颌下和颈后淋巴结。其次弓形虫常累及脑、眼部,引起中枢神经系统异常表现,在免疫功能低下者,常表现为脑炎、脑膜脑炎、癫痫和精神异常。弓形虫眼病的主要特征以视网膜脉络膜炎为多见,成人表现为视力突然下降,婴幼儿可见手抓眼症,对外界事物反应迟钝,也有出现斜视、虹膜睫状体炎、葡萄膜炎等,多见双侧性病变,视力障碍外常伴全身反应或多器官病损。

多数隐性感染者,当患有恶性肿瘤,施行器官移植,长期接受免疫抑制剂、放射治疗、细胞毒剂等医源性免疫受损情况下或先天性、后天性免疫缺陷者,如艾滋病病人、孕期妇女等都可使隐性感染状态转为急性重症,使原有病症恶化。

4. 流行 该病为动物源性疾病,分布于全世界五大洲的各地区,许多哺乳动物(约14种)鸟类是本病的重要传染源,人群感染也相当普遍。据血清学调查,人群抗体阳性率为25%~50%。我国为5%~20%,多数属隐性感染。家畜的阳性率可达10%~50%,常形成局部暴发流行,严重影响畜牧业发展,亦威胁人类健康。

(1)传染源:动物是本病的主要传染源,而猫及猫科动物则为重要传染源。人类只有通过垂直传播即通过胎盘才具意义。

(2)传播途径:有先天性和获得性两种。前者指胎儿在母体经胎盘血而感染;后者主要经口感染,因食入未煮熟的含弓形虫的肉制品、蛋品、奶类而感染,也曾有因喝生羊奶而致急性感染的报道。经损伤的皮肤和黏膜也是一种传染途径,实验室人员需加注意。此外,接触被卵囊污染的土壤、水源亦为重要的途径。国外已有经输血、器官移植而发弓形虫病的报道。节肢动物携带卵囊也具有一定的传播意义。

(3)易感人群:人类对弓形虫普遍易感,尤其是胎儿、婴幼儿、肿瘤和艾滋病病人等。长期应用免疫抑制剂及免疫缺陷者可使隐性感染复燃而出现症状。职业、生活方式、饮食习惯与弓形虫感染率有密切关系。

5. 防治原则 防止弓形虫病流行重在预防。应加强对家畜、家禽和可疑动物的监测和隔离;对肉类加工厂建立必要的检疫制度,加强饮食卫生管理,教育群众不吃生或半生的肉制品,不养猫等动物;定期对孕妇做弓形虫常规检查,以防治先天性弓形虫病的发生。

对急性期病人应及时药物治疗,但至今尚无理想的特效药物。乙胺嘧啶、磺胺类对增殖期弓形虫有抑制生长的作用。常用制剂为复方新诺明,亦可与乙胺嘧啶联合应用提高疗效,对孕妇应忌用;螺旋霉素毒性小,器官分布浓度高,为目前对孕妇的首选药。疗程中适当配合用免疫增强剂,可提高宿主的抗虫功能,发挥辅佐作用。

(崔红艳)

任务三 医学节肢动物致病特点分析

【学习目标】

能力目标:能对病人进行健康宣教。

知识目标:熟悉医学节肢动物传播疾病及防治措施。

素质目标:具有高度责任心,严谨的工作态度。

案例引导

案例二十六:病人男,40岁,农民,于40天前开始出现发热、寒战、出汗等症状,开始时隔天发热(下午2点左右开始发热),体温40℃左右。在多家基层医疗机构治疗未见好转,1个月后到某中心医院就诊,经血液化验检出疟原虫,随即转入传染病医院住院,确诊为间日疟,经注射蒿甲醚治疗80mg/d(首日倍量),症状好转,20天后痊愈出院。该病人1年前做过阑尾手术(没有输血),无外出打工和远行史,所居住的自然村20世纪50年代中期曾有数人患过疟疾,症状描述清晰,愈后再无此病,所在自然村无人出国和跨省打工,无人从事海上捕捞,无到南方读书学生。该病人所在自然村,位于某市中部丘陵地带坡岗区,次生低灌植被,村落纵向横列,布局整齐,近村旱地种植玉米、蔬菜杂粮,水田远离。患家居中,自然成屯,80余户,350余人。村周无坑泡,地表无积水,自备压把井水源,饮用或浇地,菜地有缸积水,孳生孑孓,为库蚊1~3令幼虫,密度不等,家禽散放或圈养,有猪无牛,无大型牲畜,无专业养殖户,生态条件一般,无按蚊孳生条件,居民反映无蚊。

问题:①根据教学网络平台提供视频分析医学节肢动物传播哪些疾病?②根据教学网络平台提供视频分析医学节肢动物传播疾病的防治措施。

医学节肢动物是指与医学有关即危害人畜健康的节肢动物。医学节肢动物是研究节肢动物的形态、分类、生活史、生态、地理分布、与传染病的关系及防治措施的科学。由于昆虫纲在节肢动物中占绝大多数,所以通常称为医学昆虫。医学昆虫学是人体寄生虫学、流行病学和公共卫生学的重要组成部分,其本身又是一门独立的学科。

一、医学节肢动物的主要形态特征及分类

（一）节肢动物的主要形态特征

节肢动物为无脊椎动物，是动物界中种类最多的一门，占100多万种已知动物的87%左右。除自生生活外，也有少数寄生种类。

它们均具有4个主要特征：①虫体左右对称躯体和附肢（如足、触角、触须等）既是分节又是对称结构。②体表骨骼化，表皮由几丁质及醌单宁蛋白质组成，亦称外骨骼。外骨骼与肌肉相连，可做敏捷的动作。③开放式循环系统，体腔称为血腔，含有无色或不同颜色的血淋巴。④发育过程中大都有蜕皮和变态现象。

（二）节肢动物的分类

危害人体健康的节肢动物分属5个纲。

1. 蛛型纲 虫体分头胸和腹两部或头胸腹愈合成躯体，有足4对，无触角。能传播疾病或引起疾病的有硬蜱、软蜱、恙螨、疥螨、蠕形螨、尘螨、粉螨，能毒害人体的有蜘蛛和蝎子等。

2. 昆虫纲 虫体分头、胸、腹3部分。头部有触角1对，胸部有足3对，1~2对可飞翔的翅。能传播疾病或引起疾病的有蚊、蝇、白蛉、蚤、虱、臭虫、蜚蠊（蟑螂）等。

3. 甲壳纲 虫体分头胸部和腹部，有触角2对，步足5对，大多数种类为水生，有些是蠕虫的中间宿主。例如淡水蟹或蝲蛄是并殖吸虫的第二中间宿主；淡水桡足类中的剑水蚤、镖水蚤及阔节裂头绦虫、曼氏迭宫绦虫、棘颚口线虫及麦地那龙线虫等的中间宿主。

4. 唇足纲 虫体窄长，腹背扁，多节，由头及若干形状相似的体节组成。头部有触角1对，每一体节各有足1对。第一体节有1对毒爪，蜇人时，毒腺排出伤害人体的有毒物质，如蜈蚣。

5. 倍足纲 体呈长管形，多节，由头及若干形状相似的体节组成。头部有触角1对，除第一体节外，每节有足2对，所分泌的物质常引起皮肤过敏，如马陆。

二、节肢动物的发育与变态

节肢动物从卵发育到成虫的过程中，要经过形态结构、生理特征和生活习性上的一系列改变，称为变态。变态可分为完全变态和不完全变态两种形式。

1. 完全变态（全变态） 是指生活史中有卵、幼虫、蛹及成虫四个阶段，各阶段形态结构、生理特征及生活习性完全不同，如蚊、蝇。

2. 不完全变态（半变态） 生活史中有卵、幼虫、若虫及成虫4个阶段，或分为卵、若虫和成虫3个阶段。若虫体小，形态上与成虫相似，但生殖器官未发育成熟，如臭虫、虱等。

三、医学节肢动物对人体的危害

（一）直接危害

1. 骚扰和吸血 蚊、白蛉、蠓、蚋、虻、蚤、臭虫、虱、蜱、螨等都能叮刺吸血，造成骚扰，影响工作和睡眠。蚊虫在夏天一般2天吸血一次；有人实验表明：臭虫一生可吸人血163次，非洲某些地区婴儿贫血与臭虫吸血有关。

2. 蜇刺和毒害 由于某些节肢动物具有毒腺、毒毛或者体液有毒，蜇刺时分泌毒液注入人体而使人受害。如蜈蚣、蝎子、毒蜘蛛等刺咬人后，不仅产生局部红、肿、痛，而且可引起全

身症状;桑毛虫、松毛虫的毒毛及毒液可引起皮炎、结膜炎;松毛虫还可导致骨关节疼痛,严重者可导致骨关节畸形、功能障碍等;蠓、蚋、虻等叮刺人体后可出现皮肤红肿,甚至溃烂;硬蜱叮刺后唾液可使宿主出现蜱瘫痪;毒隐翅虫的体液接触皮肤可致皮炎。

3. 过敏反应 节肢动物的唾液、分泌物、排泄物和皮壳等都是异性蛋白,可引起人体过敏反应。如尘螨引起的哮喘、鼻炎等;粉螨、尘螨、革螨引起的螨性皮炎;蚊、蠓、蚤、臭虫等蜇刺后也出现过敏。

4. 寄生 蝇类幼虫寄生引起蝇蛆病,潜蚤寄生引起潜蚤病,疥螨寄生引起疥疮,蠕形螨寄生引起蠕形螨病,粉螨、跗线螨等侵入肺、肠、尿路引起肺螨病、肠螨病和尿螨病。

(二)间接危害

1. 根据病原体与节肢动物的关系,将节肢动物传播疾病的方式分为两类。

(1)机械性传播:节肢动物对病原体的传播只起携带输送的作用。病原体可以附在节肢动物的体表、口器上或通过消化道播散,借机转入另一个宿主,形态和数量均不发生变化,但仍保持感染力,如蝇传播痢疾、伤寒、霍乱等。

(2)生物性传播:病原体在节肢动物体内经历了发育、增殖阶段,才能传播到新的宿主。对病原体来说,这种过程是必需的,例如某些原虫和蠕虫,在节肢动物体内的发育构成生活史中必需的一环,待病原体发育至感染期或增殖至一定数量之后,才能传播。只有某些种类的节肢动物才适合于某些种类病原体的发育或增殖,例如班氏微丝蚴只在某些蚊种体内才能发育至感染期的丝状蚴;登革热病毒也只在某些蚊种体内才能大量增殖并传播。

2. 根据病原体在节肢动物体内发育或增殖的情况,可分为以下 4 种形式:

(1)发育式:病原体在节肢动物体内只有发育,没有数量的增加,如丝虫幼虫期在蚊体内的发育。

(2)增殖式:节肢动物成为病原体的增殖场所,只有数量的增加,却无可见的形态变化,如病毒、立克次体、细菌、螺旋体等。这些病原体须在其易感节肢动物体内积累到一定量时,才具传播能力。

(3)发育增殖式:病原体在节肢动物体内不但发育,数量也大增。病原体只有待发育及增殖完成后才具感染性,如疟原虫在蚊体内的发育和增殖。

(4)经卵传递式:有的病原体不仅在节肢动物体内增殖,而且侵入雌虫的卵巢,经卵传递,以致节肢动物携带病原体传播疾病。传播疾病的节肢动物称传播媒介或病媒节肢动物或病媒昆虫。由节肢动物传播的疾病称虫媒病。虫媒病的种类很多,其病原体有病毒、立克次体、细菌、螺旋体、原虫、蠕虫等。

(王冰洋)

中英文名词对照

B 细胞抗原受体	B cell receptor, BCR
T 淋巴细胞	T lymphocyte

B

白细胞介素	interleukin
胞质颗粒	cytoplasmicgranules
鞭毛	flagellum
变应原	allergen
丙型肝炎病毒	hepatitisCvirus, HCV
病毒	virus
补体	complement
补体受体	complementreceptor, CR

C

产气荚膜梭菌	clostridiumpcrfringens
超敏反应	hypersensitivity
虫媒病毒	arbovirus
重组	recombination
初次应答	primaryresponse

D

单核因子	monokine
单克隆抗体	monoclonalantibody, McAb
登革病毒	denguevirus
丁型肝炎病毒	hepatitisDvirus, HDV
多克隆抗体	polyclonalantibody, PcAb

F

非特异性免疫	nonspecificimmunity
肥胖带绦虫	Taeniasaginata
风疹病毒	rubellavirus, RV
副溶血性弧菌	v. parahaemolyticus

G

肝炎病毒	hepatitisvirus
干扰素	interferon
干扰现象	viralinterference
刚地弓形虫	Toxoplasmagond Ⅱ

高变区	hypervariableregion, HVR
共栖	commensalism
钩虫病	hookwormdisease
骨架区	frameworkregion, FR
骨髓	bonemarrow
骨髓依赖性淋巴细胞	bonemarrow-dependentlymphocyte
过敏反应	anaphylaxis

H

汉坦病毒属	hantavirus
核糖体	ribosome
核衣壳	nucleocapsid
核质	nuclearmaterial
恒定区	constantregion, C 区
互补决定区	complementaritydeterminingregion, CDR
互利共生	mutualism
华支睾吸虫病	clonorchiasis

J

机会致病菌	opportunistic pathogen
脊髓灰质炎病毒	poliovirus
寄生	parasitism
荚膜	capsule
甲型肝炎病毒	hepatitisAvirus, HAV
姜片虫病	fasciolopsiasis
铰链区	hingeregion
巨球蛋白	macroglobulin
菌毛	pilus
菌群失调症	dysbacteriosis

K

抗体	antibody, Ab
抗体依赖的细胞介导的细胞毒作用	antibodydependent-cell-mediatedcytotoxicity, ADCC
抗原	antigen, Ag
抗原提呈细胞	antigenpresentingcell, APC
柯萨奇病毒	Coxsackievirus
可变区	variableregion, V 区
狂犬病病毒	Rabiesvirus

L

利什曼原虫	Leishmaniaspp
链状带绦虫	Tairuasolium

淋巴结	lymph node
淋巴因子	lymphokine
磷壁酸	teichoicacid
流行性感冒病毒	influenzavirus
流行性乙型脑炎病毒	epidemictypeBencephalitisvirus

M

毛首鞭形线虫	Trichuristrichiura
梅毒螺旋体	Treponemapallidum, TP
免疫耐受	immunologictolerance

P

旁分泌	paracrine
脾	spleen
破伤风梭菌	Clostridiumtetani

Q

趋化性细胞因子	chemokine

R

人类轮状病毒	humanrotavirus, HRV
人类免疫缺陷病毒	humanimmunodeficiencyvirus, HIV
人类疱疹病毒	humanherpesvirus, HHV
人体寄生虫学	HumanParasitology
溶原性转换	lysogenicconversion
溶组织内阿米巴	EntamoebahistolyticaSchaudinn
肉毒梭菌	C botulinum

S

森林脑炎病毒	forestencephalitisvirus
神经生成素	neuropoietin
神经营养因子	neurotrophin
生长因子	growthfactor, GF
似蚓蛔线虫	Ascarislumbricoides
鼠疫耶尔森菌	Y. pestis
树突状细胞	dendriticcell, DC
水痘－带状疱疹病毒	varicella-herpeszostervirus, VSV
丝虫	filaria
斯氏狸殖吸虫	Paragonimusskrjabini
宿主	host

T

肽聚糖	peptidoglycan

绦虫	cestode
天然免疫	innateimmunity
调理作用	opsonization
铜绿假单胞菌	pseudomonasaeruginosa
突变	mutation

W

微生物	microorganism
卫氏并殖吸虫	Paragonimuswestermani
戊型肝炎病毒	hepatitisEvirus,HEV

X

吸虫	trematoda
细胞壁	cellwall
细胞膜	cell membrance
细胞因子	cytokine,CK
细胞质	cytoplasm
胸腺	thymus

Y

芽胞	spore
医学节肢动物	medicalarthropodology
医学昆虫学	medicalarthropodology
医学蠕虫学	medicalhelminthology
医学原虫学	medicalprotozoology
乙型肝炎病毒	hepatitisBvirus,HBV
阴道毛滴虫	Trichomonasvaginalis
原虫	protozoon

Z

再次应答	secondaryresponse
正常菌群	normal flora
脂多糖	lipopolysaccharide,LPS
质粒	plasmid
致病性	pathogenicity
肿瘤坏死因子	tumornecrosisfactor,TNF
主要组织相容性复合体	majorhistocompatibilitycomplex,MHC
转导	transduction
转化	transformation
转化因子	transforming principle
自分泌	autocrine

参考文献

[1]王岚.病原生物学与免疫学[M].北京:中国协和医科大学出版社,2012:116-122.
[2]杜波.病原生物与免疫学[M].北京:北京出版社,2012:88-97.
[3]王岚.病原生物学与免疫学[M].北京:教育科学出版社,2015:151-155.
[4]COLEMAN K,ZILINSKAS R A.美容针里的生化危机[J].环球科学,2010,7:35.

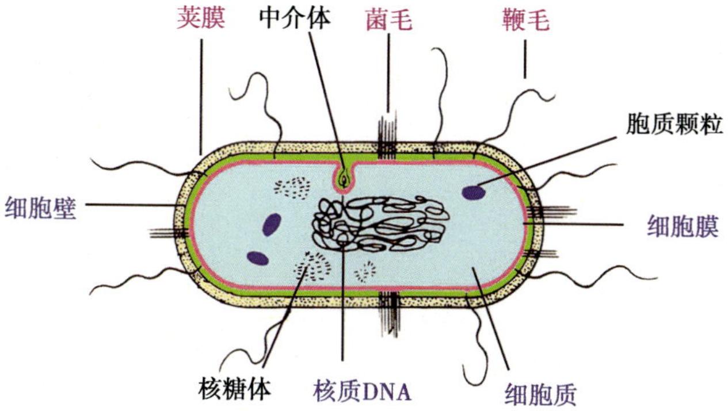

彩图 1-2 细菌结构模式图

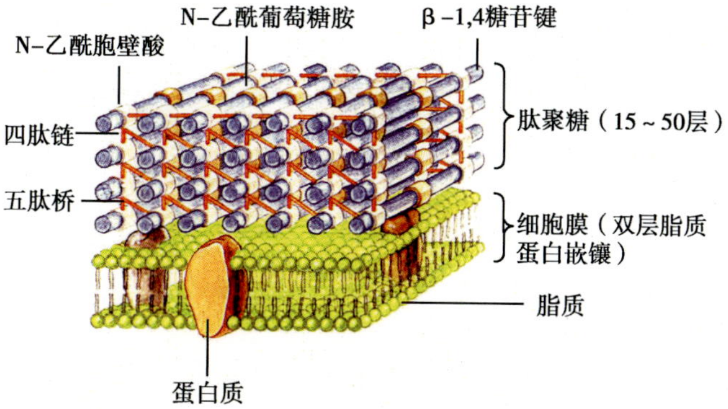

彩图 1-4 G⁺ 菌细胞壁结构模式图

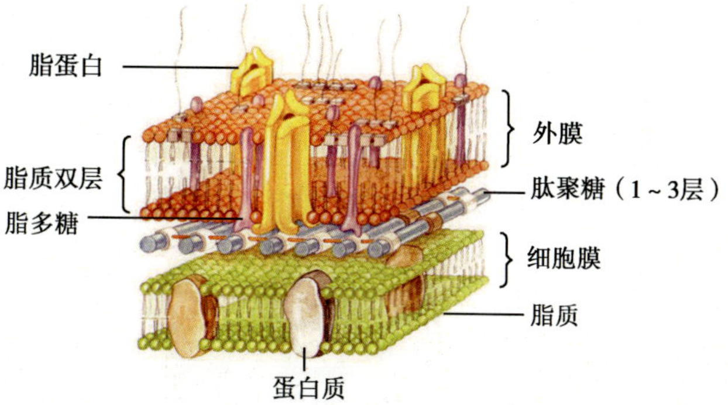

彩图 1-5 G⁻ 菌细胞壁结构模式图

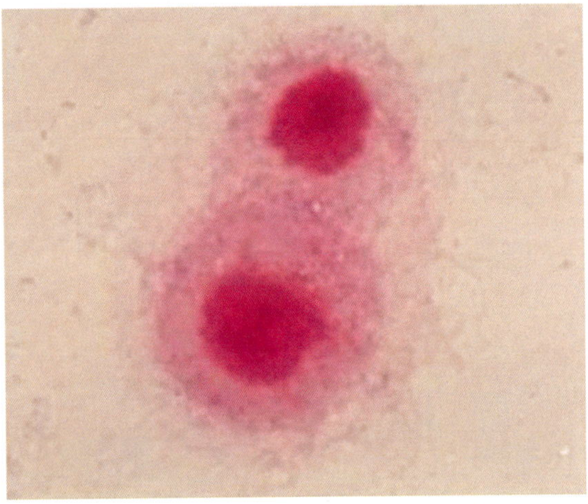

彩图 1-6　L 型细菌

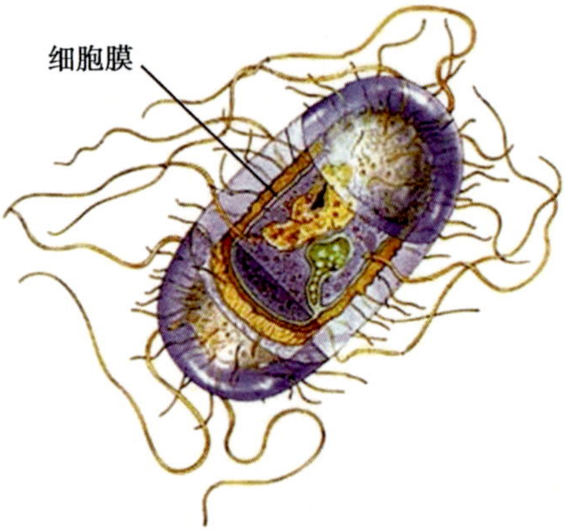

彩图 1-7　细胞膜

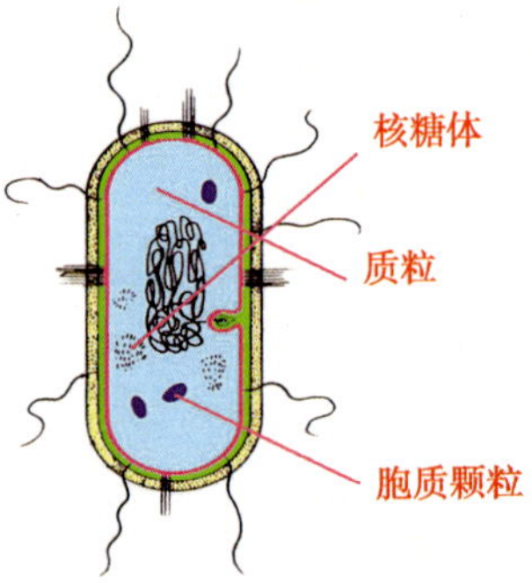

彩图 1-8　细胞质

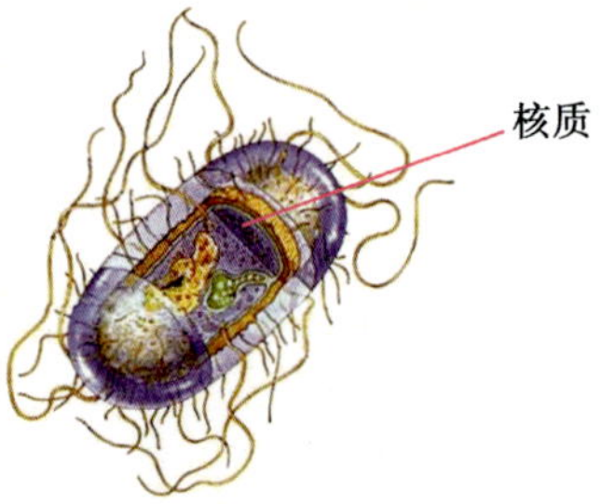

彩图 1-9　核质

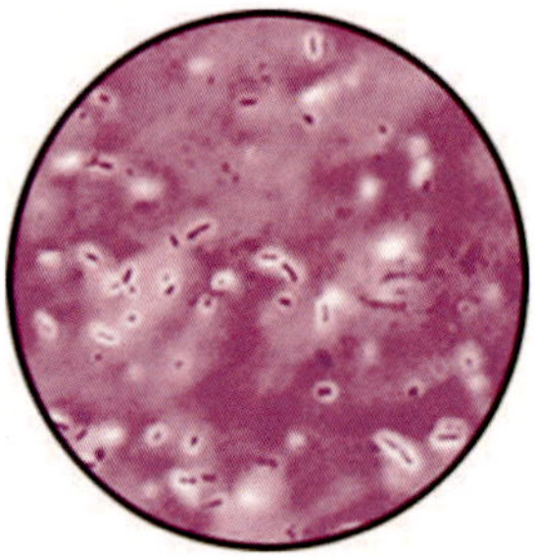

彩图 1-10　细菌的荚膜

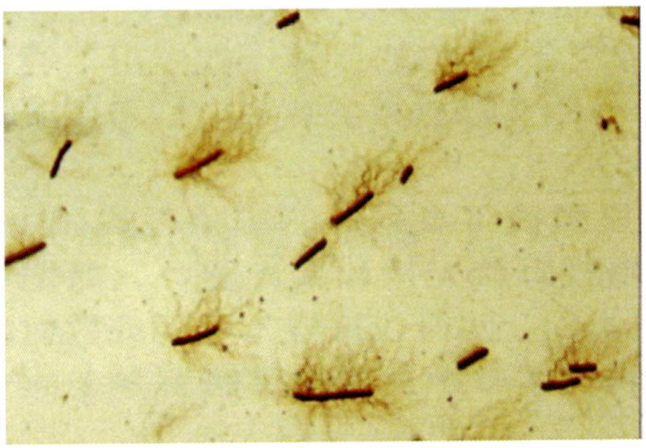

彩图 1-11　伤寒杆菌的鞭毛

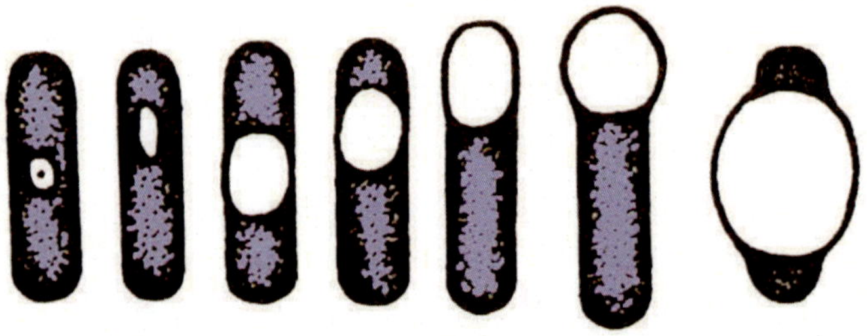

彩图 1-14　芽胞的形状和位置模式图

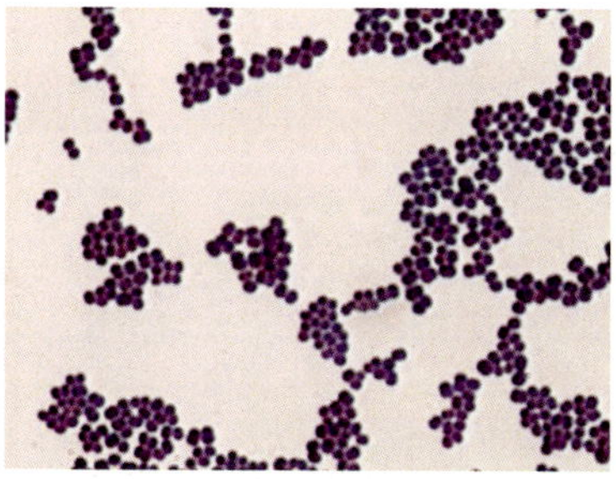

A. 阳性结果

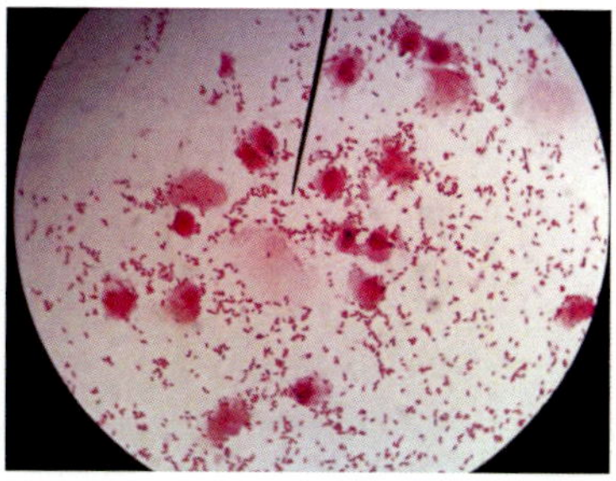

B. 阴性结果

彩图 1-15　革兰氏染色结果

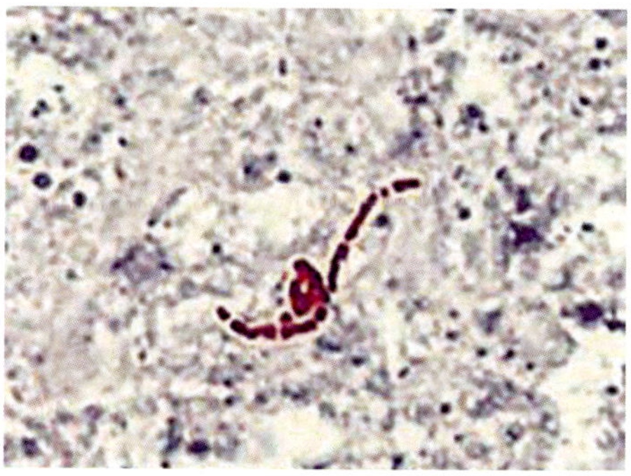

彩图 1-16　抗酸染色

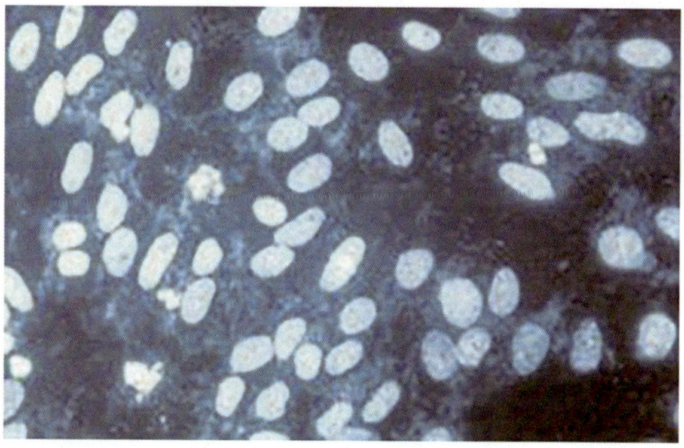

彩图 1-17　DNA 荧光染色

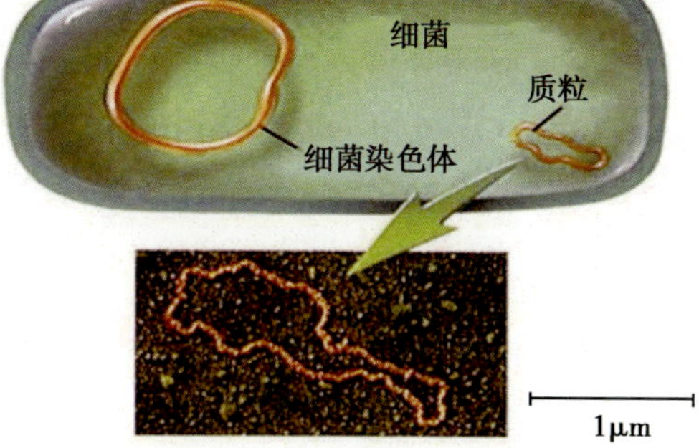

彩图 1-19　细菌的染色体

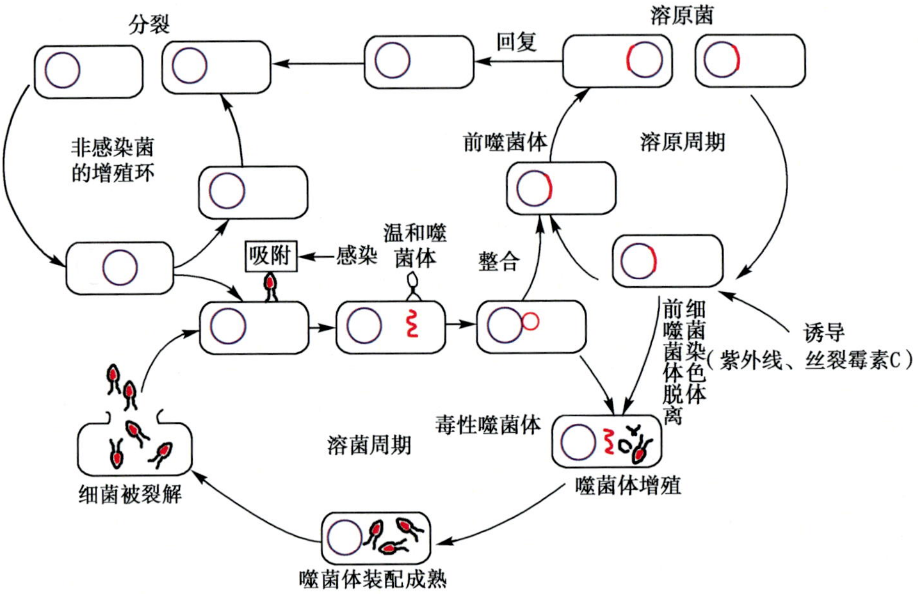

彩图 1-21 噬菌体的溶原周期与溶菌周期

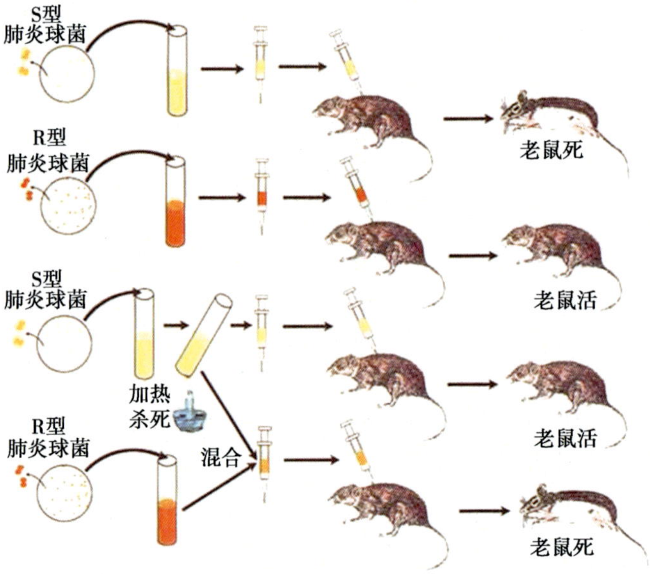

彩图 1-22 细菌的转化实验

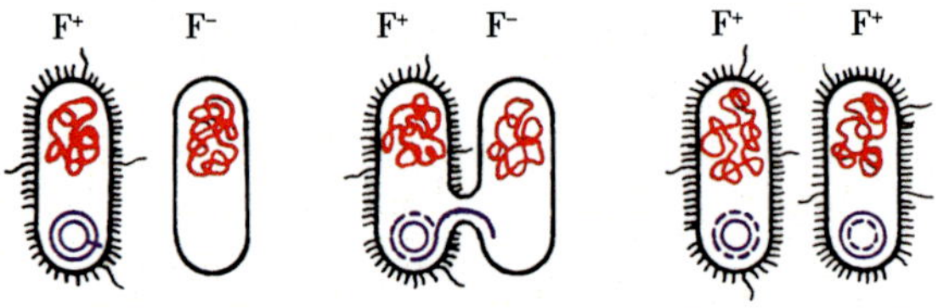

接合时F质粒的转移与复制示意图

彩图 1-23 细菌的接合

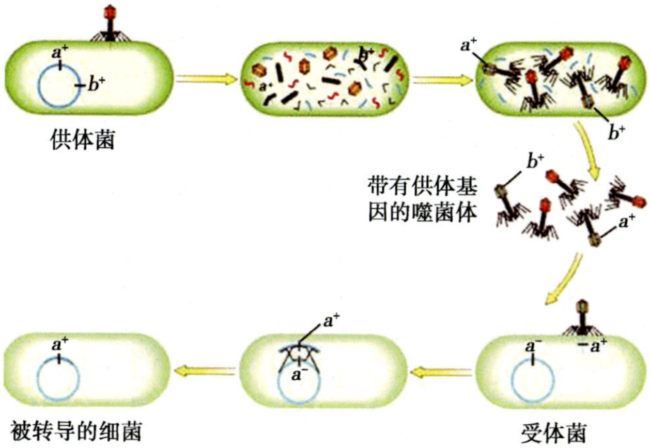

彩图 1-24　转导

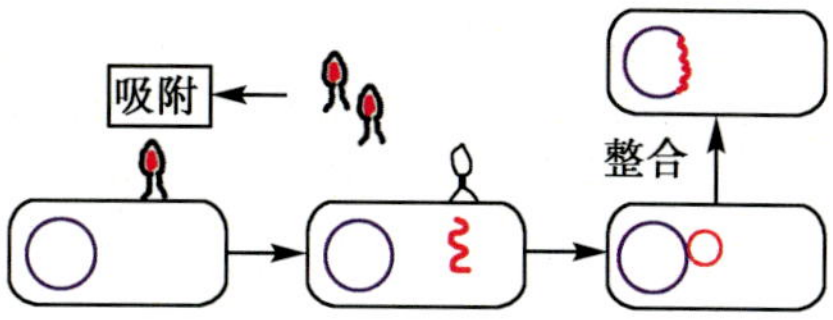

彩图 1-25　溶原性转换

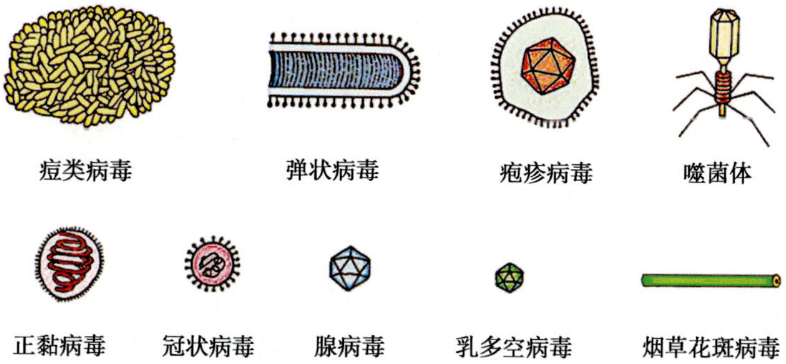

彩图 1-27　病毒形态

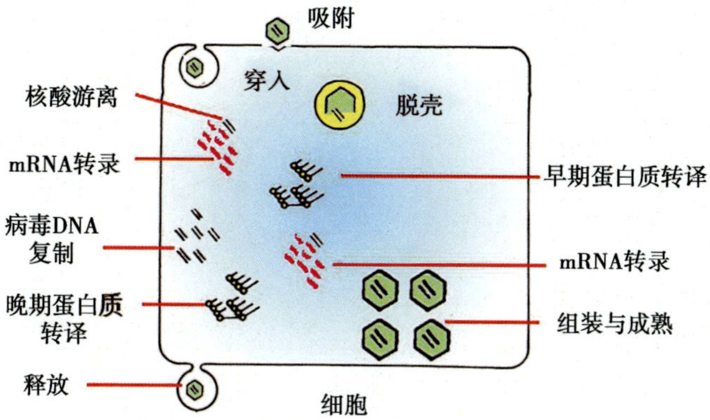

彩图 1-29　病毒复制示意图

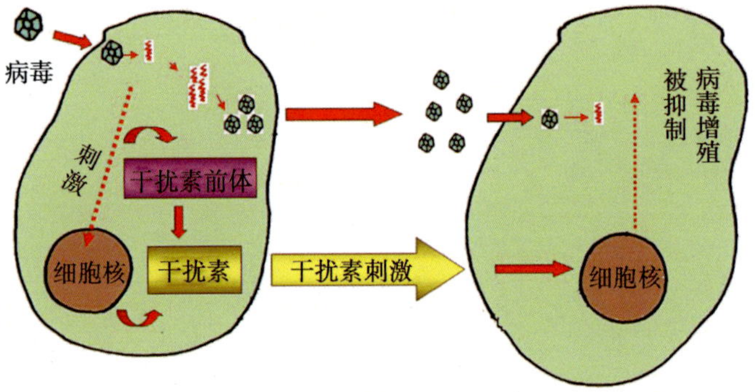

彩图 1-30　干扰素的产生及抗病毒作用原理

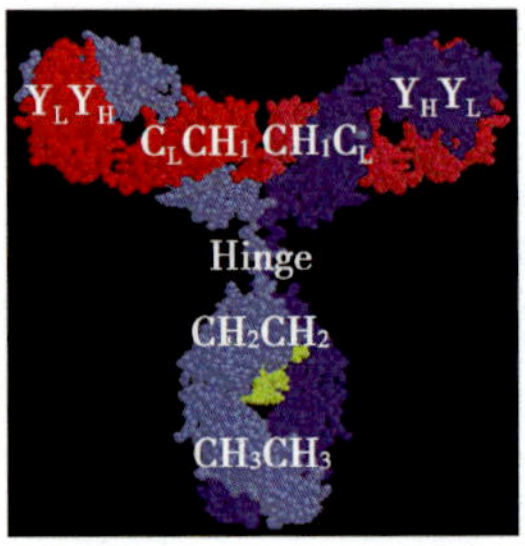

A

彩图 2-3　免疫球蛋白分子的基本结构示意图

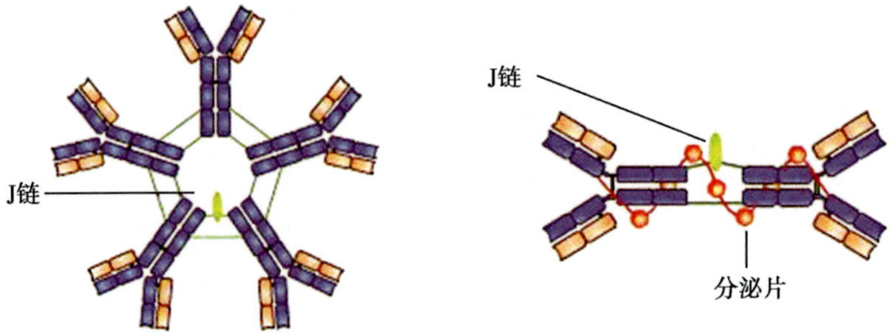

彩图 2-6　J 链和分泌片

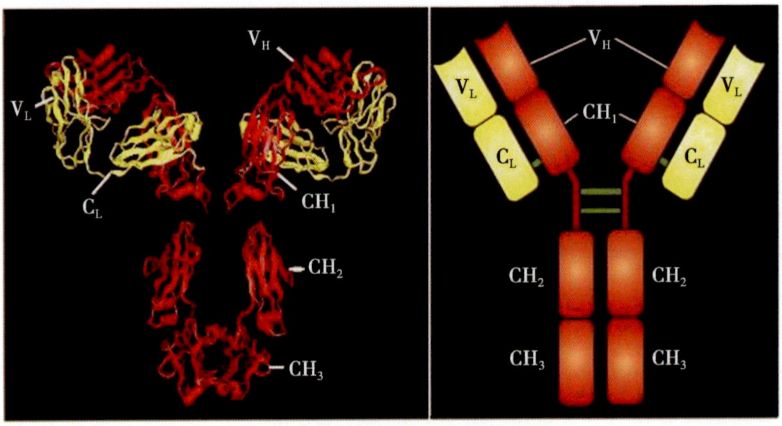

彩图 2-8　免疫球蛋白功能区

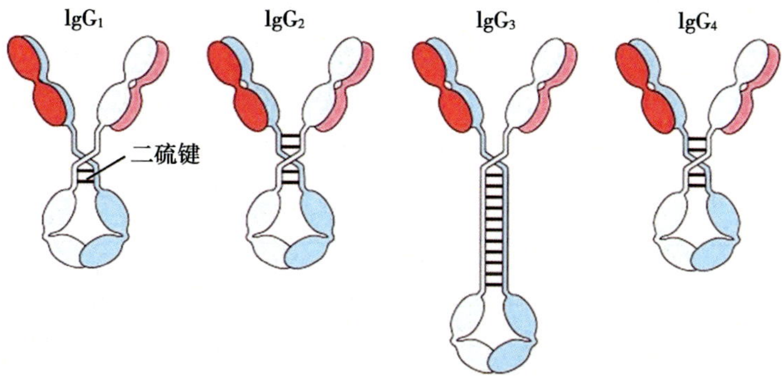

彩图 2-10 IgG

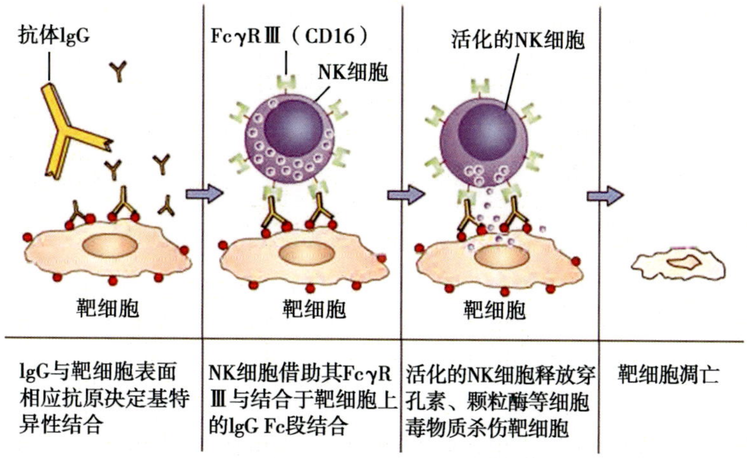

彩图 2-12 ADCC 作用

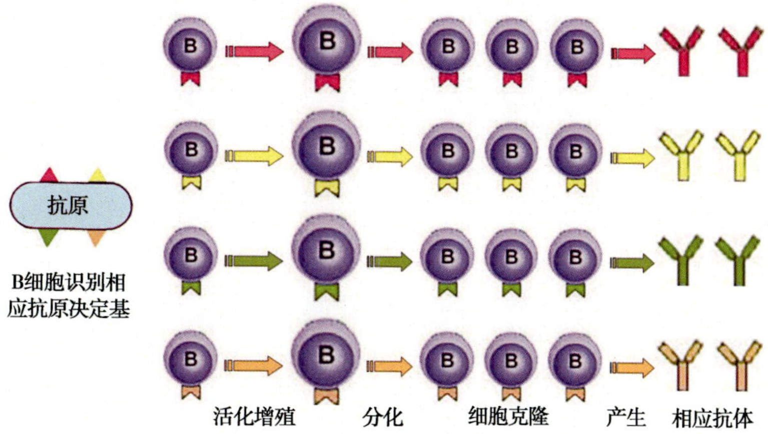

彩图 2-13 多克隆抗体的产生机制

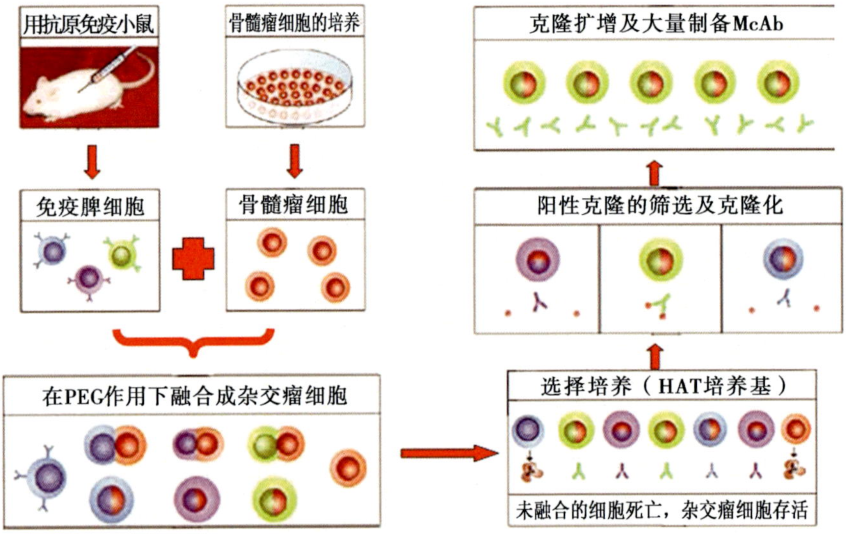

彩图 2-14 单克隆抗体制备过程

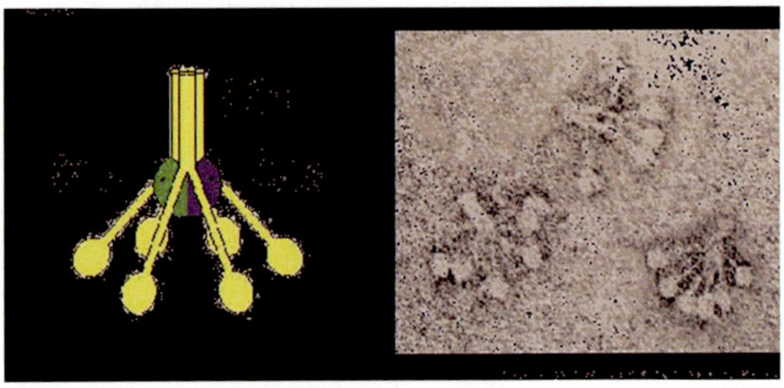

彩图 2-16 C1q 结构

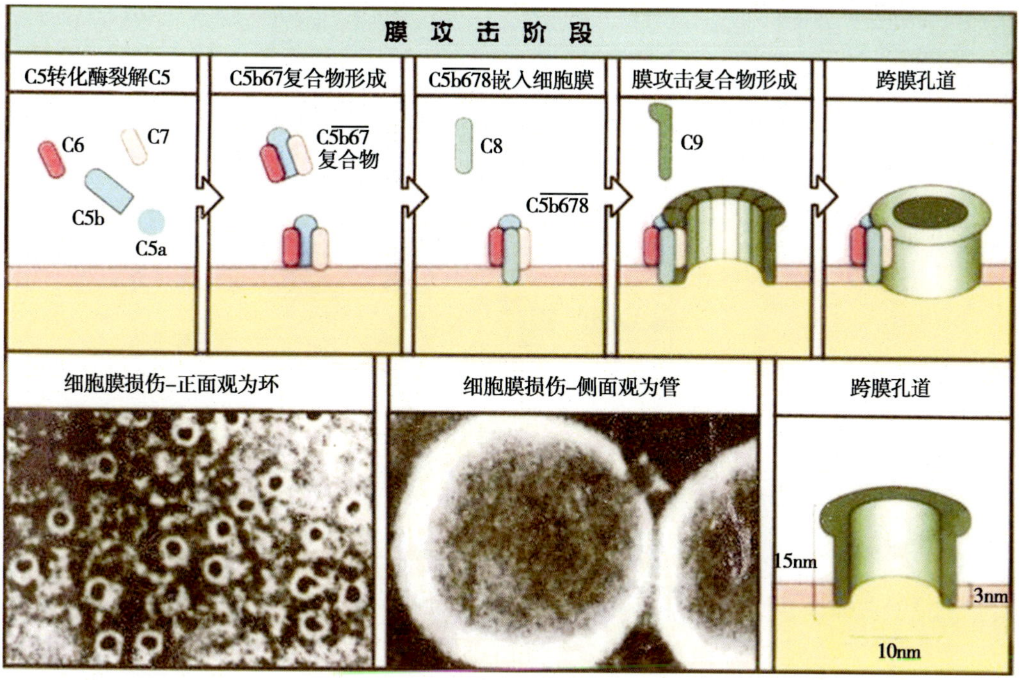

彩图 2-21 补体活化末端效应

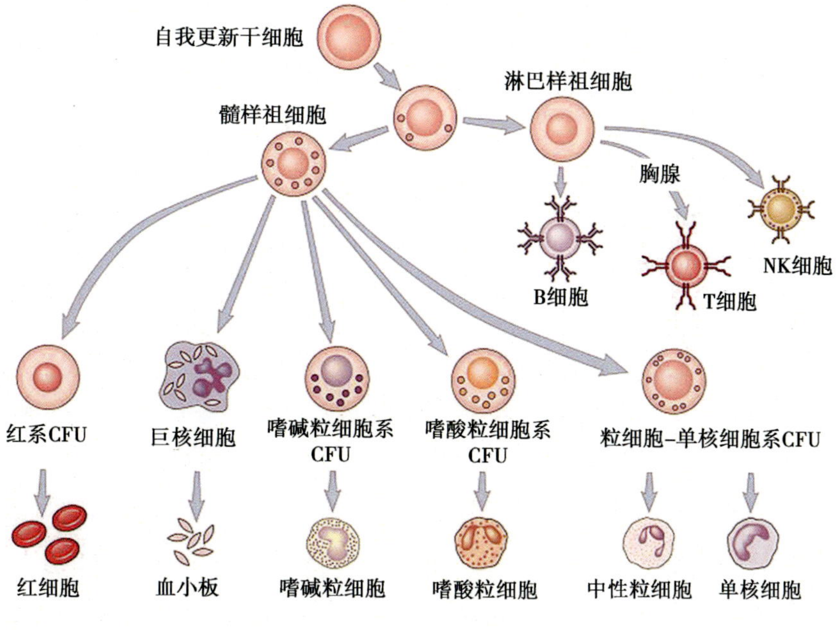

彩图 2-27 免疫细胞发育

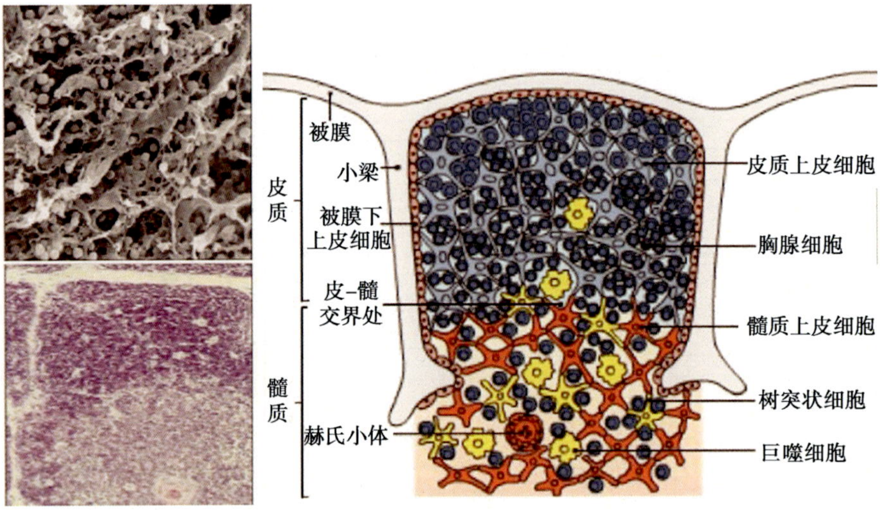

彩图 2-28 胸腺的结构

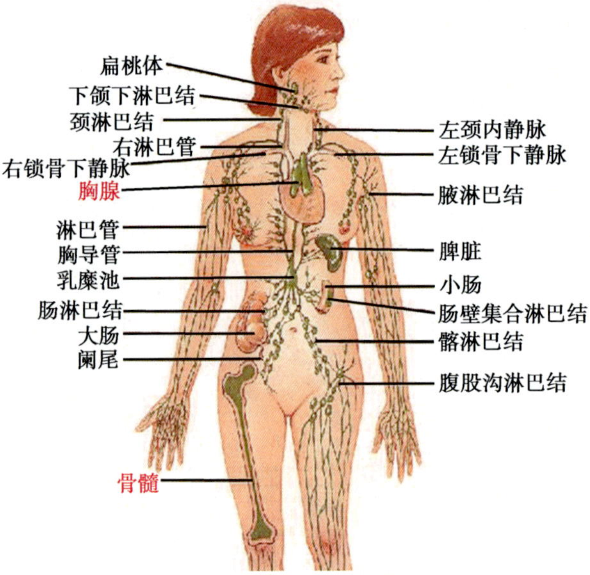

彩图 2-29 淋巴结在全身的分布

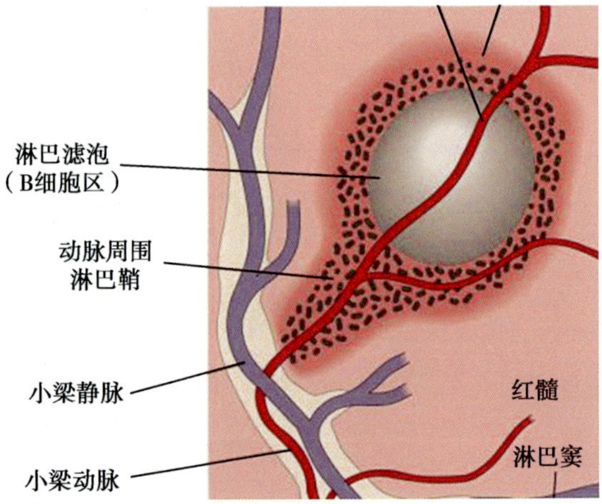

彩图 2-32 脾的结构

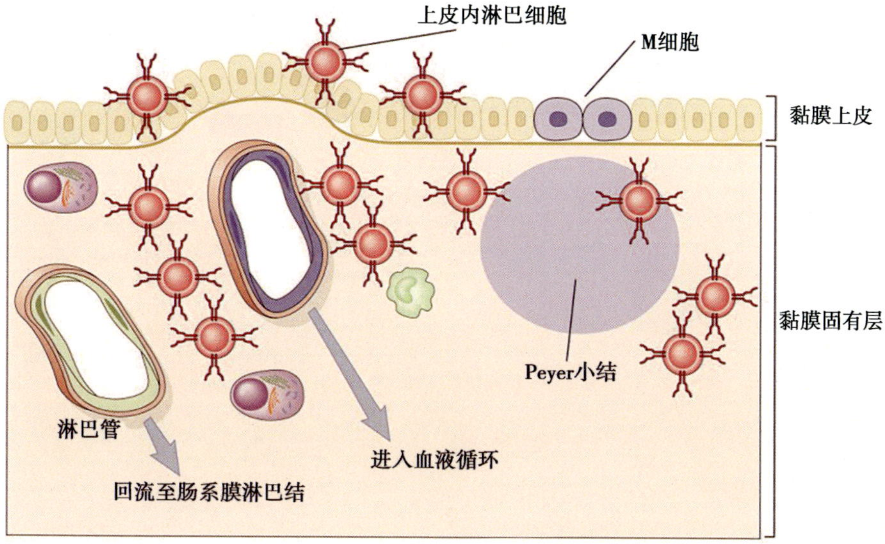

彩图 2-33　黏膜相关淋巴组织

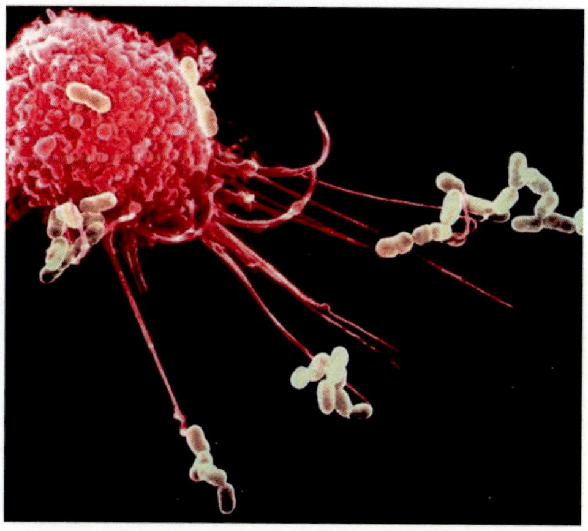

彩图 2-38　单核吞噬细胞

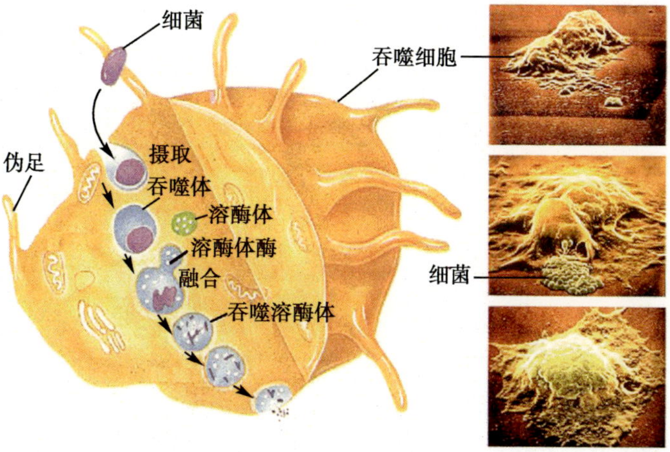

彩图 2-39　吞噬细胞吞噬杀伤机制

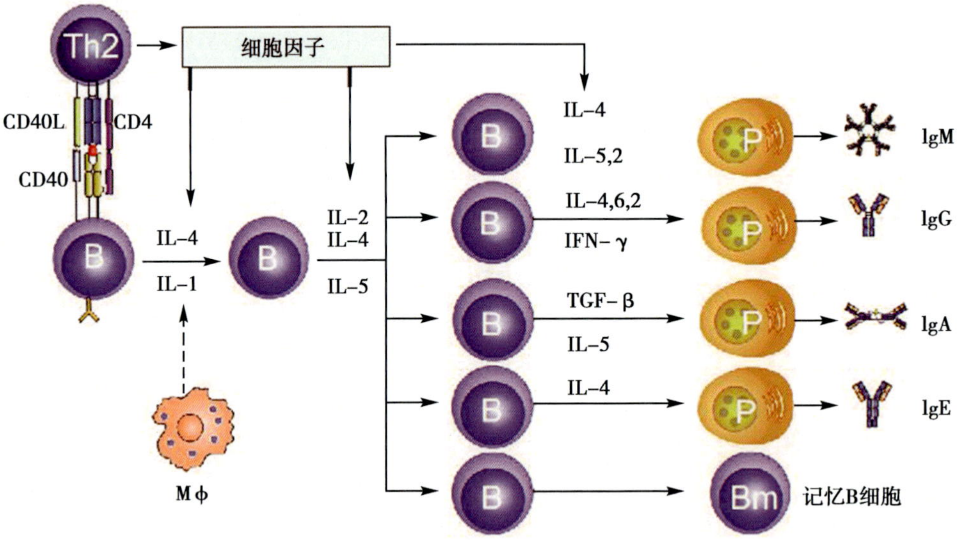

彩图 2-42 细胞因子在细胞分化中的作用

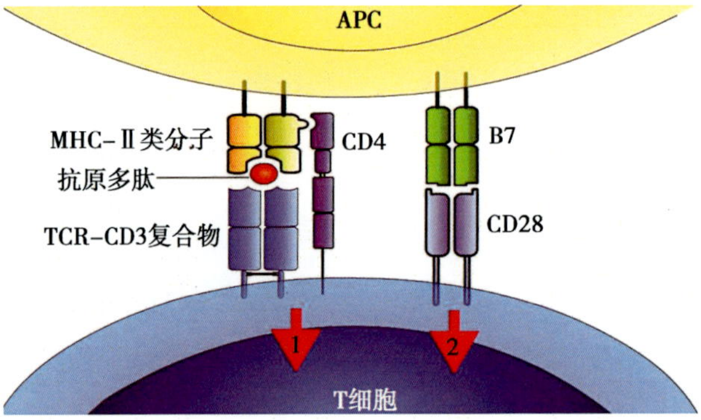

A

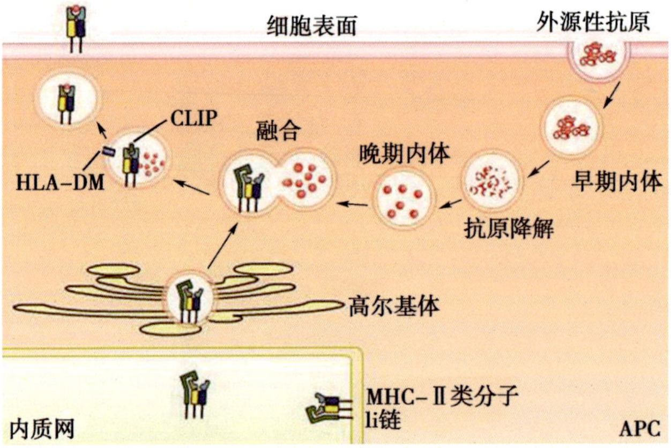

B

彩图 2-44 外源性抗原提呈过程

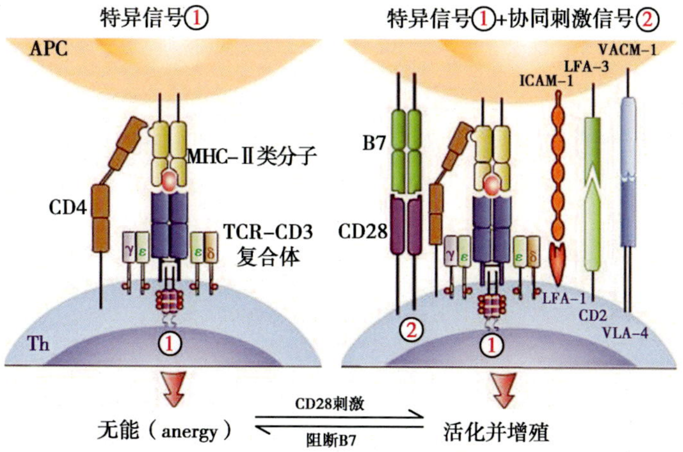

彩图 2-45　T 细胞活化信号

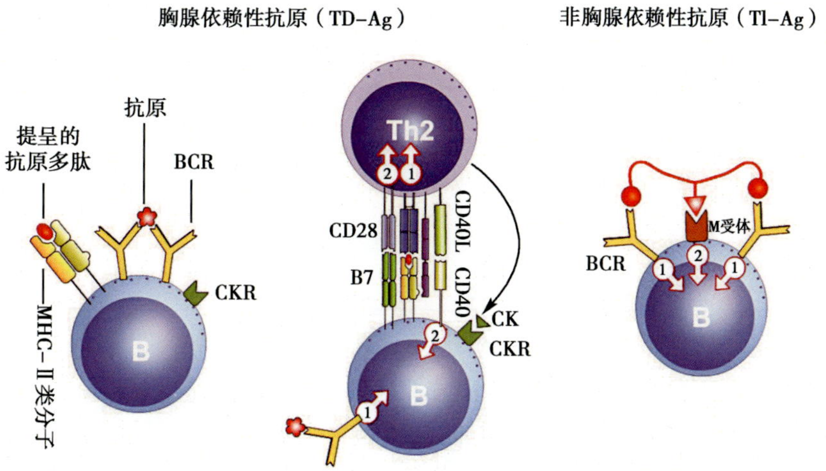

彩图 2-46　B 细胞活化信号

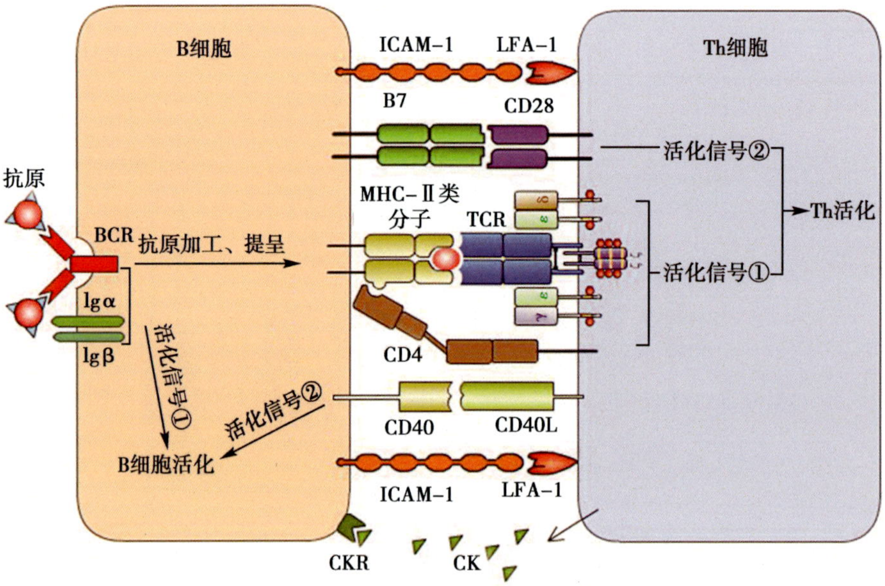

彩图 2-47　B 细胞 T 细胞相互作用

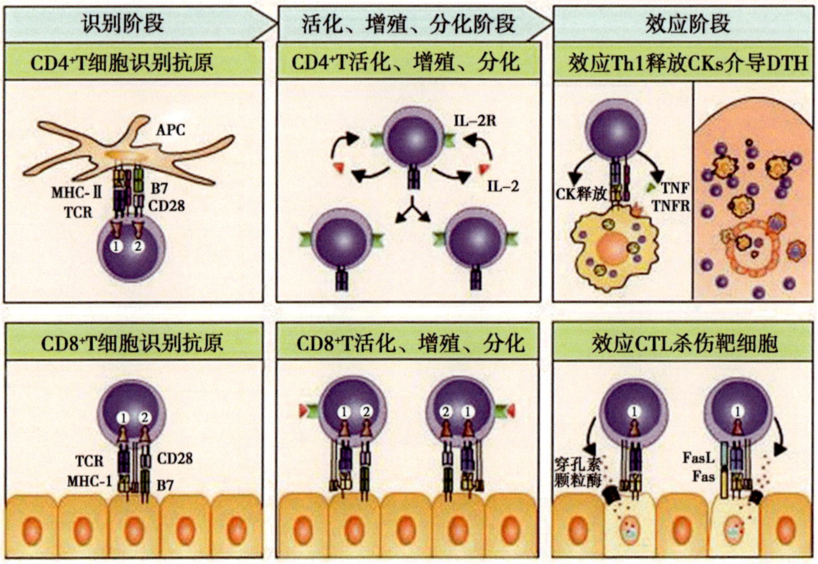

彩图 2-50　细胞免疫基本过程

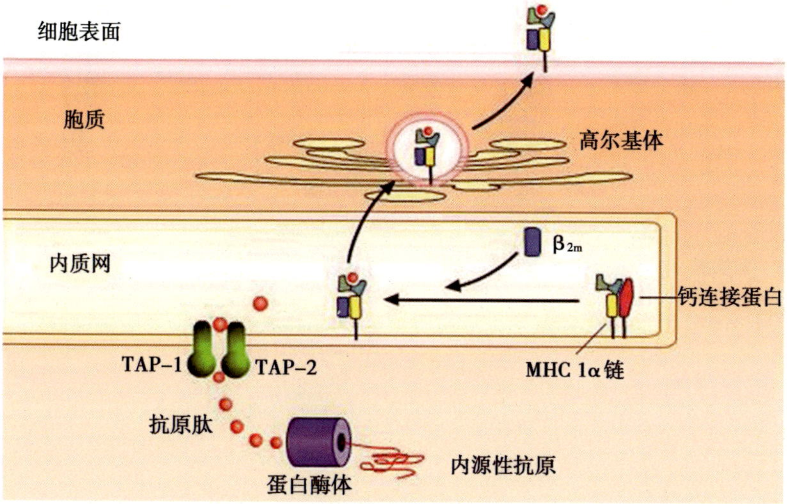

B

彩图 2-51　内源性抗原提呈

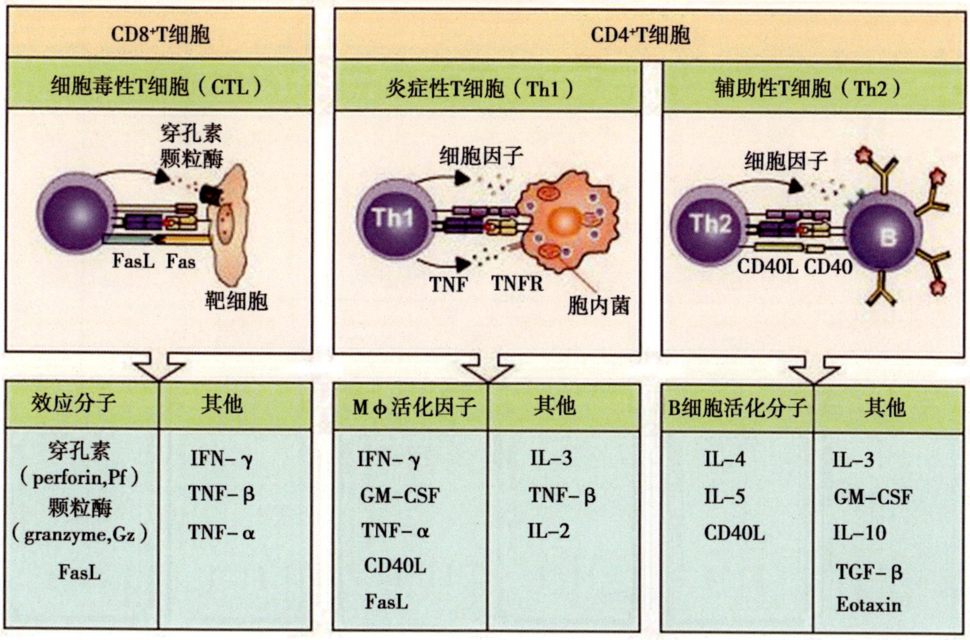

彩图 2-52　T 细胞产生效应分子示意图

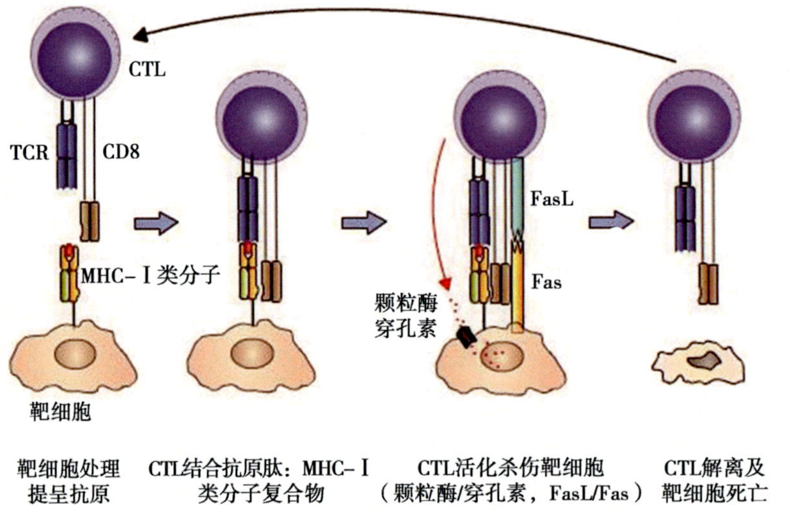

彩图 2-54 CTL 杀伤靶细胞机制

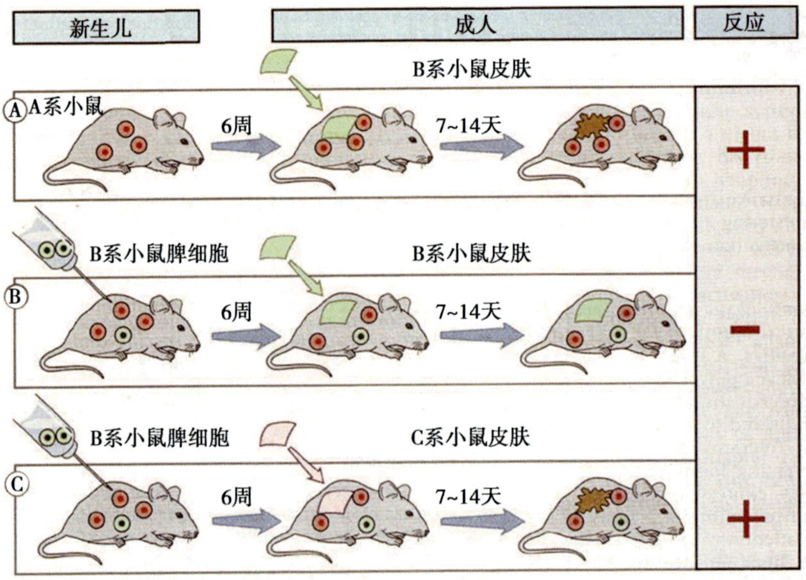

彩图 2-56 诱导耐受

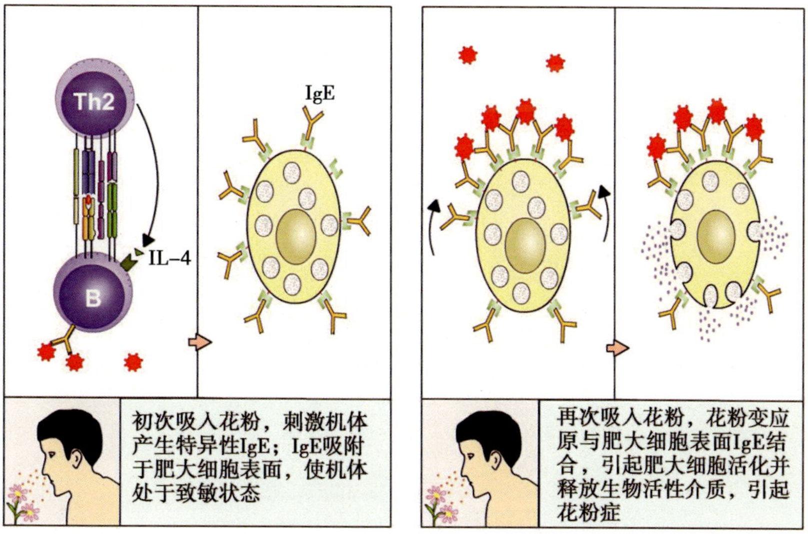

彩图 2-58　花粉症发生机制

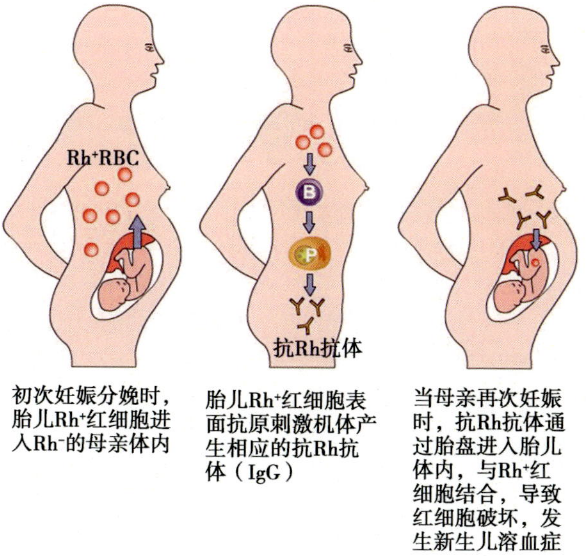

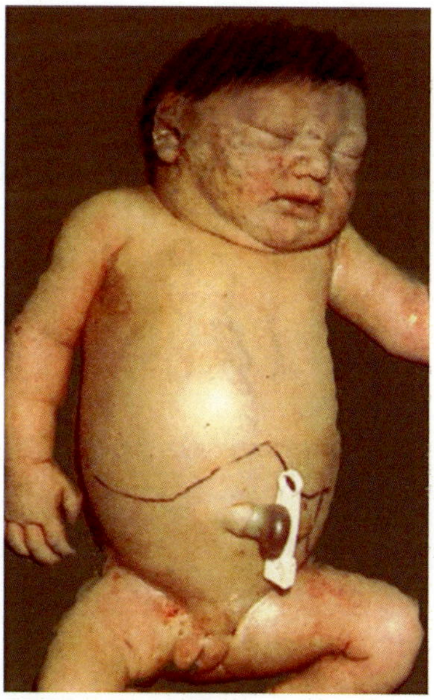

彩图 2-60　新生儿溶血症

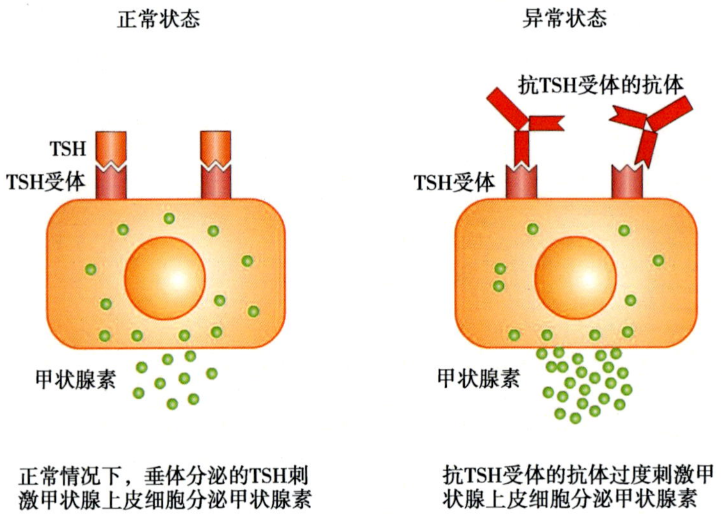

彩图 2-61　甲状腺功能亢进症

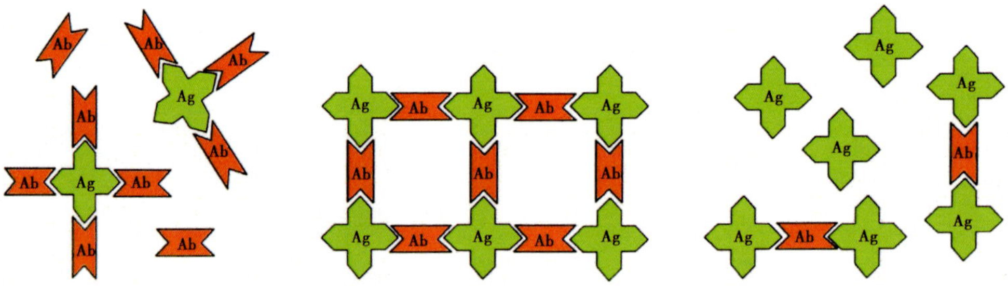

彩图 2-64　抗原抗体反应比例性

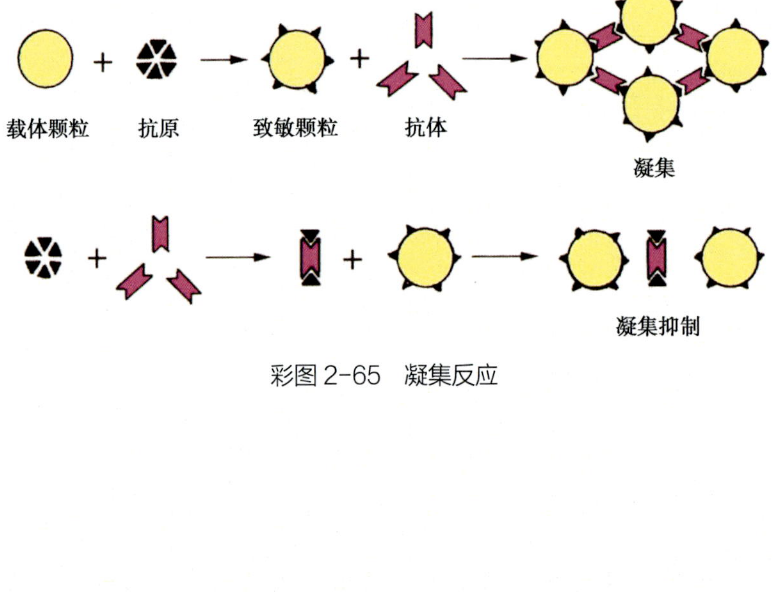

彩图 2-65　凝集反应

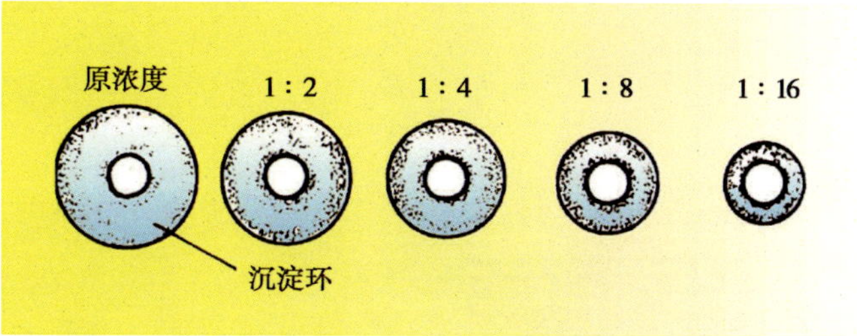

彩图 2-66　单向琼脂扩散

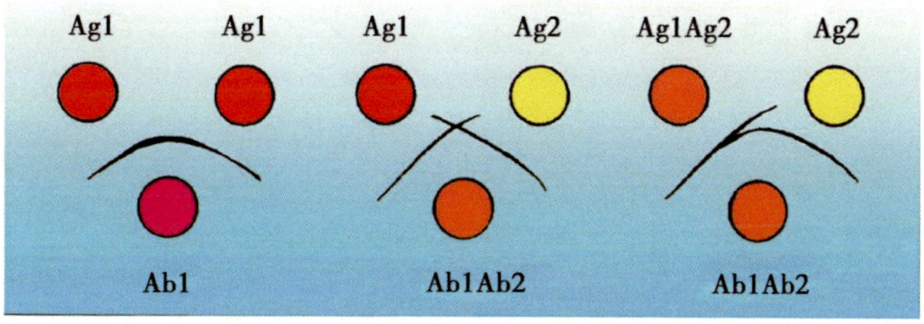

彩图 2-67　双向琼脂扩散

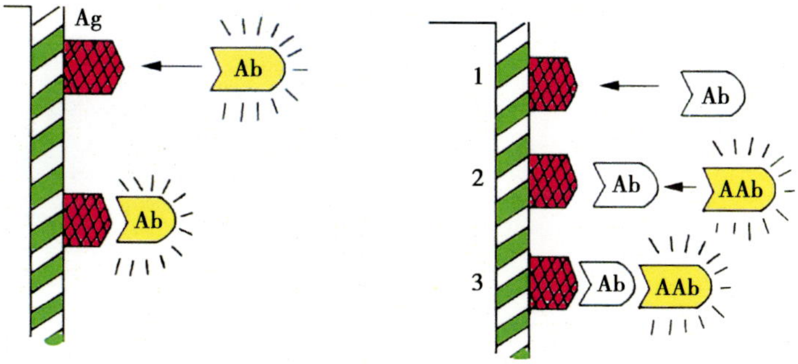

彩图 2-68　荧光标记

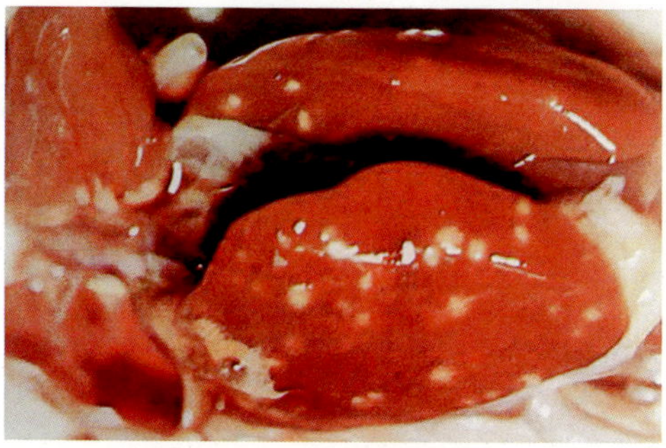

彩图 3-2　假膜性肠炎

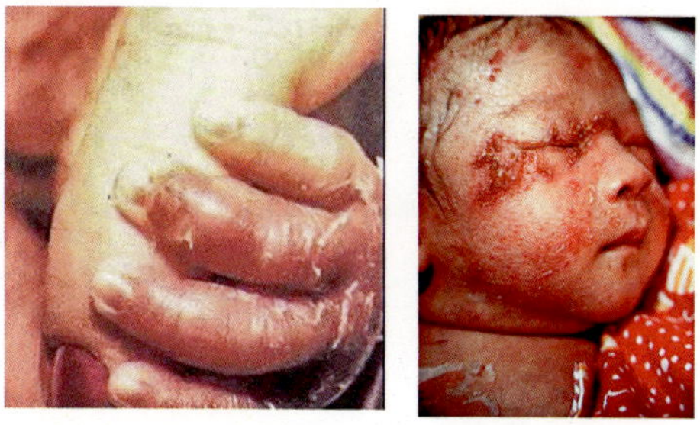

A　B

彩图 3-3　烫伤样皮肤综合征

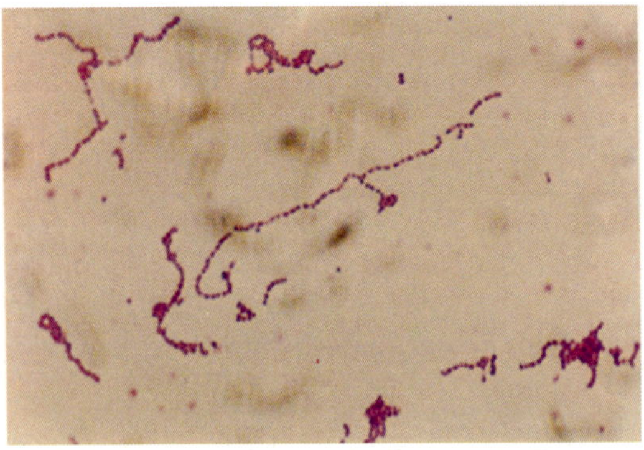

彩图 3-4 链球菌涂片革兰氏染色镜检

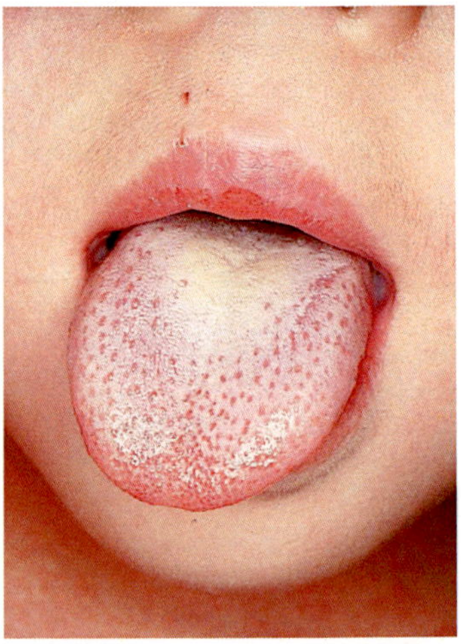

彩图 3-5 猩红热患儿杨梅舌

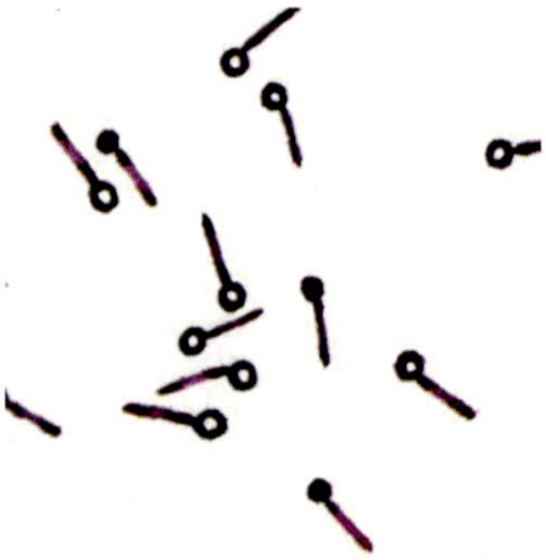

彩图 3-6 破伤风梭菌

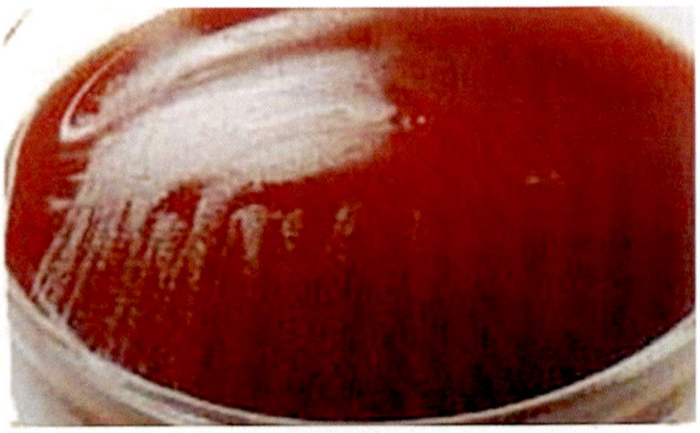

彩图 3-8 破伤风梭菌羽毛状菌落

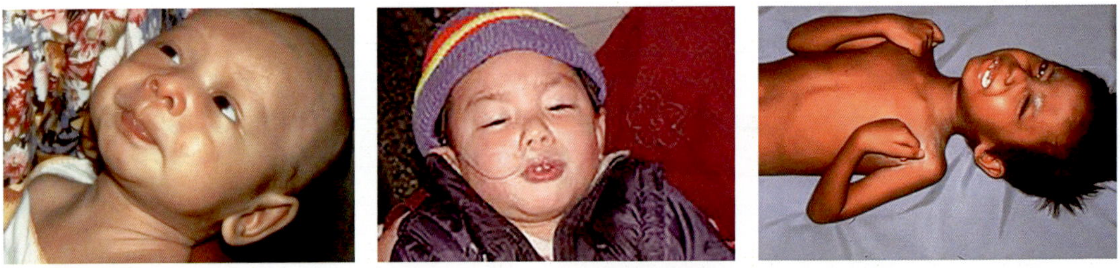

A B C

彩图 3-9 破伤风症状

A. 牙关紧闭；B. 苦笑面容；C. 角弓反张。

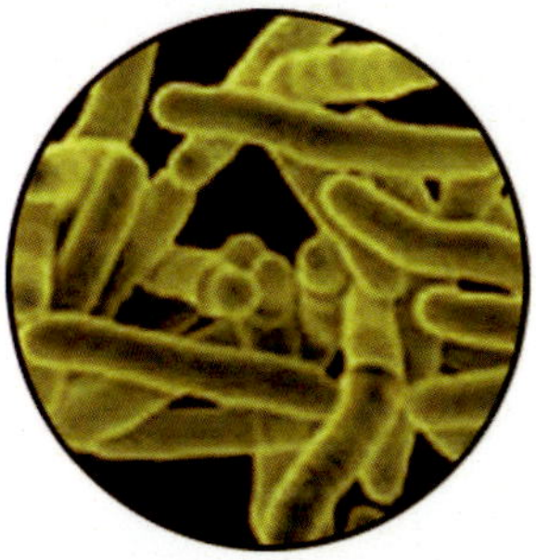

彩图 3-10 结核杆菌形态

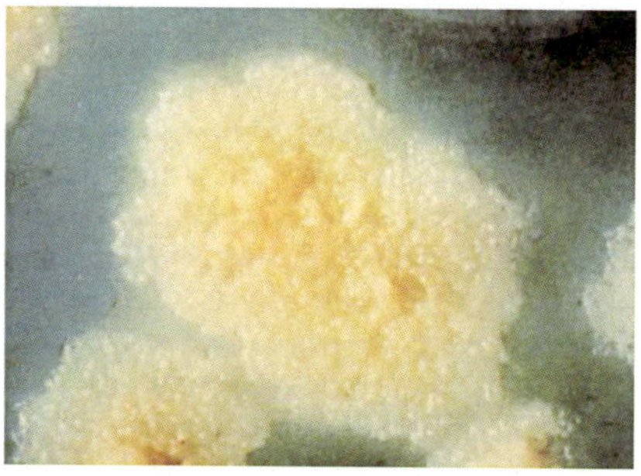

彩图 3-12 干菜花样菌落

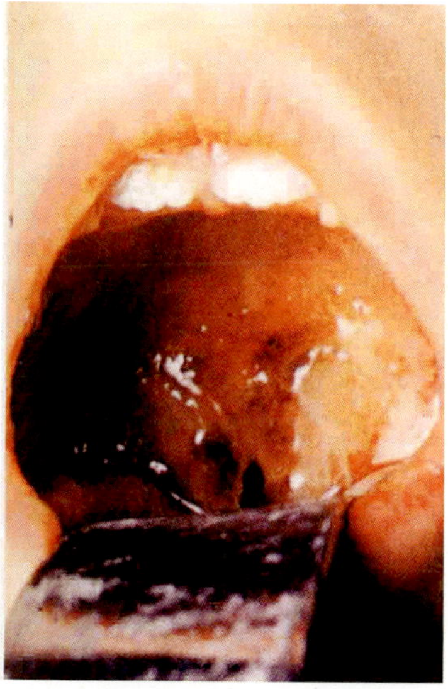

彩图 3-13 咽白喉

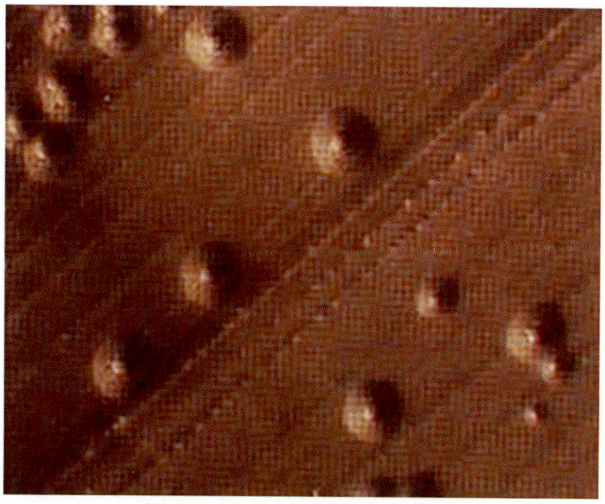

彩图 3-14 油煎蛋样菌落

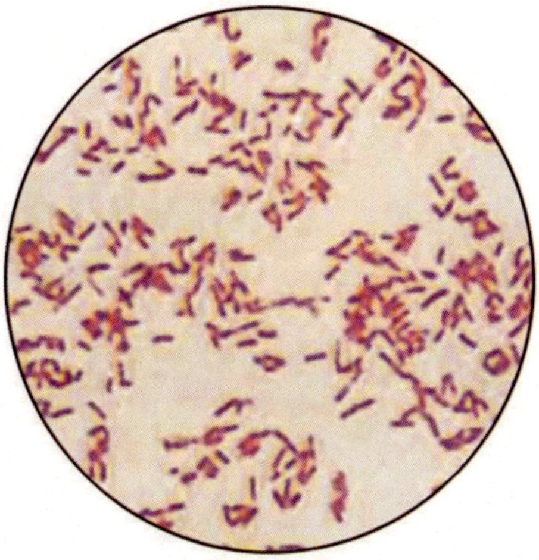

彩图 3-15 百日咳鲍特菌

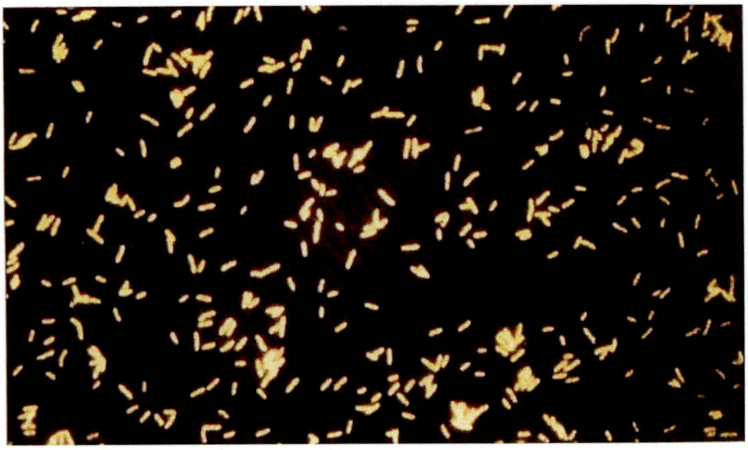

彩图 3-16 嗜肺军团菌

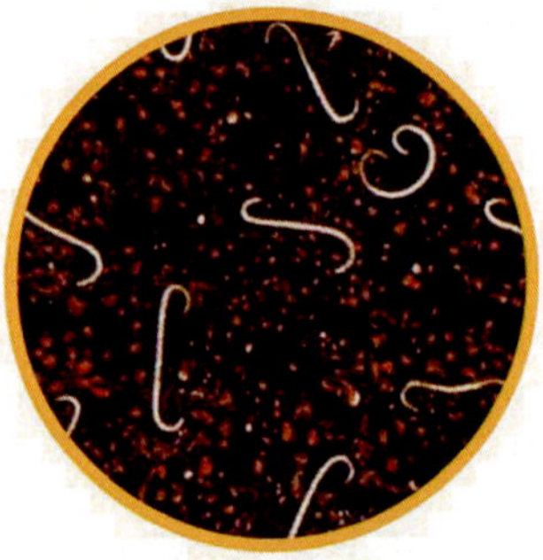

钩端螺旋体暗视野显微镜下观察

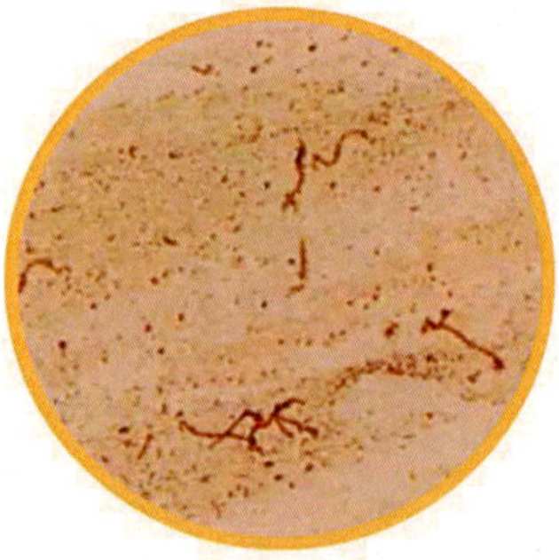

钩端螺旋体镀银染色

彩图 3-20 钩端螺旋体

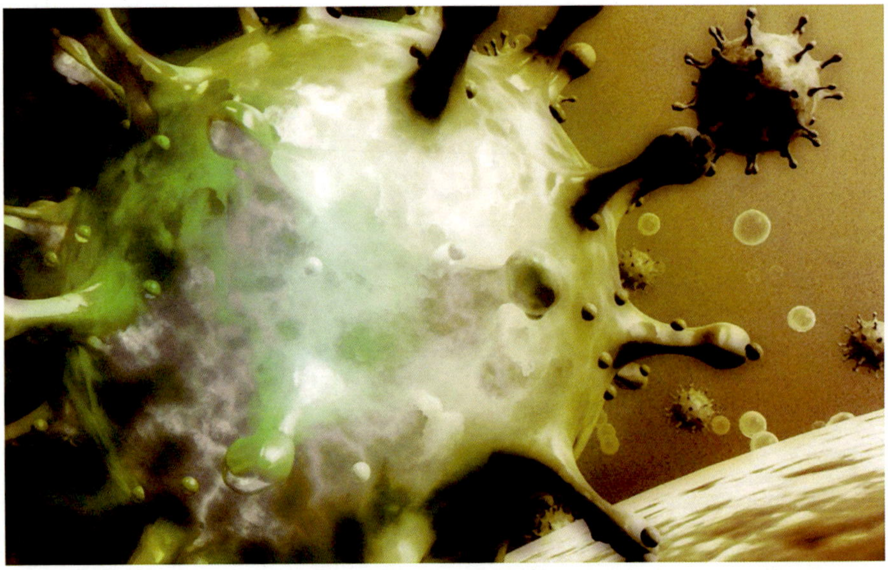

彩图 3-22 SARS 冠状病毒

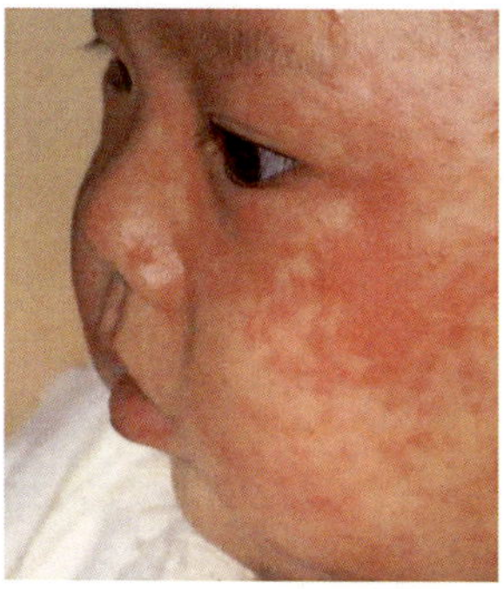

彩图 3-23　风疹患儿

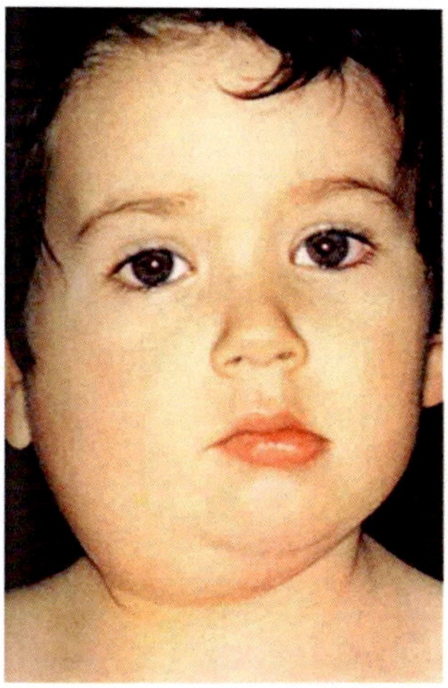

彩图 3-24　腮腺炎患儿

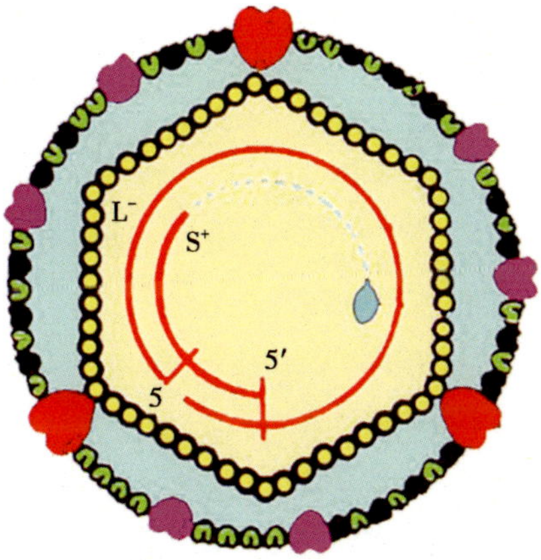

大球形（Dane）颗粒（直径：42nm）

彩图 3-25　大球形颗粒

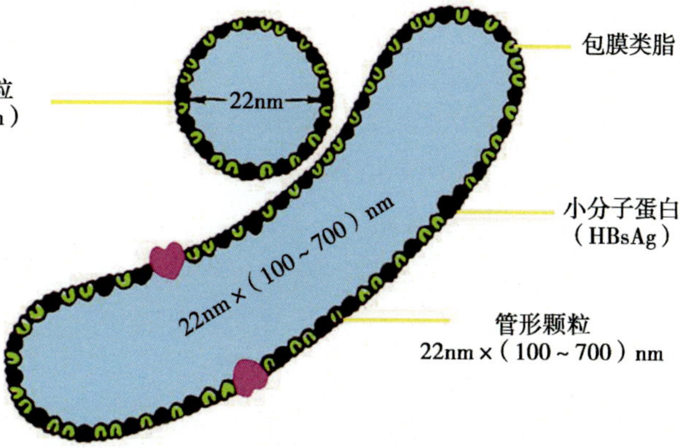

彩图 3-26　小球形颗粒和管形颗粒

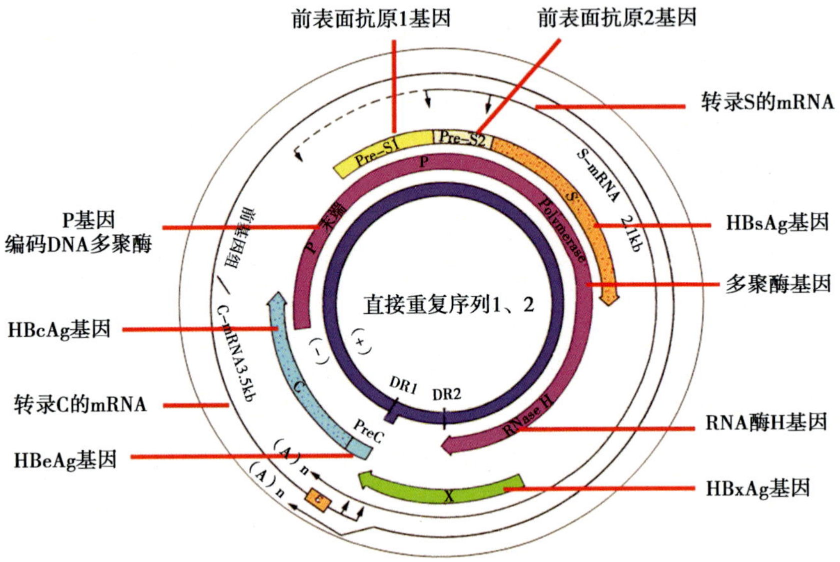

彩图 3-27　乙肝病毒基因结构

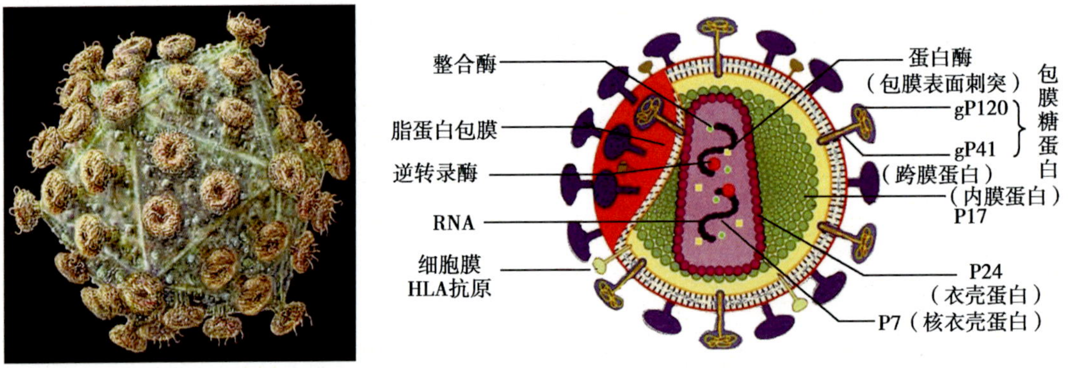

A　　　　B

彩图 3-28　HIV